中国乡村医生
培 训 手 册

中国红十字基金会　组织编写

迟春花　主　编

中华医学电子音像出版社

CHINESE MEDICAL MULTIMEDIA PRESS

北 京

图书在版编目（CIP）数据

中国乡村医生培训手册 / 迟春花主编；中国红十字基金会组织编写. —北京：中华医学电子音像出版社，2022.12
ISBN 978-7-83005-328-4

Ⅰ. ①中… Ⅱ. ①迟… ②中… Ⅲ. ①乡村医生—中国—技术培训—手册
Ⅳ. ① R-43

中国版本图书馆 CIP 数据核字（2021）第 073012 号

扫描二维码
可登录"乡医在线培训"小程序

中 国 乡 村 医 生 培 训 手 册
ZHONGGUO XIANGCUN YISHENG PEIXUN SHOUCE

主　　编：迟春花
策划编辑：鲁　静
责任编辑：刘　溪
校　　对：龚利霞
责任印刷：李振坤
出版发行：中华医学电子音像出版社
通信地址：北京市西城区东河沿街 69 号中华医学会 610 室
邮　　编：100052
E - mail：cma-cmc@cma.org.cn
购书热线：010-51322677
经　　销：新华书店
印　　刷：廊坊市祥丰印刷有限公司
开　　本：787 mm×1092 mm　1/16
印　　张：30.5
字　　数：613 千字
版　　次：2022 年 12 月第 1 版　　2022 年 12 月第 1 次印刷
定　　价：98.00 元

内 容 提 要

　　本书由中国红十字基金会组织专家编写而成，内容包括中医适宜技术，急诊急救技术，常见病、慢性病、多发病诊治，计划免疫，老年人健康管理，妇幼保健，合理用药，皮肤性病诊治，康复训练，精神心理，基础技能，人与宠物共患疾病，传染病，营养学基础知识与中国居民膳食指南等，共计14篇、98章。涉及范围广，内容介绍全面、详细、具体，同时配套的视频讲解可在微信小程序——中华医学教育在线乡医在线培训中观看。本书具有全方位、系统性的特点，同时体现了科学性、实用性和指导性，可为乡村医生的初级诊疗提供帮助，还可作为全科医生及在乡村地区从事诊疗活动的相关医务人员的参考用书。

项 目 简 介

　　为积极协助政府建立并完善我国农村合作医疗体系，改善贫困地区农村医疗卫生条件，中国红十字基金会在 2005 年启动了"红十字天使计划"，2006 年增加了"乡村医生培训计划"项目。截至 2022 年，项目已实施 16 年，累计举办线下培训班 95 期，为 27 个省（自治区、直辖市）培训近万名乡村医生，受益人口超千万。

　　为了给更多的乡村医生提供培训课程和服务，为进一步完善我国基础医疗服务体系作出更大的贡献，中国红十字基金会开展了"中国乡村医生在线培训"项目。该项目将《中国乡村医生培训手册》与线上视频授课相结合，培训内容包括中医适宜技术，急诊急救技术，常见病、慢性病、多发病诊治，计划免疫，老年人健康管理，妇幼保健，合理用药，皮肤性病诊治，康复训练，精神心理，基础技能，人与宠物共患疾病，传染病，营养学基础知识与中国居民膳食指南等。

　　乡村医生作为基层医务工作者，是农村基本医疗、公共卫生和卫生保健职责的重要承担者。我们希望乡村医生通过参加在线培训项目，能进一步强化自身诊疗水平，更好地为村民们提供优良的医疗服务，真正成为亿万村民健康的"守护者"。

中国红十字基金会

2022 年 8 月

编　委　会

孙云闯　北京大学第一医院

孙伟平　北京大学第一医院

严　静　浙江医院

苏　涛　北京大学第一医院

巫　毅　吉林大学第二医院

李　珂　济宁医学院附属医院

李　琳　浙江医院

李　鹏　首都医科大学附属北京朝阳医院

李　粹　济宁医学院附属医院

李光辉　首都医科大学附属北京妇产医院

李丽莎　北京协和医院

李若萌　济宁医学院附属医院

李俊霞　北京大学第一医院

李毅贤　首都医科大学附属北京朝阳医院

杨　军　首都医科大学附属北京朝阳医院

杨月欣　中国疾病预防控制中心

杨春燕　济宁医学院附属医院

时素华　北京中医药大学第三附属医院

何新华　首都医科大学附属北京朝阳医院

沈珊珊　浙江医院

迟春花　北京大学第一医院

张　红　北京大学第一医院

陆信仰　济宁医学院附属医院

陈旭娇　浙江医院

武军元　首都医科大学附属北京朝阳医院

林　坚　浙江医院

俞　蔚　浙江医院

袁　伟　首都医科大学附属北京朝阳医院
贾　鑫　中国红十字基金会
钱建丹　北京大学第一医院
殷文鹏　首都医科大学附属北京朝阳医院
郭　强　首都医科大学附属北京朝阳医院
郭树彬　首都医科大学附属北京朝阳医院
梅　雪　首都医科大学附属北京朝阳医院
章　巍　北京大学第一医院
董爱梅　北京大学第一医院
景　红　北京大学国际医院
腾　飞　首都医科大学附属北京朝阳医院
霍则军　北京大学第三医院
魏　镜　北京协和医院

序　言

　　随着健康中国战略的深入实施，我国乡村医疗卫生体系建设取得了显著成效。乡村医生是我国农村居民的"健康守护人"，一直以来，为农村居民防病治病提供了最基本的医疗卫生服务，为解决广大农村地区缺医少药等问题作出了巨大的、无可替代的贡献。进入新时代，做好乡村医疗卫生工作、巩固拓展健康脱贫成果成为乡村振兴的基础工作和重要举措。随着分级诊疗的推进、新型冠状病毒肺炎疫情的考验，以及城镇化和人口老龄化给乡村带来的新变化，乡村医疗卫生服务水平越来越成为社会关注的焦点。

　　中国红十字基金会以"守护生命与健康，红十字救在身边"为使命，弘扬"人道、博爱、奉献"的红十字精神，致力于改善人的生存与发展境况，保护人的生命与健康。2006年，中国红十字基金会启动"乡村医生培训计划"，筹集善款，免费培训乡村医生，以实际行动帮助欠发达地区的乡村医生提高医疗防疫水平，改善农村医疗卫生条件，促进我国新型农村合作医疗制度建设。2019年，该计划升级为"中国乡村医生在线培训"，通过《中国乡村医生培训手册》及配套线上视频授课的方式，为乡村医生提供高质量的医疗技术培训服务。培训内容包括中医适宜技术，急症急救技术，常见病、慢性病、多发病诊治，计划免疫，老年人健康管理，妇幼保健，合理用药，皮肤性病诊治，康复训练，精神心理，基础技能，人与宠物共患疾病，传染病，营养学基础知识与中国居民膳食指南等，进一步助力推动乡村医生参加学历教育，加快乡村医生队伍向执业（助理）医师转化，逐步缩小城乡基层卫生服务水平差距。

　　实施"乡村医生培训计划"的根本目的在于应用和实践，有效的培训必须转化为医疗实践，才能使更多的农村居民真正受益。为进一步推动"乡村医生培训计划"向纵深、均衡方向发展，"中国乡村医生在线培训"项目为乡村医生搭建平台，在培训过程中不断深入学习和交流，共享医疗技术的新方法、新创造、新策略。

　　提升乡村医疗卫生水平任重道远。中国红十字基金会希望能通过开展"乡村医生培训计划"帮助更多的乡村医生提高医疗技术服务水平，同时，希望汇聚更多的社会爱心力量，集思广益、整合资源，积极助力乡村医疗卫生服务体系建设，加强乡村卫生人才培养，促进乡村卫生事业高质量发展。

中国红十字基金会理事长　贝晓超

2022 年 8 月

前　言

为推进国家健康中国战略部署和贯彻实施《健康中国行动（2019—2030年）》规划纲要，进一步完善我国农村卫生服务体系，改善农村医疗卫生条件，提高我国乡镇基层医务工作者及广大乡村医生的诊疗水平，规范我国乡、村地区临床诊疗行为，中国红十字基金会委托中华医学电子音像出版社成立乡村医生培训项目专家委员会，依托中华医学会的医学专家，编写《中国乡村医生培训手册》，并录制全套课件视频，旨在通过图书和线上视频的学习，培养能满足基层群众健康需求的乡、村两级实用性医疗卫生人才队伍，推动基层医疗卫生服务能力的提升，同时是对全科医生人才队伍建设向基层地区真正渗透的实践摸索，具有重大的实际意义。

本书包括中医适宜技术，急诊急救技术，常见病、慢性病、多发病诊治，计划免疫，老年人健康管理，妇幼保健，合理用药，皮肤性病诊治，康复训练，精神心理，基础技能，人与宠物共患疾病，传染病，营养学基础知识与中国居民膳食指南等内容，力求全面、系统、生动、具体。配套视频讲解可在微信小程序——中华医学教育在线乡医在线培训中观看。

本书在编写过程中得到各位编委及西南医科大学的大力支持，在此一并表示衷心感谢！希望本书能为全科医生及在乡村地区从事诊疗活动的相关医务人员提供帮助。由于编写时间仓促，书中难免有不足及疏漏之处，恳请广大读者提出宝贵意见，以便再版时进一步修改和完善。

中华医学会全科医学分会主任委员　迟春花

2022 年 8 月

目 录

第一篇

中医适宜技术

第一章　脑梗死中医辨证与外治适宜技术

霍则军　北京大学第三医院

脑梗死，又称缺血性脑卒中、中风、卒中，指各种原因引起脑部血液循环障碍，缺血、缺氧所致的局限性脑组织缺血性坏死或软化。与其关系密切的疾病有糖尿病、肥胖症、高血压、风湿性心脏病、心律失常、各种原因的脱水、各种动脉炎、休克、血压下降过快等。

一、病因

脑动脉粥样硬化是最常见和最基本的病因，常与高血压互为因果，糖尿病与高脂血症可加速脑动脉粥样硬化的进程。另外，脑动脉炎等疾病也可引起脑梗死。

二、临床表现

脑梗死的临床表现与梗死部位、受损区域侧支循环等情况有关。①多见于50岁以上有动脉粥样硬化、高血压、高脂血症、糖尿病的患者。②多在安静或休息状态发病，部分患者发病前有肢体麻木、无力等前驱症状。③起病缓慢，症状多在发病后10h或1～2天达到高峰。④以偏瘫、失语、偏身感觉障碍和共济失调等局灶定位症状为主。⑤部分患者有头痛、呕吐、意识障碍等症状。

三、诊断

诊断可依据以下4点：①中老年患者存在动脉粥样硬化、高血压、高脂血症、糖尿病等脑梗死的危险因素；②静息状态下或睡眠中发病，病前有反复短暂性脑缺血发作（transient ischemic attack，TIA）；③偏瘫、失语、感觉障碍等局灶性神经功能缺损的症状和体征在数小时或数天内达到高峰，多无意识障碍；④结合CT或MRI可明确诊断。

四、中医辨证分型

1. 中经络　主要症状：半身不遂，舌强语謇，口角歪斜。

（1）肝阳暴亢证：面红目赤，眩晕头痛，心烦易怒，口苦咽干，便秘，尿黄，舌红或绛，苔黄或燥，脉弦有力。

（2）风痰阻络证：肢体麻木或手足拘急，头晕目眩，苔白腻或黄腻，脉弦滑。

（3）痰热腑实证：口黏痰多，腹胀便秘，舌红，苔黄腻或灰黑，脉弦滑大。

（4）气虚血瘀证：肢体软弱，偏身麻木，手足肿胀，面色淡白，气短乏力，心悸自汗，舌暗，苔白腻，脉细涩。

（5）阴虚风动证：肢体麻木，心烦失眠，眩晕耳鸣，手足拘急或蠕动，舌红苔少，脉细数。

2. 中脏腑　主要症状：神志恍惚，嗜睡或昏睡，甚者昏迷，半身不遂。

（1）闭证：神昏，牙关紧闭，口噤不开，肢体强痉。

（2）脱证：面色苍白，瞳孔散大，手撒口开，二便失禁，气息短促，多汗腹凉，脉散或微。

五、中医治疗

1. 中经络

（1）治则：疏通经络，行气活血，以针刺为主，平补平泻。

（2）处方：内关、极泉、尺泽、委中、三阴交、足三里。

（3）方义：心主血脉，内关为心包经络穴，可调理心气、促进气血的运行；三阴交为足三阴经交会穴，可滋补肝肾；极泉、尺泽、委中、三阴交、足三里可疏通肢体经络。

（4）加减：肝阳暴亢加太冲、太溪镇肝潜阳；风痰阻络加丰隆、合谷化痰息风；痰热腑实加曲池、内庭、丰隆清热豁痰；气虚血瘀加气海、血海益气活血；阴虚风动加太溪、风池滋阴潜阳；口角歪斜加颊车、地仓；上肢不遂加肩髃、手三里、合谷；下肢不遂加环跳、阳陵泉、阴陵泉、风市；头晕加风池、完骨、天柱；足内翻加绝骨、纠内翻、丘墟透照海；足外翻加中封、太溪、纠外翻；足下垂加解溪、胫上；便秘加丰隆、支沟；尿失禁、尿潴留加中极、曲骨、关元。

（5）操作：内关用捻转泻法，持续运针 1～3min；三阴交、足三里用提插补法；刺极泉时在原穴位置下 2 寸、心经上取穴，避开腋毛，直刺进针，用提插泻法，以患者上肢有麻胀和抽动感为度；尺泽、委中直刺，提插泻法，使肢体有抽动感。

2. 中脏腑

（1）治则：醒脑开窍，闭证兼开窍启闭，只针不灸，泻法；脱证兼回阳固脱，重用灸法，补法。

（2）处方：以督脉腧穴为主，水沟、素髎、百会、内关。

（3）方义：脑为元神之府，督脉入络脑，素髎、水沟为督脉穴，可醒脑开窍，调神导气；百会位于头顶，属督脉，醒神开窍于脑；心主血脉，内关为心包经络穴，可调理心气，促进气血运行。

（4）加减：闭证加十宣、合谷、太冲开窍启闭；脱证加关元、气海、神阙回阳固脱；呼吸衰竭加气舍益宗气而调呼吸。

（5）操作：内关用捻转泻法，持续运针1～3min；素髎、水沟用雀啄灸，以患者面部表情出现反应为度；十宣用三棱针点刺出血；太冲、合谷用泻法，强刺激；关元、气海用大艾炷灸法；神阙用隔盐灸，直至四肢转温为度。

六、临床操作部分

1. 针刺　头部的穴位选百会和四神聪。百会穴在头顶正中最高的地方（把两侧耳朵折起，耳尖连线与前后正中线的交点处），是督脉要穴，主治头部疾病，有醒脑开窍以及祛风通络的作用；四神聪在百会穴四周旁开1寸，共4个穴位。

上肢的穴位选肩髃、曲池、内关和合谷。患者抬举上肢，肩峰前下方凹陷处为肩髃穴；抬起前臂，屈肘，横纹外侧端为曲池穴；内关在腕横纹上2寸，掌长肌腱与桡侧腕屈肌腱之间；合谷在拇指和示指并拢后第1、2掌骨之间肌肉最高处。

下肢的穴位选阳陵泉、足三里和三阴交。阳陵泉是足少阳胆经的穴位，在腓骨小头前下方凹陷中；足三里在外膝眼下3寸，胫骨前嵴（缘）外1横指；三阴交在内踝尖上3寸，胫骨后缘。如果患者肌张力不高，可以用电针，头部接百会、四神聪，上肢通合谷和内关，小腿通阳陵泉和足三里，留针25min，再针刺环跳穴。

石学敏院士取穴以阴经穴为主，而且将治疗进行了量化：第1个穴位人中穴（鼻唇沟上1/3处），捻针至患者流泪的程度；第2个穴位内关穴，扎到内关后一定要让患者的感觉窜到手指，而且要连窜3次；第3个穴位就是三阴交穴，扎到患者感觉到针刺感，像触电般窜到足底，下肢抽动，共抽动3次。该方法对初期脑血管病患者效果显著。对于完全无法举起上肢的患者，在肩部扎3针，然后滞针，最后让患者活动肩部，松针后再次滞针，活动肩部，反复数次。

脑梗死刚刚发作可行十宣放血，用毫针。首先消毒患者手指，然后捏住患者的手指，待其疼痛感稍微减轻，准备好擦拭血液的棉球，对各个指尖点刺，挤出几滴血。放血的目的并不是多出血，而是要刺激局部穴位，以达到治疗疾病的目的。若患者手指僵硬，无法张开，可以针刺后溪透合谷穴。若患者行走步态异常，可行足三里、阳陵泉、绝骨（悬钟）对刺，后通电针，效果较好。

2. 推拿　推拿的主要作用是帮助肢体康复，维持关节活动度，防止肌肉挛缩，避免患者由于肌肉长期僵硬而造成活动范围的减小。首先进行头部的按摩，用一些比较强的刺激手法，取百会、四神聪、风池等进行点穴，再弹拨患者的肩部，防止粘连。曲池、内关、合谷亦可点穴治疗。下肢治疗弹拨阳陵泉、足三里、三阴交以及大、小腿外侧肌肉。

　　3. 梅花针　取穴同针刺。

第二章 面神经麻痹中医辨证与外治适宜技术

霍则军　北京大学第三医院

面神经麻痹，又称面神经炎，俗称"歪嘴巴""吊线风"。

一、病因

临床上根据损害发生部位可将面神经炎分为中枢性面神经炎和周围性面神经炎2种。中枢性面神经炎病变位于面神经核以上至大脑皮质之间的皮质延髓束，通常由脑血管病、颅内肿瘤、脑外伤、炎症等引起；周围性面神经炎发生于面神经核和面神经。周围性面神经炎的常见病因为：①感染性病变，多由潜伏在面神经的感觉神经节病毒被激活引起；②耳源性疾病，如中耳炎等；③自身免疫反应；④肿瘤；⑤神经源性疾病；⑥创伤；⑦中毒，如酒精中毒、长期接触有毒物质等；⑧代谢障碍，如糖尿病、维生素缺乏等；⑨血管功能不全；⑩先天性面神经核发育不全。

二、临床表现

面神经麻痹多表现为患侧面部表情肌瘫痪、前额皱纹消失、眼裂扩大、鼻唇沟平坦、口角下垂。在微笑或露齿动作时，口角下坠及面部歪斜更为明显；患侧不能做皱额、蹙眉、闭目、鼓气、噘嘴等动作；鼓腮和吹口哨时，患侧因口唇不能闭合而漏气；进食时，食物残渣常滞留于患侧的齿颊间隙内，并且常有口水自该侧淌下；由于泪点随下睑外翻，泪液不能正常引流而外溢。

面神经麻痹引起的面瘫绝大多数为单侧，多数患者往往于清晨洗脸、漱口时突然发现一侧面颊动作不灵、口角歪斜。部分患者可有舌前2/3味觉障碍、听觉过敏等。

外伤引起的周围性面神经炎可分为早发性（损伤后立即出现面瘫）和迟发性（伤后5～7天出现面瘫）2种。依据伤后面瘫发生的早晚及轻重程度，行电兴奋和肌电图检查，可评估面神经损伤的程度以判断预后。

三、中医辨证分型

主要症状：急性发作，常在睡眠醒来时发现一侧面部肌肉板滞、麻木、瘫痪，额纹消失，眼裂变大，露睛流泪，鼻唇沟变浅，口角下垂歪向健侧，患侧不能皱眉、闭目、露齿、鼓颊。

1. 风寒证 面部有受凉史，舌淡，苔薄白。
2. 风热证 继发于感冒发热，舌红苔黄腻。

四、中医治疗

1. 治则 活血通络，舒调经筋，针灸并用，平补平泻。
2. 处方 以面颊局部和足阳明经腧穴为主，阳白、四白、颧髎、颊车、地仓、翳风、合谷。
3. 方义 面部腧穴可调局部经筋气血，活血通络；合谷为循经远端选穴，与近部腧穴翳风相配，祛风通络。
4. 加减 风寒证加风池祛风散寒；风热证加曲池疏风泻热；抬眉困难加攒竹；鼻唇沟变浅加迎香；人中沟歪斜加水沟；恢复期加足三里补益气血，濡养经筋。
5. 操作 面部腧穴均行平补平泻法。恢复期可加灸法；急性期面部穴位手法不宜过重，肢体远端的腧穴行泻法则手法宜重。

五、临床操作部分

1. 毫针 面神经麻痹的针灸治疗要区分病程。如果是早期，病程在3～5天，一般较少取面部腧穴，而是取远端的合谷、足三里等，久留针，重刺激手法；若取面部腧穴，针刺要非常浅，可避免面部刺激过重而产生面肌痉挛等后遗症。如果发病时间比较长，如1周以上，可以取面部的穴位进行治疗。发病在2周以上一般用电针。如果患者发病已经半年以上甚至更久，属于后遗症期，且面部感觉异常，面部肌肉联动，甚至出现口角向患侧歪斜的情况，则不宜深刺或强刺激患侧，可以在皮肤表面浅刺挂针，或者直接针刺健侧以平衡经络。

取穴：太阳穴（外眼角眉毛的外侧，向后1寸处）、阳白穴（眉毛中点上1寸）、攒竹穴（眶上切迹）、鱼腰穴（眉毛中间）、四白穴（眶下孔凹陷处）、风池穴（耳后发际凹陷处）、人中穴（人中沟上1/3）、地仓穴（口角旁开4分）、承浆穴（颏唇沟的正中凹陷处）、合谷穴（第1、2掌骨之间）、足三里穴（外膝眼下3寸，胫骨前嵴外1横指）。对于面神经麻痹的远端穴位，一般取对侧穴，如左侧面神经麻痹则取右侧的合谷，而右侧面神经麻痹则取左侧的合谷。足三里也是对侧取穴。

2. 推拿 推拿也是一种很好的治疗方法。它的取穴和针灸相仿，取面部穴和上下肢远端穴，以阳明经穴为主，对风池、垂前、太阳、阳白、攒竹、四白、颊车、地仓、承浆进行点揉，每个部位1min左右，力度要适宜，一般适用于疾病早期。如1周以内，手法宜轻柔；1周以后，可以加重手法。面部点穴治疗结束后，把手心搓热，给患者进行脸部热敷，再在患者耳后、颈部进行擦法，擦到患者感到局部发热、皮肤发红为止，最后对合谷、足三里等穴位进行点穴治疗，让患者有酸胀的感觉。

3. 艾灸　面神经麻痹是面神经管炎症、水肿，局部缺血缺氧而造成的神经功能受损，因此，治疗要促进局部炎症、水肿及早消退，并促使神经功能的恢复。艾灸可活血化瘀、温经通络，促进局部气血运行，增强人体免疫力，对面神经麻痹的恢复有很好的促进作用。一般选取垂前、风池、合谷、足三里等穴位，每个穴位 10min，注意避免烫伤。

4. 刺络拔罐　取安眠穴（翳风和风池之间）。一般先拔一次火罐，留罐 10min 左右，再在罐印处点刺放血，待自然出血停止后再用干棉球擦拭，可以活血化瘀，消除面神经管水肿，有利于面神经的恢复。对于眼睑闭合不全的患者，可对眉毛处的肌肉放血，用毫针沿着眉毛在眉头、眉中、眉尾处各点刺数针，然后挤按，只要有一点出血就有效果，对于眼睑闭合不全有很好的治疗作用。

5. 梅花针　取穴和针刺治疗类似，取太阳穴、阳白穴、攒竹穴、鱼腰穴、四白穴、风池穴、人中穴、地仓穴、承浆穴。每个穴位叩刺半分钟左右。脸部穴位治疗结束后，再治疗远端穴位，如合谷穴和足三里穴，力度较脸部穴位可稍大，叩刺 30~60s 即可，因为这两个地方的敏感度不高。

第三章　糖尿病中医辨证与外治适宜技术

霍则军　北京大学第三医院

糖尿病，中医称之为"消渴症"，是一组由多病因引起的以慢性高血糖为特征的代谢性疾病，由胰岛素分泌缺陷和／或胰岛素作用缺陷所引起。

一、糖尿病的分型

1. 1型糖尿病　以往被称为"胰岛素依赖型糖尿病"，约占糖尿病患者总数的10%，常发生于儿童和青少年，但也可发生于任何年龄，甚至80～90岁时也可患病。病因是由于胰岛B细胞受到细胞介导的自身免疫性破坏，不能合成和分泌胰岛素。起病时血清中可存在多种自身抗体。1型糖尿病发病时糖尿病症状较明显，容易发生酮症，即有酮症倾向，需依靠外源性胰岛素，一旦中止胰岛素治疗，则威胁生命。在接受胰岛素治疗后，胰岛B细胞功能改善，B细胞数量有所增加，临床症状好转，可以减少胰岛素的用量，持续数月。若病情持续进展，仍然要依靠外源性胰岛素控制血糖水平并遏制酮体生成。

2. 2型糖尿病　以往被称为"非胰岛素依赖型糖尿病"，约占糖尿病患者总数的90%，发病年龄多数在35岁以后。起病缓慢、隐匿，部分患者是在健康体检或检查其他疾病时发现的。胰岛细胞分泌胰岛素或多或少，抑或正常，而分泌高峰后移。胰岛素靶细胞上的胰岛素受体或受体后缺陷在发病中占重要地位。2型糖尿病患者中约60%体重超重或肥胖。长期的过量饮食，摄取高热量食物，体重逐渐增加，以至肥胖，肥胖后导致胰岛素抵抗，血糖升高，但无明显酮症倾向。多数患者在控制饮食及口服降糖药治疗后可稳定血糖，但仍有一些患者，尤其是肥胖症患者需要外源性胰岛素控制血糖。因此，外源性胰岛素治疗不能作为1型与2型糖尿病的鉴别指标。2型糖尿病有明显的家族遗传性，与人体白细胞抗原频率无关联，与自身免疫反应无关联，血清中不存在胰岛细胞抗体及胰岛素自身抗体。

3. 妊娠糖尿病　妊娠期妇女在妊娠前未发现糖尿病，通常在妊娠中期或后期才发现的糖尿病，称为妊娠糖尿病。妊娠前已有糖尿病的，或糖尿病患者妊娠期，称为糖尿病合并妊娠。在妊娠中期以后，尤其是在妊娠后期，胎盘分泌多种对抗胰岛素的激素（如胎盘泌乳素等），并且靶细胞膜上胰岛素受体数量减少。糖尿病易出现在妊娠后期。若对 100 例妊娠期妇女进行血糖检查，大约可以发现 3 例妊娠糖尿病患者。为及早检出妊娠糖尿病，一般在妊娠 24～28 周时，口服葡萄糖 50g，半小时后测血糖，若血糖值小于 7.8mmol/L，则有可能是妊娠糖尿病，需再做 100g 葡萄糖耐量试验进行诊断。对妊娠糖尿病患者，应积极控制血糖，以避免高血糖对胎儿造成不良影响；分娩 3 个月以后，根据其血糖水平再做糖尿病临床分型，50%～70% 的妊娠糖尿病患者在分娩后表现为 2 型糖尿病，部分患者可恢复正常，仅个别患者转变为 1 型糖尿病。

4. 特殊类型糖尿病　最常见的有胰腺外分泌疾病，如胰腺炎、胰腺癌、胰腺手术引起的血糖升高等；还有一些内分泌疾病，比如肢端肥大症或巨人症引起的血糖升高，也属于特殊类型糖尿病；嗜铬细胞瘤、库欣综合征也会引起血糖升高；部分患者有用药史，如糖皮质激素、阿司匹林、噻嗪类利尿药等，也会引起药物性糖尿病；还有部分患者会因先天缺陷或者遗传疾病导致血糖升高，也都属于特殊类型糖尿病。

二、病因和发病机制

糖尿病的发病机制极为复杂，至今未完全阐明，可能与遗传因素（如 1 型或 2 型糖尿病均存在明显的遗传异质性）、环境因素（如年龄增长、不良生活方式、营养过剩、活动不足等）及自身免疫因素有关。

三、中医辨证分型

主要症状：多饮、多食、多尿、身体消瘦。

1. 肝胃郁热证　脘腹痞满，胸胁胀闷，面色赤红，形体偏胖，腹部胀大，心烦易怒，口干口苦，大便干，小便色黄，舌质红，苔黄，脉弦数。

2. 阴虚火旺证　五心烦热，急躁易怒，口干口渴，渴喜冷饮，易饥多食，时时汗出，少寐多梦，溲赤便秘，舌红赤少苔，脉虚弦数。

3. 气阴两虚证　消瘦，倦怠乏力，气短懒言，易汗出，胸闷憋气，脘腹胀满，腰膝酸软，虚浮便溏，口干口苦，舌淡体胖，苔薄白干或少苔，脉虚细无力。

4. 阴阳两虚证　小便频数，夜尿增多，浑浊如膏，甚至饮一溲一，五心烦热，口干咽燥，耳轮干枯，面色黧黑，畏寒肢凉，面色苍白，神疲乏力，腰膝酸软，脘腹胀满，纳食不香，阳痿，面目浮肿，五更泄泻，舌淡体胖，苔白而干，脉沉细无力。

四、中医治疗

1. 处方　以相应背俞穴为主。

2. 方义　消渴因肺燥、胃热、肾虚所致，故取肺俞以清热润肺、生津止渴；取脾俞、肾俞、足三里、三阴交清胃泻火、和中养阴；取肾俞、太溪以益肾滋阴、增液润燥；胃脘下俞为治疗消渴之经验效穴。

3. 加减　上消加太渊、少府泻心火以清肺热；中消加中脘、内庭清降胃火；下消加太冲、照海滋肝肾之阴；阴阳两虚加阴谷、气海、命门补肾阴肾阳；心悸加内关、心俞；不寐加神门、百会宁心安神；视物模糊加太冲、光明清肝明目；肌肤瘙痒加风市、血海、蠡沟凉血润燥；手足麻木加八邪、八风通经活络。

4. 操作　肺俞、心俞、脾俞、胃俞、肾俞、胃脘下俞等穴不可直刺、深刺，以免伤及内脏，其他腧穴常规针刺。

五、临床操作部分

针灸治疗糖尿病效果很好，对于控制血糖、防止并发症有非常好的作用。另外，还可以用艾灸、拔罐、按摩、耳针等综合手段进行治疗。

1. 毫针　首先取头部穴位印堂和上星透百会。印堂穴在2个眉毛中间，将针尖向下平刺进行治疗；上星透百会，用2.5～3.0寸的针向上平刺上星（入前发际上1寸），然后向百会方向平刺。

然后取腹部穴位：中脘在肚脐和剑突之间，下脘在脐和中脘之间，天枢在脐中旁开2寸，深度扎到肌层即可，气海在脐下1.5寸（耻骨联合和脐之间分为5寸），关元在脐下4寸，再沿着带脉循行线上针刺几针。

接着取下肢穴位：足三里、阴陵泉、三阴交、太溪。足三里在外膝眼下3寸、胫骨前嵴外1横指，阴陵泉在小腿内侧、胫骨内侧髁后下方凹陷处，三阴交在内踝尖上3寸、胫骨后缘，太溪在内踝尖与跟腱之间的凹陷处。一般可以留针20min。

最后，翻身取背俞穴：肺俞、脾俞、胃俞、肾俞。肺俞在第3胸椎棘突下旁开1.5寸，脾俞在第11胸椎棘突下旁开1.5寸，胃俞在第12胸椎棘突下旁开1.5寸，肾俞在第2腰椎棘突下旁开1.5寸。以上均取后正中线旁开0.5寸的夹脊穴，向脊柱内侧刺，以确保安全。留针20min。

2. 走罐　整个腹部和背部膀胱经，各走罐5min。

3. 推拿　首先进行一次腹部的治疗来消除患者胃肠积滞，加强腹部的运化，取中脘穴、下脘穴、天枢穴进行点穴治疗，点穴后进行腹部摩法、振法，促进胃肠蠕动。接着做下肢的点穴，取足三里、阴陵泉、三阴交、太溪穴，每个穴位大概点2min。再让患者翻身进行背部腧穴点穴治疗，取肺俞、心俞、膈俞、肝俞、胆俞、脾俞、胃俞。点完穴位后，进行膀胱经的弹拨，弹拨2遍后抹一点介质，进行一次擦法。

4. 刮痧　先抹一点刮痧油，然后刮脊柱两侧的膀胱经，刮的时候可以顺便用刮痧板的角进行点穴，点穴完成后再刮一刮，交替进行，反复10遍，时间在20min左右。继而进行腹部的刮痧，加一点介质，沿着腹部进行环形的刮痧，再向两侧带脉刮，大概一条线5min，一共15min。

5. 耳压疗法　取交感穴、直肠、饥点、渴点、内分泌腹穴、胰胆穴。贴上耳豆以后，每天按压3～5min，3～4天后换另一侧按压。

第四章 慢性支气管炎中医辨证与外治适宜技术

霍则军　北京大学第三医院

慢性支气管炎简称"慢支"，是气管、支气管黏膜及周围组织的慢性非特异性炎症。

一、病因

慢性支气管炎的主要病因：①吸烟；②职业粉尘和化学物质；③空气污染；④感染因素，病毒、支原体、细菌等感染是慢性支气管炎发生、发展的重要原因；⑤其他因素，如免疫、年龄、气候等。

二、临床表现

1. 症状　起病缓慢，病程长，反复急性发作可诱发病情加重。

（1）咳嗽：一般以晨间咳嗽为主，睡眠时有阵咳或排痰。

（2）咳痰：一般为白色黏液和浆液泡沫性痰液，偶可带血。清晨排痰较多，起床或体位变动可刺激排痰。

（3）喘息或气急：喘息明显者常称之为"喘息性支气管炎"，部分患者可能合伴支气管哮喘。若伴肺气肿时，可表现为劳动或活动后气急。

2. 体征　早期多无异常体征。急性发作期可在背部或双肺底听到干、湿啰音，咳嗽后可减少或消失。如合并哮喘，可闻及广泛哮鸣音并伴呼气期延长。

三、诊断与鉴别诊断

诊断可依据咳嗽、咳痰，或伴有喘息，每年发病持续 3 个月，连续 2 年或 2 年以上，并排除其他慢性气道疾病。另外，需要与以下疾病鉴别。

1. 咳嗽变异型哮喘　以刺激性咳嗽为特征，灰尘、油烟、冷空气等容易诱发咳嗽，常有家庭或个人过敏疾病史，对抗生素治疗无效。支气管激发试验阳性可鉴别。

2. 嗜酸细胞性支气管炎　临床症状与慢性支气管炎类似，胸部 X 线检查无明显改变或肺纹理增加，支气管激发试验阴性，临床上容易误诊。诱导痰检查嗜酸性粒细胞比例增加（≥3%）可明确诊断。

3. 肺结核　常有发热、乏力、盗汗及消瘦等症状。痰液查抗酸杆菌及胸部

X 线检查可以鉴别。

4. 支气管肺癌　多有数年吸烟史，顽固性刺激性咳嗽，或过去有咳嗽史，近期咳嗽性质发生改变，常痰中带血。有时表现为同一部位反复的阻塞性肺炎，经抗菌药物治疗未能完全消退。痰脱落细胞学、胸部 CT 及纤维支气管镜等检查可明确诊断。

5. 肺间质纤维化　临床经过缓慢，开始仅有咳嗽、咳痰，偶有气短感。仔细听诊，在肺部下后侧可闻及爆裂音（Velcro 啰音）。血气分析显示动脉血氧分压降低，而二氧化碳分压可不升高。

6. 支气管扩张　典型者表现为反复大量咳脓痰或反复咯血。胸部 X 线片常见肺野纹理粗乱或呈卷发状。高分辨螺旋 CT 检查有助于诊断。

四、中医辨证分型

主要症状：咳嗽反复发作、胸闷脘痞等。

1. 痰湿蕴肺证　咳嗽反复发作，痰多色白，咯痰黏稠，胸闷脘痞，纳差腹胀。舌苔白腻，脉弦滑或濡滑。

2. 痰热郁肺证　咳嗽气急，痰多黏稠色黄，咯痰不爽，口干，便秘。舌苔黄或腻，脉滑数。

3. 气阴两虚证　咳嗽气短，气怯声低，咳声低弱，咯痰稀薄或痰少，烦热口干，咽喉不利，面潮红。舌淡或舌红苔剥，脉细数。

4. 脾肾阳虚证　咳嗽而喘，咯痰稀薄，胸闷气短，甚至喉中痰鸣，动则心悸，畏寒肢冷，足肿，食少，腰膝酸软。舌质淡胖，苔白，脉沉细。

五、临床操作部分

中医对慢性支气管炎治疗效果较好。除中药治疗外，针刺、拔罐、艾灸、穴位贴敷等都有很好的疗效。

1. 针刺　治疗慢性支气管炎效果很好。一般先取颈部的夹脊穴，从背部开始治疗。颈部的夹脊穴在颈椎正中旁开 0.5 寸，按顺序取几针，再取背部的夹脊穴，即背俞穴相应的夹脊穴。背部首先取肺俞，定位肩胛冈，肩胛内角正对的是第 2 胸椎，再往下一个椎体就是第 3 胸椎，平开 1.5 寸就是肺俞，肺俞的夹脊穴在脊柱旁开 0.5 寸，往脊柱内侧针刺，注意不要针刺太深，以免引起气胸；再取脾俞，髂前上棘连线与脊柱交点是第 4 腰椎，再往上 2 个椎体是第 2 腰椎，平开 1.5 寸是肾俞，肾俞再往上数 3 个椎体，第 11 胸椎平开 1.5 寸是脾俞，脾俞同样也是在夹脊穴往脊柱内侧扎；最后取肾俞，第 2 腰椎平开 1.5 寸。肺主气、司呼吸，脾为生痰之源，肺为储痰之器，针脾俞调理脾胃来消痰。肾主纳气，针肾俞补肾以治疗慢性支气管炎。留针 20min 左右。

患者再呈仰卧位，取上肢和胸部的穴位。上肢的穴位先取尺泽（肘中肌腱外即肱二头肌桡侧凹陷处），接着取太渊穴，即平常号脉的地方，也是肺经的穴位，可以摸到脉搏的跳动，再取鱼际穴（手拇指的内侧，第 1 掌骨中点桡侧），然后取天突（胸骨上窝正中），最后取膻中穴（男性 2 个乳头连线的中点）。每隔 5min 做一次捻转，留针 15min。慢性支气管炎患者一般来说体质相对比较弱，可以加下肢的足三里、太溪和三阴交补脾、肾。足三里在外膝眼下 3 寸、胫骨前嵴（缘）外 1 横指，得气后进行捻转；太溪穴在内踝尖和跟腱之间，是足少阴肾经的原穴，具有很好的补肾作用，扎中穴位以后，患者会有一种触电感窜到足心；三阴交是治疗脾的重要穴位，也是肝、脾、肾三条阴经交会处，但是健脾更常用，位置在内踝（尖）上 3 寸、胫骨的后缘。这组穴位和上肢及胸部的穴位一起针刺，留针 15~20min。

2. 拔罐　一般取肩井、大椎、肺俞和脾俞，留罐 15min。

（1）针上拔罐：扎上针以后，在针上拔火罐，结合针刺和拔罐的作用。主要针刺背部的夹脊穴，注意针尖的方向和针刺的深度，防止气胸。

（2）走罐：首先要走背部的膀胱经，先抹上一些介质再进行走罐，沿着膀胱经上下走，接着进行任脉走罐治疗。

3. 刮痧　刮痧的部位与走罐相同。另外，对于某些部位，如天突穴等，也可行刮痧治疗。

4. 耳压疗法　取神门穴、交感穴、肺穴、气管穴。神门在三角窝里，交感在对耳轮下角，肺在耳甲腔中央，气管在肺穴前、向耳屏方向一点。压豆后，嘱患者每天按压，每次 3~5min，每 3~5 天换另一侧耳穴压豆。

5. 穴位贴敷　冬病夏治是在夏天，三伏天每个伏的最初 1 天，也就是最热的时候来进行穴位贴敷。治疗冬天发作的寒性慢性支气管炎，其理论是在伏天，汗毛孔完全张开，易于药物吸收，同时也是人体阳气最盛的时候，此时予以助阳以驱散人体寒气，事半功倍。一般贴敷取以下几个穴位：肺俞（第 3 胸椎棘突下旁开 1.5 寸），贴之前可以用姜在局部擦一下，然后再进行贴敷；还有体前 2 个穴位，一个是天突穴（胸骨上窝正中间），另一个是膻中穴（男性两个乳头连线的中点）。一般治疗寒性慢性支气管炎，可选用白芥子、甘遂、细辛、延胡索、姜汁制作敷贴，注意控制时间，以免局部过敏和起疱。

6. 梅花针　梅花针治疗效果也非常不错，取穴和毫针类似。取体前的天突穴和膻中穴，常规消毒后用梅花针叩刺 10min 左右，以患者皮肤微微出血为度。背部的梅花针治疗取肩井穴、颈部的夹脊、背部的膀胱经，一共叩刺 15min 左右。

第五章　高血压中医辨证与外治适宜技术

霍则军　北京大学第三医院

高血压是指以体循环动脉压（收缩压和/或舒张压）增高（收缩压≥140mmHg，舒张压≥90mmHg）为主要特征，可伴有心、脑、肾等器官的功能性或器质性损害的临床综合征。

一、病因

1. 遗传因素　约60%的高血压患者有家族史。

2. 环境因素　长期精神紧张、激动、焦虑、受噪声或不良视觉刺激等因素也会引起高血压的发生。

3. 年龄因素　40岁以上发病率高，有随着年龄增长而增高的趋势。

4. 生活习惯因素　膳食结构不合理，如过多的钠盐和低钾饮食、大量饮酒、摄入过多的饱和脂肪酸等均可使血压升高。吸烟可加速动脉粥样硬化的过程，也是高血压的危险因素。

5. 药物的影响　避孕药、激素、消炎镇痛药等均可影响血压。

6. 其他疾病的影响　肥胖症、糖尿病、睡眠呼吸暂停低通气综合征、甲状腺疾病、肾动脉狭窄、肾脏实质损害、肾上腺占位性病变、嗜铬细胞瘤及其他神经内分泌肿瘤等。

二、临床表现

1. 症状　早期可能无症状或症状不明显，常见头晕、头痛、颈项板紧、疲劳、心悸等，也可出现视物模糊、鼻出血等较重的症状。典型的高血压头痛在血压下降后即可消失。

2. 体征　体征一般较少。周围血管搏动、血管杂音、心脏杂音是重点检查项目，应重视颈部、背部两侧肋脊角等处的血管杂音。

三、诊断

根据患者的病史、体格检查和实验室检查结果，可确诊高血压。诊断内容应包括：确定血压水平及高血压分级；是否合并其他心血管疾病危险因素；判断高血压的原因，明确有无继发性高血压；评估心、脑、肾等靶器官情况；判断患者出现心血管事件的危险程度。

采用经核准的水银柱或电子血压计，测量安静休息坐位时上臂肱动脉部位血压，一般需非同日测量 3 次血压值，收缩压≥140mmHg 和 / 或舒张压≥90mmHg 可诊断高血压。

四、中医辨证分型

主要症状：以头痛、头晕或头胀、耳鸣等为主要特征。

1. 肝阳上亢证　血压升高兼见眩晕，伴头目胀痛、面红耳赤、烦躁易怒、舌红苔黄、脉弦数。

2. 肝肾阴虚证　血压升高兼见眩晕，伴头痛耳鸣、腰膝酸软、舌红少苔、脉细数。

3. 阴阳两虚证　血压升高兼见头晕目眩、心悸失眠、腰腿酸软、畏寒肢冷、小便清长、舌淡、脉沉细。

4. 痰浊中阻证　多见于肥胖型高血压患者，血压升高兼见头晕头胀、沉重如裹、胸闷多痰、肢体沉重麻木、苔腻、脉滑。

5. 瘀血阻滞证　血压升高兼见头晕头痛如刺、痛有定处、胸闷心悸、舌质紫暗、脉细涩。

6. 冲任失调证　多见妇女更年期前后，血压不稳定，多随情绪变化而波动，血压升高兼见头晕头痛、心烦易怒、两胁胀痛、舌质红、脉弦细。

五、中医治疗

1. 治则　肝火亢盛、阴虚阳亢者，滋阴降火，平肝潜阳，只针不灸，泻法；痰湿壅盛者，健脾化痰，清利头目，针灸并用，平补平泻；气虚血瘀者，益气养血，化瘀通络，针灸并用，补泻兼施；阴阳两虚者，滋阴补阳，调和脏腑，针灸并用，补法。

2. 处方　百会、曲池、合谷、太冲、三阴交。

3. 方义　百会居于巅顶，为诸阳之会，并与肝经相通，针之泻诸阳之气，平降肝火；曲池、合谷清泻阳明，理气降压；太冲为肝经原穴，疏肝理气，平降肝阳；三阴交为足三阴交会穴，调补脾肝肾。配伍应用以治其本。

4. 加减　肝火亢盛加风池、行间平肝泻火；阴虚阳亢加太溪、肝俞滋阴潜阳；痰湿壅盛加丰隆、足三里健脾化痰；气虚血瘀加血海、膈俞益气活血；阴阳两虚加关元、肾虚调补阴阳；头晕头重加百会、太阳清利头目；心悸怔忡加内关、神门宁心安神。

5. 操作　痰湿壅盛、气虚血瘀、阴阳两虚者，百会可加灸；太冲应朝涌泉方向透刺，以增滋阴潜阳之力；其他腧穴常规针刺。

六、临床操作部分

中医治疗高血压有非常好的疗效，而且安全、无不良反应。除中药治疗高血压之外，还包括一些其他的方法，如耳针等都有很好的作用。

1. 针刺

（1）百会穴：有降压作用。把耳朵折起，两耳尖连线和前后正中线的交点即百会穴。针刺百会有镇静安神的作用，可以通过调节情绪来治疗高血压。

（2）听宫穴：原先主要治疗耳鸣、耳聋等，现在临床发现听宫穴有很好的降压作用。针刺听宫穴时让患者张口，从耳前凹陷的地方扎进去。听宫穴有收缩血管的作用，也可治疗高血压。

（3）曲池穴：曲池穴是降压的经验穴，肘横纹尽头处取穴。

（4）合谷穴：合谷穴有明确的降压作用，在手背第1、2掌骨之间，第2掌骨桡侧中点。

（5）足三里穴：足三里在外膝眼下3寸，胫骨前嵴外1横指。足三里穴本身有双向调节作用，对于低血压患者可以升血压，对高血压患者可以降血压。这是一个非常安全的穴位。

（6）三阴交穴：三阴交在内踝尖上3寸，胫骨的后缘。

（7）太溪穴：太溪是肾经的原穴，在内踝尖和跟腱之间，也有一定的降压作用。

（8）太冲穴：对于肝阳上亢的高血压患者，如脾气急躁、心烦易怒，针刺太冲穴具有很好的降压作用。

（9）丰隆穴：外膝眼到外踝之间有16寸，丰隆在上面的8寸再往外1横指处。丰隆的主要功能是化痰，适用于痰湿中阻型的高血压。若形体非常胖，舌苔很厚腻，胃口不好，吃的东西不容易消化，大便也比较黏滞，这种高血压患者就是常说的痰湿肥胖型高血压患者，一般取丰隆穴来治疗。

以上这些穴位可全取，对于普通的高血压患者会有较好的治疗作用。为了加强刺激，还可行电针治疗。电针治疗可以取合谷和曲池，加上百会和听宫，通电针，一般留针15min左右再起针。如果高血压比较重，也可以留针20min左右，在留针同时进行捻转。注意区别不同性质的高血压，如痰湿阻滞型高血压，可对足三里穴进行补法，对丰隆穴进行泻法。泻法要轻插重提，总体来说要给予比较重的刺激手法，而足三里一般是重插轻提，刺激的手法比较轻柔，时间比较长。针灸比较轻缓、时间比较长的手法是补法，而比较重、比较短的手法是泻法，一般的针灸平补平泻即可。针灸本身具有双向调整作用，如太溪，肝肾阴虚者也可以用补法，三阴交一般也较多采用补法，而太冲穴一般采用泻法。治疗20min。

针刺高血压患者后，如果起针时出血也无碍。另外一种补泻方法，起针时不按针孔，拔完针后直接摇大针孔，如丰隆可以摇大针孔，而足三里，想补时就按一下针孔。

2. 走罐　首选膀胱经走罐。给患者抹上一些介质，用橄榄油或者甘油等均可，然后拔上罐。走罐的时候注意力度要大一些，因为对高血压重点还是调整，主要以泻的作用为主。把膀胱经所有的部位从上到下都走到，5min 左右即可。

3. 按摩　首先穴位点穴。先点百会穴，然后百会到前方头顶做推法，再按摩风池穴（耳后发际凹陷中），接着推颈椎，从风池穴一直推到天突穴。上肢穴主要是曲池穴，曲池在屈肘时肘横纹外侧端，对其进行点揉，可以治疗脑供氧不足引起的头晕，其次是合谷穴，每个穴位按揉 2min。下肢穴位取足三里穴、三阴交穴、丰隆穴、太溪穴和太冲穴。后背部和颈部穴位按摩时，可弹拨颈部夹脊穴，以放松有些僵硬的颈部肌肉。有些患者血压会即刻下降，部分患者做完按摩后血压能下降 30~40mmHg。最后放松肩井穴，用弹拨法放松整个上肩部肌肉。

4. 梅花针　从颈部一直到腰骶部，叩刺气管两侧及胸锁乳突肌，促进颈部肌肉放松，叩刺 5min 左右。

5. 放血　对于高血压危象取百会穴，或者百会到上星这段经络上任取几个穴位来放血。点刺出血后，直至出血自然停止，再对其进行消毒。

6. 耳压疗法　取降压沟、肾上腺穴、耳尖穴、交感神经、神门穴，贴豆后自行按压。

第六章 痛经中医辨证与外治适宜技术

霍则军　北京大学第三医院

痛经指月经前后或月经期出现下腹部疼痛、坠胀，伴有腰酸或其他不适，症状严重者可影响其生活质量。

一、病因

痛经可分为原发性痛经和继发性痛经。

1. 原发性痛经

（1）主要与月经时子宫内膜前列腺素含量增高有关。前列腺素含量升高是造成痛经的主要原因，可引起子宫平滑肌过强收缩，血管痉挛，造成子宫缺血、缺氧状态而出现痛经。

（2）血管升压素、内源性缩宫素及β-内啡肽等物质的增加。

（3）精神、神经因素。

2. 继发性痛经　常因子宫内膜异位症、子宫腺肌病等引起。

二、临床表现

原发性痛经在青春期多见，常在初潮后1～2年发病，伴随月经周期规律性发作，以小腹疼痛为主要症状。继发性痛经症状同原发性痛经，由于子宫内膜异位引起的继发性痛经常呈进行性加重。

疼痛多自月经来潮后开始，最早出现在经前12h，以行经第1天疼痛最剧烈，持续2～3天后缓解。疼痛常呈痉挛性，一般不伴有腹肌紧张或反跳痛。可伴有恶心、呕吐、腹泻、头晕、乏力等症状，严重时面色发白、出冷汗。

三、诊断与鉴别诊断

根据月经期下腹坠痛及妇科检查无阳性体征即可诊断。另外，需要与子宫内膜异位症、子宫腺肌病、盆腔炎性疾病等引起的继发性痛经相鉴别。

1. 子宫内膜异位症

（1）症状：痛经、不孕。

（2）妇科检查及辅助检查：盆腔检查发现内异症病灶；影像学检查（盆腔超声、盆腔CT及MRI）发现内异症病灶；血清CA125水平轻、中度升高。

（3）腹腔镜检查：腹腔镜检查是目前诊断子宫内膜异位症的通用方法。在腹腔镜下见到典型病灶或对可疑病变进行活组织检查即可确诊。

2. 子宫腺肌病

（1）症状：痛经；月经异常（表现为月经过多、经期延长及不规则出血）。

（2）妇科及辅助检查：子宫增大、压痛等；影像学检查（盆腔 B 超）和血清 CA125 异常可提示。

四、中医辨证分型

主要症状：妇女经期或行经前后，大多开始于月经来潮或在阴道出血前数小时，周期性下腹部胀痛、冷痛、灼痛、刺痛、隐痛、坠痛、绞痛、痉挛性疼痛及撕裂性疼痛，疼痛可延至腰骶背部，甚至涉及大腿及足部。

1. 气血虚弱证　经期或经净后，小腹隐痛，喜揉按，月经色淡、量少、质稀，神疲乏力，面色苍白，舌淡苔薄，脉虚细。

2. 气滞血瘀证　经前 1～2 天或经期小腹胀痛，拒按，经血量少或排出不畅，经色紫暗有块，血块排出则疼痛减轻，胸胁乳房作胀，舌质紫暗，舌边或有瘀点，脉沉弦。

3. 湿热下注证　经前、经期小腹胀痛，经量多，色红、质稠或有块，平日带下色黄或有秽臭，舌苔黄腻，脉弦数。

4. 寒湿凝滞证　经前或经期小腹冷痛，得热痛减，按之痛甚，经量少，色暗黑有块，恶心呕吐，畏寒，便溏，舌苔白腻，脉沉紧。

五、中医治疗

1. 治则　寒湿凝滞、气滞血瘀者温经散寒，化瘀止痛，针灸并用，泻法；气血不足者益气养血，调补冲任，针灸并用，补法。

2. 处方　以足太阴经腧穴为主，关元、三阴交、地机、十七椎。

3. 方义　关元属任脉，通于胞宫，与足三阴经交会，针之行气活血、化瘀止痛，灸之温经散寒、调补冲任；三阴交为足三阴经的交会穴，调理脾、肝、肾；地机为足太阴脾经郄穴，足太阴经循于少腹部，阴经郄穴治血证，可调经止痛；十七椎是治疗痛经的经验效穴。

4. 加减　针刺关元，宜用连续捻转手法，使针感向下传导。寒凝血瘀者针后在小腹部穴位施加灸法。发作期每天治疗 1～2 次，间歇期可隔日 1 次。月经来潮前 3 天开始治疗。

六、临床操作部分

1. 针刺　针刺治疗痛经，首先镇静安神，其次活血化瘀，再次可调节脏腑功能。主要穴位：①印堂穴。印堂在两眉头正中，针刺时可以向鼻尖方向刺。针刺印堂穴对于各种疼痛效果非常好，主要是起镇静、安神、止痛的作用。②膻中穴。膻中穴在胸部正中，两乳头之间，理气调经。也可取天枢穴，天枢穴是足阳明胃经的穴位，主要用于治疗腹泻、便秘等，治疗痛经效果也非常好。③关元穴。关元属于任脉穴，肚脐到耻骨联合之间分为 5 寸，关元在脐中下倒数 2 寸。④合谷穴。将拇指和示指合拢，虎口处肌肉最高点即为合谷穴。⑤地机穴。阴陵泉下 3 寸。⑥ 太冲穴。在第 1、2 跖骨之间。合谷和太冲命名为开四关，主要用于治疗疼痛性的疾病，可以解痉、止痛。

针刺以后，连接电针，可连在关元和天枢穴上，20min 后起针。接着再针刺背部的穴位。

背部取秩边穴（骶正中嵴旁开 3 寸）。秩边一般有 3 个针刺方向：第 1 个方向是垂直向下，针感窜到足，一般治疗坐骨神经痛；第 2 个方向是向小腹部前下方针刺，让患者感觉针感窜到小腹或者会阴部，主要治疗泌尿系统或妇科疾病；第 3 个方向是针尖提起以后向肛门方向刺，让患者感觉针感窜到肛门，主要治疗肛管的疾病，像痔疮等。针刺后给患者通电针 15min，让患者有肌肉微微颤动的感觉。有些患者伴有呕吐、恶心，可以加内关和公孙 2 个穴位。内关穴在腕横纹上 2 寸、两筋（掌长肌腱与桡侧腕屈肌腱）之间，公孙穴是足太阴脾经穴，在第 1 跖骨的后侧。公孙、内关是八脉交会穴，主要治疗胃心胸的疾病，还可治疗呕吐，包括早孕反应时的恶心和孕吐，效果都非常好，可以留针 10min。

2. 拔罐和走罐　在小腹部关元和气海 2 个部位留罐 5min，然后加一点介质（橄榄油或者一般的按摩膏、按摩油均可），推着罐体走，约 5min。最后在腰骶部拔罐和走罐。

3. 刮痧治疗　沿着两侧膀胱经刮痧，对八髎穴着重加一点力度刮，在第 17 椎（第 5 腰椎棘突）下进行点穴。刮完背部，再刮小腹部，以任脉穴和足阳明胃经穴为主。小腿足太阴脾经也可行刮痧治疗，主要以阴经为主。

4. 梅花针　梅花针叩刺小腹部关元、气海，胸部膻中穴，小腿的阴陵泉、地机、三阴交，足部太冲以及腰骶部八髎穴。

5. 推拿疗法　首先放松整个背部，沿着膀胱经做弹拨放松，腰骶部擦红、擦热，然后对下肢阴陵泉、三阴交、太溪等进行点穴，接着点腹部任脉、胃经穴位，腿部点血海穴、阴陵泉、三阴交、太冲，最后在小腹部进行一次振颤法。

6. 艾灸　悬灸任脉、阳明经，着重灸关元和气海。实性痛经以寒气和血瘀为主，艾灸小腹和腰部可以活血化瘀、散寒止痛；虚性痛经艾灸足三里、肾俞、血海。每个穴位约 10min。

第七章 月经不调中医辨证与外治适宜技术

霍则军　北京大学第三医院

月经不调，又称月经失调，是妇科常见疾病，表现为月经周期或出血量的异常，可伴月经前、月经期的腹痛及全身症状。

一、病因

1. 情绪异常　长期精神压抑、精神紧张或遭受重大精神刺激和心理创伤，都可导致月经失调或痛经、闭经。

2. 寒冷刺激　妇女经期受寒冷刺激，会使盆腔内的血管过分收缩，引起月经过少甚至闭经。

3. 节食　少女的脂肪至少占体重的17%，方可发生月经初潮；体内脂肪至少达到体重的22%，才能维持正常的月经周期。若过度节食，机体能量摄入不足，会造成体内大量脂肪和蛋白质被消耗，致使雌激素合成障碍而明显缺乏，影响月经来潮，甚至经量稀少或闭经。

4. 嗜烟酒　酒精和香烟中的某些成分可以干扰与月经有关的生理过程，引起月经失调。

二、临床表现

1. 不规则子宫出血　月经过多、持续时间过长或淋漓出血。常见于子宫肌瘤、子宫内膜息肉、子宫内膜异位症等疾病情况或功能失调性子宫出血。

2. 功能失调性子宫出血　内外生殖器无明显器质性病变，而由内分泌调节系统失调所引起的子宫异常出血，是月经失调中最常见的一种，常见于青春期及更年期，可分为排卵性和无排卵性2类，约85%病例属于无排卵性。

3. 闭经　闭经是妇科疾病常见的症状，可由各种不同的原因引起。通常将闭经分为原发性和继发性2种：凡年过18岁仍未行经者称为原发性闭经；在月经初潮以后，正常绝经以前的任何时间（妊娠期或哺乳期除外）内，月经闭止超过6个月者称为继发性闭经。

4. 绝经　绝经意味着月经终止，指月经停止12个月以上，但围绝经期常有月经周期和月经量的改变，表现为月经周期缩短（以滤泡期缩短为主）、无排卵和月经量增多。

三、诊断与鉴别诊断

主要依据病史、体格检查和辅助检查做出诊断。诊断过程中需要重点除外全身或女性生殖器病理原因引起的出血，如血液病、肝衰竭、肾衰竭、甲状腺功能异常、妊娠及相关疾病、生殖道损伤、感染、肿瘤等。

四、中医辨证分型

主要症状：月经周期或出血量异常，或是月经前、月经期的腹痛及全身症状。

1. 血热证　症见月经不调，经血色红，或有紫块或色深红，质黏而稠，心胸烦闷，面红口干，咽干口燥，颜面潮红，尿黄便结，舌红苔黄。

2. 肝郁化热证　症见月经不调，经行不畅，胸胁、乳房及小腹胀痛，胸闷不舒，烦躁易怒或善叹息，嗳气食少，经血色红或紫，舌边尖红，口苦咽干，苔薄黄。

3. 气虚证　症见经行先期或经期延长，量多、色淡、质清稀，神疲，肢软乏力，心悸气短，食少便溏，小腹空坠，舌淡苔薄。

4. 血虚证　症见经期错后，量少、色淡、质清稀，头晕眼花，心悸怔忡，少寐多梦，面色萎黄无华，舌淡少苔。

5. 血寒证　症见经期延后，色暗量少，小腹冷痛，得热则减，畏寒肢冷，面色苍白，舌苔薄白。

6. 血瘀证　症见经期错后，经来量少，色紫黑有块，小腹胀痛，拒按或刺痛，血块排出后其痛减轻，舌质紫暗或有瘀点瘀斑。

7. 气滞证　症见经期延后，量少，色暗有块，小腹胀甚而痛，胸胁乳房胀痛，舌质暗。

五、中医治疗

1. 治则　气虚、血虚、肾虚者益气养血，补肾调经，针灸并用。

2. 补法　血寒者温经散寒，调理冲任，针灸并用，平补平泻；气郁、血热者疏肝理气，清热调经，只针不灸，泻法。

3. 处方　关元、血海、三阴交。

4. 方义　冲任失调是本病的主要病机。关元是调理冲任的要穴；血海、三阴交均属脾经，三阴交还与肝、肾二经交会，为妇科理血调经要穴。

5. 加减　气虚加足三里、脾俞，健脾胃、益气血；血虚加脾俞、膈俞健旺生血之源；肾虚加肾俞、太溪调补肾气；气郁加太冲、期门疏肝解郁；血热加行间、地机清泻血分之热，加灸归来、命门，温通胞脉、活血痛经。

6. 操作　诸穴以常规操作为主。脾俞、膈俞向下或朝脊柱方向斜刺，不宜直刺、深刺；气虚或血寒者，可在腹部穴位加灸。于月经来潮前 5~7 天开始治疗，行经期间停针。若经行时间不能掌握，可于月经干净之日起针灸，隔日 1 次，直到月经来潮时为止。连续治疗 3 个月经周期。

六、临床操作部分

针灸治疗月经不调有良好的效果，还可用综合疗法来治疗月经不调。

1. 毫针　月经不调和情绪有关，所以治疗月经不调应首先调情绪。首选印堂穴（两眉之间），向鼻方向针刺；再针刺膻中，膻中是气会穴，主要调节人体的气机，气机失常也会引起月经不调，膻中在 2 个乳头连线的中点，任脉上；第 3 个穴选气海，耻骨联合与脐之间连线为 5 寸，气海在脐下 1.5 寸；第 4 个穴选元关，关元在脐下 3 寸；最后一个穴选三阴交，三阴交在内踝尖上 3 寸、胫骨内侧缘后方，是治疗月经不调的基本穴。

辨证加减：如果月经不调，肝郁气滞很明显，表现为两胁胀满，闷闷不乐，可以加太冲（第 1、2 跖骨之间）；如果肝火很旺，脾气暴躁易怒，可以加行间（太冲穴前 1 寸）；如果气血不足，乏力，面色苍白，可以加足三里［外膝眼下 3 寸，胫骨前（缘）1 横指］；如果肾虚，肾水不足，口干舌燥，五心烦热，还可以加太溪（内踝尖与跟腱之间的凹陷处）；如果血虚，缺血严重，月经量少，头晕眼花，指甲灰暗，缺乏光泽，还可以加血海穴（髌底内侧端上 2 寸）。所有穴位加上电针，留针 15min 左右。

如果患者属于气血不足或肾虚，选择脾俞和肾俞，一般采用华佗夹脊穴。脾俞在第 11 胸椎棘突下缘、旁开 1.5 寸，针刺时，一般取脊柱旁开 0.5 寸，向脊柱的方向刺，以免刺伤内部脏器；肾俞在第 2 腰椎棘突下旁开 1.5 寸，同样取夹脊穴，在脊柱旁开 0.5 寸。如果患者血热比较明显，可以加地机穴，地机在阴陵泉（膝下胫骨内侧凹陷中）下 3 寸。留针 10min。

2. 走罐　月经不调还可以用走罐的方法治疗。首先是腹部的走罐，先涂上一些介质，然后沿着腹部推动，可以活血化瘀，走罐 3min 左右；接着在背部走罐。对于气滞血瘀型月经不调，可以在腰骶部走罐，涂上介质后，沿着背部膀胱经推动，重点在腰骶部八髎穴，做 10min 左右。

3 刮痧　对气滞血瘀型月经不调，还可行刮痧治疗。沿着背部膀胱经两侧刮痧，着重在八髎穴附近，以局部发红为度，刮痧 5min 左右。体前也可行刮痧治疗：首先是膻中穴，膻中主要作用是理气，可以治疗痛经和月经不调；腹部刮痧以阳明经和任脉为主，先刮两侧的胃经，再刮中间的任脉；小腿内侧的阴经，以脾经为主，如阴陵泉、地机和三阴交。刮 10min 左右。

4. 艾灸　对于受寒，即寒凝型月经不调，可行艾灸治疗，首选气海和关元。气海在脐下 1.5 寸，艾灸时以患者感受到热度能够窜到腹部为好；关元在脐下 3 寸。每个穴位艾灸 5min。对于气血不足型月经不调，可以艾灸足三里（外膝眼下 3 寸、胫骨前缘 1 横指）5～10min，对整个人体的气血有补益作用。对于肾虚型月经不调，可以艾灸肾俞穴（第 2 腰椎棘突下缘旁开 1.5 寸，左右各 1 个），肾俞穴主要是补肾的要穴，艾灸肾俞能够有益于人体肾精，所以，对于肾虚，不论是肾阴虚还是肾阳虚，都有一定的补益作用，尤其对肾阳虚效果更好。每个穴位艾灸 5min，患者能感到热气透到腹部最好。对于寒凝型月经不调患者，还可艾灸八髎穴（在腰骶部，为 8 个穴位），进行环形的悬灸，10min 左右结束。

5. 推拿　推拿可治疗月经不调。月经不调与很多脏器都有关系，需调节膀胱经。首先用滚法做放松，再沿着膀胱经对心俞、肝俞、脾俞、肾俞点穴，着重点脾俞和肾俞，然后进行膀胱经弹拨。弹拨完成后，重点针对八髎穴加以治疗，再对下肢点穴，取阴陵泉、地机、三阴交、太溪。点穴后叩击腰部。最后抹一点介质施擦法，以局部擦红、擦热为宜。

腹部推拿前先点穴，取气海、关元、血海、足三里、三阴交、太溪。点穴后，弹拨腹部胃经、任脉。最后进行振颤疗法。

对于血热妄行月经不调者，可行八髎穴放血，消毒后点刺，让血自然流出，1min 后擦掉即可。

第八章 更年期综合征中医辨证与外治适宜技术

霍则军　北京大学第三医院

更年期综合征，又称围绝经期综合征，指妇女绝经前后因性激素减少所致的一系列以自主神经系统功能紊乱为主、伴有神经心理症状的症候群。

一、病因

更年期综合征的根本原因是生理性、病理性或手术引起的卵巢功能衰竭。神经递质内源性阿片肽、肾上腺素、多巴胺等与潮热的发生有明显的相关性。5-羟色胺对内分泌、心血管、情感和性生活等均有调节作用。

二、临床表现

更年期综合征最典型的症状是潮热、潮红，多发生于45～55岁。大多数妇女可出现轻重不等的症状，有些在绝经过渡期已开始出现症状，持续到绝经后2～3年，少数可持续到绝经后5～10年症状才有所减轻或消失。人工绝经者往往在手术后2周即可出现更年期综合征，术后2个月达高峰，可持续2年之久。

月经周期改变是出现最早的临床症状，分为3种类型：①月经周期延长，经量减少，直至绝经；②月经周期不规则，经期延长，经量增多，甚至大出血或出血淋漓不断，然后逐渐减少而停止；③月经突然停止，较少见。

潮热、出汗是血管舒缩功能不稳定的表现，也是更年期综合征最突出的特征性症状。潮热起自前胸，涌向头颈部，然后波及全身，少数妇女仅局限在头、颈和乳房。在潮红的区域，患者会感到灼热，皮肤发红，紧接着暴发性出汗，持续数秒至数分钟不等，发作频率每天数次甚至30～50次，夜间或应激状态易促发。此种血管功能不稳定可历时1年，有时长达5年或更久。

三、诊断

1. 病史　依据临床表现及绝经前后的时间。
2. 体格检查　包括全身检查和妇科检查。对复诊后3个月未行妇科检查者，必须复查。
3. 实验室检查　测定相关的激素水平。

四、中医辨证分型

主要症状：以自主神经功能紊乱为主，伴有神经心理症状的症候群为主要特征。

1. 肾阴虚证　月经紊乱，周期缩短，量少或多，或崩或漏，伴头晕、耳鸣、失眠、阵发性潮热，腰膝酸痛，皮肤干燥，口干便结，尿少色黄，舌红少苔，脉细数。

2. 肾阳虚证　月经量多，精神萎靡，面色灰暗，腰背冷痛，小便清长，夜尿频数，面浮肢肿，舌苔薄白，脉沉细弱。

3. 心气不足证　心中烦乱，悲伤欲哭，少寐多梦，哈欠频作，心悸气短，倦怠乏力，失眠，耳鸣，不思饮食，舌淡，苔薄，脉细弱。

4. 肝气郁结证　月经提前或推后，小腹胀痛，情志抑郁，烦躁易怒，胁痛，乳房胀痛，口干口苦，喜叹息，悲伤欲哭，多疑多虑，舌红，苔黄腻，或舌质青紫，或有瘀斑，脉弦或涩。

5. 脾肾阳虚证　月经紊乱，量多色淡，形寒肢冷，倦怠乏力，面色晦暗，面浮肢肿，腰酸膝冷，腹满纳差，大便溏薄，舌质嫩，苔薄白，脉沉弱。

五、中医治疗

1. 治则　益肾宁心、调和冲任、疏肝健脾、畅达情志。脾肾阳虚者针灸并用，补法；心肾不交、肝肾阴虚者以针刺为主，平补平泻或补泻兼施。

2. 处方　百会、关元、肾俞、太溪、三阴交。

3. 方义　百会位于头顶，属于督脉，可升清降浊、平肝潜阳、清利头目；关元属于任脉，可补益元气、调和冲任；肾俞为肾之背俞穴，太溪属肾经原穴，二穴合用可补肾气、养肾阴、充精血、益脑髓、强壮腰膝；三阴交属于脾经，通于任脉和足三阴经，能健脾、疏肝、益肾、理气开郁、调补冲任。

4. 加减　心肾不交、心火内扰加心、神门、劳宫、内关清虚火、养心神；肝肾阴虚、肝阳亢盛加风池、太冲、涌泉疏肝理气、育阴潜阳；脾肾阳虚加灸气海、脾俞、足三里健脾益气、温补肾阳。

5. 操作　本病虚实夹杂，以虚为本。各穴均常规针刺，先泻后补或平补平泻。

六、临床操作部分

1. 针刺　印堂穴在两眉之间，取穴时可以向鼻部针刺。印堂穴是镇静安神的大穴，对于疼痛和瘙痒以及心烦、抑郁、焦虑都有很好的治疗作用。上星透百会，镇静安神。出现胸闷、气短、烦躁，取气会膻中（两乳正中）、关元穴（脐下 3 寸），补肾。太冲、太溪、三阴交，调肝、肾、脾。留针 15min 左右。

因为更年期综合征可累及多个脏器，因此，还可针刺背部膀胱经，取心俞、肝俞、脾俞、肾俞，一般取相对应的夹脊穴来治疗。心俞在第 3 胸椎棘突下旁开 1.5 寸，肝俞在第 9 胸椎棘突下旁开 1.5 寸，脾俞在第 11 胸椎棘突下旁开 1.5 寸。肾俞在第 2 腰椎棘突下旁开 1.5 寸。留针 10min。

2. 走罐　沿着膀胱经两侧走罐，肺俞、心俞、膈俞、肝俞、胆俞、脾俞、胃俞，一直到腰骶部，直到背部发红，5min 左右。

3. 刮痧　首先刮腹部和前胸部，抹上介质后行刮痧治疗。任脉主要以膻中为主，可以先点按天突以治疗梅核气，再刮足阳明胃经和任脉的穴位。接着调理带脉，带脉可约束足部各穴，对肝、脾、肾三经都有一定的调理作用。刮完腹部穴后，调理下肢，主要以内侧阴经为主，如脾、肝、肾经，尤其对三阴交可以多刮几下。对于气滞血瘀明显者，尤其是肝郁患者，可以加刮太冲，肾精不足的可以加刮太溪。

更年期综合征的症状非常复杂，有时难以判断到底是哪个脏器有问题，可以用膀胱经刮痧来治疗，因为所有脏器的腧穴都在背部膀胱经上，调理整条膀胱经效果会非常好。

4. 推拿　点百会（折耳后，耳尖的连线和前后正中线的交点）、印堂（两眉头之间）、膻中（两乳正中）、中脘（肚脐上 4 寸）、关元（脐下 3 寸）、三阴交（内踝尖上 3 寸）、太溪（内踝和跟腱之间）、太冲（足第 1、2 跖骨之间）、足三里（外膝眼下 3 寸，胫骨前嵴外 1 横指）。背部推拿做整个膀胱经弹拨、推法和叩击。

5. 艾灸　以肾俞为主，可以加心俞、肝俞、脾俞、肾俞、涌泉、关元，每穴艾灸 10min 左右。

6. 耳压疗法　取穴盆腔、交感神经、内分泌、皮质下，再随症加减。每天按压 3～5min，4～5 天后再换对侧的耳穴贴压。

第九章　慢性胃炎中医辨证与外治适宜技术

慢性胃炎指不同病因引起的各种慢性胃黏膜炎性病变。

一、病因

慢性胃炎的主要病因：①幽门螺杆菌、病毒或其他毒素；②十二指肠胃反流、胃肠慢性炎症、消化吸收不良及动力异常等；③自身免疫因素；④年龄因素和胃黏膜营养因子缺乏。

二、临床表现

慢性胃炎缺乏特异性症状，症状的轻重与胃黏膜的病变程度并非一致。大多数患者常无症状或有程度不同的消化不良症状，如上腹隐痛、食欲减退、餐后饱胀、反酸等。慢性萎缩性胃炎患者可有贫血、消瘦、舌炎、腹泻等，个别伴黏膜糜烂者上腹痛较明显，可有出血，如呕血、黑粪。症状常反复发作，无规律性腹痛。疼痛经常出现于进食过程中或餐后，多数位于上腹部、脐周，部分患者部位不固定，轻者间歇性隐痛或钝痛，严重者为剧烈绞痛。

三、诊断与鉴别诊断

胃镜及胃黏膜活组织检查是诊断慢性胃炎的关键，测量指标包括幽门螺杆菌、血清抗壁细胞抗体、内因子抗体、维生素 B_{12} 等。另外，需要与以下几种疾病相鉴别。

1. 胃癌　胃癌可出现慢性胃炎之症状，如食欲不振、上腹不适、贫血等。少数胃窦胃炎的 X 线征象与胃癌颇为相似，需特别注意鉴别。绝大多数患者胃镜检查及活检有助于鉴别。

2. 消化性溃疡　二者均有慢性上腹痛，但消化性溃疡以上腹部规律性、周期性疼痛为主，而慢性胃炎疼痛很少有规律性并以消化不良为主，胃镜可加以鉴别。

3. 慢性胆道疾病　慢性胆囊炎、胆石症等常有慢性右上腹痛、腹胀、嗳气等消化不良的症状，易误诊为慢性胃炎，但该病胃肠检查无异常发现，胆囊造影及 B 超异常可明确诊断。

4. 其他　肝炎、肝癌及胰腺疾病等亦可因出现食欲不振、消化不良等症状而延误诊治。全面查体及相关检查可防止误诊。

四、中医辨证分型

主要症状：以胃脘部胀、疼痛、嗳腐吞酸、嘈杂及食欲不振为主要特征。

1. 肝郁气滞证　胃部胀满，疼痛，嗳气，恶心或呕吐，嘈杂吐酸，稍怒则甚，舌苔白，脉细弦。

2. 脾胃虚寒证　上腹隐痛，胀闷，恶心，呕吐清水，喜暖畏冷，面色萎黄，大便溏薄，舌苔薄白，脉细弱。

3. 胃阴亏虚证　胃部灼热，隐痛，嘈杂，恶心，善饥，食后不适，心烦口干，舌质红，少苔，脉细数。

五、中医治疗

1. 治则　脾胃虚寒、寒邪犯胃者温经散寒止痛，针灸并用，虚补实泻；胃阴不足者养阴清热、益胃止痛，只针不灸，补法或平补平泻。

肝气犯胃者疏肝理气、和胃止痛；食积伤胃者消食化积、行气止痛；瘀血停滞者行气活血、化瘀止痛。均只针不灸，泻法。

2. 处方　中脘、内关、公孙、足三里。

3. 方义　胃为六腑之中心，以通降为顺。中脘为胃之募、腑之会，足三里乃胃之下合穴，故凡胃脘疼痛，不论其寒热虚实，均可用之通调腑气、和胃止痛；内关为手厥阴心包经之络穴，沟通三焦，功擅理气降逆，又为八脉交会穴，通于阴维脉，"阴维为病苦心痛"，取之可畅达三焦气机、和胃降逆止痛；公孙为足太阴脾经之络穴，调理脾胃而止疼痛，也为八脉交会穴，通于冲脉，"冲脉为病，逆气里急"，与内关相配，专治心、胸病症。

4. 加减　脾胃虚寒加神阙、气海、脾俞、胃俞温中散寒；胃阴不足加胃俞、太溪、三阴交滋阴养胃；寒邪犯胃加神阙、梁丘散寒止痛；饮食停滞加梁门、建里消食导滞；肝气犯胃加期门、太冲疏肝理气；瘀血停滞加膈俞、阿是穴化瘀止痛。

5. 操作　寒邪犯胃和脾胃虚寒者，取中脘、气海、神阙、足三里、脾俞、胃俞、阿是穴，施行一般灸法或隔姜灸，中脘、气海还可施行温针灸，并可加拔火罐；期门、膈俞等穴不可直刺、深刺，以免伤及内脏；其他腧穴常规针刺。急性胃痛每日 1～2 次，慢性胃痛每日或隔日 1 次。

六、临床操作部分

1. 针刺　第 1 个穴位是足三里，足三里穴是治疗胃病非常重要的穴位，因为它是足阳明胃经的主穴，取穴的具体方法是外膝眼下 3 寸、胫骨前嵴（缘）外

1 横指。第 2 个穴位是足太阴脾经的穴位公孙，在足大趾的下侧（第 1 跖骨基底的前下方），公孙穴对胃病的治疗效果非常好。公孙配内关是八脉交会穴之一，主要治疗胃、心、胸的疾病，对恶心、呕吐效果也很好，能够立刻止呕、止吐，同时对急性腹痛效果也较好。内关穴在腕横纹和肘横纹之间，腕横纹上 2 寸。第 3 个穴位是中脘穴，将脐和剑突之间分成 8 寸，中脘在脐上 4 寸。

如果患者胃阴虚、消谷善饥或者是胃中灼热，可以配一些滋阴的穴位，如太溪和三阴交。太溪穴在内踝尖和跟腱之间，针刺太溪穴时患者会有触电的感觉，足趾或小腿会抽动；三阴交穴是足太阴脾经的穴位，在内踝尖上 3 寸，胫骨的后缘。有些胃病患者由于生气造成肝克脾胃，可以加疏肝的太冲穴，在足的第 1、2 跖骨之间，两侧太冲可以连电针，加强刺激，留针 20min。

2. 刮痧　对饮食积滞型的胃炎可行刮痧治疗。首先沿着腹部顺时针旋转，然后从胃经开始刮，再刮任脉的上脘、中脘、下脘，刮完腹部后，刮下肢的足三里这条线，同时利用刮痧板对阴陵泉、足三里、丰隆进行点穴，肝郁气滞胃炎患者对太冲加 1 次点穴。胃阴虚型胃炎可以在太溪穴进行刮痧。对于慢性胃炎的治疗，还可以采取背部膀胱经刮痧的办法，也有一定的效果。

3. 按摩　先做点穴。中脘点穴一定要在空腹的状态下进行，让力度渗透到深处，然后点内关，再点足三里和公孙穴，每个穴位点 2min。点穴结束后，先进行摩腹治疗，再进行胃经的弹拨。弹拨之后，对胃部施加震颤法来消除脾胃积滞。最后，对背部穴位脾俞和胃俞行点穴治疗。

急性胃痛止痛法选取膈俞穴。膈俞穴在第 7 胸椎下缘旁开 1.5 寸。急性胃痛患者会在左侧的膈俞穴出现非常明显的痛点，对这个痛点进行强力按摩，会立刻止痛，效果非常好。

4. 艾灸　对于脾胃虚寒或者寒邪犯胃的胃炎患者，可以对其背部的脾俞和胃俞艾灸。艾灸火力强一些，可直接把热量透到胃部。还可以对中脘穴进行艾灸，要求艾灸的热度比较高，能深透到胃部。脾胃虚寒者还可在神阙穴上搁置一块姜，进行隔姜灸。另外，可以加灸气海穴、足三里穴，不但能治疗胃寒，还能强身健体。

5. 耳压疗法　取交感神经穴、胃穴、内分泌穴，每周 2 次，每次贴压单侧，两耳交替进行。

第十章 肠易激综合征中医辨证与外治适宜技术

霍则军　北京大学第三医院

肠易激综合征是一组持续或间歇发作，以腹痛、腹胀、排便习惯和/或大便性状改变为临床表现，而缺乏胃肠道结构和生化异常的肠道功能紊乱性疾病。

一、病因

肠易激综合征的病因和发病机制尚不十分清楚，被认为是胃肠动力异常、内脏感觉异常、脑肠轴调控异常、炎症及精神心理等多种因素共同作用的结果。①胃肠道动力变化是肠易激综合征的重要病理生理基础。以腹泻为主的肠易激综合征患者呈肠道动力亢进的表现，小肠传输时间显著缩短，结肠动力指数和高幅推进性收缩的均值和最大值均明显提高。便秘型肠易激综合征则恰好相反，表现为肠道动力不足。②内脏感觉和中枢感觉异常。③肠易激综合征患者存在中枢神经系统对肠道传入信号的处理及对肠神经系统的调节异常。④研究显示，急性肠道感染后发生肠易激综合征的概率大大增高，因此，肠道急性感染被认为是诱发肠易激综合征的危险因素之一。肠道感染引起黏膜炎症反应、通透性增加及免疫功能激活。⑤肠易激综合征患者常有焦虑、紧张、抑郁等不良心理反应，可诱发或加重肠易激综合征症状，提示精神心理因素与肠易激综合征有密切的关系。

二、临床表现

1. 症状

（1）腹痛或腹部不适：肠易激综合征的主要症状，伴有大便次数或性状的异常。腹痛多于排便后缓解，部分患者易在进食后出现；腹痛可发生于腹部任何部位，呈局限性或弥漫性，疼痛性质多样；腹痛不会进行性加重，夜间睡眠后极少有痛醒者。

（2）其他症状：①持续性或间歇性腹泻，粪量少，呈糊状，含大量黏液。②禁食72h后症状消失。③夜间不出现，有别于器质性疾患。④部分患者可因进食诱发。⑤便秘时排便困难，大便干结，量少，可带较多黏液；便秘可间断或与腹泻相交替，常伴排便不尽感。⑥腹胀白天较重，尤其午后加重，夜间睡眠后减轻。⑦近半数患者有胃烧灼感、恶心、呕吐等胃肠道症状。⑧肠外症状如背痛、头痛、心悸、尿频、尿急、性功能障碍等较多见，部分患者可有不同程度的心理异常表现，如焦虑、抑郁、紧张等。

2. 体征　通常无阳性发现，或仅有腹部轻压痛；部分患者有多汗、脉快、血压高等自主神经失调表现；有时可于腹部触及乙状结肠曲或痛性肠襻；直肠指检可感到肛门痉挛、张力高，可有触痛。

三、诊断

诊断以症状学为依据，建立在排除器质性疾病的基础上。目前推荐采用国际公认的肠易激综合征罗马Ⅲ诊断标准：反复发作的腹痛或不适（不适意味着感觉不舒服而非疼痛），最近 3 个月内每个月至少有 3 天出现症状，合并以下 2 条或多条：①排便后症状缓解；②发作时伴有排便频率改变；③发作时伴有大便性状（外观）改变。

另外，以下症状对诊断具有支持意义：①排便频率异常（每周排便少于 3 次或每天排便多于 3 次）；②粪便性状异常（干粪球或硬粪，糊状粪或稀水粪）；③排便费力；④排便急迫感、排便不尽、排黏液便及腹胀。

四、中医辨证分型

主要症状：间歇性腹痛，腹部不适，腹胀（排便后有所缓解），伴有便秘或腹泻，排便次数和大便外观改变，排便后有不尽感。

1. 肝郁脾虚证　每因精神因素而诱发，腹痛，腹泻，泻后痛减，常兼有胸胁胀闷、嗳气食少，舌淡红，苔薄白，脉弦。

2. 寒热错杂证　腹痛，腹胀，肠鸣泄泻，大便黏滞或夹黏液、泡沫，或泄泻，与便秘交作，脘腹喜暖，口干不喜饮，舌淡红，苔黄腻，脉弦滑。

3. 脾胃虚弱证　大便溏泄、清冷，甚则完谷不化，稍进油腻生冷则症状加重，腹痛，腹胀，喜按喜揉，面色萎黄，神疲食少，舌淡红，苔薄白，脉缓弱。

4. 津亏肠燥证　大便硬结难下，状若羊屎或卵石状，3～4 天 1 次，腹胀，腹痛，舌红，苔薄少津，脉细。

五、中医治疗

1. 针灸　取足三里、天枢、三阴交。脾胃虚弱者，加脾俞、章门；脾肾阳虚者，加肾俞、命门、关元，也可用灸法；脘痞者，加公孙；肝郁者，加肝俞、行间；便秘者，取穴大肠俞、天枢、支沟、丰隆；热秘者，加合谷、曲池；气滞者，加中脘、行间；阳虚者，加灸神阙。

2. 艾灸　取足三里、天枢穴。用艾条温和灸，距皮肤 2～3cm，灸 10min，以患者能耐受为度。每天 1 次，左右交替使用，每 30 天为 1 个疗程。

3. 耳针疗法　取穴交感、神门、皮质下、小肠、大肠，耳穴压豆。

六、临床操作部分

1. 针刺针灸　肠易激综合征的发病和情绪有关系，所以，要先调节患者的情绪。取印堂穴（两眉头之间），针尖向下平刺1寸，可以镇静安神，止痛止痒；天枢穴（脐旁两侧，旁开2寸）可以调理脾胃，对肠易激综合征的治疗效果很好，对精神神经系统也有调节作用；外关穴（前臂背侧，腕背横纹上2寸）属于手少阳三焦经的穴位，三焦主人体疏泄、通调，对于肠易激综合征有一定的调理作用；合谷（第1、2掌骨之间）是大肠经的一个重要穴位，对于肠道疾病有很好的调理作用；足三里（外膝眼下3寸，胫骨前缘外1横指）是人体最重要的穴位之一，主要调理脾胃，而且具有强壮人体的作用，很多肠易激综合征的患者因为长期腹痛、腹泻、消化不好，所以，身体较弱取穴足三里也有补益的作用；在足阳明胃经上的上巨虚（足三里下3寸），也可用来治疗肠易激综合征。

总之，治疗肠易激综合征除了应用腹部的穴位外，还可用脾胃经的穴位。另外，可用调神针法治疗肠易激综合征，即针灸后通上电针以加强刺激，强度以患者能够忍受为准。

2. 走罐　肠易激综合征主要是肠道功能紊乱，可以在腹部应用走罐的方法以达到治疗目的。具体操作是先在腹部抹上一些介质，顺时针环绕几圈，然后沿着阳明经走罐，约走5min，然后沿背部膀胱经走罐，尽量把各个脏器腧穴都走到，走的力度要相对大一点，走到下腰部时刺激八髎穴。

3. 刮痧　首先，以背部膀胱经穴为主进行刮痧，从上到下，把所有的腧穴都刮一遍，再用点穴的方法刺激重点穴位，如对调理精神心理的穴位心俞（第5胸椎棘突下旁开1.5寸）进行点穴治疗，还可选取肝俞（第9胸椎棘突下旁开1.5寸）、胆俞（第10胸椎棘突下旁开1.5寸），调理脾胃的脾俞（第11胸椎棘突下旁开1.5寸）和胃俞（第12胸椎棘突下旁开1.5寸），调理气机的三焦俞（第1腰椎棘突下旁开1.5寸）和气海俞（第3腰椎棘突下旁开1.5寸），以及调理肠道的大肠俞（第4腰椎棘突下旁开1.5寸）、小肠俞（骶正中嵴旁1.5寸）和八髎穴（骶后孔）。接着调理下肢的脾胃经，取足三里、上巨虚、下巨虚、丰隆。然后，调节小腿内侧脾经，刺激阴陵泉、三阴交等脾经的穴位。最后，腹部以胃经的线路为主，选天枢、任脉、上脘、中脘到下脘这条线，还有气海到关元这条线，每条线刮2min，再进行顺时针的环绕刮痧。

4. 推拿　对天枢穴、关元穴和中脘穴点穴治疗，之后进行腹部的振颤治疗，共20min左右。做完腹部的点穴，再行下肢点穴，如足三里和上巨虚，每个穴位点2min，要有一定的力度。腿部的穴位点完再点手部的合谷，同样点2min。推拿对于腹痛、腹泻的治疗效果非常好。

5. 艾灸　治疗肠易激综合征分2种情况：①对于寒邪引起的肠易激综合征，

用关元和气海 2 个穴位进行艾灸治疗，艾灸力量大一些，让患者的整个下腹部感到热透为止，再进行回旋灸。②对于脾胃虚弱型肠易激综合征患者，可以艾灸足三里、脾俞和肾俞，因为肠易激综合征除了有大便次数改变和腹泻腹痛之外，还伴有怕冷、小便清长、倦怠无力及消化不良等脾肾阳虚的症状。对足三里穴一般艾灸 5～10min，艾灸脾俞、肾俞要让患者感觉到热渗透到腹部为好，两侧都可以艾灸。

6. **耳压疗法** 治疗肠易激综合征主要取内分泌、大肠、交感、皮质下和脾，有时可加神门。贴豆后压，嘱患者每天按压 3～5min，4～5 天后换对侧的耳穴按压。

第十一章　便秘中医辨证与外治适宜技术

时素华　北京中医药大学第三附属医院

便秘是指大便次数减少，排便间隔时间延长，一般每周少于3次，伴粪便量减少、排便困难、粪便干结。根据病因可将便秘分为器质性便秘和功能性便秘。

一、病因

便秘的主要病因：①摄入食物过少，特别是纤维素和水分摄入不足，导致肠内的食糜和粪团量不足以刺激肠道的正常蠕动；②各种原因引起的肠道内肌肉张力减低和蠕动减弱；③肠蠕动受阻致肠内容物滞留而不能下排，如肠梗阻等；④排便过程的神经及肌肉活动障碍，如排便反射减弱或消失、肛门括约肌痉挛、腹肌和膈肌收缩力减弱等。

二、临床表现

大便次数减少，经常3～5天、5～7天或更久才能排便1次；或大便次数不减，但粪质干燥坚硬、排出困难；或大便并不干燥，但排便艰难。

三、诊断

1. 病史　便秘的诊断应详细询问病史及排便规律，有无胃肠道伴发症状，如腹痛、腹胀、呕吐、生长障碍、服用药物史等。

2. 体格检查　注意检查会阴部和肛门周围，肛门指检时注意有无肛门裂、皮肤感染、尿布疹等。如肛门指检触及大量硬粪块或指检后排出大量粪便，症状随之缓解，即可明确诊断。

3. 实验室检查　可行腹部X线片、钡餐检查、B超、肛肠镜、乙状结肠镜、结肠传输试验、肛门直肠测压、排便造影等检查，以除外先天性巨结肠、脊柱裂、脊髓畸形、内分泌疾病、代谢性疾病及消化系统疾病等。

四、中医辨证分型

主要症状：以大便秘结不通、排便间隔延长或排便艰涩不畅为主要特征。

1. 实秘

（1）肠胃积热证：大便干结，腹中胀满，口臭口干，面红身热，心烦不安，多汗，时欲饮冷，小便短赤，舌质红干，苔黄燥，或焦黄起芒刺，脉滑数，或弦数。

（2）气机郁滞证：大便干结，欲便不出，腹中胀满，胸胁满闷，嗳气呃逆，食欲不振，肠鸣矢气，便后不畅，舌苔薄白，或薄黄，或薄腻，脉弦，或弦缓，或弦数，或弦紧。

2. 虚秘

（1）气虚证：虽有便意，临厕努挣乏力，难以排出，便后乏力，汗出气短，面白神疲，肢倦懒言，舌淡胖，或舌边有齿痕，苔薄白，脉细弱。

（2）血虚证：大便干结，努挣难下，面色苍白，头晕目眩，心悸气短，失眠健忘，口干心烦，潮热盗汗，耳鸣，腰膝酸软，舌质淡，苔白，或舌质红，少苔，脉细，或细数。

（3）阳虚证：大便艰涩，排出困难，面色㿠白，四肢不温，喜热怕冷，小便清长，或腹中冷痛，拘急拒按，或腰膝酸冷，舌质淡，苔白，或薄腻，脉沉迟或沉弦。

五、中医治疗

1. 治则　通调腑气、润肠通便，以大肠的俞穴、募穴、下合穴为主。

2. 主穴　天枢、大肠俞、上巨虚、支沟、照海。

3. 方义　便秘病位在肠，故取天枢与大肠俞同用属俞募配穴，再加下合穴、上巨虚"合治内腑"，三穴共用，更能通调大肠腑气。支沟、照海合用为治疗便秘之经验效穴，支沟调理三焦气机以通腑气，照海养阴以增液行舟。

4. 加减　热秘加合谷、曲池清泻腑热；气秘加中脘、太冲疏调气机；冷秘加灸神阙、关元通阳散寒；虚秘加脾俞、气海健运脾气以助通便。

5. 操作　诸穴均常规针刺。热秘、气秘，只针不灸，泻法；冷秘，针灸并用，泻法；虚秘，针灸并用，补法。冷秘、虚秘，可用温针灸、温和灸、隔姜灸或隔附子饼灸。

六、临床操作部分

中医的外治方法，包括针灸、拔罐、推拿、刮痧、耳压疗法等，对治疗便秘都有明确的临床疗效。

1. 针灸　选取大肠经、阳明经为主。

（1）患者取仰卧位，选取支沟、天枢、照海、上巨虚。支沟在腕横纹上3寸；天枢在腹部脐中旁开2寸，一般双侧取穴；照海在踝骨下方，内踝尖下的正中凹陷处；上巨虚在外膝眼下6寸（距胫骨前缘1横指）。热秘，加上合谷和曲池来治疗，曲池是手阳明大肠经，屈肘横纹尽头处，合谷在第1、2掌骨之间；气秘，加中脘、太冲，中脘在脐和剑突之间、脐上 4 寸，太冲在足的第 1、2 跖骨之间；虚秘，加气海、足三里，气海在脐下 1.5 寸，足三里在外膝眼下 3 寸。取天枢、曲池、支沟，连接电针，留针 25min。

（2）患者取俯卧位，选大肠俞。大肠俞属于背俞穴，在第 4 腰椎旁开 1.5 寸，气虚可加脾俞，在第 11 胸椎棘突下旁开 1.5 寸。连接电针，留针 20min。对于病情较重的患者，可加八髎穴。

2. 艾灸

（1）神阙穴和关元：神阙在肚脐正中，关元在肚脐下 3 寸，雀啄灸和回旋灸，10～15min，适用于冷秘。

（2）足三里：在外膝眼下 3 寸，艾灸 10～15min，隔日一次，适用于虚秘。

3. 拔罐　在腹部涂抹一些介质，拔完罐之后沿着腹部顺时针走动。背部也可通过走罐来治疗便秘，涂抹介质后把背俞穴全部走遍，如心俞、肺俞、肝俞、大肠俞、小肠俞、八髎穴，留罐 5～8min。

4. 刮痧　刮痧主要以背部的膀胱经为主。先抹点介质，再沿着背部的膀胱经刮，重点刮八髎穴及腰骶部。身体前面也可做刮痧治疗，沿着任脉对膻中穴刮痧，再沿着上脘、中脘调整到这个部位，在腹部顺时针刮。刮痧要有一定的力度，可以重点刮天枢穴，再沿着足阳明胃经刮痧。

另外，也可以在曲池、外关、合谷等处刮痧，双侧进行。下肢的穴位主要以内侧阴经（如阴陵泉）为主，然后沿着脾经三阴交刮痧，再对太溪、照海刮痧，主要是以滋阴为主。如果是由于爱生气引起的气秘，可以加太冲。

5. 推拿　推拿治疗便秘也是一种很好的治疗方法，同样以腹部和背部穴为主。

（1）患者取仰卧位。首先对腹部进行整体的调理，点揉膻中穴，然后对腹部穴行擦法，擦的过程中，患者可能会有肠蠕动增强的表现。擦完以后点穴，天枢是主穴，然后是中脘及气海。接着用按揉的方法，沿顺时针方向按揉腹部 5min 左右，再进行振颤手法。最后进行点穴，选取曲池、支沟、外关、合谷，每个穴点 1min 左右，腿部取阴陵泉、三阴交、太溪、照海，每个穴同样点 1min 左右。

（2）患者取俯卧位。首先放松背部，可以先用擦法再行点穴。点穴选取背部膀胱经的穴位，并稍微按揉，也可行振颤的手法，加一些介质在腰骶部和八髎穴行擦法，擦完以后再叩击。

6. 耳压疗法　取大肠、直肠、肛门、内分泌，两耳交替，隔 3～4 天更换，每天按压 5min 左右。

第十二章　腹泻中医辨证与外治适宜技术

时素华　北京中医药大学第三附属医院

腹泻是一组由多病原、多因素引起的以大便次数增多和大便性状改变为主要特征的临床综合征，临床上分为急性腹泻和慢性腹泻。

一、病因和发病机制

胃肠道的正常生理功能主要包括分泌、消化、吸收、运动等，当这些生理功能发生障碍，可打破肠道对水和电解质分泌与吸收的动态平衡，从而导致腹泻。

从病理生理的角度，可将腹泻发生的机制分为以下 4 种：①肠腔内存在大量不能吸收、有渗透活性的溶质，使肠腔渗透压增加；②肠腔内水和电解质的过度分泌；③肠蠕动加速；④炎症所致的病理渗出物大量渗出。

二、临床表现

1. 急性腹泻

（1）轻型：起病可急可缓，以胃肠道症状为主，食欲减退，偶有溢乳或呕吐，大便次数增多，量少，稀薄或带水，黄色或黄绿色，无脱水及全身中毒症状。

（2）重型：急性起病，除具有较重胃肠道症状外，还有水电解质和酸碱平衡紊乱（如代谢性酸中毒、低钾血症、低钙血症、低镁血症等）。

2. 慢性腹泻　以急性腹泻未彻底治疗或治疗不当而迁延不愈最为常见。人工喂养或营养不良婴幼儿患病率高。

三、诊断

1. 注重病史采集　①调查患者居住地有无同样病情的流行病史；②有无集体暴发或多人同席饮食后短期内先后发生腹泻的情况；③患者有无病原接触史；④有无在腹部大手术后长期应用广谱抗生素，然后突然发生腹泻的情况；⑤注意除腹泻外有无其他伴随症状。

2. 了解症状和体征　详细了解大便性状、次数，注意粪便中有无脓血、黏液或不消化的食物，并检查粪常规、做细菌培养。

3. 其他　对于病因不明者，在进行全身支持治疗的同时，针对性选择相应的特殊检查，如钡餐、钡灌肠或内镜检查等。

四、中医辨证分型

主要症状：以排便次数增多，粪便稀薄或完谷不化，甚至泻出如水样为主要特征。

1. 寒湿证 腹痛肠鸣，大便清稀甚至如水样，口淡不渴，或兼有恶寒发热、鼻塞头痛、肢体酸痛、脘闷食少等表证，舌苔薄或白腻。

2. 湿热下迫证 腹痛即泻，泻下急迫，势如水注，粪色黄褐而臭，肛门灼热，心烦口渴，小便短赤，舌苔黄腻。

3. 伤食证 腹痛肠鸣，泻下粪便臭如败卵，泻后痛减，脘腹痞满，嗳腐酸臭，不欲饮食，舌苔厚腻。

五、中医治疗

1. 治则 寒湿困脾、脾气虚弱、肾阳亏虚者健脾益肾、温化寒湿，针灸并用，虚补实泻；肝郁气滞、食滞胃肠、肠腑湿热者行气化滞、通调腑气，只针不灸，泻法。

2. 处方 以大肠的俞穴、募穴、下合穴为主，取神阙、天枢、大肠俞、上巨虚、三阴交。

3. 方义 本病病位在肠，故取大肠募穴天枢、大肠俞穴而成俞募配穴，与大肠之下合穴、上巨虚合用，调理肠腑而止泻；神阙穴居中腹，内连肠腑，无论急、慢性泄泻，灸之皆宜；三阴交健脾利湿兼调理肝肾，各种泄泻皆可用之。四穴合用，标本兼治，泄泻自止。

4. 加减 寒湿困脾加脾俞、阴陵泉健脾化湿；肠腑湿热加合谷、下巨虚清利湿热；饮食停滞加中脘、建里消食导滞；肝郁气滞加期门、太冲疏肝理气；脾气亏虚加脾俞、足三里健脾益气；脾气下陷加百会升阳举陷；肾阳亏虚加肾俞、命门、关元温肾固本。

5. 操作 诸穴均常规针刺：神阙穴用隔盐灸或隔姜灸；寒湿困脾、脾气亏虚者可施隔姜灸、温和灸或温针灸；肾阳亏虚者可用隔附子饼灸。急性泄泻每日治疗 1～2 次，慢性泄泻每日或隔日治疗 1 次。

六、临床操作部分

中医的外治方法包括针刺、艾灸、刮痧、推拿、皮肤针、耳压疗法等。

1. 针刺 选取大肠经、胃经、脾经。患者仰卧位，取天枢、上巨虚、合谷、三阴交。天枢在脐旁开 2 寸，左右各一；上巨虚在外膝眼下 6 寸，胫骨前缘外 1 横指；合谷穴在第 1、2 掌骨之间；三阴交在内踝尖上 3 寸，胫骨内侧缘后方。对实证急性的腹泻，操作时用泻法，也可配合电针治疗，以加强对穴位的刺激作用；虚证者，操作时用补法；虚实夹杂者补泻兼施。留针 20min。辨证是寒湿困脾证，加阴陵泉，阴陵泉在胫骨内侧髁下缘与胫骨内侧缘之间；若为肝气不舒证，可加太冲，太冲在足背侧第 1、2 跖骨底结合部的前方；若为脾虚证，可加足三里、脾俞，足三里在外膝眼下 3 寸，胫骨前缘外 1 横指处，脾俞在背部第 11 胸椎棘突下旁开 1.5 寸；若为肾虚证，可加关元、肾俞，关元在脐下 3 寸，肾俞在背部第 2 腰椎棘突下旁开 1.5 寸。

2. 艾灸

（1）艾灸神阙、关元：神阙在肚脐正中，关元在肚脐下 3 寸。可选用直接灸、间接灸、雀啄灸、回旋灸，每穴灸 10～15min，适用于急性、慢性、寒性、非感染性腹泻，尤其是慢性寒性的腹泻疗程宜长，否则效果不佳。一般实热性的腹泻不用灸法治疗。

（2）艾灸脾俞、肾俞、命门、八髎：命门在第 2 腰椎棘突下后正中线上，八髎在第 1～4 骶后孔中，共 8 穴。雀啄灸和回旋灸，每穴艾灸 5min，适用于虚寒性的腹泻。

（3）加减：对于脾虚者，加灸足三里，隔姜灸；对于肾虚者，隔盐灸、隔附子饼灸，多用于急性寒性腹痛、吐泻；对于虚实夹杂者，比如脾虚湿盛者，可在灸足三里时重灸阴陵泉。

3. 刮痧

（1）患者取仰卧位。在腹部涂一些介质，沿着腹部足阳明胃经刮痧，两侧都刮，每侧刮 3min。还可沿手阳明大肠经从曲池刮到合谷，两侧都刮，每侧刮 3min，适用于实热性的腹泻。若同时夹有湿邪，可以从阴陵泉刮到三阴交，每个穴位刮 5min。

（2）患者取俯卧位。在八髎穴涂上介质再行刮痧，每侧刮 3～5min，适用于实性、炎症性腹泻。

4. 推拿　推拿治疗腹泻也是一种很好的治疗方法。推拿是以腹部穴为主，手法以通和补为主，适用于虚性腹泻。

（1）患者取仰卧位。首先对腹部点穴，先点天枢穴，再点关元穴，每穴 1min；接着揉腹，用摩法在腹部分别做顺时针和逆时针治疗，逆时针摩法的力度大一些，以患者腹部深处有感觉为宜，操作 5min；然后点按足三里、三阴交，每穴 1min。

（2）患者取俯卧位。点揉脾俞、肾俞、大肠俞，然后在八髎穴的部位快速揉搓，以患者的皮肤微微发红、发烫为度，最后对整个背部做轻轻的拍法。

5. 皮肤针（梅花针）　用梅花针叩刺穴位来治疗腹泻，也称叩刺法，主要用于急性腹泻，所取穴位以大肠经、三焦经、胃经、脾经为主。

（1）患者取仰卧位。选取曲池穴、外关穴、合谷穴。曲池在肘横纹头外侧与肱骨外上髁连线的中点；外关在腕背远端横纹上 2 寸，尺骨与桡骨之间；合谷在第 1、2 掌骨之间，第 2 掌骨桡侧缘终点处。力度以患者能够耐受，皮肤微微出血为主。然后重叩刺天枢穴、足三里、阴陵泉、地机。最后沿脾经叩刺，每个穴位叩刺 1min。

（2）患者取俯卧位。用梅花针叩刺八髎穴，以皮肤微微出血为度，叩刺 3min。治疗急性腹泻时可以加委中穴点刺放血，效果较好。

6. 耳压疗法 选取交感、大肠、腹、屏间、肾上腺，两耳交替，每天按压 5min 左右，适用于急性腹泻。

第十三章 胃溃疡中医辨证与外治适宜技术

时素华　北京中医药大学第三附属医院

胃溃疡是指发生于贲门与幽门之间的炎性坏死性病变，根据溃疡位置可分为4型。Ⅰ型最常见，约占57%，位于小弯侧胃切迹附近，发生在胃窦和胃体黏膜交界处，临床症状不典型，胃酸分泌正常或偏低。Ⅱ型为复合溃疡，约占22%，呈高胃酸分泌，内科治疗往往无效，易合并出血，常需手术治疗。Ⅲ型为幽门管溃疡或距幽门2cm以内的胃溃疡，约占20%，临床症状与十二指肠溃疡相似，常呈高胃酸分泌，内科治疗容易复发。Ⅳ型为高位溃疡，多位于胃近端，距食管与胃连接处4cm以内，较少见。

一、病因和发病机制

胃排空延缓、十二指肠液反流是导致胃黏膜屏障破坏而形成溃疡的重要原因。幽门螺杆菌感染和非甾体抗炎药是影响胃黏膜防御机制的外源性因素。

二、临床表现

1. 上腹部疼痛　疼痛因进食而加重，且发生在进餐半小时后，发作持续时间和疼痛的程度均较十二指肠溃疡为甚。

2. 体重下降　继因进食腹痛加重，患者进食减少，可伴有明显体重减轻。

3. 胃肠道症状　恶心、呕吐较常见。

4. 其他　至少10%活动性胃溃疡患者无症状。

三、诊断

1. 病史与体格检查

（1）病史：以上腹部疼痛为主诉。应详细询问病史，如有无反酸、嗳气、呕血、黑粪、腹胀、腹泻等。

（2）体格检查：通常是正常的，发作或穿透性溃疡上腹部剑突下或稍偏左侧可有压痛。

2. 辅助检查

（1）上消化道内镜检查：内镜检查可正确评估溃疡的范围和程度。胃溃疡有恶性可能，建议做活检，胃窦和胃体黏膜活检用尿素酶试验或组织学检查评估幽门螺杆菌感染。

（2）钡餐检查：良性胃溃疡的 X 线特征包括突出胃轮廓外的龛影，放射形黏膜皱襞至溃疡边缘，周围黏膜完整，无充盈缺损。

四、中医辨证分型

主要症状：以胃脘痛作有时、痛有定处、呕血便黑等为主要特征。

1. 虚寒证　胃痛喜热喜按，饥时痛著，食后痛减，上腹觉得凉，或吐清水，或畏寒肢冷，神倦便溏，舌质淡，苔薄白，脉濡或沉细无力。

2. 气滞证　上腹胀痛，或痛引胸胁、后背，嗳气，泛酸，舌淡，苔薄白，脉沉弦。

3. 血瘀证　胃痛如刺，食后加重，痛处固定，拒按，或见柏油样便，舌质紫黯，脉涩。

4. 火郁证　胃痛，烦躁易怒，口干口苦，喜冷畏热，呕酸嘈杂，舌红，苔黄燥，脉弦数。

五、中医治疗

1. 治则　和胃止痛，取胃的募穴、下合穴为主。

2. 主穴　中脘、足三里、内关、公孙。

3. 加减　虚寒型加艾灸中脘、胃俞，气滞型加太冲，血瘀型加膈俞，火郁型加下脘、膀胱经、胆经，穴位刮痧。

4. 方义　中脘为胃募，腑会；足三里是胃之下合穴，均可通调腑气、和胃止痛；内关为心包经络穴，沟通三焦理气降逆，其又为八脉交会穴，通阴维脉，"阴维为病苦心痛"，取之可畅达三焦气机、和胃降逆；公孙为脾经络穴，调理脾胃而止痛，也为八脉交会穴，通冲脉，"冲脉为病，逆气里急"。内关配公孙治胃心胸病症。

5. 操作　足三里用平补平泻法，发作时，持续行针 1～3min，直到缓解，配穴按虚补实泻法操作。虚寒者，可用灸法或隔姜灸。

六、临床操作部分

中医的外治方法包括针灸、拔罐、推拿、刮痧、耳压疗法等，对治疗胃溃疡都有明确的临床疗效。

1. 针刺　患者取仰卧位，选取中脘、内关、足三里、公孙。中脘是任脉的穴，在脐和剑突之间，脐上 4 寸；内关在心包经，腕横纹上 2 寸，掌长肌腱与桡侧腕屈肌腱之间；足三里在外膝眼下 3 寸，胫骨前嵴外 1 横指处；公孙在第 1 跖骨基底的前下方，赤白肉际处。中脘穴对胃有很好的调理作用；内关和公孙是八脉交会穴，主要治疗胃、心胸的疾病，具有很好的调理效果；足三里是胃经的常用穴位，对调理脾胃具有经典的治疗效果。操作时可以用电针，针刺 20min。

胃阴虚出现反酸、胃灼热加太溪，肝郁气滞加太冲。太溪为肾经的原穴，在内踝和跟腱之间；太冲是肝经的原穴，在足背的第 1、2 跖骨底结合部的前方，可疏肝理气。

2. 艾灸

（1）患者取仰卧位，取中脘穴。中脘在脐正中上 4 寸，雀啄灸和回旋灸，灸 5min 左右，以热度往脐内窜为宜。中脘穴也可以用艾炷灸中的隔姜灸，灸 7 壮，适用于虚寒性胃溃疡。

（2）患者取仰卧位，取足三里，雀啄灸和回旋灸，灸 5min 左右，适用于乏力、食欲不振、胃脘部隐隐作痛的脾胃虚弱性胃溃疡。

（3）患者取俯卧位，取膈俞。膈俞在膀胱经上，第 7 胸椎棘突下旁开 1.5 寸，灸 3～5min，可止痛，适用于寒性胃溃疡。

（4）患者取俯卧位，取脾俞、胃俞。脾俞在第 11 胸椎棘突下旁开 1.5 寸，胃俞在第 12 胸椎棘突下旁开 1.5 寸，灸 3～5min，适用于脾胃虚弱性胃溃疡。

3. 走罐

（1）首先在腹部涂抹一些介质，以胃经和任脉为主，走罐 5min，在中脘、天枢留罐 10min，适用于湿热型、食积型胃溃疡。

（2）沿着脾经从阴陵泉到地机往下走罐，走 3～4 遍，适用于湿热型胃溃疡。

（3）沿着背部膀胱经从上到下走罐，3～5min，若伴有某个脏器异常，可以在相应的背俞穴上留罐 10min，适用于湿热型、食积型胃溃疡。

4. 刮痧

（1）患者取仰卧位。首先取膻中，适用于肝气郁滞型的胃溃疡；再沿着任脉对中脘进行刮痧，刮痧同时可以点穴，刮点结合。操作时先在所选部位涂上介质，再进行刮痧。还可以对脾经、胃经、三焦经进行刮痧治疗，刮痧同时也可点按天枢、阴陵泉等穴位，适用于饮食积滞和湿热造成的胃溃疡。

（2）患者取俯卧位。从背部膀胱经开始，选取心俞、膈俞、肝俞、胆俞、脾俞、胃俞、大肠俞等，刮点结合，可起到清热消积、祛除痰湿的作用。适用于饮食积滞型或痰湿型胃溃疡。

5. 推拿　推拿治疗胃溃疡具有很好的疗效。

（1）患者取仰卧位，以点穴为主。首先以任脉穴为主，选取上脘、中脘、下脘依次进行点穴，上脘在脐上 5 寸，中脘在脐上 4 寸，下脘在脐上 2 寸。然后在腹部进行比较轻柔的摩腹，再加 1 次振颤。最后点穴内关、足三里、公孙。

（2）患者取俯卧位，同样以点穴为主，选取心俞、膈俞、肝俞、脾俞、胃俞。心俞在第 5 胸椎下旁开 1.5 寸，具有宁心安神的作用，可以治疗精神紧张焦虑造成的胃溃疡；膈俞在第 7 胸椎棘突下旁开 1.5 寸，具有活血化瘀的作用，对于气滞血瘀型的胃溃疡效果很好，有较好的止痛作用；肝俞在第 9 胸椎棘突下旁开 1.5 寸，可以疏肝理气，对于肝郁气滞、肝郁脾虚的胃溃疡效果很好；脾俞在第 11 胸椎棘突下旁开 1.5 寸，可以健脾利湿，对于脾虚型的胃溃疡效果很好；胃俞在第 12 胸椎棘突下旁开 1.5 寸，对饮食积滞型的胃溃疡效果非常好。然后对膀胱经进行推揉。最后在背部抹上介质进行擦法，以患者透热为度。

6. 耳压疗法　选取交感、胃、内分泌、皮质下压痛点按压。每天按压穴位 5min 左右，两耳交替贴，4～5 天更换。

第十四章 荨麻疹中医辨证与外治适宜技术

时素华　北京中医药大学第三附属医院

荨麻疹是一种常见的皮肤黏膜过敏性疾病，由于皮肤、黏膜小血管扩张引起暂时性、局限性皮肤与黏膜水肿，伴有程度不等的瘙痒症状。

一、病因和发病机制

荨麻疹的病因相当复杂，多数患者很难找到十分确切的病因。本病可能的原因有食物、药物、感染、物理因素、动物及植物因素、精神因素、内脏和全身性疾病等。

荨麻疹的发生机制包括2个方面，即变态反应性与非变态反应性。一般认为，变态反应性荨麻疹的发生机制属于Ⅰ型和Ⅲ型变态反应，而非变态反应性荨麻疹是由于一些本身具有特殊生物学活性的物质引起肥大细胞释放组胺等活性介质而引起。

二、临床表现

荨麻疹的典型表现为瘙痒性红斑和风团。本病较常见，15%～25%的人一生中至少发生过1次。

1. 皮肤风团　患者突然感觉皮肤瘙痒或灼热感，继而出现风团，逐渐增多、扩大，外观苍白，或正常肤色，或淡红、潮红。

2. 自觉症状　荨麻疹发疹时最常见的自觉症状是不同程度的瘙痒，病情较为严重时或发病之初可有剧烈瘙痒感、烧灼感或刺痛感。

三、诊断

荨麻疹分为急性和慢性。前者在短时期（6周）内能够痊愈，后者则反复发作达数月（至少6周）到数年，甚至数十年之久。

1. 急性荨麻疹　起病急，发展快。表现为皮肤突然瘙痒，随之出现大小不等的红斑，或者红色、苍白色或肤色的风团，开始时孤立或散在，逐渐扩大，融合成片，数小时内水肿减轻，风团变成红斑而逐渐消失，原皮损处不留任何痕迹。持续时间一般不超过24h，但新风团此起彼伏，不断发生。病情严重者可伴有心慌、闷气、烦躁、恶心、呕吐、血压降低等过敏性休克的表现，部分可因胃肠黏膜水肿而出现腹痛，剧烈时颇似急腹症，也可发生腹泻，累及气管、喉黏膜时出现呼吸困难甚至窒息。

2. 慢性荨麻疹　全身表现一般较轻，红斑、风团时多时少，瘙痒时轻时重，反复发作，持续 6 周以上，常达数月或数年之久。部分患者发病具有时间性，如晨起或临睡前加重，有的则无规律。

四、中医辨证分型

主要症状：皮肤骤然瘙痒，出现大小不等的圆形或整片风疹团，风疹团颜色淡红或苍白，病程长短不一，消退后不留痕迹，可反复发作。

1. 风热证　皮疹色泽红赤，受风加剧，皮肤灼热、剧痒，并觉手心发热，心烦口渴，舌红，苔薄黄，脉浮数。

2. 风寒证　皮疹淡红或淡白，遇冷、遇水或吹风后症状加重，得暖后减轻，自觉畏寒、恶风，冬重夏轻，口不渴，苔薄白，脉浮缓。

3. 气血两虚证　皮疹淡白，时起时消，伴倦怠乏力，舌淡苔白，脉细。

4. 胃肠湿热证　皮疹多少不定，胃肠道症状明显，纳差，脘腹疼痛，拒按或坐立不安，倦怠无力，大便秘结，苔黄腻，脉滑数有力。

5. 冲任不调证　多见于女性，发疹有周期性，与月经有关，常有月经不调，经期超前或推后，经来腹痛，经色紫红或有瘀块，经来疹多，症状加重，经清疹退，症状消失，苔薄，舌有紫气，脉弦数。

6. 血虚风燥证　迁延不愈，易复发，午后及夜晚加剧，伴心烦口干少津，脉沉细。

7. 肠胃湿热证　风团面积大，色红，瘙痒剧烈，伴有脘腹疼痛，恶心呕吐，神疲纳呆，便秘或溏泄，舌质红，苔黄腻，脉滑数。

8. 卫气不固证　皮疹散在，呈淡红或肤色，形如豆粒，伴低热，乏力，多汗，面色苍白，口唇质淡，出汗后极易发作，舌淡，苔薄白，脉细或沉细。

五、中医治疗

1. 治则　疏风合营止痒，以手阳明、足太阴经穴为主。

2. 处方　曲池、合谷、血海、三阴交、膈俞。

3. 方义　曲池、合谷属手阳明经穴，通经络、行气血、疏风清热；血海属足太阴经穴，有养血、凉血之功；膈俞属血会，能活血止痒，与血海相配寓"治风先治血，血行风自灭"之意；三阴交属足太阴经，乃足三阴经之交会穴，可养血活血、润燥止痒。

4. 加减　风热犯表加大椎、风门疏风清热、调和营卫；风寒束表加风门、肺俞疏风散寒、调和肺卫；血虚风燥加风门、脾俞、足三里益气养血、润燥祛风；肠胃实热加内关、支沟、足三里清泻胃肠、通调腑气；喉头肿痒、呼吸困难加天突、天容、列缺、照海清利咽喉；女性经期风疹伴月经不调加关元、肝俞、肾俞调理冲任。

5. 操作　诸穴均常规针刺。风热犯表者疏风清热，只针不灸，泻法；风寒束表者散寒解表，针灸并用，泻法；血虚风燥者养血润燥、祛风止痒，以针刺为主，平补平泻；肠胃实热者清热泻火、通调腑气，只针不灸，泻法。风寒束表者可在风门、大椎加用灸法。急性者每日治疗 1~2 次；慢性者隔日 1 次。荨麻疹发作与月经有关者，可于每次月经来潮前 3~5 天开始治疗。

六、临床操作部分

荨麻疹的中医治疗包括针灸、放血、拔罐等。

1. 针灸

（1）主穴：曲池、合谷、血海、三阴交。曲池在屈肘后横纹外侧端，是手阳明大肠经的穴位，主要是祛风清热，对荨麻疹或风疹具有非常特殊的治疗作用。合谷在第 1、2 掌骨之间，靠近第 2 掌骨的中点部分来取。血海在髌骨的内上缘，可以按压一下，找到最酸的地方来进针；血海，顾名思义主要是治疗血证的穴位，中医认为如果是血的问题会造成瘙痒等症状，所以，血海对治疗荨麻疹具有非常重要的意义。三阴交在小腿内侧，足内踝尖上 3 寸，胫骨内侧缘后方，同样也是治疗荨麻疹很重要的穴位。

（2）配穴：心烦意乱加印堂穴，印堂在两眉之间，可稍微偏上一点取穴，具有非常好的镇静作用；湿热加天枢、阴陵泉，天枢是足阳明胃经穴位，在脐旁开 2 寸，阴陵泉位于小腿内侧，胫骨内侧下缘与胫骨内侧缘之间的凹陷中；风证加血海、膈俞、肺俞、风池，膈俞在背部第 7 胸椎棘突下、正中线旁开 1.5 寸，肺俞在背部第 3 胸椎棘突下旁开 1.5 寸，风池在耳后发际线下凹陷处。

2. 艾灸

（1）取大椎、肺俞、肾俞。大椎穴在第 7 颈椎棘突下的凹陷中，肺俞在第 3 胸椎棘突下缘旁开 1.5 寸，肾俞在第 2 腰椎棘突下缘旁开 1.5 寸。每个穴位灸 3~5min，适用于风寒束肺型荨麻疹。

（2）取血海、膈俞。每个穴位灸 3~5min，适用于血虚型荨麻疹。

3. 拔罐

（1）首先在膀胱经上的肺俞、大椎、脾俞等穴位进行走罐，然后在肺俞、大椎拔罐 5min，脾俞可以闪罐。适用于热型荨麻疹。

（2）在神阙穴连拔 3 次，每次 5min，然后在拔罐的罐印处进行点刺放血，效果也非常好。

4. 放血　取曲池、合谷、大肠经和三焦经，采用梅花针叩刺，以曲池穴为主，接着叩刺合谷、内关。合谷和内关配合称"开四关"，有很好的镇痛、镇静、消炎作用。便秘，加支沟、外关、天枢、胃经；皮肤瘙痒，加三阴交、肺俞、大椎、脾俞、神阙。

5. 耳尖放血　操作时折起耳朵，消毒以后拿毫针刺一下，挤出 1～2 滴血。

第十五章 带状疱疹中医辨证与外治适宜技术

时素华　北京中医药大学第三附属医院

带状疱疹是由水痘-带状疱疹病毒引起的急性炎症性皮肤病，中医称"蛇串疮""缠腰火丹"，主要侵犯皮肤及脊神经后根，引起该神经感受区内疼痛，并在相应的皮肤表面产生带状疱疹特有的节段性水疱丘疹。该病好发于春秋季节，成人多见。

一、病因和发病机制

初次感染水痘-带状疱疹病毒，表现为"水痘"或"隐性感染"，随后病毒进入皮肤的感觉神经末梢，潜伏于脊髓后根神经节的神经元中。当各种诱发因素作用时，可使潜伏的病毒再次活动，生长繁殖，使受侵犯的神经节发生炎症或坏死，产生神经痛。与此同时，病毒还可沿着周围神经纤维移行到皮肤上，产生带状疱疹特有的节段性水疱。

二、临床表现

1. 皮损特点
（1）典型皮损为红斑基础上出现簇集水疱或丘疱疹，水疱绿豆大小，疱液澄清，疱壁较厚。多数群簇水疱沿神经走向呈带状排列。皮损发生于身体的一侧，一般不超过正中线。
（2）不典型者仅为丘疹或红斑，重者可出现血疱或坏死。
2. 神经痛　明显的神经痛是带状疱疹的特征之一。疼痛程度可因年龄和损害程度不同而不同，儿童患者不痛或轻微疼痛，年龄越大疼痛越明显，且疼痛持续时间越长，出血、坏死型往往有严重疼痛。神经痛为单侧疼痛，可持续数月或更久。
3. 自觉症状　典型症状发生前常有全身症状，如低热、全身不适、食欲不振、头痛等，局部淋巴结常肿痛。
4. 好发部位　皮损好发于腰腹部、肋间神经及三叉神经分布区域，也可见于四肢、头面部、耳部等。
5. 好发年龄　好发于中老年人。

三、诊断

皮损为片状红斑，其上为簇集状水疱，水疱多为粟粒大小，红斑与红斑之间为正常皮肤，皮损沿神经走向，排列呈带状，单侧分布，有明显的神经痛，需要与湿疹、单纯性疱疹、接触性皮炎、虫咬皮炎相鉴别。

四、中医辨证分型

主要症状：初起时患部皮肤灼热刺痛、发红，继而出现簇集水疱或丘疱疹，沿神经走向呈带状排列。皮损发生于身体的一侧，一般不超过正中线。

1. 肝经郁热　皮损鲜红，灼热刺痛，疱壁紧张；口苦咽干，心烦易怒，大便干燥或小便黄；舌质红，苔薄黄或黄厚，脉弦滑数。

2. 脾虚湿蕴　皮损色淡，疼痛不显，疱壁松弛；口不渴，食少腹胀，大便时溏；舌淡或正常，苔白或白腻，脉沉缓或滑。

3. 气滞血瘀　皮疹减轻或消退后局部疼痛不止，放射到附近部位，痛不可忍，坐卧不安，重者可持续数月或更长时间；舌黯，苔白，脉弦细。

五、中医治疗

1. 治则　清热利湿，泻火解毒，取局部阿是穴及相应的夹脊穴，针灸并用，泻法。

2. 处方　夹脊穴、支沟、阴陵泉、行间、皮损局部。

3. 方义　支沟为手少阳三焦经穴，阴陵泉为足太阴脾经合穴，两穴相配能清泻三焦邪热健脾化湿；行间为足厥阴肝经荥穴，具有疏肝泻热之功；皮损局部围刺以活血通络、祛瘀泻毒；相应夹脊穴可调畅患处气血。

4. 加减　肝经郁热加太冲、阳陵泉以清利肝胆湿热；脾经湿热加三阴交、血海以健脾运湿、化瘀止痛；瘀血阻络则根据皮疹部位不同加相应的穴位，颜面部加太阳、颧髎，胸胁部加期门、大包，腰腹部加章门、带脉。

5. 操作　毫针泻法，强刺激。皮损局部围刺，尤其在疱疹的头、尾针刺。

六、临床操作部分

在水疱发生之前可以询问患者是否有全身不适、发热、乏力，如果出现这类症状，可以先预防，如采用放血、拔罐等方法。如果出现水疱，要及时治疗，以防延误病情。中医的外治方法包括针灸、拔罐、火针、耳压疗法等，均有明确的疗效。

1. 针刺

（1）主穴：支沟穴、阴陵泉、行间穴、相应部位的夹脊穴、疱疹周围。支沟穴在腕背侧远端横纹上 3 寸，桡骨与尺骨之间；阴陵泉在小腿内侧、胫骨内侧髁下缘与胫骨内侧缘之间的凹陷中，针刺时可以用捻转的手法，使下肢有抽动感；行间穴在足背，第 1、2 趾间，趾蹼缘后方赤白肉际处，用捻转泻法，拇指向后方捻转；如果是在颈部的带状疱疹，针刺颈部的夹脊穴，如果是腰部的带状疱疹，针刺腰部的夹脊穴，针刺时沿着棘突下进针，进针不宜太深；选取水疱的周围针刺，向着疱疹中间的方向围刺，基本一个水疱围刺 3～4 针。

（2）远端穴位：①腰部以上的带状疱疹，可以加曲池穴、外关穴、合谷穴治疗。曲池穴在肘横纹的外侧端，尺泽与肱骨外上髁连线的中点处；外关穴在腕背远端横纹上 2 寸，桡骨与尺骨之间；合谷穴在第 1、2 掌骨之间，第 2 掌骨桡侧中点处。②腰部以下的带状疱疹，选取血海穴、三阴交、太冲穴。血海穴可以简便取穴，将掌心放在髌底上，让拇指和示指呈 45°，拇指尖处就是血海穴；三阴交穴在足内踝尖上 3 寸，胫骨内侧缘后方，即内踝尖和跟腱之间的太溪穴上 3 寸；太冲穴在足第 1、2 趾骨结合部的后方凹陷处。可用捻转泻法。

（3）中医辨证加减：肝经郁热型加阳陵泉和太冲穴，阳陵泉在腓骨小头前下方的凹陷中，太冲穴在第 1、2 跖骨结合部后方的凹陷中，太冲穴可以用捻转泻法；脾经湿热型加三阴交和血海穴，血海穴在髌骨底内侧端上 2 寸处，三阴交在太溪穴上 3 寸处，或足内踝尖上 3 寸，胫骨内侧缘后方，针刺三阴交时，可有触电感，一直到足心的感觉；瘀血阻络型加期门穴和大包穴，期门穴在第 6 肋间隙，前正中线旁开 4 寸，大包穴是脾经的络穴，在腋中线下 6 寸处，进针时沿着肋间隙的方向向外或向内斜刺进针，基本上针尖与皮肤呈 15° 或 30°。

（4）不同部位加减治疗：头面部加太阳穴和颧髎穴，太阳穴在目外眦外侧，眉梢与目外眦之间、向后约 1 横指的凹陷处，颧髎穴在颧骨下缘，目外眦直下的凹陷中；侧腹部加章门穴和带脉穴，带脉穴在第 11 肋骨游离端下方垂线与脐水平线的交点上，章门穴可以用简便取穴法，让患者的手臂弯曲，肘尖正对的就是章门穴，在第 11 肋游离端的下方，针刺章门穴进行治疗时，不能太深，因为深部有重要脏器。

2. 艾灸

（1）疱疹周围的穴位用回旋灸，疱疹处可以用雀啄灸法，直到皮肤发红、疼痛瘙痒消失，每次 20min。

（2）疱疹周围的穴位，皮肤针放血、拔罐后再用艾灸，三者可联合应用。

3. 火针　皮疹部位常规消毒，选择中粗火针，用止血钳夹住 95% 酒精棉球，点燃棉球，将火针针体烧至通红、针尖发白，迅速刺入疱疹中央，深度为 0.2～0.3cm。

4. 皮肤针　首先消毒疱疹周围，再用皮肤针叩刺皮疹部位，轻、中度刺激，以皮肤微红或稍出血、患者耐受为度。适用于疱疹后期、遗留神经痛者。

5. 经验穴疗法 取至阳穴，在第 7 胸椎棘突下方的凹陷中，横平肩胛下角，用放血拔罐的方法进行治疗，留罐 10min。

6. 耳压疗法 选取神门、肺、肝、皮质下、心，每次按压 2～3min，双耳交替，每 3 天换 1 次。

第十六章　三叉神经痛中医辨证与外治适宜技术

时素华　北京中医药大学第三附属医院

三叉神经痛相当于中医的"面痛"，是最常见的面部神经痛。该病的特点为在三叉神经（即第Ⅴ对脑神经）分布区域发生单侧撕裂性或电击性阵痛，多累及三叉神经的第2、3分支，多发于成人及老年人，≥40岁者占70%～80%，有随年龄增长发病率增加的趋势，女性略多于男性。三叉神经痛大多为单侧，少数为双侧，可分为原发性和继发性2类，后者多由于桥小脑角区肿瘤、蛛网膜炎、血管畸形、动脉瘤、多发性硬化等引起。

一、病因和发病机制

关于三叉神经痛，有2种不同的学说。中枢学说认为，由于三叉神经痛突发突止、无预兆、时间短、间歇期完全正常、服用抗癫痫药物有效，故认为三叉神经痛是一种感觉性癫痫，病变在中枢；而周围学说认为病变在三叉神经的外周，包括后根、半月神经节及周围分支。

引起三叉神经痛的常见原因：①机械性压迫或牵拉，主要是邻近的血管（80%是小脑上动脉）压迫三叉神经根引起；②动脉硬化可引起三叉神经的供血不足；③多数资料表明，血管压迫三叉神经根是原发性三叉神经痛的主要病因。

二、临床表现

1. 疼痛的特性

（1）先兆：发作前多无先兆，疼痛骤起又骤然停止，发作间期无疼痛感。

（2）性质：为电击样、闪电样、刀割样；疼痛严重时，面部可扭曲或凝固。

（3）持续时间：每次发作一般不超过2min，但发作后可残留面部钝痛或烧灼感。

（4）频率：早期发作较少，可数日1次，以后多逐渐加重，甚至数分钟1次。可周期性发作，持续数周至数月。

（5）痛性抽搐：面部肌肉反射性抽搐，口角牵向一侧。

（6）伴发症状：面部潮红，皮肤温度增高，结膜充血，流泪，唾液分泌增多，鼻黏膜充血，流涕。

2. 触发点及诱发

（1）触发点又称扳机点，常位于患侧三叉神经分布区的某处，如上下唇、鼻翼、口角、门犬齿、上腭、颊黏膜等部位。

（2）下颌支疼痛多因下颌动作（如咀嚼、说话、打哈欠等）引起，直接刺激皮肤触发点诱发疼痛少见。

（3）上颌支则多由刺激扳机点（上唇外 1/3、上门齿、颊部、眼球内侧）引起，洗脸、刷牙、剃须、擤鼻涕等均可引起。

3. 疼痛部位

（1）侧别：多限于一侧，右侧略多，4% 的患者有双侧疼痛，多见于多发性硬化的患者。

（2）支别：最常见第 2、3 支同时受累，其次为单纯第 2 或第 3 支受累，眼支最少见。

三、诊断

1. 原发性三叉神经痛

（1）阵发性疼痛发作，持续时间从数秒至 2min，累及三叉神经的 1 个或多个分支区域；满足下面的（2）、（3）条。

（2）疼痛至少具有以下特征之一：剧烈、尖锐、浅表刺痛，有扳机点或促发因素。

（3）患者的发作具有刻板性。

（4）临床上无神经功能缺损的证据。

（5）不能归因于其他疾病。

2. 继发性三叉神经痛

（1）阵发性疼痛发作，持续时间从数秒至 2min，在发作之间伴有或不伴有持续的疼痛，累及三叉神经的 1 个或多个分支区域；满足下面的（2）、（3）条。

（2）疼痛至少具有以下特征之一：剧烈、尖锐、浅表或刺痛，有扳机点或促发因素。

（3）患者的发作具有刻板性。

（4）除了血管性压迫，通过特殊的检查和 / 或颅后窝探查能发现致病性病变。

四、中医辨证分型

主要症状：面部突然疼痛，呈闪电样、刀割样、针刺样，电灼样剧痛，疾痛引起面部肌肉抽搐，多伴有面部潮红、流泪、流涎、流涕等，面痛一般持续数秒至数分钟，发作次数不定，间歇期无症状。

1. 瘀热阻络　口干，夜间加重，舌质暗红或瘀紫，苔薄黄，脉涩。
2. 寒瘀凝络　口淡不渴，夜间加重，舌质暗淡瘀紫，苔薄白，脉沉涩。
3. 气滞血瘀　夜间加重，因情绪异常加重，舌质暗红瘀紫，苔薄白，脉浮或涩。
4. 阴虚热灼　潮热，盗汗，五心烦热，面部潮红目赤（结膜充血），口干咽燥，舌红少苔，脉细数。
5. 阳虚寒凝　手足不温，口淡不渴，因寒加重，舌质淡，苔薄白，脉沉迟。

五、中医治疗

1. 治则　疏通经络，祛风止痛，以针刺为主，泻法。以面颊局部、手足阳明经、足太阳经穴为主。
2. 主穴　四白、下关、地仓、攒竹、合谷、内庭、太冲。
3. 方义　四白、下关、地仓、攒竹疏通面部经络；合谷为手阳明经原穴，"面口合谷收"，与太冲相配可祛风通络、止痛定痉；内庭可清泻阳明经风热之邪，与面部相配，疏通面部阳明经气。
4. 加减　眼支痛加丝竹空、阳白；上颌支痛加承浆、颊车、翳风。风寒加列缺疏散风寒；风热加曲池、外关疏风清热；气血瘀滞加内关、三阴交活血化瘀。
5. 操作　毫针泻法，针刺时宜先取远端穴，重刺激。面部诸穴刺激强度不宜大，应柔和、适中。风寒证酌情施灸。

六、临床操作部分

中医的外治方法，包括针灸、拔罐、耳压疗法等，对治疗三叉神经痛都有明确的临床疗效。

1. 针灸

（1）根据患者的疼痛部位选穴：眼支发生疼痛，可以选取攒竹穴、丝竹空穴。攒竹穴在面部，眉毛内侧边缘凹陷处，取穴时要求患者采用正坐或仰卧的姿势，因为下方是眼睛，所以先用手顶在这个穴位上再针刺；丝竹空穴在眉梢末端处，针灸丝竹空穴时，可以透攒竹穴。

上颌支发生疼痛可以选取翳风穴、四白穴。翳风穴在耳垂后耳根部，颞骨乳突与下颌骨下颌支后缘间凹陷处，一般向上角或对侧内眼方向刺入1～1.5寸；四白穴在眶下孔的凹陷中，该穴一般直刺或斜刺0.3～0.5寸。

下颌支发生疼痛可以选取下关穴、颊车穴、地仓穴、承浆穴。下关穴在颧弓下缘和下颌骨髁状突前方切迹之间的凹陷中，深刺；颊车穴在咀嚼时咬肌隆起按之凹陷处，颊车穴向地仓穴透刺；地仓穴在嘴角旁开约0.4寸，上直瞳孔；承浆穴在颏唇沟的正中凹陷处。针刺前适当按压穴位。

（2）中医辨证加减：风寒加列缺穴，列缺在桡骨茎突上方 1.5 寸处，触之感觉骨头有裂缝，即为列缺穴。风热加曲池穴、外关穴，曲池在屈肘时肘横纹外侧端，外关穴在腕背横纹上 2 寸处。肝郁气滞加太冲穴，太冲穴在第 1、2 跖骨间，捻转泻法。胃火加内庭穴，内庭穴的定位在第 2、3 趾间，趾蹼缘后方赤白肉际处。

2. 艾灸　取太溪穴、下关穴、颊车穴。太溪穴在内踝尖和跟腱之间的凹陷中，灸 10min 左右；下关穴在颧弓的下缘和下颌骨髁状突前方切迹之间的凹陷中；颊车在咀嚼时咬肌隆起按之凹陷处，隔姜灸，灸 5 针。

3. 拔罐　面部针灸操作用的穴位用闪罐，操作完成后，留罐在翳风穴 10min。

4. 皮内针　在面部寻找扳机点，将揿针刺入，留针 2～3 天。

第十七章 失眠中医辨证与外治适宜技术

时素华　北京中医药大学第三附属医院

失眠指连续睡眠障碍长达 1 个月以上。睡眠障碍足以造成疲劳、焦虑或工作效率下降，患者无法正常扮演生活中的角色。

一、病因

1. 体质因素　失眠者对外界事物的变化较为敏感，情绪变化较大；或遇事容易激动，且责任心特别强；或性格较为内向，遇事易惊恐，多思多虑。

2. 精神因素　精神不悦、过劳、担心或惊恐。

3. 疾病因素　心脑血管病、抑郁症、焦虑症、胃肠疾病、肝病、肾病、内分泌疾病、慢性咽喉炎、哮喘及手术等都容易导致失眠。

4. 药物因素　主要是化学合成药物，如某些抗生素、扩血管药、激素、抗结核药等，都可能引发失眠。

5. 环境因素　施工、轮班、出差时的环境变化或出国时差等都可导致失眠。

二、临床表现

失眠以睡眠时间不足、睡眠深度不够而不能消除疲劳、恢复体力与精力为主要特征。其中睡眠时间不足者可表现为入睡困难，夜寐易醒，醒后难以再入睡，严重者甚至彻夜不寐；睡眠深度不够者常表现为夜间时醒时寐，寐则不酣，或夜寐梦多。由于睡眠时间及深度的不够，致使醒后不能消除疲劳，表现为头晕、头痛、神疲乏力、心悸、健忘甚至心神不宁等。

由于个体差异，每个人对睡眠时间和质量的要求也不尽相同，故临床判断失眠不仅要依据睡眠的时间和质量，更重要的是要依据睡眠后能否消除疲劳、恢复体力与精力来定。

三、诊断

国际疾病分类（ICD-10）对失眠的诊断标准：①入睡困难；②睡眠不安或不深，或睡后不能消除疲劳；③频繁或延长觉醒期。

四、中医辨证分型

主要症状：不能获得正常睡眠，轻者入寐困难，或者寐而易醒、醒后不寐，重者彻夜难眠。

1. 肝郁化火　多由恼怒烦闷而生，表现为少寐，急躁易怒，目赤口苦，大便干结，舌红苔黄，脉弦而数。

2. 痰热内扰　常由饮食不节、暴饮暴食、恣食肥甘生冷或嗜酒成癖而导致肠胃受热、痰热上扰，表现为不寐，头重，胸闷，心烦，嗳气，吞酸，不思饮食，苔黄腻，脉滑数。

3. 阴虚火旺　多因身体虚精亏、纵欲过度、遗精使肾阴耗竭、心火独亢，表现为心烦不寐，五心烦热，耳鸣健忘，舌红，脉细数。

4. 心脾两虚　由于年迈体虚、劳心伤神或久病大病之后，引起气虚血亏，表现为多梦易醒，头晕目眩，神疲乏力，面黄少华，舌淡苔薄，脉细弱。

5. 心胆气虚　突然受惊，或耳闻巨响、目睹异物，或涉险临危，表现为噩梦惊扰，夜寐易醒，胆怯心悸，遇事易惊，舌淡，脉细弦。

五、中医治疗

1. 治则　宁心安神，舒脑安眠，以手少阴、足太阴经穴及督脉穴为主。

2. 主穴　安眠、印堂、百会、神门。

3. 方义　心主神明，取手少阴心经原穴神门，以宁心安神；脑为元神之府，督脉入属于脑，用督脉百会、印堂有镇静安神、舒脑安眠的作用。

4. 配穴　心脾两虚加脾俞、心俞、足三里、三阴交；阴虚火旺加太溪；痰热内扰加中脘、丰隆；肝郁化火加太冲；心胆气虚加心俞、胆俞、阳陵泉。

5. 操作　毫针平补平泻。心脾两虚、心胆气虚可配合百会、背俞穴艾灸。

六、临床操作部分

失眠的治疗比较复杂。西医治疗失眠主要以催眠药为主，如果有抑郁、焦虑，可以配合抗抑郁、抗焦虑的药物。中医治疗失眠有很好的疗效，尤其适用于早期失眠。中医治疗失眠主要有 2 个方面：一方面是以内服汤药或丸药为主；另一方面是以针灸外治为主，还可以配合耳针、艾灸、推拿等来治疗失眠。

1. 针刺　选百会穴、印堂穴、安眠穴、三间穴（手上安眠穴）、神门穴、天枢穴。

百会穴在两耳尖连线和前后正中线的交点，有镇静安神的作用；印堂穴位于两眉正中；安眠穴是经外奇穴，在耳后风池穴和翳风穴之间；三间穴在第 2 掌指关节近端桡侧凹陷处；神门穴位于腕掌侧远端横纹上，尺侧腕屈肌腱桡侧凹陷处；天枢穴在腹侧横平脐，前正中线旁开 2 寸。肝火、肝气郁结者，加太冲穴，在足背第 1、2 跖骨之间，第 1 跖骨间隙的后方凹陷处；痰湿、湿热阻滞者，加丰隆穴，在小腿外侧前缘，外踝尖上 8 寸，胫骨前缘外 2 寸；肾阴不足、水火不济、心肾不交者，加太溪穴，在内踝后方与跟腱之间的凹陷处；心脾两虚者，加三阴交或足三里以健脾养血，三阴交在内踝尖上 3 寸，胫骨内侧缘后方，足三里在犊鼻穴下 3 寸，胫骨前嵴外 1 横指；心胆气虚者，加阳陵泉，在腓骨小头前下方。连电针，留针 20min。

2. 艾灸　艾灸单侧或双侧脾俞、心俞、足三里、百会穴。脾俞在第 11 胸椎棘突下，旁开 1.5 寸；心俞在第 5 胸椎棘突下，旁开 1.5 寸。适用于心脾两虚型、心胆气虚型。

3. 走罐　在背部涂抹一些介质，进行膀胱经的走罐，要把整个膀胱经第 1、2 侧线上的腧穴全都走一遍，对改善睡眠质量有很好的帮助。

4. 推拿　许多失眠患者颈肩部非常僵硬，尤其是失眠严重者，在按摩颈椎、肩胛时，会明显感觉到肌肉僵硬。首先，放松肩颈背部，用㨰法对颈肩部进行整体的放松，颈肩部的条索状物质可用弹拨法进行放松，肩井穴可采用点穴放松，同样，对背部膀胱经的各个腧穴点穴放松。然后，点穴、按揉头部百会穴、四神聪，印堂穴到上星穴之间用刮法，点揉双侧安眠穴。其次，点穴、按揉双侧上肢神门穴、三间穴（手部安眠穴）。再其次，点穴、按揉腹部天枢穴，脾胃虚弱者揉腹 5min。最后，点腿上的穴位，心脾两虚型点揉三阴交，心肾不交型点揉太溪穴，肝火上炎或肝阳上亢型点揉太冲穴，心胆气虚型点揉阳陵泉。

5. 耳压疗法　选取神门、神经衰弱点、神经衰弱区、交感神经。先用探针探测出最痛点再治疗。神经衰弱区是一个区域，可以多贴 2 个，另外还可以贴在对侧，以加强刺激。让患者每天按摩 3～5min，4～5 天后换另一侧，交替进行。

第十八章 单纯性肥胖中医辨证与外治适宜技术

时素华 北京中医药大学第三附属医院

单纯性肥胖指无明显内分泌代谢原因，且排除水钠潴留或肌肉发达等蛋白质增多诸因素引起的实际体重超过标准体重 20% 以上的一种疾病。

一、病因

单纯性肥胖是由遗传因素和环境因素相互作用的结果，同时也与神经系统、内分泌、脂肪组织、肠道菌群等因素有关，具体病因如下。

1. 营养素摄入过多 摄入营养素过多（过食、精食）易导致脂肪细胞增多而发生肥胖症。

2. 遗传因素 肥胖小儿的直系亲属多表现肥胖。据调查，父母均肥胖者约占21.2%；父母一方肥胖者约占 43.6%；父母均肥胖者，有 70%～80% 会养充分出肥胖症后代；双亲之一肥胖者，其后代肥胖率为 40%～50%；双亲正常者占 10%～20%。

3. 运动因素 运动量过少、睡眠过多、摄入的热量超过消耗水平，容易肥胖。

4. 中枢调节因素 调节饱食感和饥饿感的中枢失去平衡、精神创伤及心理异常等可致多食而引发肥胖。

二、临床表现

单纯性肥胖者脂肪分布均匀，面肥颈臃，项厚背宽，腹大腰粗，臀丰腿圆。轻度肥胖者多无明显症状。中度肥胖者常怕热多汗、易感疲乏、呼吸短促、头晕心悸等。重度肥胖者行动不便，胸闷气急，甚至端坐呼吸。中、重度肥胖者可并发高血压、冠心病、糖尿病、痛风、胆石症及关节退行性病变等。

三、诊断

1. 病史 有肥胖家族史、体重超过正常同龄儿童体重的 20% 以上者可确诊。

2. 体重指数 体重指数（body mass index, BMI）＝体重（kg）/［身高（m）]^2，BMI≥28kg/m^2 为肥胖。腹部肥胖标准：男性腰围≥85cm，女性腰围≥80cm。

四、中医辨证分型

主要症状：面肥颈臃，项厚背宽，腹大腰粗，臀丰腿圆。

1. 痰湿闭阻型　肥胖以面、颈部为甚，按之松弛，头身沉重，心悸气短，胸腹满闷，嗜睡懒言，口黏纳呆，大便黏滞不爽，间或溏薄，小便如常或尿少，身肿，舌胖大而淡，边有齿印，苔腻，脉滑或细缓无力。

2. 胃肠腑热型　体质肥胖，上下匀称，按之结实，消谷善饥，食欲亢进，口干欲饮，怕热多汗，急躁易怒，腹胀便秘，小便短黄，舌质红，苔黄腻，脉滑有力。

3. 肝郁气滞型　胸胁胀满，连及乳房和脘腹，时有微痛，走窜不定，每因情志变化而增减，喜叹息，得嗳气，或矢气则舒，纳呆食少，苔薄白，脉弦。

4. 脾肾阳虚型　尿频，小便多，肢体倦怠，腰腿酸软，面足浮肿，纳差腹胀，大便溏薄，舌淡，苔白，脉沉细无力。

五、中医治疗

以任脉足太阴、足阳明经腧穴为主。

1. 主穴　中脘、水分、关元、天枢、大横、曲池、支沟、内庭、丰隆、上巨虚、三阴交、阴陵泉。

2. 加减　痰湿闭阻加内关、足三里化痰除湿；胃肠腑热加合谷清泻胃肠；肝郁气滞加期门、太冲疏肝理气；脾肾阳虚加气海、脾俞、肾俞、足三里健脾益肾；心悸加神门、心俞宁心安神；胸闷加膻中、内关宽胸理气；嗜睡加照海、申脉调理阴阳；少气懒言加太白、气海补中益气。

3. 方义　肥胖之症多责之脾胃肠腑。中脘乃胃募、腑会，曲池为大肠经合穴，天枢为大肠经募穴，上巨虚为大肠经下合穴，四穴合用通利肠腑，降浊消脂；大横健脾助运；丰隆、水分、三阴交、阴陵泉分利水湿、蠲化痰浊；支沟疏调三焦；内庭清泻胃腑；关元调理脾肝肾。诸穴共用可收健脾胃、利肠腑、化痰浊、消浊脂之功。

4. 操作　心俞、脾俞、三焦俞、肾俞不可直刺、深刺，以免伤及内脏。脾胃虚弱、真元不足者可灸天枢、上巨虚、阴陵泉、三阴交、气海、关元、脾俞、足三里、肾俞等穴。其他腧穴视患者肥胖程度及取穴部位的不同而比常规刺深0.5～1.5寸。

六、临床操作部分

肥胖是慢性疾病，治疗上强调以行为、饮食为主的综合治疗，临床上可以用针灸、艾灸、推拿、腹部拔罐等治疗。

1. 针灸　患者取仰卧位，选取腹部八穴，分别是中脘、水分、气海、关元、天枢2穴、大横2穴。中脘在脐上4寸，水分在脐上1寸，气海在脐下1.5寸，关元在脐下3寸，天枢在肚脐旁开2寸，大横在肚脐旁开4寸。针刺中脘穴可抑制患者的食欲；水分穴可以利水、祛痰湿，治疗痰湿较重的肥胖；气海穴和关元穴可以补气，治疗气虚肥胖；脾胃经上的天枢和大横可以健脾和胃、祛痰利湿。操作时，针刺中脘穴要刺激到胃黏膜，针刺天枢和大横时针尖朝向肚脐正中。针刺腹部八穴具有健脾利湿、抑制食欲的作用。

加减：上肢肥胖加曲池、支沟，曲池在屈肘时肘横纹外侧端，尺泽与肱骨外上髁连线中点；支沟在腕背侧远端横纹上 3 寸处，尺骨与桡骨之间。下肢肥胖加足三里、丰隆、阴陵泉，足三里在犊鼻下 3 寸，距胫骨前缘 1 横指处；丰隆位于人体的小腿前外侧，外踝尖上 8 寸，条口穴外 1 寸，距胫骨前缘 2 横指处；阴陵泉属于足太阴脾经，在胫骨内侧髁下缘与胫骨内侧面之间取穴。痰湿型肥胖出现乏力加内关穴，内关在前臂前区，腕掌侧远端横纹上 2 寸，掌长肌腱和桡侧腕屈肌腱之间，主治胃、心、胸等疾病。

2. 刮痧　主要适用于肝郁气滞型和胃肠腑热型的单纯性肥胖患者。

（1）肝郁气滞型：选取太冲、期门。太冲、期门在足厥阴肝经上，太冲在足背第 1、2 跖骨底结合部的前方凹陷处，期门在乳头直下，第 6 肋间隙，前正中线旁开 4 寸。进行刮痧操作时，刮痧板下缘和皮肤呈 45°，刮痧的力度、次数以患者适应且出痧为主，一般每穴刮拭 1～2min。对期门进行刮痧时，沿着肋间隙向外斜刮，因此处皮下是肋骨，故刮痧的力度不可过大。

（2）胃肠腑热型：选取合谷、内庭。合谷穴在第 1、2 掌骨间，第 2 掌骨桡侧的中点处，内庭穴在第 2、3 趾间，趾蹼缘后方的赤白肉际处。一般每穴刮拭 1～2min。

3. 推拿　临床上一般以患者肥胖的部位作为推拿的主要操作部位。

以腹部操作为例：第一步，对脐周的穴位进行点按治疗，选取中脘穴、气海穴、天枢穴、大横穴；第二步，按住肚脐顺时针方向揉腹，操作中手要紧贴皮肤，有一定的力度，对治疗便秘有很好的疗效；第三步，拿捏腹部的脾经、胃经、任脉，以患者能忍受为度；第四步，用擦法进行治疗；最后一步，用振法作为结束时的操作。

4. 走罐　临床上主要用于经常会有口臭、舌苔黄腻的胃肠腑热型的肥胖患者。

在腹部涂抹一些介质，顺时针方向走罐 3～5min，腹部微微泛红即可。因腹部比较松弛，走罐的力度要稍微轻一点，以患者能耐受为度。基本上治疗 1～2 次就会有明显的效果。

5. 艾灸　主要适用于脾肾阳虚的单纯性肥胖患者。

（1）患者取仰卧位，选取气海、神阙，神阙在肚脐正中，温和灸、悬起灸或艾灸，约 25min。

（2）患者取俯卧位，选取脾俞、肾俞。脾俞和肾俞在膀胱经上，分别在第 11 胸椎和第 2 腰椎棘突下旁开 1.5 寸，可调节脾肾两脏，使机体失衡的代谢归于平衡。回旋灸 10～15min，以患者感到热度为宜。

6. 埋线　如果患者不能经常到医院就诊，可以选择节省时间和次数的埋线疗法。

（1）取穴：取中脘穴、气海穴、天枢穴、大横穴、足三里穴（穴位可以根据病情加减）。埋线疗法选用的是可吸收的胶原蛋白线，一般 3～10 天即可被吸收。在操作过程中一定要做好消毒，注意无菌操作。因穴位埋线用的针比针灸用的针稍粗一点，所以出针后要用输液贴覆盖针孔约 2h。

（2）优点：节省时间、不易反弹、作用时间长等。

（3）注意事项：①女性月经期、妊娠期不能行埋线治疗；②埋线前 3 天要清淡饮食；③埋线当天不能洗澡，埋线后 3 天不能泡温泉；④不适用于过敏体质和有出血倾向的患者。

7. 耳压疗法　选取大胃、脾、皮质下、内分泌、饥点，两耳交替，隔 3～4 天更换，每天饭前按压 5min 左右，可以有效控制食欲。

第十九章 抑郁症中医辨证与外治适宜技术

时素华　北京中医药大学第三附属医院

抑郁症是一组以显著而持久的心境低落为基本表现，伴有相应思维和行为异常的精神障碍，发作性病程，有复发倾向。

一、病因和发病机制

1. 去甲肾上腺素学说　早先认为抑郁症是脑内儿茶酚胺，尤其是去甲肾上腺素的缺乏或相对缺乏所致。从临床治疗上可以得到某些验证，然而这一学说仍存在不少争议。

2. 5- 羟色胺学说　近些年对 5- 羟色胺学说的研究越来越深入，与情感活动有关的受体亚型也很多，不同的受体亚型功能又各异，从治疗的角度支持该学说。

二、临床表现

显著而持久的心境低落为主要临床特征，且心境低落与处境不相称。症状从闷闷不乐到悲痛欲绝，甚至发生木僵。部分病例有明显的焦虑和运动性激越，严重者可出现幻觉、妄想等精神症状。多数病例有反复发作的倾向，每次发作大多可以缓解，部分有残留症状或转为慢性。

三、诊断

1. 症状标准　以心境低落为主，并且至少有下列症状中的 4 项。
（1）兴趣丧失、无愉快感。
（2）精力减退或疲乏感。
（3）精神运动性迟滞或激越。
（4）自我评价过低，自责，或有内疚感。
（5）联想困难或自觉思考能力下降。
（6）反复出现想死念头或有自杀、自伤行为。
（7）睡眠障碍，如失眠、早醒或睡眠过多。
（8）食欲降低或体重明显减轻。
（9）性欲减退。
2. 严重标准　社会功能受损，给患者造成痛苦或不良后果。

3. 病程标准　符合症状标准和严重标准至少已持续 2 周，排除器质性精神障碍及精神活性物质和非成瘾物质所致抑郁。

四、中医辨证分型

主要症状：心境低落。

1. 肝气郁结型　多愁善感，情绪不稳，两胁胀满，舌淡红，苔薄白，脉弦细。

2. 气滞血瘀型　情绪郁闷，心烦意乱，面色晦暗，舌暗，脉弦。

3. 心脾两虚型　失眠健忘，心悸易惊，倦怠乏力，善悲易哭，便溏，舌淡，苔薄白，脉细弱。

4. 阴虚火旺型　情绪不安，烦躁，易激惹，失眠，多梦，五心烦热，口燥咽干，舌红少苔，脉细数。

五、中医治疗

1. 治则　疏肝解郁，健脾化痰，补心安神，调神理气。以督脉及手足厥阴、手少阴穴为主。

2. 主穴　印堂、上星透百会。

3. 加减　肝气郁结加太冲、膻中；气滞血瘀加膈俞、血海；心脾两虚加足三里、三阴交、内关；阴虚火旺加太溪、阴陵泉。

4. 方义　百会、上星、印堂为督脉穴位，脑为元神之府，督脉入络脑。百会穴在头顶，为百脉所会，有安神开窍、平肝醒脑的作用，印堂有安神利窍的作用，上星可调理心神、安神定志。

5. 操作　毫针平补平泻。

六、临床操作部分

抑郁症的治疗应该从多方面综合治疗。西医的治疗主要以抗抑郁药为主，而中医对于轻中度抑郁症的治疗具有相当好的疗效，可以用中药，也可以用针灸、拔罐、艾灸等方法。

1. 针刺　取印堂穴、上星穴透刺百会穴。印堂穴在两眉之间，上星穴在前正中线入发际 1 寸，然后向百会穴方向透刺，这是治疗抑郁症最主要的 2 个主穴。另外，应辨证选穴。

（1）患者取仰卧位。肝气郁结型，加膻中穴、太冲穴，膻中在两乳正中，为气会，对由于气滞引起的疾病有很好的临床疗效，太冲穴位于足背部第 1、2 跖骨间，第 1 跖骨间隙的后方凹陷处，可以疏肝理气。气滞血瘀型，加血海穴，血海穴在髌底内侧端上 2 寸，可以通过按压找到明显的痛点。心脾两虚型，加内关穴、三阴交、足三里，内关穴在腕横纹上 2 寸，掌长肌腱与桡侧腕屈肌腱之间，三阴交是脾经的大穴，在内踝尖上 3 寸，胫骨内侧缘后方，足三里是足阳明胃经的穴位，为补益要穴，在犊鼻穴下 3 寸，胫骨前缘外 1 横指。阴虚火旺型，加阴陵泉、太溪穴，以养阴补血，阴陵泉在胫骨内侧下缘与胫骨内侧缘之间的凹陷中，太溪穴在内踝尖与足跟腱之间。电针 40min 左右，同时捻针行针。

（2）患者取俯卧位。气滞血瘀型，加膈俞穴，膈俞穴在背部后正中线旁开 1.5 寸，第 7 胸椎棘突下。安全起见，可取膈俞穴的夹脊穴（后正中线旁开 0.5 寸）。一般留针 10min 左右。

2. 艾灸　对于虚证抑郁症，可行艾灸治疗。

（1）取百会、气海、关元，每穴艾灸 5min，适用于心脾两虚者。

（2）取足三里，艾灸 5min，适用于脾胃不足者。若患者没有虚火的表现，艾灸时间可长一点，灸 10min 左右。

3. 刮痧　首先以膀胱经为主，所有的脏器都从膀胱经流出经气，如心、肝、脾、肺、肾五脏都如此，通过刮痧调理膀胱经可治疗抑郁症。此外，还可以对两侧的胆经进行刮痧治疗，以疏肝理气，治疗抑郁症的疗效较好。

4. 走罐　抑郁症本质是瘀堵，因此，可以通过走罐以活血化瘀。以膀胱经为主调理脏腑，取心俞、肝俞、胆俞、脾俞、胃俞、肾俞，力度可稍大一点。同时也可以走侧面的胆经，对于疏肝理气也有一定的作用。

5. 推拿　主要以点穴为主。百会穴行点穴法，印堂穴至上星穴的连线行搓法，这条线对于调节人的情绪非常重要。

（1）患者取仰卧位，内关穴行点揉法，膻中穴行擦法，局部搓红、搓热。气血不足者，点揉足三里、三阴交；阴虚火旺型，点揉太溪穴。通腑对抑郁症的治疗也有好处，腹部先行一次振颤，然后缓慢地揉腹。

（2）患者取俯卧位，以调理膀胱经两侧的背俞穴为主。首先放松患者背部；再放松颈肩部；然后对背部点穴，调整脏腑功能，如心、肝、脾、肾等，都可调理；接下来再点一遍背俞穴；最后整理。

6. 耳压疗法　选取神门、神经衰弱区、交感神经、皮质下，每次只贴一侧耳朵，每周治疗 2 次，10 次为 1 个疗程。嘱患者每天按压 3min 左右，以耳郭潮红为度。

第二十章　呃逆中医辨证与外治适宜技术

时素华　北京中医药大学第三附属医院

呃逆，古称"哕"，又称"哕逆"，是因气逆动膈，致喉间呃呃有声，声短而频，不能自控的病症，相当于西医学的膈肌痉挛。除单纯性膈肌痉挛外，胃肠神经症、胃炎、胃癌、肝硬化晚期、脑血管病、尿毒症、胃或食管手术后等也可引起本病。

一、病因和发病机制

呃逆的发生机制较为复杂，其产生无疑是一种神经反射活动，低级反射中枢一般位于第3、4节颈髓（但仍受到延髓呼吸中枢的控制），刺激或冲动的传入多来自膈神经或迷走神经的感觉纤维。呃逆的发生除了神经反射以外，还必须有呼吸肌的参与才能完成，膈肌、肋间肌等呼吸肌的阵发性痉挛、收缩是起协同作用的重要因素。

1. 中枢神经系统病变　如脑炎、脑膜炎、脑肿瘤、脑积水、脑血管病变等，当病变波及延髓时较易发生呃逆。脊髓炎、颈髓病变或脊髓结核可并发膈危象。

2. 周围神经病变　呃逆主要因迷走神经与膈神经受到刺激所致，消化系统多种病变、胸腔与纵隔疾病等均是引起呃逆的常见病因。

3. 横膈病变　常见于各种原因导致的胃胀气、肠梗阻或肠胀气，也可见于肺、支气管、膈胸膜炎，以及先天性膈疝或食管裂孔疝等。

4. 癔症或神经性呃逆　多见于吞气症（神经性嗳气）者，常因连续吞咽空气而随意表现为呃逆的动作。

二、临床表现

以气逆上冲、喉间呃呃连声、声音短促、频频发出、不能自控为主症，常伴有胸膈痞闷、胃脘不适、情绪不安等。偶然发作者多可短时间内不治自愈，也有持续数日甚至数月、数年不愈者。

三、诊断

1. 病史　喉间呃呃有声，声短而频，不能自控。

2. 实验室检查　①胃肠钡剂 X 线透视及内镜检查，可诊断胃肠神经官能症、胃炎、胃癌等。②肝、肾功能及 B 超、CT 等检查，可诊断肝硬化、尿毒症、脑血管病及胸腹腔肿瘤等。

四、中医辨证分型

主要症状：喉间呃呃有声，声短而频，不能自控。

1. 胃寒积滞型　呃逆常因感寒或饮冷而发作，呃声沉缓有力，遇寒则重，得热则减，苔薄白，脉迟缓。

2. 胃火上逆型　呃声洪亮有力，冲逆而出，口臭烦渴，喜冷饮，尿赤便秘，苔黄燥，脉滑数。

3. 肝郁气滞型　呃逆常因情志不畅而诱发或加重，呃声连连，胸胁胀满，苔薄白，脉弦。

4. 脾胃阳虚型　呃声低沉无力，气不得续，脘腹不适，喜暖喜按，身倦食少，四肢不温，舌淡，苔薄，脉细弱。

5. 胃阴不足型　呃声低微，短促而不得续，口干咽燥，饥不欲食，舌红，少苔，脉细数。

五、中医治疗

1. 主穴　以任脉俞穴为主，天突、中脘、膻中、膈俞、内关、足三里。

2. 加减　胃寒积滞、胃火上逆、胃阴不足者加胃俞；脾胃阳虚者加脾俞、胃俞；肝郁气滞者加期门、太冲。

3. 方义　本病病位在膈，故不论何种呃逆，均可取膈俞利膈止呃；内关穴通阴维脉，且为手厥阴心包经络穴，可宽胸利膈，畅通三焦气机，为降逆要穴；中脘、足三里和胃降逆，胃腑寒热虚实所致胃气上逆动膈者用之均宜；天突位于咽喉，可利咽止呃；膻中穴位近膈，又为气会穴，擅长理气降逆，使气调而止。

4. 操作　诸穴常规针刺，膈俞、期门等穴不可深刺，以免伤及内脏。胃寒积滞、脾胃阳虚者，诸穴可用艾条灸或隔姜灸。中脘、内关、足三里、胃俞亦可用温针灸，并可加拔火罐。

六、临床操作部分

中医的外治方法，包括针灸、拔罐、推拿、刮痧、耳压疗法等，对治疗呃逆都有明确的临床疗效。

1. 针刺

（1）患者取仰卧位，取膻中穴、中脘穴、天突穴、双侧内关穴、足三里。膻中穴在两个乳头之间凹陷处，针与皮肤呈 15° 刺入；中脘穴在剑突和脐连线的中间，进针时向着脐的方向针刺；天突穴在胸骨上窝的中央凹陷处，因后方有食管和气管，进针时先轻微地进针 0.5 寸，然后针尖斜向下向着胸骨的方向针刺，患者会感到整个气管、胸部有放射感，有的患者可能会咳嗽；内关穴在掌侧腕横纹上 2 寸，掌长肌腱和桡侧腕屈肌腱之间，进针时避开正中神经；足三里在胫骨粗隆前缘外侧 1 横指处。留针 25min。

（2）取经验穴——膈俞穴。膈俞穴是血会，横平肩胛下角连线，在第 7 胸椎棘突下旁开 1.5 寸。进针时沿着脊柱肌肉的方向向下斜刺，与皮肤呈 45°，行捻转手法，留针 10min。

2. 艾灸　适用于脾肾阳虚型和胃寒型。

（1）取脾俞穴、胃俞穴。脾俞在第 11 胸椎棘突下，旁开 1.5 寸，胃俞在第 12 胸椎棘突下，旁开 1.5 寸。温和灸，5min，适用于脾肾阳虚型。

（2）取中脘穴，温和灸或雀啄灸，10min，适用于胃寒型。

（3）取中脘穴，温针灸。针刺中脘穴，会产生酸麻胀痛的感觉，然后把艾绒捏成艾炷形状，插在针尾上，最后点燃艾炷操作，适用于寒积、食积或寒证比较重的患者。一般的寒证患者可以灸 3～7 壮，严重的患者有"灸百壮"之说。

3. 推拿　取中脘穴，先用拇指点按 10 次，再用掌根按压，使腹部有收紧感，最后按揉。在此过程中，要配合患者的呼吸，患者吸气时向下按压，呼气时向上抬起。如果是短期、偶尔发生的呃逆，推拿 1 次中脘穴即可停止呃逆。

4. 指针　取翳风、攒竹、天突、膈俞。任取一穴，用拇指或中指重力按压，以患者能耐受为度，连续按压 1～3min，同时令患者深吸气后屏住呼吸，常能立即止呃。

5. 穴位贴敷

（1）取涌泉穴，在足跟与足 2、3 趾间连线的上 1/3 处，或者当足心微屈时在足前部凹陷处。临床上常用吴茱萸粉 10g，用醋调研成膏状，然后贴在涌泉穴上，两侧同时贴。适用于肝郁气滞型。

（2）取神阙穴，麝香 0.5g，用醋调好后进行穴位贴敷。嘱患者每天按压，适用于肝、肾气逆引起的呃逆。

6. 梅花针　取期门穴（乳头直下第 6 肋间隙），梅花针消毒后行叩刺，轻轻叩刺，皮肤泛红即可。叩刺的过程中手腕要灵活，嘱患者放松心情、深呼吸，以减轻疼痛，适用于肝郁气滞型。

7. 耳压疗法　取膈、胃、神门、相应病变脏腑（肺、脾、肝、肾）。用王不留行子贴压，每天按压 5min，隔 3～4 天更换另一侧耳。

第二篇

急诊急救技术

第二十一章　突发急症的现场应对方法

冯　庚　北京急救中心

一、现场急救之严重疾病的特征

现场急救之严重疾病的特征：①突然意识丧失；②呼吸停止；③口唇和皮肤突然变得青紫或苍白；④呼吸困难；⑤突发性胸痛；⑥出大汗。

二、判断危险程度的等级

1. 危险等级第一级——极度危险　患者在短时间内有可能死亡，如心搏骤停必须在 4min 内得到抢救，否则难以生还。患者主要表现为意识突然丧失和呼吸停止。

2. 危险等级第二级——非常危险　患者随时可能发生心搏骤停，应马上得到现场急救，如急性心肌梗死、急性心力衰竭、严重心律失常、重症支气管哮喘等。患者主要表现为胸痛和严重的呼吸困难。

3. 危险等级第三级——比较危险　患者在短时间内无生命危险，但应尽快到医院检查和治疗。急症包括急性脑血管病、高血压急症、各种原因导致的休克和昏迷、急腹症、大咯血及各种急性中毒等。

三、检查方法

1. 意识　轻拍患者肩部，或在患者耳边大声呼唤，禁止剧烈摇晃患者。

2. 呼吸　先用示指和中指将患者的下颌抬起，同时用另一只手下按患者的前额，保持呼吸道通畅。再将脸颊靠近患者的口鼻，感受呼吸的气流，同时观察胸部的起伏情况。

3. 大动脉搏动　将示指和中指放在患者的喉结上，向一侧滑动，稍施加压力，于颈部凹陷处感受颈动脉的搏动。检查时，不要同时按压双侧颈动脉，以防脑缺氧；触摸时，不要突然用力，也不要用力过猛，以免患者不适。

4. 瞳孔　检查患者双侧瞳孔大小、是否对称及对光反射情况。

5. 心音　将听诊器或检查者的耳朵直接贴在患者的胸壁上，检查心搏是否停止。

四、基本对策

1. 一级急症现场急救 立即拨打120，现场为患者持续实施心肺复苏。不要错过最佳黄金4min，不要掐患者人中，不要自行给患者服药或自行送患者去医院。

2. 二级急症现场急救 让患者静卧、吸氧；口服硝酸甘油或其他对症治疗的药物；告知患者避免任何体力活动和精神紧张；同时拨打120，呼叫有除颤及心电监护设备的救护车。切不可在无心电监护和除颤设备的条件下自行送患者去医院。

3. 三级急症现场急救 需尽快去医院，切不可在家中观察，以免贻误治疗，加重病情。

第二十二章 常用急救技术——急救的原则

郭树彬 首都医科大学附属北京朝阳医院

一、急诊医学发展史

1. **急诊医学定义** 中华医学会关于急诊医学的定义：以现代医学科学的发展为基础，以临床医学的救治措施为手段，在机体整体的角度上研究和从事急性病症的及时、快速、有效救治及其科学管理体系的综合性临床学科。

2. **急诊医学简要发展史**

（1）国际

1）20 世纪 50 年代：法国最早建立急救系统，但仅限于将患者送到医院。

2）20 世纪 70 年代初：美国率先将急诊医学独立于其他学科。

3）1979 年：急诊医学获美国医学会正式承认，从而成为医学科学领域第 23 门独立学科，同年，美国国会颁布《急救法》。

4）2000 年：世界卫生组织（WHO）规定每年 9 月的第 2 个周六为"世界急救日"。

（2）国内

1）20 世纪 50 年代中期：我国大中城市开始建立急救站，重点是院前急救。

2）1983 年：国家卫生部（现国家卫健委）发布《城市医院急诊科（室）建立方案（试行）》。

3）1985 年：国务院学位评定委员会批准设立"急诊医学"研究生点。

4）1986 年 12 月 1 日：中华医学会正式批准成立"急诊医学专科学会"，标志着急诊医学作为临床独立二级学科的成立。

5）2009 年：国家卫生部（现国家卫健委）发布《急诊科建设与管理指南（试行）》。

3. **现代急诊医学发展的 3 个阶段** 现代急诊医学发展的 3 个阶段：①基于个人经验——经验急诊医学；②基于循证医学——规范急诊医学；③基于大数据和人工智能——精准急诊医学。

二、急诊医学工作特点

急诊医学的工作特点是病情变化急骤、反应时间不足、综合情况复杂、临床资料缺乏。急诊患者病情复杂，已从单一病种逐渐发展为多器官、多系统同时受累。

三、急诊医学范畴

1. 亚专科分类　①院前急救医学；②急性感染医学；③急危重症医学；④急性中毒医学；⑤复苏医学；⑥创伤医学；⑦环境急诊医学。

2. 适用范围　①心搏骤停；②休克；③昏迷、脑血管意外；④脏器功能损伤、衰竭；⑤严重感染；⑥急腹症；⑦多发创伤；⑧各种病症危象；⑨急性中毒。

四、急诊医学系统化急救原则

1. 急诊临床思维

（1）首要临床思维

1）急性疾病启动的致病因素。

2）致病因素所致局部及全身系统评估。

3）控制及祛除诱因的系统支持治疗。

（2）临床诊断思维

1）现症状疾病诊断：对患者当前急诊疾病的现存症状进行诊断。

2）基础条件诊断：诊断患者是在何种基础状态下引发的急诊疾病。

3）器官功能评估诊断：从整体评估急诊疾病的病情严重程度及其对器官、系统功能的影响。

（3）思维特点

1）逆向思维。

2）降阶梯思维。

3）整体化原则。

4）个体化原则。

5）假定重病原则。

2. 急诊核心理论　急诊的核心理论有3个：①紧急评估；②紧急复苏；③紧急支持。

3. 急诊系统评估

（1）评估流程

1）紧急评估，紧急处置。

2）二次评估，系统支持。

3）三次评估，保证各个器官系统功能。

（2）评估的内容和方法

1）呼吸系统功能评估：急诊支气管镜、呼吸力学监测、呼吸功能监护、呼吸相关的血液内环境监测等。

2）循环系统功能评估：无创血流动力学监测，如无创心电 / 血压监护、超声心动图、阻抗法心功能监测、超声多普勒心排血量监测等；有创血流动力学监测，如有创动脉血压监测、中心静脉压监测、肺动脉漂浮导管等。

3）神经系统功能评估：神经系统评分及查体、颅内压检测、经颅多普勒超声、CT、MRI、量化脑电图、脑氧和脑代谢监测、局部脑组织氧分压监测、脑组织微透析监测等。

4）消化系统功能评估：相应器官的超声、CT 等。

5）内分泌器官及相关激素评估。

6）血液系统功能评估：血常规等临床化验检查。

7）泌尿系统功能评估：超声、CT、MRI、肾功能相关化验等。

8）内环境评估：血气分析、血糖检测、病原学检查及各类急诊相关化验等。

9）其他：免疫系统评估、营养状况评估等。

第二十三章 如何有效实现高质量的心肺复苏

梅 雪 首都医科大学附属北京朝阳医院

一、心肺复苏的概念

心肺复苏是针对心搏、呼吸骤停所采取的抢救措施，其目的：①通过胸外按压形成暂时的人工循环；②通过快速电除颤转复心室颤动，促使心脏恢复自主搏动；③采用人工呼吸使心搏骤停者恢复自主呼吸；④最终实现脑复苏。

二、心肺复苏的核心问题

1. 如何使胸外按压更有效

（1）对心搏骤停者，应立即开始心肺复苏。人工呼吸和胸外按压是心肺复苏的两个基本动作，而做好胸外按压尤为重要。

（2）如果旁观者未经过心肺复苏培训，可只进行单纯的胸外按压，对成人患者在其胸部中央用力、快速地按压，直至自动体外除颤器（automated external defibrillator，AED）到达且可供使用，或者急救人员及其他相关施救者接管患者。

（3）确保高质量的心肺复苏：①快速用力按压，对成人心搏骤停者的按压幅度5~6cm，按压频率每分钟100~120次；②每次按压后，确保胸廓完全回弹；③尽可能减少胸外按压的中断；④避免过度通气。

2. 如何使电除颤更及时有效

（1）在发生心搏骤停的患者中，约70%为心室颤动所致，应在1次除颤后立即行心肺复苏。

（2）院前急救时，急救人员应先行5个周期心肺复苏后再行1次除颤。

（3）现场急救时，对成人心搏骤停者，若可立即取得并准备好AED，应尽快使用；若不能立即取得AED，应在他人前往获取及准备AED的同时，立即开始心肺复苏，待AED准备好，尽快使用。在安放AED电极片的同时实施心肺复苏，直到AED分析患者心律时再停止。

3. 如何合理使用复苏药物

（1）对于心律不可电击、转而使用肾上腺素的心搏骤停患者，建议尽早使用肾上腺素。

（2）对恢复自主循环的患者使用利多卡因的研究仍存在争议，但不建议常规使用利多卡因；对于室颤或无脉性室性心动过速导致的心搏骤停，在患者恢复自主循环后，可以考虑立即开始或继续使用利多卡因。

4. 如何体现团队的作用

（1）有效调动复苏团队。

（2）成功的复苏团队不仅要拥有医学专科医生和精通复苏技能的人员，还应表现出有效的沟通能力和团队调动能力。

第二十四章　常用急救技术——催吐、洗胃与导泻

李　鹏　首都医科大学附属北京朝阳医院

催吐、洗胃与导泻的主要目的是清空胃肠道，主要的适应证有手术前准备、排出体内毒物、下消化道造影、肠镜前的肠道准备及治疗慢性便秘等。

一、催吐

1. 定义　催吐是指使用各种方法引导促进呕吐的行为。
2. 目的　通过催吐，使人体排除体内有毒的物质，其效果往往强于洗胃。
3. 方法
（1）使用手指按压舌根并碰触扁桃体，使机体产生反射并发生呕吐反应。
（2）用双手挤压胃部以下位置，或轻拍背部对应于胃的部位。
（3）应用药物催吐。
4. 禁忌证
（1）口服强酸、强碱等强腐蚀性毒物。
（2）昏迷患者。
（3）抽搐发作时。
（4）严重的心脏疾患、食管-胃底静脉曲张、主动脉瘤、严重溃疡疾病等。
（5）孕妇（慎用）。
5. 危害
（1）咽部、牙齿的损伤：呕吐物含有胃酸，会对咽部、牙齿造成一定的腐蚀。
（2）食管黏膜的损伤：食管长期受胃酸刺激，有可能引发食管癌；经常催吐，可导致胃黏膜附着在食管黏膜上，即食管胃黏膜异位。
（3）胃部的损伤：呕吐物中的胃酸会损坏胃壁，导致胃部炎症。
（4）其他：导致电解质紊乱；长期催吐可引起神经性厌食症或神经性贪食症。
6. 催吐药
（1）中药类催吐药：食盐、常山、胆矾、皂荚、瓜蒂等。本类药物多具寒性、味苦，可治疗热证，兼具升浮性能。因为有毒性，剧烈的呕吐极易伤中败胃、损津耗气，故只适用于体壮邪实者，对于体质虚弱者、老年人、小儿、妊娠期和哺乳期妇女，以及头晕、心悸、劳嗽喘咳者应忌用或慎用。使用时要注意用量和用法，以能诱发呕吐为主，若患者服用常用催吐剂量的催吐药后未能诱发呕吐，可

饮热开水或用翎毛探喉以助催吐。注意不可长久服用，呕吐后应适当休息，切勿立即进食，以免因食物刺激再次导致呕吐、重伤胃气，待胃肠功能恢复后方可进食少量流质或半流质等易消化的食物，以养胃气。若服药后呕吐不止，应及时解救。

（2）西药类催吐药：中枢性催吐药和反射性催吐药。中枢性催吐药可刺激相应的延髓感受区，兴奋呕吐中枢，从而产生催吐作用，如阿扑吗啡，皮下注射起效迅速，作用强；该类药物适用于难以洗胃的服毒者，可迅速排出毒物；严重心脏病、动脉硬化、开放性肺结核、胃及十二指肠溃疡等患者慎用。反射性催吐药可刺激胃黏膜感受器，反射性作用于呕吐中枢，从而产生催吐作用；应用较多的药物有吐根糖浆、中药瓜蒂、硫酸铜、硫酸锌、酒石酸锑钾等，但后 3 种药物可产生溶血、具有肾毒性，用量过大还可引起休克甚至死亡。

二、洗胃

1. 定义　将一定成分的液体灌入胃腔内，混合胃内容物后再抽出，反复多次。

2. 目的　清除胃内未被吸收的毒物或清洁胃腔。临床上用于胃部手术，或检查前准备，或用于抢救急性中毒如短时间内吞服有机磷、无机磷、生物碱、巴比妥类药物等情况。

3. 分类

（1）催吐洗胃术：简便易行，是一种现场抢救有效的自救、互救措施，适用于服毒不久且意识清醒的急性中毒患者。误服腐蚀性毒物、石油制品或存在食管静脉曲张、上消化道出血患者禁用。

（2）胃管洗胃术：将胃管从鼻腔或口腔插入，经食管到达胃内，先吸出毒物后再注入洗胃液，并将胃内容物排出以达到消除毒物的目的。口服毒物患者应尽早插胃管洗胃；对于服大量毒物后 4～6h 者，因排毒效果好且并发症相对少，应首选此种洗胃方法。

4. 适应证和禁忌证

（1）适应证：①经口摄入各种有毒物质，如摄入农药、过量药物及食物中毒者，均应尽早、尽快洗胃，以迅速清除毒物；②适用于各种检查或术前准备，如幽门梗阻伴大量胃液潴留患者，需做钡餐检查或手术前准备患者，以及急性胃扩张需排出胃内容物以减压者，均应置入导管进行抽吸或灌洗。

（2）禁忌证：①腐蚀性毒物已引起消化道出血症状者；②食管静脉曲张、严重心脏病、主动脉瘤、近期有上消化道出血或胃穿孔等疾病患者；③抽搐发作时；④洗胃时抽出血液或发生窒息者；⑤口服腐蚀性毒物时，禁忌使用洗胃机。

5. 洗胃液的选择

（1）毒物不明或无解毒液，应使用清水、温开水或生理盐水。

（2）清洗腐蚀性物质宜选用牛奶、蛋清；清洗强碱类物质宜选用食醋；清洗强酸类物质宜选用碳酸氢钠。

（3）2% 碳酸氢钠溶液适用于有机磷农药中毒，但不适用于美曲膦酯（敌百虫）、水杨酸盐和强酸类中毒。

（4）1∶5000 高锰酸钾溶液适用于生物碱、毒蕈碱类中毒，禁用于硫磷中毒者。

（5）钡剂中毒选用 0.5% 硫酸钠溶液。

（6）无机磷中毒选用 0.5%～1% 硫酸铜溶液，注意大量使用时可引起酮中毒。

（7）碱中毒选用 10% 硫代硫酸钠溶液，或将 70～80g 淀粉溶于 1000ml 水中洗胃。

6. 洗胃术的操作

（1）操作前准备

1）用物准备：①常用的洗胃液有 30～40℃温开水、生理盐水、1∶5000 高锰酸钾溶液、2% 碳酸氢钠溶液等；②洗胃盘一套，包括粗号胃管或漏斗式洗胃器、50ml 或 100ml 注射器、开口器、舌钳、液状石蜡、纱布、治疗巾、橡胶单等；③其他物品，如量杯、水桶、检验标本瓶等；④有条件者可准备电动洗胃器。

2）患者准备：帮助患者取下活动义齿并清理口腔；对清醒的患者，应向其说明洗胃的目的和简要流程，取得患者配合。

（2）操作步骤

1）患者取仰卧位，靠近床边，头偏向一侧。

2）将橡胶单和治疗巾铺在患者的颈肩下、颌下及胸部。

3）向胃内置入导管。成人选用大号胃管，小儿可用导尿管；一般经鼻插入，并确认导管进入胃内（以能抽出胃液作为最可靠的检验方法）；对意识不清、不易合作者，可用开口器打开其口腔，用舌钳将舌轻轻拉出，再将胃管置入胃内。

4）清洗胃内容物。

① 胃管法：用注射器注入洗胃液，每次 300～500ml，再抽出胃内容物。反复进行，直至清洗彻底。

② 漏斗洗胃器法：该洗胃器的尾端有个漏斗，中段装有橡皮球，前端连接胃导管。提高洗胃器漏斗距离口腔 30～40cm，经漏斗缓缓灌入洗胃液，一次 500ml 左右；灌注将毕时，倒置漏斗，利用虹吸作用将胃内容物引出。上述操作反复进行，直至清洗彻底。如果灌注不畅，可用手捏橡皮球，以加强虹吸作用而引出液体；如果灌注速度太慢，也可用手捏橡皮球以加快灌注速度。

③ 电动洗胃机法：该洗胃机装有 2 个标有刻度的大玻璃瓶（1 个装洗胃液，另 1 个收集胃内抽出液）和 1 个正负双向电动机，所连接的胃管宜选用较粗的导管。打开正压，向胃内灌注洗胃液到预定量（一般每次 500ml 左右），关闭正压后改用负压，即可抽出胃内液体。反复多次，直至清洗干净。

5）拔出胃管。反复清洗多次，直至抽出的液体颜色清亮，与洗胃液的色泽、透明度基本相同，无异味（如农药中毒的大蒜味），即可考虑停止洗胃并拔出胃管。拔管前，可向胃内注入导泻剂，如 50% 硫酸镁 60ml 或 20% 甘露醇 250ml，以清除进入肠道内的毒物。因镁离子对中枢神经有抑制作用，可加重昏迷患者的病情，而甘露醇的导泻效果和口感均优于硫酸镁，故常规推荐使用甘露醇导泻。

6）洗胃完毕，可用清水或生理盐水反复清洁口腔。

7）整理用物，帮助患者取舒适体位。

（3）注意事项

1）洗胃术多用于急性中毒，应强调"快"，一旦延误时间则会导致毒物吸收增多而危及生命，因此要争分夺秒，迅速准备物品，立即实施洗胃术。

2）实施洗胃的时间愈早愈好，一般服毒后 6h 内洗胃最有效。有些患者就诊时已超过 6h，仍可考虑洗胃。有些因素可使毒物较长时间留在胃内：①患者胃肠功能差，可延长毒物在胃内的滞留时间；②毒物吸收后的再吸收；③进入胃内的毒物较多；④有些毒物吸收较慢，如毒物本身带有胶囊外壳等。

3）向胃内置入导管时应轻柔、敏捷、熟练，并确认导管进入胃内后再开始灌洗，切忌将导管误插入呼吸道。如果患者出现咳嗽、呼吸急促、发绀、挣扎行为等情况，则表明误入呼吸道，应迅速拔管并重新插管。昏迷患者及插管时伴呕吐者易发生吸入性肺炎，应提高警惕。

4）洗胃液以温开水最常用且安全有效。

5）灌注洗胃液不宜过多，一般每次灌注 300～500ml 为宜。应用电动洗胃机时，灌注量达到 500ml 立即关闭正压、改为负压吸引，切忌开机后离开现场；注意随时向瓶内添加洗胃液，以免向胃内输入过多空气。对溃疡合并幽门梗阻患者，应减少每次灌洗量，减轻灌洗压力，防止出现穿孔或出血。

6）服入强腐蚀性毒物时，插管可能会引起穿孔，大量液体进入胃内也宜造成胃穿孔或撕裂，一般不宜洗胃；给惊厥患者插管可能诱发惊厥；昏迷患者必须洗胃时，应去枕平卧，头偏向一侧，以防误吸而引发窒息；食管静脉曲张患者不宜洗胃。

7）洗胃可能引发水中毒及电解质紊乱，应注意监测患者是否出现低钾血症或低氯性碱中毒。

8）心搏骤停者，应先行心肺复苏再行洗胃术；洗胃前先观察患者的生命体征，有缺氧症状应先吸氧；若呼吸道分泌物过多，应先吸痰以保持呼吸道通畅；洗胃过程中随时观察患者的生命体征变化，若流出血性灌洗液、患者感觉腹痛或者出现休克，应立即停止洗胃。

9）首次灌洗后引流出的液体，应留取标本并进行相关化验，以鉴定毒物种类，便于指导后续治疗。

三、导泻

1. 泻药 泻药指能够增加肠道水分、促进蠕动、软化粪便或润滑肠道以促进排便的药物，临床常用于治疗功能性便秘。

2. 泻药分类 根据药物作用原理，可分为渗透性泻药、膨胀性泻药、刺激性泻药和润滑性泻药。近年来，促动力药物在治疗便秘中的作用越来越受到重视，已成为一种作用独特、疗效良好的通便药物。

（1）渗透性泻药：可改变肠腔渗透性，将水分保持在肠腔中，增加肠道中的液体量，使粪便软化。代表药物如下。

1）乳果糖：为半乳糖和果糖的双糖，在小肠内不被消化吸收，具有导泻作用。未被吸收部分进入结肠后被细菌代谢成乳酸等物质，可进一步提高肠内渗透压，发生轻泻作用。

2）硫酸镁和硫酸钠：口服不易被吸收，在肠道内形成高渗物而减少水分的吸收，肠道内容积增大，刺激肠壁，导致肠蠕动加快，引起泻下。硫酸钠导泻性较硫酸镁弱，故更安全。用法为 5～20g 溶于 100～400ml 温开水中，空腹服用，并大量饮水，3～4h 即可排出液体性粪便。由于药物作用较强，可引起反射性盆腔充血和失水。月经期、妊娠期妇女和老年人慎用。

3）聚乙二醇 4000：该类药不干扰结肠运转时间，不产生有机酸或气体，不改变肠道酸碱性和肠道正常菌群，因而更安全有效，可作为慢性便秘患者的长期用药。服药后 24～48h 起效，治疗 1 周后可保证每天 1 次大便。因为药物不含盐，不增加心血管负担，更适用于高血压、心脏病、肾功能不全合并便秘的患者及老年人。

（2）膨胀性泻药：又称容积性泻药，含有纤维素及其衍生物，具有较强的亲水性和吸水膨胀等特点，可使粪便吸水、体积增大，进而促进肠道蠕动，促使粪便排出。代表药物有麦麸、果蔬纤维果胶、车前草、燕麦麸、木质素等纯纤维制剂。该类药适用于无力排便、大便量少引起的排便困难，经济安全，但起效缓慢，通常在用药 7～10 天后方可减量；不适用于身体状况差、吞咽困难、严重便秘的患者；不良反应为用量过大会产生胃肠胀气、机械性肠梗阻，因此肠动力障碍者慎用。

（3）刺激性泻药：又称接触性泻药。该类药物或其代谢反应能刺激肠壁，使肠道蠕动加强，同时改变肠黏膜的通透性，使电解质和水分向肠腔扩散，并阻止肠液被肠壁吸收，使结肠水分增加、蠕动增强，从而起到导泻作用。代表药物有 2 类：蒽醌类，如番泻叶、芦荟、决明子等；联苯酚类，如酚酞片等。该类导泻药服药后一般 4～8h 可排出软便，大便量多，作用温和，适用于习惯性顽固便秘者，也可在各种肠道检查、X 线检查或手术前作为肠道清洁剂。偶有过敏反应、肠炎、皮炎及出血倾向。

（4）润滑性泻药：通过局部润滑并软化粪便而发挥作用。该类药物安全、温和，适用于慢性便秘、大便硬结排出困难者，也适用于老年人及痔疮、肛门手术患者。长期服用可引起脂溶性维生素缺乏或脂质性吸入性肺炎，因此只能偶尔使用。代表药物有液状石蜡、甘油等。

1）液状石蜡：为矿物油，不被肠道吸收，有润滑肠壁和软化粪便的作用，易于粪便排出。适用于老年人和儿童便秘，久用会影响钙、磷吸收。

2）甘油：以50%浓度液体灌肠，可通过高渗作用引起排便反应，并有局部润滑作用，数分钟内即可引起排便。适用于儿童及老年人。也可使用开塞露，每次20ml，挤入肛门深处，或于睡前6～8h口服液状石蜡15～30ml。

3. 注意事项

（1）遵医嘱服药，不可长期、连续服用各种泻药。

（2）一般口服泻药后6～8h起效，故合理的用药时间应为睡前。

（3）治疗便秘，尤其是习惯性便秘，首先应从调节饮食、养成定时排便的习惯着手，多吃蔬菜、水果等常能收到良好效果。

（4）根据不同情况选择不同类型泻药。排除毒物时应选硫酸镁、硫酸钠等渗透性泻药；一般便秘患者，以接触性泻药较常用；老年人、动脉瘤、肛门手术等，可选择润滑性泻药。

（5）腹痛患者在不明确诊断前不能应用泻药；年老体弱、妊娠期或月经期妇女不能使用强效泻药。

（6）中药类泻药方剂很多，应在医生指导下辨证施治。热秘可服清热润肠的麻仁丸；气秘可应用理气导滞的苏子降气汤；虚秘属气虚者可选用益气润肠的补中益气汤；属血虚者则宜选用养血润燥的四物汤。此类药多含大黄、芦荟等刺激性成分，长期使用会导致机体丢失过多电解质。

第二十五章　常见急症初级救治——头面部外伤

郭　强　首都医科大学附属北京朝阳医院

一、头面部常见外伤基本情况

1. 头面部常见外伤诊断

（1）头面部皮肤软组织挫裂伤。

（2）耳、鼻、喉、眼及口腔等器官创伤。

（3）头面部烧伤。

（4）可能合并的颈椎及颈部脊髓损伤。

（5）可能合并的颅内损伤。

2. 基层医院头面部外伤诊疗现状

（1）日常生活中，头面部尤其颜面部容易受到外伤。

（2）患者多就诊于医院急诊科，但在临床工作中，受到不同医院主、客观因素的制约，可能会出现颜面部外伤缝合或修复后患者不满意的情况。

（3）合并颈部脊髓或颅脑损伤容易被漏诊。

（4）对面部软组织外伤患者，多数基层医院或非专科医院以关闭创口和防止感染为救治目的，而不会考虑到美容方面。因此，患者颜面部会遗留瘢痕而影响美观，往往需要后期瘢痕切除治疗。

（5）头面部外伤伴有严重出血患者，常有窒息或休克的可能。

（6）基层医院面临的特殊情况：①技术力量薄弱，辅助检查简单，缺乏专科意见；②诊断主要依据病史和体格检查；③比院前急救条件好，可以完成基础和高级生命支持；④适合初级创伤救治，包括4项创伤基本技术（止血、包扎、固定和搬运）的开展。

二、头面部软组织挫裂伤

1. 常见的头面部软组织挫裂伤

（1）头皮挫裂伤。

（2）额面部皮肤挫裂伤。

（3）皮肤及软组织创伤缺损。

2. 临床诊断和思维

（1）创伤临床特点：①出血多或出血不止；②伤口不规则，但无重要器官损伤；③多处伤口；④包扎止血困难，需要缝合；⑤可能合并吸入性肺部损伤或呼吸道梗阻；⑥可能合并有失血性休克或颅内出血。

（2）诊疗思维：①初步判断创伤机制，评估病史和体格检查；②如果缺乏辅助检查条件，应快速做出初步诊断；③制订急救措施和计划；④详细了解并记录创伤机制及诊疗过程；⑤快速决定是否转院以进一步诊治。

3. 急救措施

（1）处理原则：①做好初级创伤救治（评估和诊疗）和基础生命支持；②做好4项创伤基本技术。

（2）急救要点：①保证呼吸道畅通，稳定循环，保证生命安全为第一位；②保护耳、眼、鼻、口腔等重要器官；③初步合理处理可能并发的颈椎损伤、脊髓损伤或颅脑损伤；④必要时使用颈托制动，固定颈椎；⑤清洁伤口，保护创面，避免二次损伤和污染；⑥条件满足时，局部麻醉下行清创、止血、缝合及修复手术等；⑦必要时考虑颜面部美容修复；⑧随时做好心肺复苏、气管插管和气管切开准备。

三、耳、鼻、眼及口腔器官损伤

1. 常见的耳、鼻、眼、口腔器官损伤

（1）眼球挫伤、穿刺伤、炸伤，鼻泪管损伤。

（2）鼻骨骨折、鼻窦损伤及鼻腔出血。

（3）耳郭撕裂伤及出血。

（4）牙断裂、牙槽骨折及牙龈撕裂出血。

2. 临床诊断和思维

（1）创伤临床特点：①多数同时有头面部软组织挫裂伤的临床特点；②眼、耳、鼻、牙周伤口不规则；③伤口不大，但隐蔽，五官功能易损害，易漏诊；④包扎止血困难，可填塞止血，需要专科医生紧急处理；⑤外耳道和鼻前庭出血时需要警惕颅脑损伤的可能；⑥多处损伤合并四肢活动感觉异常需考虑脊髓损伤。

（2）诊疗思维：①初步诊断；②制订急救措施及计划；③了解并记录创伤机制和诊疗过程；④评估是否转院以进一步诊治。

3. 急救措施

（1）处理原则：①做好初级创伤救治（评估和诊疗）和基础生命支持；②做好创伤基本技术。

（2）急救要点：①保持气道畅通，保证循环稳定，必要时给予吸氧并建立静脉通路；②初步有效止血和包扎，防止污染和二次损伤；③保护眼、耳、鼻、口腔等重要器官，不轻易摘除；④动态评估患者病情，不漏诊颈椎损伤、脊髓损伤、颅脑损伤等；⑤必要时使用颈托保护颈椎；⑥条件满足时，局部麻醉下行清创缝合；⑦多数情况下，应考虑五官专科会诊、微创修复或转院治疗；⑧做好视力初步检查记录，由专科医生评估眼球损伤程度并做出处理；⑨面部损伤需由口腔专科医生评估是否有腮腺和牙槽等损伤；⑩鼻腔、牙龈损伤出血时，做好填塞止血，牙齿断裂时请口腔专科医生评估并处理。

四、头面部烧伤

1. 烧伤　烧伤是指热力，包括热液（水、汤、油等）、蒸汽、高温气体、火焰、炽热金属液体或固体（钢水、钢锭等）等引起的组织损伤。

2. 头面部烧伤　主要是指头皮和颜面部皮肤和/或黏膜等被烧伤，严重者可伤及皮下和/或黏膜下组织，如声带、气管、眼、耳、鼻等相关组织和重要器官。早期容易出现呼吸道梗阻、进食困难、剧痛、恐惧等反应，中后期可能有严重的毁容和五官功能障碍。早期正确合理的诊疗至关重要。

3. 头面部烧伤的临床特点

（1）常合并隐蔽的声带和/或气道损伤。

（2）表现为局部疼痛、皮肤红肿、水疱、破损等。

（3）治疗以清创、抗感染、抗休克为主。

（4）烧伤的严重程度取决于受伤组织的范围和深度。

（5）早期合理的诊断和治疗至关重要。

4. 急救措施

（1）处理原则：①基础生命支持或高级生命支持；②冲洗，包扎，保持呼吸道通畅，适当固定，准备好转运。

（2）急救要点：①快速清除可能存在的污染物质，适度包扎，防止污染和二次损伤加重；②重点保持呼吸道畅通，同时保护眼、耳、鼻等重要器官；③考虑可能存在的颅脑或颈部脊髓损伤；④持续吸氧和生命体征监测；⑤尽快建立静脉通路，进行抗休克和抗感染治疗；⑥适度给予镇痛药物或局部麻醉下行清洁和清创处理；⑦详细检查眼、耳、鼻、口腔等重要器官，检查有无肺部吸入性损伤；⑧出现上呼吸道梗阻，应立即抢救，进行吸痰或气管插管，床旁应备好气管插管器械或气管切开器械；⑨保护好创面，尽早剃除残存头发并合理清洗创面；⑩开口困难者，尽早给予鼻饲。

五、颈部脊髓损伤

1. 创伤特点

（1）头面部外伤患者常合并隐蔽复杂的颈部脊髓损伤。

（2）高龄患者迎面摔倒或乘坐于副驾驶座遇追尾情况下容易发生挥鞭伤；有椎管狭窄基础病患者，以中央型损伤最常见。

（3）颈上段脊髓损伤患者易发生四肢瘫痪，如果膈肌和肋间肌瘫痪，可导致呼吸困难，常致患者迅速死亡；颈下段脊髓损伤患者易出现损伤平面以下肢体瘫痪，预后不佳。

2. 临床特点

（1）常因头面部损伤而忽略隐蔽的颈部脊髓损伤。

（2）表现为不典型四肢瘫痪、呼吸困难、感觉障碍等。

（3）上颈部脊髓损伤易导致膈神经麻痹，引发呼吸困难；中央型脊髓损伤可引发痛觉过敏。

（4）高龄患者有颈椎退变基础，容易漏诊。

（5）对意识障碍患者，牢记时刻保护好颈部脊髓。

（6）多数需要在专科医院治疗。

3. 急救措施

（1）选用颈托或其他简易头颈部外固定物。

（2）评估气道畅通情况和呼吸功能，必要时给予吸氧或辅助呼吸。

（3）早期给予适量甘露醇脱水，使用激素控制脊髓水肿，辅助以营养神经药物治疗。

（4）动态观察病情变化，MRI 是"金标准"。

（5）必要时使用镇痛药。

（6）必要时进一步采取急诊手术治疗。

（7）避免漏诊、漏治。病情进展快，预后差，一定要将病情及时告知患者家属。

六、颅脑损伤

1. 创伤特点

（1）头面部外伤患者常合并颅脑损伤，多数是高能创伤，常造成残疾或死亡。

（2）常见的颅底骨折和脑挫裂伤引起的出血和水肿，会造成颅内压迅速升高，随时形成脑疝，从而导致呼吸、心搏停止，最终导致患者死亡。

（3）心脑血管疾病患者是颅脑损伤的高危人群。

2. 临床特点

（1）头面部损伤常合并隐蔽的颅脑损伤。

（2）主要表现为意识障碍、感觉运动功能下降。

（3）可使用《格拉斯哥昏迷量表》（Glasgow coma scale，GCS）评估患者神经系统功能。

（4）高龄、心血管疾病或糖尿病患者，可能长期口服抗凝药物，会导致颅内出血延迟发生，出现漏诊、漏治。

（5）高龄患者常合并颈部脊髓损伤。

3. 急救措施

（1）处理原则：①基础生命支持或高级生命支持；②冲洗，包扎，保持气道畅通，适当固定，妥善转运。

（2）急救要点：①选用颈托或其他简易头颈部外固定物；②评估气道畅通情况及呼吸功能，予以吸氧或辅助呼吸，昏迷患者尽早行气管插管；③动态观察患者意识和全身情况，早期适度使用甘露醇脱水并控制脑水肿，确诊后尽快转入专科医院治疗；④早期或诊断不明时，禁止使用镇静药物；⑤做好初步止血和清创缝合，必要时进一步行急诊手术治疗；⑥避免漏诊、漏治，若诊治不及时会加重病情进展，预后差。

第二十六章 常见急症初级救治——骨折

腾　飞　首都医科大学附属北京朝阳医院

一、定义

骨折是指骨的完整性破坏和连续性中断。

二、骨折成因

1. 直接暴力　暴力直接作用于骨骼某一部位而致该部骨折。
2. 间接暴力　通过纵向传导、杠杆作用或扭转作用使远端发生骨折。
3. 积累性劳损　长期、反复、轻微的直接或间接损伤可导致肢体某一特定部位骨折。
4. 骨骼疾病　病变骨骼在受到轻微外力时即发生骨折，称病理性骨折。

三、骨折分类

1. 根据骨折是否与外界相通分类

（1）闭合性骨折：骨折部位与外部环境不相通；骨折部位皮肤是完整的，若有伤口，则是表面的，与骨折无关；皮肤完好无损，没有外部感染的风险。

（2）开放性骨折：表面有伤口与骨折部位相通；存在外界异物通过伤口进入骨折部位的风险；所有开放性骨折都有被感染的风险。

2. 根据骨折程度和形态分类

（1）不完全骨折：裂缝骨折和青枝骨折。

（2）完全骨折：横形骨折、斜形骨折、螺旋骨折、粉碎性骨折、嵌插骨折、压缩骨折、骨骺分离。

3. 根据骨折后是否易再移位分类

（1）稳定骨折：裂缝骨折、青枝骨折、横形骨折、嵌插骨折。

（2）不稳定骨折：斜形骨折、螺旋骨折、粉碎性骨折。

4. 根据骨折后的时间分类

（1）新鲜骨折：成人伤后2周内的骨折。

（2）陈旧骨折：成人伤后超过2周的骨折。

四、临床表现及诊断

1. 临床表现
（1）全身表现：休克、体温升高。
（2）局部表现：①专有体征为畸形、反常活动、骨擦音或骨擦感；②其他表现为疼痛与压痛、局部肿胀与淤斑、张力性水疱、功能障碍等。
2. 诊断　①外伤史；②骨折的体征；③X 线、CT 或 MRI。
3. 骨折的临床评估内容　①软组织的状态；②肢体循环的状态；③是否有神经功能缺损；④是否有内脏损伤；⑤其他骨骼是否骨折。

五、骨折的愈合

1. 愈合过程　①血肿机化演进期；②原始骨痂形成期；③骨痂改造塑形期。
2. 临床标准
（1）局部标准：无反常活动、压痛、纵向叩击痛。
（2）影像学标准：骨折线模糊、有连续骨痂通过骨折线。
（3）功能标准：①上肢可平举 1kg 重物达 1min；②下肢可步行 30 步，持续 3min；③观察 2 周，骨折处不变形。
3. 影响骨折愈合的因素　年龄、血液供应情况、感染、软组织损伤、软组织嵌入、全身健康状况（如营养不良、糖尿病、严重骨质疏松、恶性肿瘤等）、不适当的骨折处理（反复多次手法复位、切开复位、牵引过度、固定不确实、功能锻炼不当、清创不当）等。

六、骨折的急救处理

1. 抢救生命　抗休克，开放气道。
2. 创口包扎　绷带、止血带止血。
3. 妥善固定　避免其他部位损伤，镇痛，便于转运。
4. 迅速转运　将伤员转运到医院。

七、骨折的治疗

1. 治疗原则　复位、固定和功能锻炼是治疗骨折的三大原则。
解剖复位是最理想的复位标准，包括对位和对线；不能达到解剖复位者，以功能复位为标准。成人下肢骨折短缩移位不超过 1cm，上肢不超过 2cm，儿童下肢骨折短缩移位不超过 2cm；允许与生理弧度 10° 以内的成角移位；关于侧方移位，横形骨折大于 1/3，干骺端大于 2/3。
复位方法有闭合复位和切开复位。闭合复位可通过手法或牵拉复位；切开复位适用于骨折断端有软组织嵌入、关节内骨折、手法复位不能达到功能复位、骨折并发血管神经损伤、多发骨折、畸形愈合、不愈合等情况。

骨折的内固定器材有钢板、螺钉等,如股骨颈骨折通过空心螺钉固定,而股骨干骨折通过髓内钉固定;外固定材料有石膏、小夹板等。

2. 开放性骨折

(1)分类:根据软组织损伤程度、伤口污染程度及骨折的形态,可将开放性骨折分为3度。

1)Ⅰ度开放性骨折:伤口深度<1cm,较清洁,几乎不存在软组织损伤,骨损伤程度较轻。

2)Ⅱ度开放性骨折:伤口深度>1cm,中度污染,出现中度软组织损伤和骨损伤。

3)Ⅲ度开放性骨折:伤口深度>10cm,重度污染,软组织损伤严重,并发血管和神经损伤,骨损伤程度为重度。

(2)处理方法:正确辨识开放性骨折的皮肤损伤;彻底清创;采取可靠的手段稳定骨折端;采取有效的方法闭合伤口;合理使用抗生素。

3. 开放性关节损伤

(1)Ⅰ度:小伤口,骨与软骨无损伤。

处理方法:①不打开关节;②进行关节穿刺和冲洗;③伤口清创;④合理使用抗生素;⑤功能锻炼。

(2)Ⅱ度:软组织损伤广泛,骨与软骨部分破坏,有异物进入关节腔的可能。

处理方法:①伤口清创;②固定骨折部位;③修复受损的韧带和关节囊;④关节腔引流。

(3)Ⅲ度:软组织毁损,骨与软骨严重损伤,异物进入关节腔,可合并关节脱位和血管神经损伤。

处理方法:①伤口清创,修复血管和神经;②敞开伤口,延期缝合;③皮肤缺损严重者,择期修复皮瓣;④对毁损的关节可考虑关节融合。

八、骨折的并发症

1. 早期并发症　①休克,出现疼痛、出血、重要器官损伤;②脂肪栓塞;③内脏损伤,如肺损伤,肝、脾破裂,以及膀胱、尿道、直肠损伤等;④血管损伤,常见腘动脉损伤;⑤神经损伤,常见桡神经损伤;⑥脊髓损伤;⑦骨筋膜室综合征。

2. 晚期并发症　①损伤性骨化;②创伤性关节炎;③关节僵硬;④缺血性骨坏死;⑤急性骨萎缩;⑥缺血性肌挛缩;⑦感染;⑧下肢深静脉血栓;⑨长期卧床者易发生坠积性肺炎或压疮。

九、愈合结果

1. 延迟愈合　在正常愈合所需的时间内，仍未达到骨折完全愈合的标准。

（1）原因：感染，局部血液供应不足，骨折端分离，骨折稳定性不足。

（2）处理：祛除原因，加强或延长固定时间。

2. 不愈合　骨折不能愈合，称为"骨不连"。

（1）原因：感染，局部血液供应不足，骨折端分离，骨折稳定性不足，软组织破坏，高能量损伤，老年人或免疫功能低下，有代谢性骨骼疾病。

（2）常见部位：常见于血液供应差的部位，如舟骨、距骨、股骨颈、第5跖骨、胫骨中下段等。

（3）处理：骨移植、电磁刺激、诱导成骨等。

3. 畸形愈合　肢体弯曲或长度改变，存在折角、旋转或重叠畸形。

（1）原因：复位不佳，固定不牢固，过早地拆除固定，肌肉牵拉，肢体过重，不恰当负重。

（2）处理：儿童矫正能力强，以观察为主；畸形轻则不予处理；畸形重则需手术矫正。

第二十七章　常见急症初级救治——关节脱位

郭　强　首都医科大学附属北京朝阳医院

一、常见的关节脱位

常见的关节脱位有 10 种：①肩关节脱位；②肘关节脱位；③髋关节脱位；④颞下颌关节脱位；⑤桡骨小头半脱位；⑥肩锁关节半脱位；⑦手指指尖关节脱位；⑧膝关节、踝关节骨折脱位；⑨寰枢半脱位；⑩腰椎或颈椎小关节脱位。

二、（闭合性）关节脱位在基层医院的诊疗现状

目前，（闭合性）关节脱位在基层医院的诊疗现状：①人体六大关节都容易受到外伤。②患者往往就诊于医院急诊科，但在临床工作中，受到相应主、客观因素的制约，有延误诊断和漏诊、漏治的情况。③可能合并的关节周围神经或血管损伤容易漏诊，复位手法不当易造成神经和血管损伤。④中医正骨影响较大，多以经验性诊疗优先，缺乏系统的专业评估和处理，不乏由未经专业培训甚至是非专科医生接诊的现象。⑤对于合并神经和血管损伤患者，有诊疗不准确的可能。⑥早期全身可合并复合伤、休克等，局部可合并神经血管损伤，晚期可发生骨化性肌炎、骨缺血性坏死和创伤性关节炎等，基层医生对这些问题的认识还不足。⑦基层医院还面临一些特殊情况：技术力量薄弱，辅助检查项目简单，缺乏专科意见；诊断主要依据病史和体格检查；比院前急救条件好，可以完成基础救治和高级生命支持；适合初级创伤救治；手法复位技术和相关培训不系统；麻醉和手术切开复位的条件有限。

三、（闭合性）关节脱位的诊断

诊断依据：①了解创伤机制，回顾病史；②评估全身状况；③评估局部情况；④辅助检查，如 X 线和 CT；⑤考虑是否有周围神经、血管及软组织创伤。

四、（闭合性）关节脱位的临床特点

症状多表现为疼痛、肿胀、关节活动障碍。可出现特有体征：①畸形，表现为关节脱位后肢体出现旋转内收或外展，外观变长或缩短等畸形，与健侧不对

称，关节的正常骨性标志发生变化；②弹性固定，因关节脱位后关节囊周围肌肉的牵拉，使患肢固定在异常的位置，被动活动时感到弹性阻力；③关节腔空虚。另外，可能合并神经血管损伤和内出血危险。

五、乡村诊疗思维

诊疗时需要考虑的内容：①了解创伤机制，明确病史和体格检查；②尽快做出初步诊断；③明确有效的急救措施和计划；④快速了解和记录创伤机制和诊疗过程；⑤快速决定是否转院以进一步诊疗。

六、急救措施

处理原则：做好初级创伤救治，包括评估和诊疗，给予基础生命支持，做好4项创伤基本技术。①保证呼吸道通畅，稳定循环；②初步评估和合理处理脱位关节周围神经和血管损伤；③条件允许时及时手法复位，并适当麻醉；④复位困难或失败的情况下，予以外固定保护并制动，如颈托制动以保护颈椎稳定。⑤恰当的外固定可以避免二次损伤；⑥手法复位前后一定要告知患者病情和预后，3次复位失败必须考虑手术治疗或转院行进一步治疗。

七、常见7种关节脱位的诊疗

1. 肩关节脱位

（1）临床特点：①肩关节疼痛、肿胀、局部压痛、关节功能障碍；②方肩畸形，与健侧不对称，关节的正常骨性标志发生变化，弹性固定，杜氏征阳性，可有腋神经麻痹体征；③需要专科紧急处理；④考虑是否合并关节盂和肱骨颈骨折损伤；⑤合并肢体活动感觉异常者要考虑腋神经损伤。

（2）急救措施：①评估全身情况，保持呼吸道通畅，稳定血液循环；②手法复位前一定要排除骨折，告知患者手术预案并让患者或家属签字；③条件允许时，可在局部麻醉下手法复位，常用足蹬手拉法；④复位成功后使用肩关节外固定制动2～3周，定期专科门诊复查；⑤2～3次手法复位失败者或有神经血管损伤者，考虑转院请专科会诊或行手术治疗；⑥手法要正确，动作要轻柔，避免暴力牵拉，防止骨折；⑦适当镇痛，肩周肌肉的放松是牵拉到位并成功复位的基础；⑧手法复位后做X线检查，确认复位并排除操作后的骨折；⑨清楚记录手法复位前后的诊疗过程并留档，为后续诊疗提供参考；⑩告知习惯性脱位的患者不要盲目自行复位，应拖住患肢，维持原位，尽快到骨科急诊就诊。

2. 肘关节脱位

（1）临床特点：①肘关节疼痛、肿胀，关节功能障碍；②前臂缩短，局部畸形，弹性固定，压痛，可合并尺神经损伤麻痹体征，肘后三角异常；③后脱位较常见；④早期诊断治疗很重要，尽可能完善影像学检查；⑤若肘关节脱位合并严重骨折或周围神经血管损伤，又不宜施行闭合复位的患者，应尽早手术治疗或转诊。

（2）急救措施：①评估全身情况，保持呼吸道通畅，稳定血液循环；②手法复位前一定要排除骨折，告知患者手术预案并让患者或家属签字；③条件允许时，可在局部麻醉下尽快实施手法复位；④复位成功后使用肘关节石膏外固定制动2～3周，定期专科门诊复查；⑤2～3次手法复位失败者或有合并伤，考虑转院请专科会诊或行手术治疗；⑥手法要正确，动作要轻柔，避免暴力牵拉，防止骨折或神经过度牵拉而损伤；⑦适当镇痛；⑧手法复位后做X线检查，确认复位并排除操作后的骨折；⑨清楚记录手法复位前后的诊疗过程并留档，为后续诊疗提供参考；⑩告知习惯性脱位的患者不要盲目自行复位，应拖住患肢，维持原位，尽快到骨科急诊就诊。

3. 髋关节脱位

（1）临床特点：①髋关节疼痛、肿胀，关节功能障碍；②下肢短缩，局部畸形，弹性固定，压痛，可合并坐骨神经损伤麻痹体征；③后脱位较常见；④早期诊断治疗很重要，尽可能完善影像学检查；⑤若合并严重骨折，需注意有无出血休克的危险，评估患者全身状况后再决定是否施行闭合复位，根据患者情况尽早手术治疗或转诊；⑥告知患者远期可能会发生股骨头坏死。

（2）急救措施：①髋关节脱位多数是严重创伤，必须评估患者的全身状况，保持呼吸道通畅，稳定血液循环；②手法复位前一定要排除骨折，告知患者手术预案并让患者或家属签字；③条件允许时，可在全身麻醉下尽快复位，以减少股骨头坏死的发生；④复位成功后使用髋关节牵引制动2～3周，3个月内避免负重活动，定期专科门诊复查；⑤手法复位失败者，考虑尽快转院，请专科会诊或行手术治疗；⑥手法要正确，动作要轻柔，避免暴力牵拉，防止骨折或神经因过度牵拉而损伤；⑦手法复位后做X线检查，确认复位并排除操作后的骨折；⑧清楚记录手法复位前后的诊疗过程并留档，为后续诊疗提供参考。

4. 肩锁关节脱位

（1）临床特点：①肩锁关节部疼痛、肿胀，关节功能障碍；②锁骨外上端高突畸形，与健侧不对称，关节的正常骨性标志发生变化，弹性固定，用手指按压锁骨外端有弹性感；③隐蔽的脱位损伤可影响肩关节功能，需要专科医生紧急处理；④考虑是否合并骨折；⑤半脱位者可保守治疗。

（2）急救措施：①评估创伤机制，行体格检查；②悬吊患肢予以制动和保护；③X线片可见锁骨外端向上翘起者为半脱位，可以考虑保守治疗；④X线片可见锁骨外端完全离开者为完全脱位，应手术治疗。

5. 桡骨小头关节（上尺桡关节）半脱位

（1）临床特点：①6岁以下儿童多见，有肘关节脱位史，肘关节部位疼痛，关节功能障碍；②局部畸形体征不明显，肘外旋和屈伸活动受限，患肢不能上举，不能抓物；③隐蔽的半脱位损伤，可影响关节功能，需尽快处理；④特殊情况下需考虑是否除外骨折损伤；⑤半脱位以手法复位为主，若再次受外伤则易复发。

（2）急救措施：①评估创伤机制，行体格检查；②悬吊患肢，予以制动和保护；③X线检查桡骨小头外上分离、外端向上翘起者为半脱位，可考虑保守治疗；④一般不需要局部麻醉，适度牵引后可成功手法复位，2～3周适当固定，保持关节稳定，避免关节再次脱位。

6. 颞下颌关节脱位

（1）临床特点：①张口不能闭合，不能说话和吞咽；②局部疼痛和压痛，口涎外溢，颏部向前突出，下颌小头位置有空凹；③分单侧脱位和全脱位；④由颞下颌关节的韧带、关节囊、关节盘附着松弛，或关节窝变浅、关节突易滑出关节窝导致；⑤较为常见，部分患者为习惯性脱位。

（2）急救措施：①评估创伤机制，行体格检查；②习惯性脱位者可一边刷牙一边活动口腔，多数情况下3min即可恢复；③两拇指深入口中，先往外拉，再向外上方推送，即可将关节推回原位；④一般不需要局部麻醉，适度牵引后可成功手法复位，2～3周适当固定，保持关节稳定，避免关节用力、劳累，防止再次脱位。

7. 手指指间关节脱位

（1）临床特点：①手指指间关节疼痛、肿胀，关节功能障碍；②手指短缩，局部畸形，弹性固定，压痛，活动受限；③以前脱位较常见；④早期诊治很重要，尽可能完善影像学检查；⑤可能合并关节囊撕裂、骨折或肌腱损伤。

（2）急救措施：①评估创伤机制，行体格检查；②必要时行关节腔内局部麻醉，多数情况下适度牵引后可成功手法复位；③复位后用手指夹板固定3周，保持关节稳定，避免关节用力、劳累，防止再次脱位。

第二十八章　常见急症初级救治——急性软组织损伤的处理

袁　伟　首都医科大学附属北京朝阳医院

一、概述

1. 定义　急性软组织损伤指肌肉、肌腱、韧带、筋膜、腱鞘、血管、神经等组织的损伤。常由于姿势不协调或遭受暴力直接撞击而引起，可分为闭合性软组织损伤和开放性软组织损伤。

2. 分类

（1）闭合性软组织损伤

1）定义：受伤部位皮肤或黏膜完整，无裂口与外界相通，损伤时的出血积聚在组织内，称为闭合性损伤。

2）常见损伤：挫伤、肌肉拉伤、关节韧带扭伤、滑囊炎、腱鞘炎等。

3）处理原则：依据损伤局部病理过程不同，采取不同措施。

（2）开放性软组织损伤

1）定义：受伤部位皮肤或黏膜破裂，伤口与外界相通，有组织液渗出或血液自创口流出，称为开放性损伤。

2）常见损伤：擦伤、撕裂伤、刺伤、切割伤等。

3）处理原则：止血、清创、预防感染。

3. 病理分期

（1）组织损伤和出血期：多发生在组织撕裂或断裂处，如撕裂的肌肉组织、关节囊、韧带等。出血量从数毫升到数百毫升不等，出血一般在24h后停止。

（2）炎症反应及肿胀期：出血停止后，组织即发生反应性炎症、局部血管扩张、吞噬细胞增加。由于组织间的淋巴管有损伤性阻塞，渗出液及漏出液排出受阻，此时组织不仅有局部出血肿胀，同时还有炎性水肿。

（3）血肿机化期：当局部组织的炎症反应和水肿逐渐消退后，成纤维细胞分裂增生，肉芽组织形成，血肿机化。

（4）瘢痕形成期：创伤后期，瘢痕形成或瘢痕挛缩，可能会引起关节活动受限，并使受伤组织功能变弱。

4. 诊断要点

（1）病史：急性扭伤、挫伤或慢性劳损。

（2）症状：软组织损伤的共性症状是损伤局部疼痛和活动障碍。急性期疼痛较剧烈，主要原因是局部损伤的炎症因子释放所致；慢性期可无明显疼痛或仅有活动时疼痛，此时的疼痛多由于瘢痕组织牵拉引起。

（3）体征：损伤早期主要是损伤部位皮下淤血或出血，局部肿胀或压痛，后期可有瘢痕、挛缩与粘连，肌肉萎缩和肌力减退，关节稳定性下降，运动能力减退等。

（4）辅助检查：B超可发现较深部组织内通过体格检查不易检出的出血及出血量，并可为穿刺和手术清除血肿准确定位；X线片可看到软组织肿胀，并排除骨折；MRI可准确分辨软组织出血、水肿状况，以及其他检查不易发现的肌腱和韧带损伤。

二、闭合性软组织损伤的处理

1. RICE 原则

（1）"R"（rest）指休息、局部制动，可减少局部组织出血和水肿，同时减轻疼痛。

（2）"I"（ice）指冰敷、冷疗，可限制出血和减少渗出，减轻炎症反应，减轻由出血和渗出引起的疼痛和肿胀，降低局部组织代谢，又有明显的止痛作用。在受伤后48h内，每隔2～3h冰敷15～20min。

（3）"C"（compression）指加压包扎，可减少组织内出血和肿胀。

（4）"E"（elevation）指抬高患肢，可减慢血流速度，减少出血和肿胀。

2. 禁止做的项目——HARM原则

（1）"H"（heat）指热疗。忌热敷、使用热膏等，受伤后使用红花油是个误区，会加重或引发局部炎症。

（2）"A"（alcohol）指酒精。急性损伤期不能饮酒，酒精会兴奋神经，引起心跳加快，供血增加；酒精虽然有麻痹作用，但是会刺激血管，影响血液功能，不利于组织愈合。

（3）"R"（run）指跑动或训练。受伤后损伤部位需要有一段时间的休息，跑步或其他相关运动会加重病情。

（4）"M"（massage）指按摩。在损伤早期按摩会刺激组织，重新导致组织肿胀。按摩适宜在急性期后，向心性轻柔地推拿损伤部位，可帮助其恢复。

3. 不同时期的处理原则

（1）早期（伤后24h以内）

1）临床表现：损伤局部的红肿热痛和功能障碍。

2）处理原则：制动、止血、防肿、镇痛、减轻炎症。

3）处理措施：冷敷、加压包扎、抬高患肢。

4）冷敷材料：冰袋、冷水等。

（2）中期（伤后 24～48h）

1）临床表现：急性炎症已消退，仍有淤血或肿胀。

2）处理原则：改善局部血液循环，促进组织再生，加速淤血及渗出液的吸收，防止粘连。

3）方法：理疗、针灸、按摩、外敷中草药、痛点药物注射。

（3）晚期（受伤 48h 后）

1）临床表现：肿胀疼痛已经消失，但功能尚未完全恢复，锻炼时仍感疼痛、酸胀和无力，个别患者出现伤部僵硬或运动功能障碍。

2）治疗原则：恢复、增强肌肉关节的功能。

3）治疗方法：按摩、理疗、功能锻炼，辅以中草药熏洗。

三、开放性软组织损伤的处理

1. 擦伤　创口较浅、面积较小的擦伤，可用生理盐水清洗创口，创口周围用 75% 酒精或碘伏消毒，无须包扎，暴露待干即可；面部擦伤不要使用龙胆紫；关节附近的擦伤经消毒处理后，多采用消炎软膏涂抹，并用无菌敷料覆盖包扎；创口中若有煤渣、细砂、刺花等异物时，要用生理盐水冲洗干净，必要时可用消毒的毛刷刷净，创口可用过氧化氢消毒，创口周围用 75% 酒精消毒，最后用凡士林纱条覆盖创口并包扎；创口较深，污染严重时，应注射破伤风抗毒血清。

2. 撕裂伤　以头面部皮肤撕裂伤多见。创口较小，先消毒，使用创可贴即可；创口较大，必须止血，缝合创口；若伤情和污染严重，不要现场清理；伤口较深，创面较大，出血较多，需填塞压迫并包扎止血；创口较深，先注射破伤风抗毒血清，再予以抗生素治疗。

3. 刺割伤

（1）头部：头皮损伤出血量较大，需要用厚敷料压迫止血，尽早缝合；如有异物穿入颅内，不要轻易拔出，将其远端固定后迅速转送医院处理。

（2）颈部：极度危险，可在极短时间内死亡。

（3）胸部：需警惕出现气胸。最简便的处理方法是用粗针头在患侧的第 2、3 肋之间穿刺放气。割伤造成的开放性气胸，应尽快封闭伤口。现场急救时，令患者深吸气，临时用手按住伤口，再迅速用多重纱布填塞封闭，然后用胶布固定，用绷带绑紧。

（4）腹部：伤口小有肠管脱出，可用碗覆盖包扎；伤口大有肠管脱出，可直接将其回纳入腹内；有尖刀等刺入时，不可直接拔出。

四、几种常见损伤

1. 颈部急性损伤

（1）病因：①颈部突然过度活动，如屈伸、旋转等；②挥鞭式损伤，如车祸等；③间接式损伤，如头部撞击等；④寒凉等外界因素刺激；⑤持续异常体位导致肌肉痉挛，如俗称的"落枕"。

（2）病理：肌纤维或韧带撕裂、肌肉痉挛、局部水肿或血肿。

（3）临床表现：颈部疼痛，斜颈或异常姿态，颈部活动受限，肌肉肿胀或痉挛，单一或沿肌肉走行处出现压痛点，咽后壁肿痛，恶心、头晕、耳鸣等交感神经症状，X线检查无异常。

（4）治疗：①休息、制动，必要时使用颈托固定；②口服镇痛药或肌肉松弛药；③中药外敷或内服，活血化瘀，消肿止痛；④严重疼痛者可封闭治疗；⑤初期禁止按摩、理疗，48h后方可进行。

2. 急性腰肌扭伤

（1）定义：腰部肌肉、韧带、筋膜和椎间关节的急性损伤。常见有急性腰肌扭伤、韧带损伤和椎间关节紊乱。

（2）病因：劳动或运动中爆发用力；体位突然改变；外来暴力使腰部过度活动。

（3）病理：肌肉纤维或附着点撕裂。

（4）临床表现：①腰部疼痛，前屈时加重；②腰前曲消失或侧凸；③腰部活动受限，呈僵直态；④肌肉肿胀或痉挛；⑤单一或沿肌肉走行处出现压痛点；⑥无神经根性症状或体征；⑦X线等检查无异常。

（5）治疗：参照颈部急性损伤。注意卧床休息。

3. 急性腰部韧带损伤

（1）病因：肌肉无力或无充分准备情况下，腰部过度活动而引起。

（2）临床表现

1）棘上韧带损伤：①好发部位为胸腰段；②压痛位置表浅，在棘突尖；③屈、伸位检查显示压痛程度不变；④屈膝屈髋试验阴性。

2）棘间韧带损伤：①好发部位为腰骶部；②压痛位置深，在棘突间；③屈、伸位检查显示前屈时压痛减轻；④屈膝屈髋试验阳性。

3）后纵韧带和纤维环损伤：①咳嗽、喷嚏、大笑等动作时腰痛加重；②前屈或旋转活动受限；③屈颈试验阳性；④深压痛、间接压痛阳性。

（3）治疗：参照颈部急性损伤。注意卧床休息，后纵韧带与纤维环损伤须固定6周。

4. 椎间关节错乱

（1）病因：偶然动作导致椎间关节滑膜嵌顿。

（2）临床表现：①腰部剧痛、僵直，或强迫体位；②腰后伸、旋转受限；③腰侧凸，棘突偏歪；④压痛、叩击痛阳性；⑤X线检查见关节间隙不对称。

（3）治疗：斜扳、牵抖、背法；休息，理疗，按摩或药物治疗等。

5. 肌筋膜炎

（1）定义：主要累及白色纤维组织的无菌性炎症，以软组织疼痛、肌肉痉挛为主要表现的慢性疾病。

（2）病因：急性损伤，慢性劳损，感染，风湿病，寒冷或潮湿，精神紧张。

（3）临床表现：①局部疼痛、晨僵，疲劳、寒湿、持久体位则加重，休息、温热、活动则减轻；②广泛、散在的压痛点；③肌肉痉挛；④功能轻度受限或正常；⑤辅助检查正常。

（4）治疗：同颈、腰急性损伤。严重和陈旧者应行软组织松解术。

第二十九章　常见急症初级救治——冷敷法与热敷法

袁　伟　首都医科大学附属北京朝阳医院

一、皮肤的解剖与生理

1. 皮肤特点　皮肤位于人体表面，是人体最大的器官，具有多方面的功能。皮肤的附属器包括毛发、皮脂腺、汗腺、顶泌汗腺和指（趾）甲。

2. 皮肤组织　皮肤组织由表皮、真皮和皮下组织组成。

（1）表皮：由外向内分为角质层、颗粒层、棘层和基底层。

（2）真皮：主要由结缔组织组成，包括胶原纤维、弹力纤维及基质。神经、血管、淋巴管、肌肉、毛囊、皮脂腺以及大小汗腺均位于真皮结缔组织内。

（3）皮下组织：又称皮下脂肪层，由脂肪小叶及小叶间隔组成。

3. 皮肤生理

（1）保护作用：皮肤在人体形成与外界之间的屏障，可以为人体提供物理性保护、化学性保护、机械性保护和生物性保护。脂膜在皮肤的保护中起重要作用。

（2）吸收作用：有害物质可以通过皮肤吸收而致病，如有机磷中毒；外用药可以通过皮肤吸收治疗疾病。

（3）分泌和排泄作用：皮肤通过皮脂腺和汗腺分泌皮脂和汗液。其中汗液99% 为水分，pH 为 4.5～5.5。

（4）其他作用：感觉功能，如痛觉、触觉等；代谢功能，如蛋白质代谢、葡萄糖代谢、脂代谢；调温功能；免疫功能，如淋巴细胞、朗格汉斯细胞及角质形成细胞形成人体免疫屏障。

二、冷敷法

冷敷法是让机体接受寒冷刺激，以改变各系统的体液循环和新陈代谢活动，达到治疗目的的一种方法，同时还可使患者感到身体舒适、情绪稳定。

1. 原理　通过冷刺激使局部血管和毛细血管收缩，减轻局部充血或出血，控制炎症的扩散，抑制神经细胞的感觉功能，减轻疼痛，具有降温、止血、止痛、防止继发感染和血肿增大等作用。

2. 目的

（1）减轻局部出血：冷敷使血管收缩，血流减慢，血液黏稠度增加，有利于血液凝固而控制出血。适用于扁桃体摘除术后、鼻出血、局部软组织损伤早期。

（2）减轻局部肿胀和疼痛：适用于烫伤、软组织挫伤、急性损伤初期。头部冷疗可降低脑细胞代谢，提高脑组织对缺氧的耐受性，减少脑细胞损伤。

（3）控制炎症：使局部血流减少，降低细胞新陈代谢和细菌活力，限制炎症扩散。适用于炎症早期。

（4）降温：冷刺激直接与皮肤接触，通过物理作用使体温降低。头部使用冰帽可以减轻脑水肿。适用于高热、中暑等。

3. 常用冷敷方法 物理冰袋、化学冰袋、用湿冷的毛巾湿敷、温水擦浴、乙醇擦浴、冰毯机降温、冰帽等。

4. 禁忌证

（1）局部血液循环不良：冷疗可加重局部血液循环障碍，引起局部组织变性和坏死。

（2）慢性炎症或深部化脓性病灶：减少局部血流量，妨碍炎症吸收。

（3）水肿：可使血管收缩，血流减少，影响细胞间液的吸收。

5. 禁忌部位 ①枕后、耳郭和阴囊处，防止出现冻伤；②心前区，可能会引起反射性心率减慢、心房或心室颤动、房室传导阻滞等；③腹部，可能会引发腹泻；④足底，可能会引起反射性末梢血管收缩或一过性冠状动脉收缩。

6. 观察指标 ①患者病情；②冷疗的时间、部位；③患者对冷的敏感性；④患者的心理反应和合作程度，以及家属的态度和能力。

7. 注意事项 ①局部血液循环不良、慢性炎症或深部有化脓病灶时禁用冷敷；②枕后、耳郭、阴囊处忌用冷疗；③对冷比较敏感、心脏病、体质虚弱者慎用。

8. 并发症

（1）局部冻伤

1）原因：局部体温下降，末梢循环不良，小动脉痉挛，造成局部组织缺血、坏死；冰袋温度太低，持续冷敷时间太长，可使局部营养、生理功能和细胞代谢发生障碍，严重者出现组织坏死。多见于老年人、幼儿、感觉迟钝及昏迷患者。

2）临床表现：局部皮肤颜色青紫，感觉麻木，局部僵硬，甚至发生组织坏死。

3）预防和处理：①冷敷时间不能过长，每3～4h冷敷一次，每次20～30min；②及时观察冷敷部位的皮肤情况，如出现皮肤青紫、感觉麻木，则提示静脉淤血，应及时停止冷敷；③发生冷刺激过敏或者末梢血管功能异常时，禁止冷敷；④选择头、颈、腋窝、腹股沟、胸部（避开心前区）或者四肢等部位冷敷，不选择手、足、枕后、耳郭、阴囊等部位；⑤出现冻伤立即停止冷敷，轻者予以保暖，重者遵医嘱对症治疗。

（2）全身反应

1）原因：冷敷温度过低、持续时间过长引起。多见于年老体弱者及婴幼儿。

2）临床表现：寒战、面色苍白、体温降低等。

3）预防和处理：定时观察并询问患者，一旦发现全身反应，立即停止冷敷，给予保暖等处理。

（3）局部压疮

1）原因：翻身时冰袋不慎被压在身下，身体受压时间过长而引起。

2）临床表现：局部压痕、疼痛不适。

3）预防和处理：按时翻身，仔细检查冰袋，避免被患者压在身下；缩短冰敷时间，经常更换冰敷的部位；考虑改用化学冰袋或盐水冰袋。

（4）化学制冷袋药液外渗损伤皮肤

1）原因：药液外渗。

2）临床表现：皮肤潮红和水疱形成。

3）预防和处理：使用前确保制冷袋完好无渗漏；使用过程中注意观察，如嗅到氨味应立即更换；皮肤潮红处用食醋外敷；如果出现水疱，可在消毒后用无菌注射器抽出渗出液，并加盖无菌纱布。

三、热敷法

热敷法是利用高于人体温度的物质作用于机体的局部或全身，以达到促进血液循环、消炎、解痉和增进舒适目的的一种治疗方法。

1. 原理　热敷可以使体表温度升高，皮下组织舒展，痉挛的毛细血管松弛扩张，血流加快，新陈代谢加快，促进病变部位组织消肿、止痛及瘢痕组织软化等。

2. 目的　①使局部血管扩张，改善局部血液循环，促进炎症消散；②温热可以降低痛觉神经兴奋性，减轻疼痛；③减轻深部组织充血；④对于老年人、婴幼儿、体温过低及末梢循环不良者，可使用热敷保暖，使患者感到舒适。

3. 常用方法　硫酸镁热湿敷、热水坐浴、热水袋、烤灯、温水浸泡等。

4. 禁忌证　①软组织扭伤、挫伤早期；②未经确诊的急性腹痛；③鼻周围三角区感染；④内脏出血；⑤恶性肿瘤；⑥治疗部位有金属移植物；⑦心、肝、肾功能不全者。

5. 观察指标　①患者病情；②热疗法的时间和部位；③患者对温度的敏感性；④患者的心理反应和合作程度，家属的态度和能力；⑤患者不舒服的程度和关节活动度。

6. 并发症

（1）烫伤：表现为局部皮肤发红，出现大小不等的水疱。烫伤是热敷最常见的并发症。

1）原因：①局部温度过高；②末梢循环不良、老年人、婴幼儿、感觉迟钝、麻醉未清醒及昏迷患者，由于感受性差，容易被热敷器具烫伤。

2）预防及处理：①向患者解释治疗目的及意义，说明注意事项，保证热疗的安全。②准确测量水温，不能单凭感觉，一般在60～70℃，感觉迟钝和昏迷患者，不能超过50℃。③在热水袋外面隔一层毛毯或厚毛巾，忌用薄布包裹，避免热水袋直接与皮肤接触。④严密观察患者皮肤及生命体征的变化，定时检查皮肤。⑤皮肤发红者，应立即停止热敷，并局部涂抹凡士林保护皮肤，可以给予局部冷敷。如果有水疱，按照Ⅱ度烫伤治疗。

（2）其他并发症：因对热敷的适应证掌握不当而出现，如：肌内注射青霉素后，注射局部发生硬结，采用热敷的方式促进药物吸收，反而出现局部过敏反应；化疗药物外漏后，误用热敷会导致皮肤大面积坏死。

第三十章 常见急症初级救治——自缢急救

王　涛　首都医科大学附属北京朝阳医院

一、定义

自缢也称缢死或绞杀，常见为上吊自缢。多因心理情绪因素引起，或见于有妄想症状的精神疾病患者。自缢可以导致脑部及全身各器官严重损害，但由于缢绳粗细、自缢者的体重及自缢时间的长短不同，最终导致的损伤程度会有所不同。

二、临床表现

自缢时间短，主要表现为面色发绀、双眼上翻、舌轻度外吐、呼吸停止、心搏微弱、意识不清。一般情况下，很快意识丧失，但不会立即死亡。死亡常发生在自缢后5～10min。若在较短时间内被发现并接受有效的心肺复苏，可很快苏醒，但醒后可出现视力消失、结膜充血水肿、声音嘶哑、吞咽疼痛感，并伴有头痛、头晕、耳鸣，颈部有明显充血或出血痕迹。

自缢时间长，自缢者可出现阵发性痉挛，或伴有强直性痉挛，甚至角弓反张、昏迷、呼吸困难、双侧瞳孔极度缩小或不等大，对光反射迟钝或消失，呼吸、心搏停止。如合并颈椎骨折、脊髓损伤，可出现呼吸麻痹、瘫痪、排尿困难甚至瞬间死亡。此时，抢救将十分困难，甚至难以救治。

三、病理机制

自缢是机械性窒息，主要病理改变为大脑急性缺血缺氧引起脑水肿和脑疝，同时出现各脏器淤血。此外，浆膜和黏膜下可出现点状出血，以胸膜和心外膜下出血最常见。大脑皮质、苍白球、纹状体、丘脑及小脑可出现广泛缺氧性改变。主要的致死机制有以下4点。

1. 绳索紧勒自缢者的颈部，引起呼吸道堵塞，造成严重呼吸困难和窒息。

2. 颈静脉、颈动脉因绳索压力而迅速闭塞，全脑缺血，意识迅速丧失，最终因脑部缺血缺氧而死亡。

3. 两侧颈动脉窦压力感受器、迷走神经及其分支被绳索压迫或牵引，导致反射性呼吸和心搏骤停而死亡。

4. 悬吊引起颈椎骨脱位甚至颈椎骨折，颈部脊髓撕裂可导致高位截瘫、呼吸肌麻痹，甚至瞬间死亡。

四、紧急救治

一旦发现自缢者，切不可惊慌，应立即从其背部托起并抱住自缢者，松解或割断缢绳，将自缢者就地平放或放置于硬板床上，松解其衣领和腰带，快速判断有无呼吸、心搏。

若自缢者仍有心搏，应将其下颌抬起，保持呼吸道通畅，并给予吸氧；若无呼吸、心搏，应立即行心肺复苏。

在解救的过程中，务必保持颈椎稳定，防止颈椎受伤。如患者悬挂于高处，解救时应防止坠落伤。

五、后续治疗

后续治疗主要是在病房或监护室对自缢者进行高级生命支持。此阶段容易出现复苏后综合征，主要表现为缺血缺氧性脑病，如脑水肿、癫痫等。对缺血缺氧时间较长出现意识障碍者，可进行亚低温治疗。另外，通过毒物检测判断自缢者是否服过毒。

同时应注意，自缢者往往有一定的心理问题，应对其进行相应的心理治疗，防止其再次自伤或自杀。

第三十一章 中毒急救——食物与药物中毒

何新华 首都医科大学附属北京朝阳医院

一、食物中毒

1. 概念 食物中毒是指摄入了含有生物性、化学性有毒有害物质的食品或把有毒有害物质当作食品摄入后出现的非传染性急性、亚急性疾病。

2. 特点 食物进入体内的速度和量不同，可有不同临床表现。

（1）潜伏期短：食物中毒潜伏期多在4～6h，一般不超过3天，但某些慢性蓄积性中毒潜伏期可长达5～7天。无论是个人还是集体食物中毒，都呈突发或暴发的特点。

（2）前驱期短或无前驱期：一般发病快，病程短，多数于进食后感到不适，很快出现某种中毒所固有的特征。若采取及时有效的措施，可很快恢复或痊愈。

（3）临床症状基本相同：同一病因的同类食物中毒症状相同，不同病因的非同类食物中毒症状基本相同，多见急性胃肠炎，兼有神经系统症状。

（4）与中毒的食物有明显的直接关系：凡食物中毒者均进食了同种食物，未进食该种食物者不发病。在流行病学调查中，可以找到致病的中毒食物。

3. 分类 根据引起食物中毒的病原不同，临床上将食物中毒分为5类。

（1）细菌性食物中毒：沙门菌、志贺菌、副溶血性弧菌、变形杆菌、蜡样芽孢杆菌、致病性大肠埃希菌、肉毒杆菌及其他细菌性食物中毒。

（2）真菌性食物中毒：麦角、赤霉病麦、霉玉米、霉变甘蔗、霉变甘薯、黄曲霉毒素中毒等。

（3）植物性食物中毒：毒蕈、发芽马铃薯、含氰苷植物（果仁、木薯等）、菜豆、桐油、白果、曼陀罗及莨菪子等食物中毒。

（4）动物性食物中毒：河豚、含高组胺鱼类、贝类、鱼胆、鱼肝、动物甲状腺中毒等。

（5）化学性食物中毒：有机磷、有机汞、砷化物（砒霜等）、锌、亚硝酸盐类、甲醇、乙醇、氯丙嗪中毒等。

4. 诊断依据 对食物中毒调查所获得的资料，进行流行病学分析，再结合各类食物中毒的特点综合判断，其判定依据主要有以下2个方面。

（1）食物中毒与进食的关系：中毒者在相近的时间内均食用过某种有毒

食品，未食用者不发病，发病者均是食用者，停止食用该种食物后，发病很快停止。

（2）食物中毒特征性的临床表现：发病急剧，潜伏期短，病程亦较短，同一起食物中毒的患者在很短时间内同时发病，很快形成发病高峰，有相同的潜伏期，并且临床表现相似，一般无人与人之间直接传染，其发病曲线无尾峰。根据发病曲线的不同形态，可以推测发病的不同暴发方式。

5. 诊断与鉴别诊断　食物中毒的确定应尽可能有实验室资料。如果采样不及时、采不到剩余中毒食品或患者已用过药而未能得到检验资料的阳性结果，可通过流行病学分析判定为原因不明的食物中毒。对此类中毒，流行病学的分析报告至关重要，必要时由 3 名副主任医师以上的食品卫生专家进行评定。根据发病症状和体征，可将各种食源性疾病大致分为 6 类综合征。不同类型的食物中毒会有不同的表现。

（1）上消化道综合征：起病较急，以恶心、呕吐为主要症状，常伴有头痛、头晕、乏力等全身症状，也可伴有腹痛、腹泻等症状。多见于各种化学毒物或细菌毒素引起的食源性疾病，如重金属中毒、亚硝酸盐中毒、蜡样芽孢杆菌食物中毒、金黄色葡萄球菌食物中毒等。

（2）下消化道综合征：以腹痛、腹泻为主要症状，可伴有恶心、呕吐、食欲减退、头痛、头晕、不适、乏力、口渴等全身症状，以及畏寒、发热、肌肉酸痛等感染症状。发病较急，多见于病毒性、细菌性、寄生虫性肠道感染疾病，如产气荚膜梭菌肠炎、致病性大肠埃希菌肠炎、沙门菌病、副溶血性弧菌食物中毒等。

（3）神经综合征：突发性或进行性发病，以视物模糊、肢端麻木和神经麻痹为主要症状，有时可伴有胃肠道症状、全身症状和其他神经性症状。多见于各种农药和有毒植物引起的食源性疾病，也可见于某些真菌和少数细菌毒素引起的中毒性疾病，如有机磷中毒、氨基甲酸酯中毒、麻痹性贝类中毒、毒蕈中毒、河豚中毒等。

（4）全身感染性综合征：突发性或进行性发病，主要表现为发热、畏寒、全身不适和肌肉关节酸痛等，常伴有乏力、头痛、头晕、食欲下降等全身症状和胃肠道症状等。多见于细菌、病毒、寄生虫引起的感染性疾病，如布鲁菌病、李斯特菌病、伤寒与副伤寒、甲型肝炎、弓形虫病等。

（5）过敏性综合征：发病较急，主要症状为脸颊潮红和皮肤瘙痒，可伴有胃肠道症状，全身症状可有可无，有时出现面部水肿等症状。多见于组胺中毒、谷氨酸钠中毒、烟酸中毒等。

（6）咽喉与呼吸道综合征：突发性或进行性发病，主要表现为口唇、口腔与咽喉部烧灼感，以及咽喉痛等症状，可伴有胃肠道症状及发热、皮疹等。多见于某些化学性中毒和细菌感染等。

6. 诱导性食物中毒的特点

（1）多见于低龄学生群体，以及护送、料理发病者的部分脆弱人群。

（2）因与个别确诊病例或已出现某些异常情况的人有关联，而因精神因素诱发所致。

（3）被诱导者通常缺乏识别能力，在被诱导或暗示的作用下，可以自觉或非自觉地感受到某些诱导综合征的存在。

（4）临床表现为非特异性的主观感觉异常，如腹痛、腹部不适、恶心等。

（5）往往缺少客观临床体征和实验室检验指标，不符合各类食物中毒临床综合征的发病特点。

二、药物中毒

1. 概念　进入人体的药物达到中毒剂量产生组织和器官损伤而引起的全身性疾病称为药物中毒。根据药物的剂量和进入体内的时间不同，可分为急性中毒和慢性中毒。

2. 致病因素与发病机制　药物可通过消化道、呼吸道、注射及其他人体部位（皮肤、黏膜、直肠、眼睛等）进入体内。毒物被吸收入血液后，在肝脏经过氧化、还原、水解、结合作用，经尿液、汗液、唾液、乳汁等途径排出。大多数毒物经过机体代谢后毒性会减低，但个别毒物除外，如对硫磷氧化后毒性反而增强。

进入体内的毒物可引起机体发生一系列病理生理改变。强酸、强碱类物质可通过局部激惹和腐蚀作用导致细胞变性坏死；一氧化碳、硫化氢、氰化物等可阻碍氧气的吸收和运输；有机溶剂被吸入后，可经血-脑脊液屏障进入脑组织，抑制脑细胞功能；磷酸盐杀虫剂可抑制胆碱酯酶活性；氰化物可抑制细胞色素氧化酶活性；活性炭可使线粒体、内质网变性，导致干细胞坏死；百草枯可致脂质过氧化，出现肺纤维化及多器官功能障碍综合征。

3. 临床表现　不同的毒物可能会引起相同的症状表现，而不同的症状表现则可能是同一毒物引起。

（1）中毒综合征：①中枢神经系统症状，如麻醉药、三环类抗抑郁药、抗惊厥药、降血糖药等可引起昏迷，精神类药物、可卡因等可引起幻觉，阿托品、水杨酸类药物可引起高热；②心血管系统症状，如洋地黄、奎尼丁、三环类抗抑郁药、可卡因等可引起心律失常，可卡因、黄酮类药物、三环类抗抑郁药可引起心动过速，β受体阻滞药、钙通道阻滞药可引起心动过缓，抗高血压药、麻醉药可引起低血压；③消化系统症状，如杀虫剂可引起唾液分泌增加，抗组胺类药物则可引起唾液分泌渐少，而几乎所有的有毒物质都会引起恶心、呕吐、腹泻等；④呼吸系统症状，如中枢神经抑制类药物可引起肺通气量降低，而水杨酸盐、可卡因、尼古丁等则可引起过度通气；⑤其他系统症状，如阿托品、可卡因可引起瞳孔扩大，麻醉药、有机磷杀虫剂则可引起瞳孔缩小，亚硝酸盐、苯胺染料可引起皮肤黏膜发绀，四氯化碳、苯、吩噻嗪等可引起黄疸。

（2）抗胆碱能综合征：阿托品、东莨菪碱、金刚烷胺、抗抑郁类药物、抗组胺类药物等可引起高热、谵妄、言语不清、瞳孔扩大、血压升高、心动过速、尿潴留、肠鸣音减弱等症状，严重者可出现癫痫。

（3）其他症状表现：阿片类物质、酒精等中毒，可引起体温降低、血压降低、瞳孔缩小、昏迷、肺水肿、肠鸣音减弱等症状。

4. 治疗　①阻止毒物再次进入体内，切断中毒源，清除毒物。发生吸入性中毒，应尽快离开中毒环境，保持呼吸道通畅并给予吸氧；发生皮肤污染中毒，应清洗污染的皮肤和毛发。②实施复苏，稳定患者的生命体征。③尽快使用有效的解毒药，如一氧化碳中毒给予高压氧治疗，有机磷农药中毒使用解磷定或阿托品。若无特异性解毒药，可使用吸附药、沉淀药、催吐药、泻药、利尿药等非特异性解毒药。④若无有效的解毒药，应对患者做好对症支持治疗。

第三十二章 意外事故急救——中暑的识别和处理

一、定义

中暑是指高温、高湿环境下，以人体体温调节中枢功能障碍、散热功能衰竭和水、电解质丢失过多为主要表现的急性热损伤性疾病。

二、病因与发病机制

1. 病因　可致机体热负荷增加或散热功能发生障碍的因素均可诱发中暑，如高温气候、高温辐射作业（干热）环境及高温高湿作业（湿热）环境等。常见于温度＞32℃、湿度＞60%、通风不良及长时间或强体力劳动的情况下。老年人、孕产妇、婴幼儿，以及心脑血管疾病、糖尿病、皮肤病、甲状腺功能亢进和营养不良患者均易诱发。

2. 发病机制　在下丘脑体温调节中枢的作用下，人体体温会恒定在36～37℃，这是机体产热和散热平衡的结果。高温环境会导致机体体温调节功能出现障碍，使体温显著升高，出现肌肉痉挛、头痛、无汗、晕厥等多器官功能障碍。

（1）对中枢神经系统的影响：高温可抑制中枢神经系统。初期表现为注意力不集中，对外界反应不敏感，工作能力下降，动作的准确性和协调性差；体温升高到一定程度可出现谵妄、狂躁、深度昏迷等严重表现。

（2）对心血管系统的影响：高温可引起心肌缺血、坏死，促发心律失常、心力衰竭；心排血量降低，输送到皮肤血管的血流量渐少又会影响机体散热。

（3）对呼吸系统的影响：过度换气会发生呼吸性碱中毒，严重者出现呼吸窘迫综合征。

（4）对泌尿系统的影响：高温使心排血量降低，肾血流量渐少，肾小球滤过率下降，尿液浓缩，出现蛋白尿、管型尿；横纹肌溶解可导致肌红蛋白尿，严重者出现急性肾衰竭。

（5）其他影响：出汗是高温环境中散热的主要途径，而大量出汗会导致机体丢失过多的水和电解质，出现低钠血症等。

三、临床表现

中暑可分为 3 级：先兆中暑、轻症中暑和重症中暑。

1. 先兆中暑　在高温作业场所劳动一段时间后，出现大汗、口渴、头晕、耳鸣、胸闷、心悸、恶心、乏力、注意力不集中等一系列症状，体温正常或略有升高（不超过 37.5℃）。

2. 轻症中暑　除先兆中暑的症状外，还表现为体温≥38℃，面色潮红，皮肤灼热，甚至出现呼吸、循环衰竭的早期表现，包括四肢湿冷、面色苍白、血压下降、脉搏增快等。若及时处理，往往可于数小时内恢复。

3. 重症中暑　死亡率 5%～50%，如果不及时救治，将会危及生命。重症中暑又分为 3 种类型：热痉挛、热衰竭和热射病。

（1）热痉挛：主要表现为严重的肌痉挛伴有收缩痛。肌痉挛以经常活动的四肢和腹部等肌肉为多见。热痉挛常发生于炎热季节刚开始而机体尚未热适应前，也多见于在高温环境下从事劳动且大量出汗的年轻人。

（2）热衰竭：常发生在老年人及未能热适应者，起病较急，先有眩晕、头痛、突然晕倒，平卧并脱离高温场所可逐渐清醒。患者面色苍白，皮肤冷汗，脉弱或缓，血压偏低，但脉压正常。

（3）热射病：典型表现为高热、无汗和意识障碍。前期可以有一系列先兆中暑、轻症中暑的症状，继而体温迅速升到 41℃及以上，出现嗜睡、谵妄或昏迷。同时，皮肤干热、无汗，呈现潮红或苍白，周围循环衰竭时出现发绀。脉搏明显加快，休克时血压下降，可有心律失常。呼吸快而浅，后期呈潮式呼吸，四肢和全身肌肉出现抽搐，瞳孔缩小，后期散大，对光反射迟钝或消失。最严重者出现休克、心力衰竭、心律失常、肺水肿、脑水肿、肝肾衰竭、急性呼吸窘迫综合征、消化道出血及弥散性血管内凝血等症状表现。即使经过积极的救治，死亡率仍可高达 50%。

四、诊断与鉴别诊断

1. 诊断

（1）热痉挛和热衰竭：有高温接触史，大量出汗，伴有肌痉挛、体位性晕厥及短暂血压下降者，结合实验室检查，不难诊断热痉挛或热衰竭。

（2）热射病：超高热、干热皮肤和严重的中枢神经系统症状为热射病的三大特征。若在高温环境中突然发病，有散热功能障碍或热负荷增加等诱因，可有助于诊断。

2. 鉴别诊断　要区别于其他可引起高热并伴有昏迷的疾病。

（1）感染性疾病：如中枢神经系统感染、重症肺炎等。

（2）急性脑血管病：如急性脑出血、急性脑梗死等，通过影像学检查容易鉴别。

（3）中毒：如有机磷中毒等。

（4）代谢性脑病：如肝昏迷、尿毒症脑病、糖尿病高渗性昏迷等。

五、治疗

1. 现场初步治疗　出现中暑前期症状时，应立即撤离高温环境，在阴凉处安静休息并补充清凉含盐饮料，即可恢复。对热痉挛和热衰竭患者降温时，注意不要引起寒战，以患者感到凉爽舒适为宜。有循环衰竭者，可给予静脉输液治疗，补充电解质。发生肌肉痉挛时不要按摩，否则会加剧疼痛。常用的降温治疗方法有环境降温、体表降温、体内中心降温和药物降温等方法。

（1）环境降温：抢救现场必须通风、阴凉，应及时将患者搬入室温<20℃的空调房间内或在室内放置冰块、冷水等。

（2）体表降温：用浸湿的毛巾擦拭全身，同时配合电扇吹风；头部、颈部两侧、腋窝及腹股沟等大动脉处可放置冰袋；患者如果寒战，则必须以药物控制，防止产热增加及乳酸堆积。

（3）体内中心降温：4～10℃5%葡萄糖盐水1000～2000ml静脉滴注；4～10℃10%葡萄糖盐水1000ml灌肠。

（4）药物降温：氯丙嗪有抑制体温调节中枢、扩张外周血管、松弛肌肉及降低新陈代谢等作用；纳洛酮有明显的降温、升压作用。

2. 急救处理

（1）先兆中暑与轻症中暑的急救处理：立即将患者移至阴凉通风处或空调室内，给予清凉含盐饮料，可选服人丹、十滴水、开胸顺气丸等。体温高者给予冷敷或酒精擦浴。必要时可静脉滴注5%葡萄糖氯化钠溶液1000～2000ml。经上述处理后30min到数小时即可恢复。

（2）热痉挛的急救处理：在补足液体情况下，仍有四肢肌肉抽搐和痉挛性疼痛者，可缓慢静脉注射葡萄糖酸钙10ml，外加维生素C 0.5g。

（3）热衰竭的急救处理：快速静脉滴注5%葡萄糖氯化钠溶液2000～3000ml。如血压仍未回升，可适当加用多巴胺、重酒石酸间羟胺等升压药。

（4）热射病的急救处理：热射病预后严重，死亡率达30%。除物理降温外，还可选用氯丙嗪、纳洛酮等药物降温方法。对患者做好对症和支持治疗，防止出现多器官功能障碍综合征。

六、预防

1. 政府层面　制定相关的劳动保障法律法规，并严格监督法规的落实。

2. 企业层面　要从以人为本的高度，严格执行有关规定，配备充足的防暑劳保用品，定期组织人员进行中暑相关知识的培训。

3. 个体层面 积极参与中暑相关知识的培训，了解其常见表现，以便及时发现中暑病例，开展自救和他救。

七、个人防暑措施

1. 高温季节 从事高温作业或在户外活动时，注意及时补充液体，适量饮用绿豆汤、淡盐水或运动饮料，但不宜喝大量冷饮。

2. 防止日光直射 外出活动时做好防护，如戴宽檐太阳帽或使用遮阳雨伞，戴墨镜，涂抹防晒霜等。

3. 炎热季节 穿轻薄、浅色、宽松的衣服，使汗水易于蒸发。

4. 易中暑人群 在高温天气时尽可能待在有空调的房间。

第三十三章 意外事故急救——烧伤、烫伤、灼伤

杨　军　首都医科大学附属北京朝阳医院

一、概述

烧伤是由于热、电、放射线、酸、碱、刺激性腐蚀性物质及其他各种理化因素（除外暴力）作用于人体，造成体表及下层组织的损伤、坏死，并引起全身一系列病理改变的损伤。

烧伤主要分为热力烧伤、电烧伤、化学烧伤、放射烧伤4类。通常所称的烧伤是由火焰、热固体等造成的热力烧伤，而由热液、蒸汽等造成的热力烧伤称为烫伤。热力烧伤为常见烧伤，致伤源有火焰、热气体、热液体或热固体等，损伤多为体表，严重可达肌肉、骨、内脏等，可通过消化道、呼吸道等损伤内脏。

二、病理生理变化

1. 局部变化　受热力强度、作用时间、组织传导性的影响而有不同表现。

烧伤创面：①坏死区（不可逆），表现为蛋白质凝固坏死，血管栓塞；②淤滞区（可逆），表现为组织灌注下降，组织缺血；③充血区（可逆），表现为毛细血管扩张、充血，通透性改变，液体渗出到组织间隙，形成水肿、水疱。

2. 全身反应

（1）小面积浅度烧伤：全身轻微反应。

（2）大面积深度烧伤：①血管通透性改变，血浆蛋白和液体大量渗出到体外和组织间，有效循环血量锐减，导致低血容量性休克；②创面易形成感染，出现败血症；③多种因素引起重要器官不同程度的损坏，甚至导致多器官功能障碍综合征或多器官功能衰竭。

三、诊断

烧伤的严重程度与烧伤面积和创伤深度有关。

1. 面积估计

（1）手掌法：五指并拢的手面积约为体表面积的1%，适用于小面积、部位分散或特大面积的烧伤。

（2）新九分法：将全身体表面积划分为11个9%的等份，另加1%，其中

头颈部为9%（1个9%），双上肢为18%（2个9%），躯干（包括会阴）为27%（3个9%），双下肢（包括臀部）为46%（5个9%＋1%）。儿童头颈面积＝[9＋（12－年龄）]%，双下肢面积＝[46－（12－年龄）]%。

2. 深度判断（三度四分法）

（1）Ⅰ度烧伤：仅伤及部分表皮层，生发层健在，表现为局部红、肿、痛，一般情况下3～5天愈合，并且不留瘢痕。

（2）浅Ⅱ度烧伤：伤及表皮全层、真皮乳头层，尚余部分生发层。

（3）深Ⅱ度烧伤：伤及真皮深层，尚余皮肤附件。

（4）Ⅲ度烧伤：伤及全层皮肤、皮下脂肪、肌肉、骨骼。

3. 严重程度判断

（1）轻度烧伤：Ⅱ度烧伤面积＜10%。

（2）中度烧伤：10%≤Ⅱ度烧伤总面积＜30%，或Ⅲ度烧伤面积＜10%。

（3）重度烧伤：30%≤总面积＜50%，或10%≤Ⅲ度烧伤面积＜20%，或达不到以上标准，但合并下列情况之一：休克、复合伤、呼吸道烧伤等；

（4）特重烧伤：总面积≥50%，或Ⅲ度烧伤面积≥20%，或已有严重并发症。

四、临床分期

1. 休克期　烧伤后48h内出现。血管通透性改变，血浆胶体（蛋白质）、离子、水等大量渗出到体外和组织间，有效循环血量锐减，导致低血容量性休克。6～8h体液丧失速度最快，18～24h减缓，36～48h趋于稳定。临床表现为局部渗出增多，出现水疱和结痂，可有全身休克症状，包括尿少、心率快、血压下降、意识障碍、发热等，容易出现急性肾衰竭。此期应补充液体，做好创面处理。

2. 水肿回吸收期　发生于烧伤后2～7天。血管通透性恢复稳定，组织间液大量回吸收，水肿消退，循环血量增加，有害物质大量进入血液。临床表现为尿量骤增、发热、脑水肿、肺水肿、心力衰竭等。此期治疗以预防并发症为主。

3. 感染期　发生于烧伤后3～10天或更长时间。表面出现坏死组织，皮肤屏障作用丧失，创面血液供应不良，免疫功能受损，容易发生肠源性感染和营养不良；创面可有脓性渗出，体温升高，出现感染性休克。此期应尽快覆盖创面并进行外科处理，局部或全身应用抗生素。

4. 创面修复期　创面上皮及肉芽组织生长，皮肤色素沉着，瘢痕形成或挛缩。Ⅰ度烧伤3～5天即可愈合，不留痕迹；浅Ⅱ度烧伤约2周愈合，不留瘢痕，可有色素沉着；深Ⅱ度烧伤3～4周愈合，可留瘢痕；Ⅲ度烧伤逐渐形成肉芽创面，不能自愈。此期治疗重点在于修复创面。

五、治疗

1. 现场急救原则

（1）迅速脱离致伤源。禁止奔跑、呼叫、用手扑打火焰，剪开伤处衣服。若是中小面积烧伤，用自来水冲 15min 以上，不再感到疼痛为止。

（2）处理合并伤，如窒息、出血、气胸、中毒等。

（3）保护创面，避免涂抹药物，可用干净的敷料或布类覆盖。

（4）口服补液盐或淡盐水。

（5）准确记录病情。

（6）及时转运至医院，注意评估患者的呼吸和循环功能，保护好创面。

2. 轻度烧伤的治疗

（1）脱离致伤源，予以冷疗。

（2）清创、包扎伤口，定时换药（每 2～3 天 1 次）。

（3）不宜包扎部位，采用外用药治疗。

（4）可预防性应用抗生素，首选口服。

（5）烧伤面积大、位置深、创面有污染时注射破伤风抗毒素。

3. 中、重度以上烧伤的治疗

（1）接诊后处理程序：①了解病史，观察生命体征，评估有无呼吸道烧伤和其他合并伤；②建立静脉通路；③留置尿管；④伤口清创，估计烧伤面积、深度，焦痂处切开处理；⑤制订第 1 个 24h 输液计划；⑥严重烧伤一般采用暴露疗法。

（2）液体疗法（抗休克治疗）：①液体丢失在 36～48h 逐渐稳定，48h 内行抗休克治疗。②补液量可依据公式来计算。成人第 1 个 24h 输液量＝体重（kg）×烧伤面积（%）×1.5，外加每天生理需水量 2000ml，其中烧伤面积计算Ⅱ度和Ⅲ度烧伤面积；第 2 个 24h 补液量为第 1 个 24h 输液量的 50%，外加每天生理需水量 2000ml。胶体和晶体溶液的比例为 1∶2，特重烧伤者比例为 1∶1。③输液时先晶体、后胶体、再水分，注意纠正酸中毒。

（3）其他：根据病情调整液体量；监测指标有尿量、心率、血压、意识、肺动脉楔压、中心静脉压等。

4. 感染期治疗

（1）积极、及时地纠正休克。

（2）正确处理创面。

（3）选择合适的抗生素。

（4）给予营养支持并纠正水电解质紊乱。

5. 抗感染治疗

（1）早期以广谱抗生素为主。

（2）根据细菌培养及药敏结果，针对性选择抗生素。

（3）感染症状控制后及时停药，避免滥用抗生素引发耐药菌的出现或再次被感染。

6. 营养支持

（1）大面积烧伤每天需热量 2500～4000kcal。

（2）高热量、高蛋白质、高维生素饮食。

（3）后期补充微量元素。

（4）热量比例以碳水化合物占 50%、脂肪占 30%、蛋白质占 20% 为宜。

（5）维持水电解质平衡。

（6）首选肠内营养，不能肠内营养者，给予肠外营养。

7. 心理治疗和干预

（1）大面积烧伤患者往往害怕孤独，迫切需要关爱，对自身功能恢复、美观注重程度明显不足；而小面积烧伤患者往往非常注重自己的功能恢复和美观程度。

（2）根据患者情况给予心理疏导和治疗，以减轻其消极情绪，减少心理问题的出现。

8. 创面处理

（1）清创：清洁创面，并对分泌物做细菌培养。

（2）包扎：适用于小面积烧伤或四肢烧伤。

（3）暴露疗法：适用于头面部、会阴部等不便包扎的部位及大面积烧伤患者。

9. 修复治疗

（1）去痂：①切痂适用于Ⅲ度烧伤及功能部位的深Ⅱ度烧伤；②削痂适用于深Ⅱ度烧伤；③脱痂适用于散在创面。

（2）植皮：①自体皮移植，同种异体皮移植，选用异种皮和皮肤代用品；②表皮细胞培养移植；③表皮细胞培养与无细胞异种真皮复合移植。

（3）激素治疗：如合理选用重组人生长激素等。

六、其他类型烧伤

1. 化学烧伤

（1）特点：由酸、碱、磷等化学物质引起，可造成局部烧伤，出现全身性中毒，其损害程度与化学物质的性质、剂量、浓度及与身体的接触时间相关。

（2）处理原则：①迅速终止化学物质对机体的继续损害；②大量流动清水冲洗，急救时不建议使用中和剂，以免产热加重损害；③深度烧伤尽早切除坏死组织并植皮；④明确化学毒物致伤源，尽早选用相应的解毒药。

2. 电烧伤

（1）高压电：创面小，内部损伤重，肌肉坏死，存在电击出口和入口。

（2）低压电：局部损伤轻，易引起心室颤动而致死。

（3）处理原则：现场急救时，尽快断电，及时行心肺复苏；补液量不能根据面积计算；密切观察是否出现肾小管损害或肾衰竭；必要时行手术清创探查。

第三十四章　意外事故急救——淹溺和电击伤

武军元　首都医科大学附属北京朝阳医院

一、淹溺

1. 定义　一种于液态介质中而导致呼吸障碍的过程。根据落水者面部是否在水平面以上可分为2类：①面部在水平面以上为浸泡，表现为气道通畅和低体温；②面部在水平面以下为淹没，表现为气道阻塞和低体温。

2. 病理生理　淹溺最重要的病理生理变化是缺氧。常见的落水者第一反应为屏气，屏气不足，落水者会出现呛水或喉痉挛；若肺部大量积水，则会出现肺泡氧交换障碍，导致窒息和缺氧；抢救不及时则会出现心搏骤停。因此，通过有效的人工通气迅速纠正缺氧是淹溺现场急救的关键。无论是现场第一目击者还是专业人员，初始复苏都应该首先从开放气道和人工通气开始。

3. 第一目击者救援

（1）淹溺时，第一目击者在早期营救和复苏中发挥关键作用。

（2）首先应呼救，寻求周围人的帮助。

（3）非专业救生人员尽量不要实施水中营救。

（4）如果不得不下水营救，应借助于专用的浮力救援设备或船舶接近淹溺者。

（5）一旦将淹溺者救上岸，首先判断其意识、呼吸、循环，如有必要立即开始心肺复苏。

（6）应在不影响心肺复苏的前提下，尽可能去除淹溺者的湿衣服，擦干其身体，防止体温过低。

4. 现场急救

（1）判断意识：双手拍患者双肩，大声呼唤，如果没有任何反应，就是意识丧失。

（2）判断有无自主呼吸：用5～10s观察胸廓是否起伏是判断淹溺者有无自主呼吸的最可靠方法，应避免一些不规范的判断呼吸的方法。

（3）开放气道：①基础生命支持应遵循开放气道、人工通气、胸外按压、早期除颤的顺序；②大多数淹溺患者吸入的水并不多，且很快进入血液循环，所以没有必要清除气道中的水；③不应盲目为患者实施各种控水措施，如倒置躯体或海姆立克急救法；④如患者存在自主有效呼吸，应将其置于稳定的侧卧位，口部朝下，以免发生气道窒息。

（4）人工呼吸：仰头抬颏法开放气道；吹气时捏住鼻子并包住嘴，防止漏气；若无呼吸或仅有濒死呼吸，应尽快给予2～5次人工通气。每次吹气1s，确保能看见胸廓有效的起伏运动。

（5）胸外按压：①如果没有大动脉搏动，在给予人工呼吸后，立即开始胸外按压；②按压与通气比遵循30∶2，按压深度5～6cm，按压频率每分钟100～120次，保证胸廓充分回弹；③不建议实施"单纯按压而不通气"；④按压过程中，如果患者出现呕吐，立即将其翻转至一侧，用手指、吸引器等清除呕吐物，防止窒息。

（6）早期除颤：①如果没有心搏，在心肺复苏开始后尽快使用自动体外除颤器；②窒息导致的心搏骤停，被发现时心律常见于心脏停搏或无脉性电活动，经心肺复苏后，有时会出现可电击心律。

5. 高级生命支持

（1）气道管理。①给予高流量吸氧；②自主呼吸障碍者使用简易呼吸器辅助通气；③条件允许可建立高级气道，使用呼吸机辅助通气。

（2）监测心率、心律、血压、血氧饱和度、呼吸频率等。

（3）建立静脉通路，适当补液，维持水、电解质、酸碱平衡。

（4）保护体温，给予目标温度管理。

6. 复苏后肺损伤的处理

（1）淹溺后肺部主要的病生理改变是肺表面活性物质被冲洗且功能紊乱，导致肺泡塌陷、肺不张和肺内分流。

（2）多重的肺损伤机制导致难治性的低氧血症。

（3）发生急性呼吸窘迫综合征的风险很高。

（4）淹溺后肺炎较为常见，可预防性使用抗生素。

（5）如果淹没于污水中，则考虑预防性使用抗生素；如果明确有感染，应予以广谱抗生素治疗。

7. 复苏后神经功能损伤的处理　神经功能损伤程度取决于窒息持续时间。发生心搏骤停的淹溺者，复苏后如果仍然昏迷，可按照复苏指南给予目标温度管理。

二、电击伤

1. 定义　电击伤俗称触电，是电流通过人体引起的不同程度组织损伤或器官功能障碍。

2. 发病机制　电击伤是热损伤，其组织学改变为凝固性坏死，损伤程度与电流强度、电阻、电流持续时间成正比，与电路类型也明显相关。

高压直流电电击可引起单个肌痉挛，患者易脱离电源；高压交流电可以高频刺激肌纤维出现持续收缩或强直，患者不易脱离电源。相同电压，交流电的危险性是直流电的 3 倍以上。雷击既不是交流电也不是直流电，而是一种单向巨大的电流脉冲。

1～4mA 交流电仅会导致机体出现刺痛感。儿童的摆脱电流为 4mA，成年女性的摆脱电流为 7mA，成年男性的摆脱电流为 9mA。20～50mA 电流会导致呼吸停止；60～120mA 电流则会出现心室颤动。

发生损伤后，灼伤边界清楚，烧伤程度较深；肌肉组织凝固性坏死伴肌节缩短；心肌损伤则会引起各种致死性心律失常。另外，触电者有可能同时发生钝挫伤。

3. 临床特征

（1）最致命的是心搏骤停，包括心脏停搏和心室颤动。

（2）皮肤烧伤可见于电源接触点（手、头）和地面接触点（足）。严重电烧伤表现为无痛性、凹陷性、黄灰色斑点状损伤，伴有中心坏死。

（3）雷击引起的皮肤损伤表现为线性、斑点状的拉丝或热烧伤。皮肤血管收缩呈网状图案是其特征性表现。

（4）肌肉损伤面积远大于皮肤损伤面积；血管性损伤导致的缺血和肌肉水肿会引起腔隙综合征；横纹肌纤维坏死会引起大量肌红蛋白尿，导致肾衰竭。

4. 现场处理

（1）先识别是否为电击伤，安全情况下迅速切断电源，并启动急救措施。

（2）判断患者意识、呼吸、循环，如果心搏骤停，立即开展心肺复苏。怀疑存在脊髓损伤患者，行脊髓固定，骨折患者行夹板固定。

（3）电击伤类似烧伤，应脱掉烧焦的衣服，给予适当补液治疗。

（4）存在坠落伤的患者要考虑内脏损伤的可能。

5. 急诊处理

（1）患者被送入急诊后，及时心电监护，做心电图，查心肌酶。

（2）完善血常规、尿常规、生化全项、凝血功能、血清肌红蛋白、血气分析等检查项目。

（3）怀疑存在骨折，需完善 X 线检查。

（4）怀疑存在内脏损伤，需完善超声和 CT 检查。

（5）大面积电灼伤患者，需充分补液，紧急配血。

（6）严重皮肤烧伤者应给予抗生素治疗。

（7）存在横纹肌溶解时，需大量补液，碱化尿液，有条件者进行血液净化。

（8）严重的肌肉组织水肿引起的腔隙综合征，需行筋膜切开减压术，避免肢体长时间缺血坏死而致截肢。

第三十五章 常见急症急救——高血压急症

李毅贤　首都医科大学附属北京朝阳医院

一、高血压概述

高血压是一种以体循环动脉压升高为主要特点的临床综合征，是心脑血管疾病的重要危险因素，被称为影响人类健康的"无形杀手"。高血压可分为原发性高血压和继发性高血压。原发性高血压不是由其他疾病引起，约占高血压患者的90%；而继发性高血压的病因明确，当有效控制病因后，作为继发症状的高血压可被治愈或明显缓解，约占高血压患者的10%。

以诊室血压测量为标准，非同日3次测量血压，收缩压≥140mmHg和/或舒张压≥90mmHg，即可诊断为高血压。高血压的症状因人而异，与血压水平有一定关联。多数症状在紧张或劳累后可加重，清晨活动后血压可迅速升高，表现为头痛、恶心、呕吐、心悸、眩晕等，严重者可意识不清、抽搐。

根据血压升高水平，可将高血压分为3级。1级高血压收缩压140～159mmHg和/或舒张压90～99mmHg；2级高血压收缩压160～179mmHg和/或舒张压100～109mmHg；3级高血压收缩压≥180mmHg和/或舒张压≥110mmHg。

高血压的用药原则：①推荐小剂量联合用药，但原则上同类药物不联合应用，如血管紧张素Ⅱ受体拮抗药和血管紧张素转化酶抑制药不联合应用。②依据血压分级，1级高血压首选血管紧张素Ⅱ受体拮抗药，2级以上的高血压可联合应用钙通道阻滞药。注意钙通道阻滞药慎用于心力衰竭患者。③如果联合用药效果不佳，可加用利尿药。常用的利尿药类降压药包括氢氯噻嗪、吲达帕胺等。注意吲达帕胺为长效利尿药，长期使用可出现顽固性低钾血症。④美托洛尔等β受体阻滞药不作为降压治疗的首选药物，对于心率快合并心力衰竭、心绞痛、心肌梗死者可联合血管紧张素Ⅱ受体拮抗药或血管紧张素转化酶抑制药应用。

二、高血压急症

1. 定义　在某些诱因下，血压突然显著升高（≥180/120mmHg），同时伴有进行性心、脑、肾等重要器官功能急性损害的一种严重危及生命的临床综合征。

2. 临床表现

（1）高血压可致多处器官损伤而出现相应的症状或体征。①脑：头痛、意识障碍、脑卒中等。②眼：视盘水肿、眼底出血等。③心血管：心力衰竭、心肌缺血、主动脉夹层等。④肾：血尿、蛋白尿、肾衰竭等。⑤其他：微血管病性溶血性贫血、子痫等。

（2）以不典型症状首发的高血压急症极易误诊。常见的不典型症状有头痛、烦躁、谵妄、晕厥、乏力、胸闷、腹痛、腰痛等，部分患者出现视物模糊、眼底出血、鼻出血等症状。因此，如果出现胸痛、胸闷、意识障碍、血尿、肾衰竭等器官损伤表现，必须尽快明确病因，采取降压治疗或其他有针对性的治疗措施。

3. 高血压急症处理

（1）处理原则：①高血压急症的初始降压目标为平均动脉压降低不超过25%（数分钟至1h），随后在2～6h将血压将至160/100mmHg；②24～28h逐步降低血压到正常水平；③若有重要器官缺血表现，降压速度应更慢，在1～2周将血压降至正常水平即可；④病情平稳后及早行口服降压药治疗；⑤主动脉夹层需尽快降压；⑥脑血管意外患者降压过快不利于脑灌注，脑出血患者避免使用增加颅内压的药物（如硝普钠、硝酸甘油等），可使用尼莫地平等钙通道阻滞药。

（2）处理措施：①吸氧，心电监护，建立静脉通路；②持续监测血压，严密观察靶器官功能状况，如神经系统症状和体征的变化、胸痛是否加重等，调整降压药剂量及降压速度，给予靶器官保护；③严格控制降压速度，防止降压过快导致组织低灌注，诱发缺血。

4. 常用的降压药物

（1）硝酸甘油：①有心力衰竭基础疾病或出现急性心肌梗死的高血压危象患者最为适用，小剂量扩张静脉，大剂量扩张动脉，对小动脉的扩张作用不及硝普钠；②短期应用效果好，长期使用会产生耐药；③对于难控制的高血压急症，可以采用硝酸甘油和硝普钠交替泵入；④从10μg/min起，根据血压调整，连续应用不超过24～48h，以防产生耐药，最大剂量不超过200μg/min；⑤不良反应有头痛、反射性心率加快等；⑥严重贫血、颅内压过高、青光眼、梗阻性肥厚性心脏病患者禁忌使用。

（2）硝普钠：①高血压急症早期的首选药物，为短效静脉降压药，可同时扩张动脉和静脉；②起效快，停止滴注后，作用仅维持3～5min，不良反应轻微；③从10μg/min起，根据血压调整，原则上连续应用不超过3天，以防硫氢酸盐中毒；④一般不会产生耐药，小剂量维持可应用至7天。

（3）乌拉地尔：①具有外周和中枢双重降压机制；②从100μg/min起，根据血压调整滴速，一般不超过400μg/min；③哺乳期、主动脉狭窄者禁忌使用。

（4）呋塞米：①适用于体液过多的急性左心功能不全的高血压急症患者；②降压作用快而强，可减轻心脏前、后负荷；③40～120mg呋塞米加生理盐水10ml静脉推注；④过量使用可导致低钾血症及低血压。

（5）酚妥拉明：①适用于嗜铬细胞瘤引起的高血压急症及肾上腺素等拟交感药物过量所致的高血压急症；②可舒张血管，作用温和，维持时间短暂；③5%葡萄糖注射液 250ml 加入 20mg 酚妥拉明静脉滴注，起始速度每分钟 25 滴，根据血压调整滴速。

5. 使用降压药物的注意事项

（1）患者合并脑出血时，多存在脑水肿，可同时应用脱水药。

（2）发生缺血性梗死时，血压＞220/120mmHg 应降压，降压速度应慢，血压控制在 180/110mmHg 即可，避免梗死面积扩大。

（3）急性冠脉综合征患者及心源性肺水肿患者首选硝酸甘油，容量负荷过大者可应用利尿药。

（4）主动脉夹层患者降压幅度要大，降压速度要快，应在 15～30min 将血压降至 110/70mmHg 左右，血压应尽量低，同时可应用 β 受体阻滞药。

（5）出现儿茶酚胺危象应首选酚妥拉明、尼卡地平，在补充血容量的同时也可应用硝普钠。

第三十六章　常见急症急救——急性上呼吸道感染

王军宇　首都医科大学附属北京朝阳医院

一、概述

1. 定义　上呼吸道感染简称上感，是鼻腔、咽或喉部急性炎症的总称。

广义的上感不是一个疾病诊断，而是一组疾病，包括普通感冒、病毒性咽炎、喉炎、疱疹性咽峡炎、咽结膜热、细菌性咽-扁桃体炎等。狭义上的上感又称普通感冒，是最常见的急性呼吸道感染性疾病，多呈自限性，但发生率较高。

2. 病因和病理表现

（1）病因：70%～80%由病毒引起，包括鼻病毒、冠状病毒、腺病毒、呼吸道合胞病毒、艾柯病毒、柯萨奇病毒等；20%～30%由细菌引起，包括溶血性链球菌、流感嗜血杆菌、肺炎球菌、葡萄球菌等。

（2）病理表现：鼻腔或咽部黏膜充血、水肿，上皮细胞破坏，少量单核细胞浸润，有浆液性或黏液性渗出。

3. 流行病学特征　无职业、年龄、性别、地区差异。全年皆可发病，春、冬季高发。多通过飞沫或手接触传播，多为散发病例。机体对各种病毒产生的免疫力短暂且较弱，无交叉免疫，可多次发病。

导致全身或呼吸道局部防御功能降低的原因，如受凉、淋雨、气候突变、过度疲劳等，可使原已存在于上呼吸道或从外界侵入的病毒或细菌迅速繁殖，从而诱发本病。老年体弱，免疫功能低下或患有慢性呼吸道疾病患者易感。

二、临床表现与诊断

1. 临床表现

（1）普通感冒：俗称"伤风"，多由鼻病毒引起，其次为冠状病毒、呼吸道合胞病毒、艾柯病毒、柯萨奇病毒等。起病较急，主要表现为鼻部症状，有喷嚏、鼻塞、清水样鼻涕，也有咳嗽、咽干、咽痒或灼烧感及鼻后滴漏感等。发病2～3天后鼻涕变稠，常伴有咽痛、流泪、味觉减退、呼吸不畅、声音嘶哑等。一般无发热及全身症状，或仅有低热、不适、轻度畏寒、头痛等。体格检查可见鼻腔黏膜充血、水肿、有分泌物，咽部轻度充血；并发咽鼓管炎时可有听力减退等症状。脓性痰或严重的下呼吸道症状提示合并鼻病毒以外的病毒感染或继发细菌感染。如无并发症，一般5～7天可痊愈。

（2）急性病毒性咽炎或喉炎

1）急性病毒性咽炎：多由鼻病毒、腺病毒、肠道病毒、呼吸道合胞病毒等引起。临床表现为咽部发痒或灼烧感，咳嗽少见。发生吞咽疼痛时，常提示有链球菌感染。咽部水肿明显，颌下淋巴结肿大且有触痛。

2）急性病毒性喉炎：多由鼻病毒及腺病毒引起。临床表现为声音嘶哑、讲话困难、咳嗽时疼痛，常有发热、咽痛或咳嗽等。喉部水肿、充血，局部淋巴结轻度肿大并有触痛，可闻及喉部喘鸣音。

（3）急性疱疹性咽峡炎：常由柯萨奇病毒A组引起，临床表现为明显咽痛、发热，病程约1周，多于夏季发作，儿童多见，偶见于成年人。咽部充血，软腭、悬雍垂、咽及扁桃体表面有灰白色疱疹及浅表溃疡，周围有红晕，逐渐形成疱疹。

（4）咽结膜热：主要由腺病毒、柯萨奇病毒等引起。临床表现有发热、咽痛、畏光、流泪、咽部和结膜明显充血。病程4～6天，常发生于夏季，儿童多见，游泳者易传播。

（5）细菌性咽-扁桃体炎：多由溶血性链球菌、流感嗜血杆菌、肺炎球菌、葡萄球菌等引起。起病急，明显咽痛、畏寒、发热（体温≥39℃）。咽部明显充血，扁桃体肿大，表面有黄色脓性分泌物，颌下淋巴结肿大、压痛，肺部无异常体征。

2. 诊断 根据病史、流行病学特征、鼻咽部的症状和体征，结合周围血象和阴性胸部影像学检查可做出临床诊断，特殊情况下可行细菌培养或病毒分离，以及病毒血清学检查等确定病原体。

常用的辅助检查有血常规和病原学检查。①血常规：病毒感染时，白细胞计数多正常或偏低，淋巴细胞比例升高；细菌感染时，白细胞计数常增多，有中性粒细胞增多或核左移现象。②病原学检查：因病毒种类繁多，且明确类型对治疗无明显帮助，一般不需要病原学检查。必要时可用免疫荧光法、酶联免疫吸附法、病毒分离鉴定、病毒血清学检查等确定病毒类型。

3. 鉴别诊断 注意与初期表现为感冒样症状的其他疾病相鉴别。

（1）过敏性鼻炎：①起病急骤，鼻腔发痒，喷嚏频繁，鼻涕呈清水样，无发热，咳嗽较少；②多由过敏因素如螨虫、灰尘、动物皮毛、低温等刺激引起；③脱离过敏原数分钟或1～2h症状消失；④鼻黏膜苍白、水肿；⑤鼻分泌物涂片可见嗜酸性粒细胞增多。

（2）流行性感冒：为流感病毒所致的急性呼吸道传染性疾病，传染性强，常有较大范围的流行。临床特点：①起病急，全身症状重，畏寒、高热、全身酸痛、眼结膜炎症，部分患者有恶心、呕吐、腹泻等消化道症状；②鼻咽部症状较轻；③病毒为流感病毒，可通过病毒分离或血清学检查明确诊断；④早期应用抗流感病毒药物疗效显著；⑤可通过接种流感疫苗以预防。

（3）其他传染性疾病：某些急性传染病在患病初期常伴有上呼吸道症状，在流行季节和流行区应密切观察，并结合相关的实验室检查加以鉴别，如麻疹、人感染禽流感、流行性脑脊髓膜炎等。

三、治疗和管理

1. 对症治疗

（1）休息：病情较重或老年体弱者应卧床休息、戒烟、多饮水，保持室内空气流通。

（2）解热镇痛：发热、头痛、肌肉酸痛患者，可服用复方阿司匹林、对乙酰氨基酚、吲哚美辛、布洛芬等解热镇痛药。

（3）减充血药：鼻塞、鼻黏膜充血水肿时，可使用盐酸伪麻黄碱或1%麻黄碱滴鼻。

（4）抗组胺药：对有鼻黏膜敏感性增高、频繁打喷嚏、流鼻涕者，可选马来酸氯苯那敏或苯海拉明等抗组胺药。

（5）镇咳药：咳嗽症状明显者，可给予右美沙芬、喷托维林等镇咳药。

2. 抗感染治疗

（1）抗菌药物治疗：单纯病毒感染无须使用抗菌药物，有提示细菌感染证据时，可酌情使用青霉素、第一代头孢菌素、大环内酯类、喹诺酮类药物治疗。

（2）抗病毒药物治疗：目前尚无特效抗病毒药物，且滥用抗病毒药物可造成病毒耐药现象。因此，如无发热、无免疫功能异常的患者一般无须使用；免疫缺陷患者可早期常规使用。广谱抗病毒药物，如利巴韦林、奥司他韦等对呼吸道合胞病毒等有较强的抑制作用，可缩短病程。

（3）中医药治疗：具有清热解毒和抗病毒作用的中药，有助于改善症状，缩短病程，如小柴胡冲剂、板蓝根冲剂等。

3. 疾病管理 本病病情较轻、病程短，为自限性疾病，多数患者预后良好。需要注意病情变化的人群有高龄、体弱、基础疾病较多者，免疫抑制宿主，妊娠期妇女，以及慢性阻塞性肺疾病患者等。

4. 健康教育

（1）避免诱因：避免受凉、淋雨、过度疲劳；生活规律，避免脏手接触口、眼、鼻；老年体弱等易感人群要加强防护，上呼吸道感染流行时应佩戴口罩，避免在人多的公共场所出入。

（2）增强体质：坚持适度有规律的户外运动，提高机体免疫力与耐寒能力是预防本病的重要方法。

（3）疾病知识指导：指导患者采用适当的措施避免本病传播，防止交叉感染，患病期间注意休息，多饮水，并遵医嘱用药。

第三十七章 常见急症急救——支气管哮喘急性发作

一、概念

支气管哮喘简称哮喘，是一种异质性疾病，由多种细胞（如嗜酸性粒细胞、肥大细胞、T淋巴细胞、中性粒细胞、平滑肌细胞、气道上皮细胞等）及细胞组分参与的气道慢性炎症性疾病。其临床表现为反复发作的喘息、气急、胸闷或咳嗽等症状，常在夜间及凌晨发作或加重，多数患者可自行缓解或经治疗后缓解。同时，哮喘伴有可变的气流受限和气道高反应性，随着病程的进展可导致一系列气道结构的改变，即气道重构。

二、哮喘的诊断标准

符合典型哮喘的症状和体征，同时具备气流受限客观检查中的任何一条，并除外其他疾病所引起的喘息、气急、胸闷和咳嗽，可以诊断为哮喘。

1. 典型哮喘的临床症状和体征

（1）反复发作的喘息、气急，伴或不伴胸闷或咳嗽，夜间及晨间多发，常与接触变应原、冷空气、物理性刺激或化学性刺激，以及病毒性上呼吸道感染、运动等有关。

（2）发作时双肺可闻及散在或弥漫性以呼气相为主的哮鸣音，呼气相延长。

（3）上述症状和体征可经治疗缓解或自行缓解。

2. 可变气流受限的客观检查

（1）支气管舒张试验阳性。

（2）支气管激发试验阳性。

（3）呼气流量峰值（peak expiratory flow，PEF）平均每日昼夜变异率＞10%，或PEF周变异率＞20%。

三、哮喘的评估

1. 评估内容

（1）合并症：是否有变应性鼻炎、鼻窦炎、胃食管反流、肥胖症、阻塞型睡眠呼吸暂停低通气综合征，以及抑郁症或焦虑症等。

（2）触发因素：过敏原、环境、气候变化、药物、运动及职业等。

（3）药物使用情况：支气管舒张药是否过量、患者药物吸入技术和长期用药的依从性。

（4）临床控制水平：根据症状、用药情况、肺功能检查结果等复合指标可以将患者分为哮喘症状良好控制、部分控制和未控制 3 个水平。

（5）有无未来急性发作的危险因素：哮喘未控制、接触变应原、有多种合并症、用药不规范、依从性差及过去 1 年曾有哮喘急性发作等。

2. 哮喘症状控制水平　评估项目包括：过去 4 周内，每周日间哮喘症状>2 次；夜间因哮喘憋醒；每周使用缓解药物>2 次；存在因哮喘引起的活动受限。以上 4 项评估项目，如果出现 3～4 项则为未控制，1～2 项为部分控制，无以上症状为控制。

3. 评估方法　评估患者症状、肺功能，检测呼出气一氧化氮、痰嗜酸性粒细胞计数、血嗜酸性粒细胞计数，以及应用哮喘控制测试问卷等。

四、哮喘急性发作的处理及治疗方案

1. 哮喘急性发作　在上呼吸道感染、接触变应原或各种理化刺激物的诱发作用下，患者喘息、气急、胸闷、咳嗽等症状在短时间内迅速加重，出现肺功能恶化，同时需要给予额外的缓解药物治疗，则为哮喘急性发作。

哮喘急性发作多见于治疗依从性差、控制不佳的患者。急性发作时，通过对 PEF 和支气管舒张程度与发作前的程度比较，可以量化哮喘加重的严重程度。发作前相关症状的明显加重也能敏感地提示急性发作的发生。

哮喘急性发作的高危患者：①曾经有过气管插管和机械通气濒于致死性哮喘的病史；②过去 1 年中因为哮喘而住院或急诊就诊；③正在使用或刚停用口服糖皮质激素；④目前未使用吸入性激素；⑤过分依赖短效 β_2 受体激动药，特别是每月使用沙丁胺醇（或其他等效药物）超过 1 支；⑥有心理疾病或社会心理问题；⑦有对哮喘治疗计划不依从的病史；⑧有食物过敏史。

2. 轻中度哮喘急性发作的处理

（1）β_2 受体激动药：根据病情轻重间歇使用，直至症状缓解。

（2）吸入性糖皮质激素：至少是基础剂量的 2 倍，7～14 天高剂量吸入性糖皮质激素治疗与短疗程的口服糖皮质激素对哮喘急性发作疗效相当。

（3）口服糖皮质激素：适用于初始治疗和增加控制治疗 2～3 天后患者反应仍不完全，或症状迅速加重，或患者既往有突发重症哮喘急性发作史等情况。

（4）后续处理：初始治疗 1～2 天自我评估治疗反应不佳，如哮喘症状使日常活动受限或 PEF 下降>20% 达到 2 天以上，应及时到医院就诊。

3. 中重度哮喘急性发作的处理

（1）支气管舒张药：①快速缓解气流受限，必须给予吸入 β_2 受体激动药；②短效抗胆碱药仅用于急性重症哮喘或 β_2 受体激动药治疗不佳患者；③规律使用茶碱缓释药物患者需要监测茶碱血药浓度；④伴有过敏性休克和血管性水肿患者可肌内注射肾上腺素治疗。

（2）全身激素的应用：对全身使用激素有禁忌的患者，如胃、十二指肠溃疡或糖尿病患者，可使用雾化吸入激素治疗。

（3）氧疗：低氧血症和呼吸困难患者可给予控制性氧疗。

（4）其他：不推荐使用镁制剂；严格避免镇静药的使用；大多数哮喘急性发作并非由细菌感染引起，应严格控制抗菌药物使用。

4. 急性重症和危重哮喘的处理　经过上述治疗，临床症状和肺功能无改善，甚至继续恶化患者，应及时给予机械通气治疗。若无创通气无效，应及时行气管插管予以机械通气治疗。

5. 重症哮喘

（1）定义：通常指在过去 1 年中给予高剂量吸入性糖皮质激素联合长效 β_2 受体激动药和 / 或白三烯调节药 / 缓解茶碱，或全身激素治疗≥50% 的时间才能维持哮喘的控制，或即使在上述治疗下仍不能维持控制的哮喘。

（2）评估：①明确哮喘诊断；②对混杂因素和合并症进行评估；③对哮喘表型进行初步评估，指导患者选择合适的治疗策略。

（3）治疗：①对哮喘患者进行教育和管理，祛除诱发因素并治疗合并症；②药物治疗常需要同时应用大剂量吸入性和口服性激素；③对于难以控制的哮喘患者，可选用支气管热成形术。

五、哮喘的管理、教育和预防

1. 管理　①哮喘管理的长期目标是要达到良好的症状控制并维持正常活动水平，同时，要最大限度地降低急性发作、固定性气流受限和不良反应的未来风险。②在与患者制定哮喘管理的共同目标时，要考虑到不同的医疗体系、药物的可及性、文化差异及个人喜好等因素。③建立医患之间的合作关系是实现有效哮喘管理的首要措施。

2. 教育　①通过相关的指导和培训，提高患者的用药依从性，使患者能正确使用吸入装置。②向患者传授哮喘相关的知识，指导患者对病情进行自我监测和管理，并对患者定期评估。

3. 预防　教会患者做好哮喘常见诱发因素的预防，并给予营养指导。

第三篇

常见病、慢性病、多发病

第三十八章 高血压的诊治

俞 蔚 浙江医院

一、定义

高血压是以动脉血压持续升高为特征的心血管综合征，即未使用降压药物情况下，非同日3次静息状态下测量血压，收缩压≥140mmHg 和 / 或舒张压≥90mmHg。既往有高血压史，目前正在使用降压药物，虽血压＜140/90mmHg，仍可诊断为高血压。

二、病因和发病机制

高血压的病因和发病机制至今未明。参与血压调节的机制众多，有中枢神经和周围神经的整合作用，有肾脏的作用，有神经活性因子的作用，还有体液和血管因素的影响。目前认为高血压是在一定的遗传易感性基础上由多种环境因素综合作用的结果。

血压形成的要素包括循环系统平均充盈压、心脏射血能力、外周血管阻力，以及主动脉、大动脉的弹性储器等。任何影响血压形成要素的调节因素都会对血压产生影响。

高血压的发病机制主要包括以下几个方面：遗传因素、精神因素、神经因素、肾素-血管紧张素-醛固酮系统平衡失调、胰岛素抵抗、钠摄入过多、肥胖症等。

三、临床表现

根据高血压起病和病情进展的缓急及病程的长短分为缓进型和急进型，绝大多数患者为缓进型。

1. 缓进型高血压 起病多数隐匿，没有典型临床表现，病情发展慢，病程长。如果血压波动幅度大，可有较多症状。长期高血压即使血压水平很高也可无明显症状。

（1）神经精神症状：头痛、头晕和头胀是常见的神经系统症状，部分患者有乏力、失眠、工作能力下降等表现。

（2）心血管系统症状：多出现于起病后数年至十余年之后。代偿期有时感心悸，多无其他症状；失代偿期可出现左心衰竭或全心衰竭症状。

（3）肾脏症状：早期可无症状，进展后出现微量白蛋白尿或蛋白尿，失代偿期可出现多尿、夜尿、口渴、多饮等。

2. 急进型高血压　症状与缓进型相似，但程度更明显，头痛症状较重，可出现视网膜病变和肾衰竭。

3. 高血压危象　表现为血压突然或明显升高，同时伴有心、脑、肾、眼底动脉、大血管等重要器官病变，包括高血压急症和亚急症，合并症状为急症，不合并症状为亚急症。

四、实验室检查

实验室检查是辅助高血压诊断、分型和危险分层的重要依据，有利于治疗时机和药物的选择。常规检查主要包括血常规、尿常规、肾功能、尿酸、血脂、血糖、电解质、心电图、胸部 X 线片及眼底检查。

五、诊断和综合评估

高血压的诊断内容包括以下 3 个方面：①确立高血压诊断，确定血压水平分级；②判断高血压的原因，区分原发性高血压和继发性高血压；③寻找其他心脑血管危险因素、靶器官损害及相关临床情况，评估患者的心血管疾病综合风险，指导诊断与治疗。

1. 高血压的诊断和分级　由于血压的波动性，高血压的诊断、分级和疗效评估依赖于血压的测量。在临床和人群防治工作中，主要采用诊室血压测量和诊室外血压测量。诊室外血压测量包括动态血压监测（ambulatory blood pressure monitoring，ABPM）和家庭血压监测（home blood pressure monitoring，HBPM），可提供医疗环境外大量血压数据，其与靶器官损害的关系比诊室血压更为显著，预测心血管风险能力优于诊室血压，因此提倡高血压患者因地制宜开展诊室外血压测量。

2. 高血压的病因判断　继发性高血压占所有高血压患者的 5%～10%。当继发性病因症状不多或不典型时常易漏诊。当临床发现有年轻者发病、低钾血症、心悸、头痛、出汗、血管杂音、打鼾严重等临床症状，或规范治疗、依从性好的难治性高血压患者，需考虑继发性高血压的可能。

3. 综合评估　高血压患者的综合评估主要在于心血管疾病风险评估。内容包括其他心脑血管危险因素、靶器官损害及相关临床情况。其他心脑血管危险因素包括：年龄（男性≥55 岁，女性≥65 岁），吸烟或被动吸烟，糖耐量受损（2h 血糖 7.8～11.0mmol/L）和 / 或空腹血糖异常（6.1～6.9mmol/L），血脂异常（总胆固醇≥6.2mmol/L 或低密度脂蛋白胆固醇≥4.1mmol/L），早发心血管病家族史（一级亲属发病年龄＜50 岁），腹型肥胖（腰围：男性≥90cm，女性≥85cm）或肥胖

（体重指数≥28kg/m²）。靶器官损害及相关临床情况主要包括心、脑、肾、血管损害及糖尿病等。

六、转诊建议

高血压的转诊建议主要涉及 3 个方面的患者：初诊疑继发，随访难控制，急诊起病急且症状重。

1. *初诊转诊* 血压显著升高（≥180/110mmHg），经短期处理仍无法控制；怀疑新出现心、脑、肾并发症或其他严重临床情况；妊娠期和哺乳期女性；发病年龄<30 岁；伴蛋白尿或血尿；非利尿药引起的低血钾；阵发性血压升高，伴头痛、心慌、多汗；双上肢收缩压差异>20mmHg；诊断后需要到上级医院进一步检查。

2. *随访转诊* 至少足量使用 3 种降压药物，血压仍未达标；血压明显波动并难以控制；出现怀疑与降压药物相关且难以处理的不良反应；随访过程中发现严重临床疾患或心、脑、肾损害而难以处理。

3. *急诊转诊* 意识丧失或模糊；血压≥180/110mmHg，伴剧烈头痛、呕吐，或突发言语障碍和 / 或肢体瘫痪（怀疑急性脑卒中）；血压显著升高伴持续性胸背部剧烈疼痛（怀疑夹层动脉瘤）；血压升高伴下肢水肿、呼吸困难或不能平卧（怀疑急性左心衰竭）；胸闷、胸痛持续至少 10min，伴大汗，心电图见至少 2 个导联 ST 段抬高（怀疑 ST 段抬高型心肌梗死），此时应以最快速度转诊，考虑溶栓或行冠状动脉介入治疗；其他影响生命体征的严重情况，如意识淡漠伴血压过低或无法测出、心率过慢或过快、突发全身性严重过敏反应等。

七、鉴别诊断

高血压的鉴别诊断包括诊断的鉴别、病因的鉴别。高血压诊断需明确是否存在隐匿性高血压、白大衣高血压及隐性高血压等不同高血压类型。不同类型高血压的检出依赖于血压测量，要强调诊室外血压测量和特殊情况的血压测量。高血压的病因鉴别主要是继发性高血压的早期识别，对于年轻者起病、难治性高血压或有特殊症状的高血压患者要充分考虑存在继发性高血压的可能，做好及时转诊。

八、治疗

1. *治疗目标* 高血压治疗的根本目标是降低发生心、脑、肾、血管并发症及死亡的危险。治疗强调在改善生活方式的基础上，根据高血压患者血压是否达标决定是否给予降压药物。

降压目标：一般高血压患者应降至 140/90mmHg 及以下；65~80 岁控制在 150/90mmHg 以下，如能耐受，可进一步降至 140/90mmHg 及以下；年龄≥80 岁降压目标为 150/90mmHg 以下；在可耐受和可持续的条件下，合并糖尿病或慢性肾脏疾病的患者可控制在 130/80mmHg 以下。

2. 治疗原则　降压达标为根本。降压治疗以自我管理为基础，强调血压自我监测和生活方式干预。优选长效药物，提倡平稳降压；长期综合管理，强调长期随访；开展健康教育，提高治疗依从性。降压治疗同时综合考虑伴随疾病和合并症的治疗。

3. 生活方式干预　生活方式干预在任何时候对任何高血压患者（包括正常高值者和需要药物治疗的高血压患者）都是合理、有效的治疗，其目的是降低血压、控制其他危险因素和临床表现。生活方式干预对降低血压和心血管疾病发生风险的作用显著，建议所有患者采用，主要措施如下。

（1）减少钠盐摄入，每人每天食盐摄入量逐步降至 6g 以下，增加钾摄入。减钠主要措施包括：减少烹调用盐及含钠高的调味品（包括味精、酱油）；避免或减少含钠盐量较高的加工食品，如咸菜、火腿、各类炒货和腌制品；建议在烹调时尽可能使用定量盐勺，以起到警示的作用。补钾主要措施为：增加富钾食物（新鲜蔬菜、水果和豆类）的摄入量；肾功能良好者可选择低钠富钾替代盐。

（2）合理膳食，平衡膳食。饮食以水果、蔬菜、低脂奶制品、富含食用纤维的全谷物、植物来源的蛋白质为主，减少饱和脂肪酸和胆固醇的摄入。

（3）控制体重，使体重指数 $<24 kg/m^2$；男性腰围 $<90 cm$，女性腰围 $<85 cm$。控制体重包括控制能量摄入、增加体力活动和行为干预。行为干预，如建立节食意识、制订用餐计划、记录摄入食物种类和重量、计算热量等，对减轻体重有一定帮助。建议将目标定为 1 年内体重减少初始体重的 5%～10%。

（4）不吸烟，彻底戒烟，避免被动吸烟。询问每位患者每天吸烟数量及吸烟习惯等，并应用清晰、强烈、个性化方式建议其戒烟；评估吸烟者的戒烟意愿后，帮助吸烟者在 1～2 周的准备期后采用"突然停止法"开始戒烟；对戒烟成功者及时随访和监督，避免复吸。

（5）不饮酒或限制饮酒。建议高血压患者不饮酒。

（6）增加运动，中等强度运动每周 4～7 次，每次持续 30～60min。运动形式可采取有氧运动、抗阻运动、伸展运动等，以有氧运动为主。运动强度常用运动时的心率来评估，中等强度运动心率（次 / 分）=170－年龄。

（7）减轻精神压力，保持心理平衡。

4. 药物治疗　常用的降压药物包括钙通道阻滞药、血管紧张素转化酶抑制药、血管紧张素 Ⅱ 受体拮抗药、利尿药和 β 受体阻滞药，以及由上述药物组成的固定配比复方制剂。

药物治疗原则：应根据血压水平选择初始单药或联合治疗。对血压≥160/100mmHg、高于目标血压 20/10mmHg 的高危患者，或单药治疗未达标的高血压患者，应进行联合降压治疗，包括自由联合或单片复方制剂（图 38-1）。

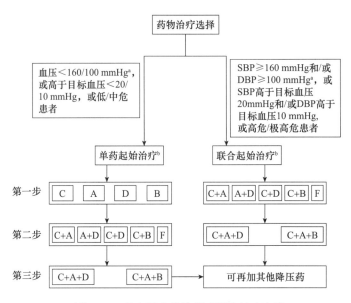

图 38-1 高血压患者单药或联合治疗方案

注：SBP. 收缩压；DBP. 舒张压；A. 血管紧张素转化酶抑制药或血管紧张素 II 受体拮抗药；B. β 受体阻滞药；C. 钙通道阻滞药（二氢吡啶类）；D. 噻嗪类利尿药；F. 固定复方制剂；a 对血压≥140/90mmHg 的高血压患者，也可起始时联合治疗；b 包括剂量递增到足剂量。

一般患者采用常规剂量，老年人及高龄老年人初始治疗时通常应采用较小的有效治疗剂量，根据需要可考虑逐渐增加至足剂量。优先使用长效降压药物，以有效控制 24h 血压，预防心脑血管并发症。无合并症患者以降压为原则，可采用逐渐增加剂量或联合用药方法达到控制血压的目的（图 38-2）；对有合并症的特殊人群，建议其选择针对性的药物，进行个体化治疗（图 38-3）。

九、基层长期管理

基层长期管理目标在于提高患者健康素养和治疗依从性，最终提高血压控制率，延长健康寿命，改善患者健康获得感。方法上强调血压达标，根据患者血压是否达标分为常规管理和强化管理。分级管理可有效地利用有限资源，重点管理未达标的高血压患者，提高血压控制率。

1. 随访频率

（1）常规管理：管理血压已达标患者，每 3 个月随访 1 次。

（2）强化管理：管理血压未达标患者，每月随访至少 1 次，符合转诊患者建议其转诊，以明确病因、系统评估或规范治疗。

（3）转诊后随访：上级医疗单位转回基层患者，2 周内随访转诊情况。

2. 随访内容

（1）询问症状：询问自上次随访至今是否有新出现的症状或疾病，如高血压

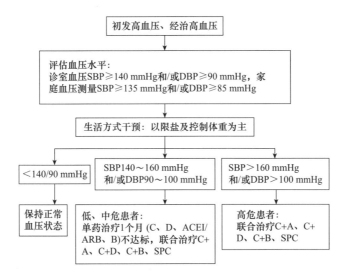

图 38-2 无合并症高血压患者的治疗流程

注：如不达标转上级医院评估和治疗；SBP. 收缩压；DBP. 舒张压；C. 钙通道阻滞药；ACEI. 血管紧张素转化酶抑制药；ARB. 血管紧张素Ⅱ受体拮抗药；D. 利尿药；B. β受体阻滞药；A. ACEI 或 ARB；SPC. 单片固定复方（包括新型及国产传统长效复方）；心率快时加 β 受体阻滞药。

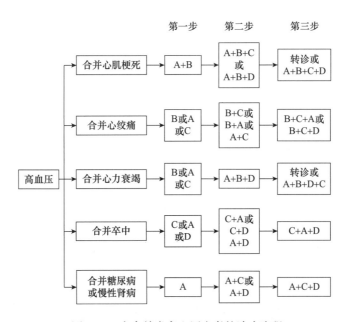

图 38-3 有合并症高血压患者的治疗流程

注：A. 血管紧张素转化酶抑制药或血管紧张素Ⅱ受体拮抗药；B. β受体阻滞药；C. 钙通道阻滞药（二氢吡啶类）；D. 利尿药。

症状或冠心病、心力衰竭、脑卒中、糖尿病、慢性肾脏疾病、外周动脉粥样硬化等合并疾病症状。

（2）查体：评估血压、心率等，超重或肥胖者应监测其体重及腰围。

（3）生活方式评估及建议：评估生活方式改善意愿和执行情况，并给予健康教育和技术指导。

（4）药物治疗：了解服药依从性及不良反应情况，必要时调整治疗。

3. 年度评估　每位高血压患者需开展每年 1 次的年度评估。评估内容除常规每 3 个月随访内容外，还包括以下内容：①询问患者生活方式改善情况、年度心脑血管病事件发生及住院情况；②体检复查血压、心率、身高、体重、腰围；③必要的辅助检查，如血常规、尿常规、生化检查（肌酐、尿酸、谷丙转氨酶、血钾、血糖、血脂）、心电图等；④有条件者可选做动态血压、超声心动图、颈动脉超声、尿白蛋白 / 肌酐、胸部 X 线片、眼底检查等。

第三十九章　糖尿病的诊治

董爱梅　北京大学第一医院

糖尿病可以导致视网膜、肾、神经系统和心脑血管系统的损伤，是导致失明、肾衰竭、心脑血管意外和截肢的主要病因。然而，糖尿病可防可控，早期发现和综合管理可以预防和控制糖尿病并发症，降低糖尿病的致残率和早死率。本文主要介绍糖尿病的诊断、评估及治疗原则。

一、诊断

1. 高危人群的判断　糖尿病的高危人群：年龄＞40 岁，有糖调节受损史，超重或肥胖（体重指数＞24kg/m²），2 型糖尿病患者的一级亲属，久坐不动，有巨大儿（出生体重＞4kg）生产史，有妊娠糖尿病病史，有高血压、高脂血症、冠心病等基础疾病。

2. 糖尿病的诊断　对高危人群的糖尿病筛查推荐口服葡萄糖耐量试验，同时检查空腹血糖和餐后 2h 血糖。如果口服葡萄糖耐量试验有困难，可筛查空腹血糖，但对一部分只表现为餐后血糖升高的糖尿病患者，会有漏诊的可能；如果口服葡萄糖耐量试验结果正常，3 年后应重复检查。另外还需要注意，糖尿病的临床诊断应依据静脉血浆血糖，而不是毛细血管血糖。根据糖尿病的诊断标准，若无显著高血糖相关症状（"三多一少"）的患者，需要 2 次血糖（空腹血糖和糖负荷后 2h 血糖）达到诊断阈值方能确诊，前者阈值为 7.0mmol/L，后者阈值为 11.1mmol/L。如果患者有典型的"三多一少"症状，除空腹及糖负荷后 2h 血糖外，随机血糖≥11.1mmol/L 也可作为诊断依据，且 1 次血糖达到该阈值即可诊断。

口服葡萄糖耐量试验同时测定胰岛素，能反映胰岛 B 细胞分泌胰岛素的能力，有助于区分 1 型糖尿病和 2 型糖尿病，也可作为糖尿病患者是否需要使用胰岛素治疗的参考指标，但不能作为糖尿病的诊断标准。正常人空腹胰岛素水平多在 5～15μU/ml，口服 75g 葡萄糖后 30～60min 达到高峰，峰值为空腹的 5～10 倍，2h 后开始下降，3～4h 回到基线水平。在应用外源性胰岛素的情况下测定 C 肽，更能反映内源性胰岛素的分泌情况。

3. 糖尿病相关低血糖症的诊断　餐前发生低血糖的常见原因是糖尿病前期或 2 型糖尿病患者进食后血糖刺激胰岛素分泌的峰值后延，胰岛素峰值晚于血糖峰值，出现吸收晚期（餐前）的低血糖。需要注意"三多一少"虽然是典型的糖尿病相关症状，但一般发生在血糖水平明显升高的情况下，而吸收后低血糖是部分糖尿病患者的首发表现（不属于空腹低血糖，空腹低血糖通常为病理性低血糖）。

4. 糖尿病分型诊断　诊断为糖尿病后，需对患者进行分型诊断。依据病因，糖尿病可分为 1 型糖尿病、2 型糖尿病、特殊类型糖尿病和妊娠期糖尿病。成人糖尿病主要为 2 型糖尿病，需要与 1 型糖尿病相鉴别。

1 型糖尿病的病因是胰岛 B 细胞数量显著减少或消失，从而导致胰岛素分泌显著下降或缺失（胰岛素绝对缺乏），此时需要胰岛素维持生命；而 2 型糖尿病的病因是胰岛素调控葡萄糖代谢的能力下降（胰岛素抵抗），伴随胰岛 B 细胞功能缺陷，从而导致胰岛素分泌减少（或相对减少），多数患者在生活方式干预的基础上口服药物治疗或联合胰岛素治疗。

1 型和 2 型糖尿病的鉴别需要综合患者的一般情况、病史及辅助检查等。一般 2 型糖尿病患者多有家族史，起病缓慢而隐匿，患者多超重或肥胖，"三多一少"症状不典型或无症状；胰岛素或 C 肽释放试验显示峰值延迟或不足；胰岛相关自身抗体通常阴性或弱阳性。而 1 型糖尿病起病多急剧，体重正常或消瘦，"三多一少"症状显著，有自发酮症甚至酸中毒的倾向；胰岛素或 C 肽释放试验显示低平曲线；多数患者胰岛相关自身抗体阳性。

二、评估

2 型糖尿病诊断明确后，需要评估患者是否存在糖尿病并发症及是否合并其他代谢性疾病。由于 2 型糖尿病患者症状不典型，起病隐匿，诊断前数年可能已经存在未发现的糖尿病，或者在更长时间内存在糖尿病前期及胰岛素抵抗的状态，诊断时又可能同时存在靶器官损害，故确诊后应立即评估并发症。2 型糖尿病患者病生理的核心是肥胖和胰岛素抵抗，在胰岛素抵抗状态下，其他的代谢性疾病如高血压、高尿酸、脂代谢紊乱等发病风险均会显著升高。

评估时，除详细询问病史和体格检查外，还应进行肝肾功能、血脂、尿常规、心电图等检查。有条件者可进行糖化血红蛋白（2～3 个月血糖的平均值，是血糖控制情况的"金标准"）、尿蛋白-肌酐比值、眼底检查（监测糖尿病视网膜病变）、血管超声等。除了并发症、合并症及重要脏器功能的医学评估外，全科医生需要对糖尿病患者的生活方式、糖尿病相关知识、自我管理和约束能力、经济情况、家庭支持等进行系统的评估，并对其进行针对性的教育和支持。

三、治疗原则

对糖尿病患者需要在生活方式干预的基础上进行必要的药物治疗，综合管理各种代谢异常，包括血糖、血压、血脂、体重、高凝状态等，追求心肾保护，提高生存质量，延长预期寿命。根据患者年龄、病程、病生理异常、并发症或合并症、基础状况、预期寿命等确定个体化的控制目标。

药物治疗选择上，应综合考虑病生理异常（胰岛素抵抗与胰岛素分泌不足的程度），血糖谱（血糖增高程度、波动性、空腹与餐后血糖的差值等），肝、肾、心、肺功能，低血糖的风险，以及其他基础情况等，确定个体化的目标（如空腹、餐后血糖的控制范围及糖化血红蛋白的目标值等）和治疗方案，关注药物对预后的影响，同时也要考虑药物不良反应及价格等因素。尊重患者的意愿，医患共同抉择，以获得好的治疗依从性和治疗效果。

第四十章 冠心病的诊治

刘梅颜 首都医科大学附属北京安贞医院

冠心病是冠状动脉性心脏病的简称,主要包含冠状动脉痉挛和冠状动脉粥样硬化性心脏病。冠状动脉粥样硬化性心脏病是一类由动脉粥样硬化诱发冠状动脉管腔狭窄、阻塞,进而导致心肌组织缺血、缺氧或坏死而形成的心脏疾病。因为大多数冠心病是由动脉粥样硬化引起的,故临床上冠心病常指的是冠状动脉粥样硬化性心脏病。除动脉粥样硬化外,还有其他可以引起冠状动脉狭窄、阻塞的情况,如炎症、栓塞、痉挛、结缔组织疾病、创伤、先天性畸形等。

冠心病因病变部位、范围和程度存在差异而表现出不同的临床类型。近年来根据冠心病的发生机制及发展预后,将其分为2种类型:①急性冠脉综合征(acute coronary syndrome,ACS),包括不稳定型心绞痛、非ST段抬高型心肌梗死及ST段抬高型心肌梗死;②慢性心肌缺血综合征,有稳定型心绞痛、缺血性心肌病、隐匿性冠心病等。本章主要介绍与动脉粥样硬化相关的冠心病的诊断和治疗。

一、稳定型心绞痛

稳定型心绞痛常发生于劳力负荷增加时,因此也称为稳定型劳力性心绞痛。在劳力、心情激动或受寒等情况下,心脏需氧量增加,但发生固定狭窄或部分闭塞的冠状动脉无法满足心肌对供血的需求,从而引发稳定型心绞痛。

1. 发作特点

(1)部位:心绞痛的发作部位主要位于胸骨体之后(或中段),可波及心前区,有时甚至会横跨前胸,疼痛范围模糊。一般情况下这种疼痛呈放射状,放射至左上肢尺侧,或至颈部、咽部或下颌。

(2)疼痛性质:不同个体差别较大,呈现窒息感、沉重感、压迫感或轻度胸部不适。

(3)诱因:体力劳动、心情激动、低温、吸烟、饱餐、休克或心动过速等。疼痛常在劳力、情绪激动时发作,且相似条件会重复引发疼痛。有时疼痛只在清晨出现,这可能与晨间交感神经兴奋有关。

(4)持续时间:疼痛出现后持续加重,达到一定程度后维持不变,然后逐渐减轻。整个疼痛持续时间一般为几分钟到十几分钟,多数情况为3~5min。

(5)疼痛缓解方法:中止诱因活动,或舌下含服硝酸甘油几分钟后可缓解。

2. 体征　患者发病时会心率加快、血压升高、心情焦虑、皮肤发冷、出汗，有时会出现第四或第三心音奔马律，有时会因为乳头肌缺血引起二尖瓣闭合不全而出现短暂性心尖区收缩期杂音。

3. 诊断　心绞痛的辅助检测方式包括实验室检测〔血糖、血脂、心肌肌钙蛋白 I（cTnI）、心肌肌钙蛋白 T（cTnT）等〕、心电图检查、放射性核素检查、多层螺旋 CT 冠状动脉成像（CTA）、超声心动图和冠状动脉造影。一般情况根据以下几点诊断：①稳定型心绞痛的发作特点；②冠心病的风险因素；③心肌缺血的客观检测依据，即发作时的心电图变化（常表现为 ST 段压低，也可能出现 T 波倒置）；④冠状动脉病变影像学检查。根据①、②可初步诊断，根据③、④可做出明确诊断。明确冠状动脉病变的水平、范围，有助于确定治疗计划。同时注意需要将心绞痛与急性心肌梗死、心脏神经症、肋间神经痛、肋软骨炎及消化性溃疡等进行鉴别。

4. 治疗

（1）发作时的治疗：疼痛发作时立即休息，大多情况下 3～5min 后症状即可缓解；若发作时疼痛严重，可舌下含服药效较快的硝酸酯制剂，如 0.5mg 硝酸甘油或 5～10mg 硝酸异山梨酯等，服药后几分钟即可见效，但应注意直立性低血压的发生。

（2）缓解期的治疗

1）调整生活方式，尽量防止诱因活动：调整饮食，不可单次进食过多；戒烟；减少精神负担；进行适量、强度不足以引起疼痛发作的体力活动。一般情况下患者不需要卧床休养。

2）药物治疗：①改善心肌缺血，缓解症状。常用的改善心肌缺血的药物有硝酸酯类药物、β 受体拮抗药、钙通道阻滞药。此外，代谢类药物（曲美他嗪）和窦房结抑制药（伊伐布雷定）也可用于治疗心绞痛。②预防心肌梗死，改善预后。抗血小板、抗心绞痛治疗，使用血管紧张素转化酶抑制药。β 受体拮抗药可预防心律失常，减轻心脏负荷，控制血压。

3）手术治疗：①经皮冠状动脉介入治疗（percutaneous coronary intervention，PCI），适用于药物难以控制症状的患者。手术成功率高，可明显提高患者生活质量。与药物治疗相比，患者术后心肌梗死的发病率和死亡率无明显差异。②冠状动脉旁路移植术（coronary artery bypass grafting，CABG），需进行开胸手术，患者术后发病率和死亡率比 PCI 术后高。该手术适用于左主干严重病变合并 2 支以上血管严重病变者，或多支血管病变合并糖尿病者。③其他治疗，如外科激光血供重建、加强体外反搏及脊髓电刺激等。这些方法用于药物治疗无效但又无法进行血供重建的患者。④所有的手术都应该结合患者的病情和意愿来进行。

二、不稳定型心绞痛 / 非 ST 段抬高型心肌梗死

不稳定型心绞痛主要由于冠状动脉不稳定的粥样硬化斑块破裂或糜烂，引发血小板聚集，出现血栓，血管痉挛收缩，或远端血管栓塞，从而导致心肌供氧减少、缺血加重。非 ST 段抬高型心肌梗死的临床表现与不稳定型心绞痛相似，但比不稳定型心绞痛严重，持续的时间更长。

1. 不稳定型心绞痛发作特点　与稳定型心绞痛患者的发作特点类似，但持续时间更长（可达数十分钟），程度更重，且在休息时也会发作。根据临床表现可以分为 3 种：①静息型心绞痛，休息时发作，持续时间常在 20min 以上；②初发型心绞痛，1～2 个月的新发心绞痛，可自发性发作或轻度劳力时发作；③恶化劳力型心绞痛，之前出现过稳定型心绞痛，近几个月心绞痛疼痛加重、发作次数频繁、发作时间延长。

2. 诊断　依据不稳定型心绞痛的发作特点结合心电图（发作时会呈现一过性 ST 段抬高或压低，T 波低平或倒置）、心脏标志物（如 cTnT 和 cTnI）检查即可做出诊断。冠状动脉造影、光学相干断层成像和冠状动脉内超声可详细评估血管信息，便于确定治疗方案。此外，诊断时需要与稳定型心绞痛和心肌梗死相鉴别：通过临床发作特点可与稳定型心绞痛进行区分；通过心电图和心肌损伤标志物检查可与非 ST 段抬高型心肌梗死进行分辨。

3. 治疗　发作时应即刻缓解缺血，并预防出现不良后果。对于发作频繁且症状持续不缓解的患者应住院治疗。

（1）一般处理：患者应立刻在安静环境中卧床休息，缓解焦虑情绪，必要时服用小剂量抗焦虑药或镇静药。呼吸困难、发绀患者应吸氧，使血氧饱和度＞90%。积极处理缺氧引起的其他并发症，如感染、发热及严重心律失常等。

（2）药物治疗

1）抗缺血药物：硝酸酯类药物、β 受体阻滞药、钙通道阻滞药、血管紧张素转化酶抑制药或血管紧张素 Ⅱ 受体拮抗药。

2）抗血小板药物：阿司匹林、氯吡格雷、替罗非班、血小板 GP Ⅱ b/ Ⅲ a 受体拮抗药，可阻止血小板聚集，主要用于接受 PCI 手术的不稳定型心绞痛或 ST 段抬高型心肌梗死患者。

3）抗凝药物：普通肝素和普通低分子肝素，服用此类药物但未联合服用阿司匹林的患者在停药时需要逐渐减少用量，以防止继发性凝血酶活性增高。普通肝素使用过程中需要监测血小板水平，低分子肝素则无须监测，且疗效更好，使用更方便。另外，抗凝药物还包括磺达肝癸钠和比伐卢定，前者为保守治疗患者出血风险增加时的首选药物，后者主要用于 PCI 术中抗凝。

4）降胆固醇药物：他汀类药物可竞争抑制 3- 羟基 -3- 甲基戊二酰辅酶 A（HMG-

CoA）还原酶的作用，抑制胆固醇的合成，从而降低胆固醇水平。临床常用的他汀类药物有辛伐他汀10～40mg、洛伐他汀20～40mg、普伐他汀20～40mg等，每晚口服1次。

（3）手术治疗：根据患者情况进行血供重建手术，如PCI和CABG。

三、ST段抬高型心肌梗死

ST段抬高型心肌梗死是在冠状动脉病变的基础上，冠状动脉血流供应急剧减少或中断，使相应的心肌严重而持久地缺血所致。多数情况下是由于不稳定斑块破溃，形成血栓，使血管闭塞；少数情况是由于斑块内部出血或血管痉挛而使血管完全闭塞。一旦血流供应急剧减少达20～30min，就会发生急性心肌梗死。发作主要的诱因包括晨起、饱餐后（特别是进食大量脂类食物后）、重体力活动，以及休克、脱水、严重心律失常等。

1. 临床表现

（1）发病先兆：发病前常出现原有心绞痛疼痛加剧，新发心绞痛、胸部不适，活动时心悸、气急，心电图ST段一过性抬高或压低，以及T波倒置或增高。

（2）症状

1）疼痛：多发于清晨，疼痛部位和性质与心绞痛相似，诱因很难确定，且疼痛发作时间长，程度和频率均较高，休息或者舌下含服硝酸甘油后常难以缓解。患者常会感到胸闷、烦躁不安、出汗、恐惧或濒死感。少数患者无疼痛感，或疼痛位于上腹部而与急性胃穿孔等混淆，或疼痛放射至下颌、颈部、背部而被误认为关节痛。

2）全身症状：疼痛发作24～48h会出现由坏死物质被吸收而引起的发热、心动过速、白细胞升高、红细胞沉降速度过快等现象。发作的程度与心肌梗死的程度正相关。体温一般维持在38℃左右，很少超过39℃，可持续1周。

3）胃肠道症状：疼痛剧烈时会引发恶心、呕吐、上腹肿胀、肠胀气、呃逆等。

4）心律失常：常见于发病后24h内。室性心律失常最常见。

5）低血压和休克：疼痛发作时低血压较常见，多持续数周，难恢复到以往水平。若疼痛缓解后收缩压<80mmHg，患者出现焦躁不安、面色苍白、皮肤湿冷、脉细而快、大汗淋漓、尿量<20ml/h、意识不清甚至晕厥者则为心源性休克。

6）心力衰竭：多为急性左心衰竭。多出现于疼痛发作前几天或休克好转后。

（3）体征：患者发病后可出现血压降低，可诱发心律失常。多数情况下会出现心率增快，但少数情况下心率也会减慢。出现与心律失常、休克和心力衰竭相关的体征：心尖区第一心音减弱，第四心音奔马律，有时会出现第三心音奔马律，也会出现粗糙的收缩期杂音和伴收缩中晚期喀喇音；室间隔穿孔时可在胸骨左侧第3～4肋间出现新的粗糙收缩期杂音伴震颤；少数患者会出现心包摩擦音。

2. 诊断

（1）辅助检查

1）心电图：ST 段抬高型心肌梗死会出现动态性心电图改变。发病数小时内心电图可能会无变化或出现异常高大两肢不对称的 T 波；发病数小时后 ST 段明显抬高，弓背向上，与直立的 T 波连接，形成单向曲线；数小时至 2 天内会出现病理性 Q 波，同时 R 波减低；Q 波在 3～4 天稳定不变，多数情况下永久存在；若未进行干预，ST 段抬高在数日至 2 周左右会恢复到基线水平，T 波变平坦或倒置；数周或数月后 T 波倒置，两肢对称，波谷尖锐，T 波倒置可永久存在，也可在几个月或几年后恢复。但心电图对心肌梗死的时间、部位、范围的诊断存在一定局限性。

2）影像学检查：心脏超声有助于判断心脏室壁运动情况和左心室功能。单光子发射计算机体层摄影（SPECT）可判断心室功能、室壁运动情况和心室壁瘤；正电子发射断层显像（PET）可判断心肌细胞活性；心脏磁共振或像可判断室壁厚度、左心室整体情况，以及节段性室壁运动情况；冠状动脉造影可判断血管情况；新兴影像学融合诊断（如 PET/MRI）可用于精确地诊断心肌细胞活性。

3）心肌标志物：①肌钙蛋白（cTn）。cTnI 或 cTnT 增高是出现急性心肌梗死的标志，在急性心肌梗死后 3～4h 升高，24h 左右达到峰值。cTnT 持续10～14 天后恢复正常水平，cTnI 持续 7～10 天后恢复正常水平。②肌酸磷酸激酶同工酶。发病后 4h 内增高，24h 到达高峰，48～72h 消失。③其他心肌标志物如谷草转氨酶、乳酸脱氢酶及肌红蛋白等，特异性相对较差，目前临床上应用较少。近年来，一些新型血清心肌标志物如生长刺激表达基因 2 蛋白、儿茶酚胺等在心肌梗死的诊断中起着重要作用，相信在未来会有更广泛的临床应用。

（2）诊断标准：诊断 ST 段抬高型心肌梗死主要根据典型的临床表现、ECG动态变化及血清标志物水平动态改变，3 项中若具备 2 项即可确诊。应注意将此病与心绞痛、急性肺栓塞、主动脉夹层、急性心包炎及急腹症等进行鉴别。

（3）治疗：ST 段抬高型心肌梗死通常风险较高，其治疗原则是尽快恢复心肌再灌注，应立即给予抗血小板、抗凝药物治疗。发病在 3h 内可开始溶栓，12h内可进行介入手术，以防止梗死范围扩大，维持心脏功能。同时，应及时处理严重心律失常、心力衰竭及各种并发症，防止猝死的发生。

第四十一章　脑卒中的诊治

孙伟平　王朝霞　北京大学第一医院

一、定义

脑卒中也称急性脑血管病或脑血管意外，是急性发病、各种原因导致脑血管损害从而引起的脑组织病变，多表现为突然发生的脑功能障碍征象，如意识障碍、局灶症状和体征。脑卒中可分为缺血性卒中和出血性卒中，前者包括短暂性脑缺血发作和脑梗死，后者包括脑出血、蛛网膜下腔出血等。

二、病因

卒中是一组由多种病因导致的具有相似临床表现的症候群。缺血性卒中常见病因包括脑大血管粥样硬化、脑小血管玻璃样变、心源性栓子脱落，少见病因包括动脉夹层、动脉炎或凝血功能障碍等原因。出血性卒中的病因包括高血压动脉硬化性脑小血管病、脑淀粉样变性血管病、先天性脑血管畸形和动脉瘤、凝血功能障碍、脑肿瘤、脑外伤等。

脑卒中的危险因素分为可干预的危险因素和不可干预的危险因素。可干预的危险因素包括高血压、吸烟、糖尿病、血脂异常、心房颤动、无症状颈动脉狭窄、超重与肥胖、缺乏身体活动、代谢综合征、饮酒、高同型半胱氨酸血症、口服避孕药、绝经后激素治疗、睡眠呼吸暂停、高凝状态、药物滥用、炎症与感染、偏头痛、急性心肌梗死、无菌性血栓性心内膜炎、感染性心内膜炎、二尖瓣环形钙化、卵圆孔未闭及房间隔膨胀瘤等。不可干预的危险因素包括高龄、性别、种族、遗传因素等。

三、临床表现

脑卒中患者均表现为急性起病，多在数秒钟、数分钟或数小时内症状达高峰，部分脑血栓形成和脑出血症状可于数日内进行性加重。临床表现常因病变性质（缺血性或出血性）、受累动脉供应的脑组织解剖部位及病变的严重程度而异。

1. 缺血性卒中

（1）短暂性脑缺血发作（TIA）：指脑、脊髓及视网膜血管的一过性缺血而未发生梗死的病理生理状态。按照受累血管分布可分为颈内动脉系统 TIA 和椎-基底动脉系统 TIA。颈内动脉系统 TIA 常见表现包括发作性对侧偏身力弱、对侧偏身肢体麻木、失语、同侧单眼黑矇等；椎-基底动脉系统 TIA 常见表现包括发作性眩晕、视物成双、走路不稳、双眼黑矇、短暂性意识丧失、猝倒发作、短暂性全面性遗忘等。TIA 一般持续数秒钟或数分钟，通常不超过 1h。既往的 TIA 定义强调时间窗，即一过性症状在 24h 内消失，但是随着近年来磁共振影像学技术的发展，组织窗的概念逐步为人们接受。研究发现，当持续性功能缺损症状超过 10min 以上时，大部分患者的颅脑影像学检查即可发现继发于缺血的不可逆性组织坏死。持续时间超过 10min 以上或近期反复发作的 TIA 都容易进展为脑梗死。

（2）脑梗死：局部脑血管供血区域持续性缺血缺氧导致的脑组织坏死称为脑梗死。

1）按受累血管部位分类：脑梗死的具体症状与受累血管系统相关，按照受累血管部位可分为前循环脑梗死和后循环脑梗死。①前循环脑梗死（颈内动脉系统脑梗死）的首发症状常为偏瘫、偏身感觉减退，上肢症状往往重于下肢。若病变在优势半球，则常有失语；若病变范围较大，也可出现意识障碍及完全偏瘫。检查时可见病灶对侧中枢性面瘫、舌瘫及上、下肢瘫。②后循环脑梗死（椎-基底动脉系统脑梗死）的首发症状常为眩晕、恶心、呕吐、视物成双、走路不稳，严重者四肢瘫痪甚至昏迷。检查时常可见复视、眼球震颤、共济失调、构音不清、饮水呛咳、吞咽困难等。四肢也可出现程度不等的中枢性瘫痪。

2）按病因及发病机制分类：通常分为脑血栓形成、心源性脑栓塞及腔隙性脑梗死。

①脑血栓形成：指脑动脉粥样硬化导致的原位血栓形成。以中、老年人多见，多在安静或休息状态下发病，部分病例在发病前可有短暂性肢体麻木、无力、眩晕等症状，发病当时多意识清楚。神经系统局灶症状多在发病后数小时或 1~2 天达到高峰，大脑中动脉及基底动脉脑血栓形成可引起意识障碍甚至死亡。

②脑栓塞：指来源于心脏或大动脉的栓子脱落导致的远端脑动脉栓塞。不同发病年龄的患者，脑栓塞的病因各不相同：心房颤动是引起老年人心源性脑栓塞的最常见原因；风湿性心脏瓣膜病引起的心源性脑栓塞多见于青年人；而来自颅内外大血管的动脉粥样硬化斑块脱落所致的栓塞多见于中、老年人。脑栓塞多在活动中突然发病，常无前驱症状，临床症状的轻重取决于栓塞的部位、栓子的大小和侧支循环的状况。但与脑血栓形成不同的是，脑栓塞在起病后数秒或数分钟内症状迅速达到高峰，部分患者在症状达高峰后由于栓子自溶向远端移动，症状可有所缓解，呈现出症状波动的特点。脑栓塞常可引起皮质梗死，因此，失语、凝视及癫痫发作比较常见。

③腔隙性脑梗死：指发生在大脑半球深部白质及脑干的直径在 15mm 以下的小动脉缺血性脑梗死。多发生于中老年人，最常见病因为高血压导致的小血

管病变，基底核区、丘脑和脑桥为腔隙性脑梗死的好发部位。临床上突然发病，进行性或波动性发展，2~3 天稳定。腔隙性脑梗死总体上症状较轻、预后较好，无头痛和意识障碍，无失语及凝视等皮质受累的症状。临床表现根据梗死部位而呈多样化，如纯运动性卒中、纯感觉性卒中、共济失调-轻偏瘫综合征、构音障碍-手笨拙综合征、混合性感觉-运动症状等。

2. 出血性卒中

（1）脑出血：症状和体征因血肿的部位及大小而异。绝大多数脑出血患者均有不同程度的意识障碍，轻则嗜睡，重则昏迷。

脑出血病因中最常见者为高血压性脑出血，其病理基础为高血压引起的穿支动脉粟粒样微动脉瘤，好发部位在基底核区、丘脑、脑桥、小脑等深部脑组织穿支动脉分布区域。基底核区脑出血是高血压脑出血最常见的部位，通常由豆纹动脉破裂引起，累及内囊区域，临床上可表现为双眼球朝病灶侧凝视，若优势半球受累，可伴有失语。病灶对侧可见中枢性面瘫、舌瘫及上、下肢瘫，对侧半身感觉减退。若患者合作，尚可发现病灶对侧同向性偏盲。若血肿位于内囊内侧，常侵及丘脑，血液易破入侧脑室，病情常骤然恶化，引起高热、昏迷，预后凶险。血肿若位于脑桥，轻则出现同侧周围性面瘫及对侧上、下肢瘫；重则深昏迷，高热，双侧瞳孔缩小呈针尖样，四肢呈去大脑强直发作，预后极差。血肿若位于小脑半球，轻则出现眩晕、呕吐，病灶侧上、下肢共济失调；重则血肿破入第四脑室，压迫脑桥可出现四肢瘫，甚至意识障碍，压迫延髓可出现呼吸节律不规整，预后极差。

当出血发生在脑叶时，其病因多为脑淀粉样血管病、脑动静脉畸形、肿瘤等，出血可单发也可多发。不同脑叶出血表现不同：额叶出血可有偏瘫、运动性失语、人格改变、摸索等；顶叶出血可有偏身感觉障碍、空间构象障碍等；颞叶出血可有精神症状、感觉性失语等；枕叶出血可有视野缺损。脑叶出血的患者癫痫发作较其他部位出血常见，而昏迷较少见。部分病例甚至缺乏脑叶的定位症状。

（2）蛛网膜下腔出血：动脉瘤或血管畸形造成的原发蛛网膜下腔出血则表现突发的剧烈头痛、恶心、呕吐，部分患者出现精神症状、突发意识障碍，甚至呼吸、心搏骤停。通常查体无局灶体征，但脑膜刺激征突出，如颈项强直、凯尔尼格征阳性等。部分蛛网膜下腔出血可引起血管痉挛，继发脑梗死而出现局灶体征，如失语、偏瘫等。还有部分蛛网膜下腔出血可使脑脊液的吸收受影响，从而继发交通性脑积水而出现进行性智能障碍，甚至痴呆。

四、实验室检查

1. 一般实验室检查　包括血糖、血脂、肝功能、肾功能、电解质、心电图、心肌酶谱、血常规、凝血功能、血氧饱和度和胸部 X 线检查。对部分患者必要时行脑电图检查、腰穿脑脊液检查等。

2. 脑卒中病灶检查 急诊颅脑 CT 平扫是首选检查方法。出血性卒中发病后即可显示新鲜血肿的部位、大小、形态及是否破入脑室；而缺血性卒中发病 6h 内 CT 多正常，24～48h 后梗死区可出现低密度灶。CT 还有助于鉴别非血管性病变（如肿瘤）。CT 灌注扫描（computed tomography perfusion，CTP）可有助于区分可逆性和不可逆性缺血损害病灶，判断缺血半暗带的大小，可为选择适合再灌注治疗的患者（如静脉溶栓、血管内取栓等）提供更多的信息。而增强 CT 并不能为缺血性卒中的诊断和治疗提供更多的信息，除非是与肿瘤和感染相鉴别。

颅脑 MRI 因检查耗时长，不作为脑卒中急诊常规检查，但在识别急性小梗死灶和颅后窝梗死灶方面明显优于 CT。MRI 可以鉴别急性和慢性的缺血灶，发现亚临床缺血灶。MRI 的弥散加权成像（diffusion weighted imaging，DWI）在缺血性卒中症状出现数分钟内就可以显示急性梗死灶，DWI 上新发病灶的分布形式还可以提示相应的供血血管病变，对于病因和发病机制有重要提示意义。

3. 血管病变检查 颈部血管超声、经颅多普勒超声、CT 血管成像（computer tomography angiography，CTA）、磁共振血管成像（magnetic resonance angiography，MRA）和数字减影血管造影（digital subtraction angiography，DSA）都是针对脑血管病变的检查方法。颈部血管超声能够显示血管腔内形态结构，主要用于颈部颈动脉和椎动脉的检测。经颅多普勒超声通过计算血流速度推算出血管的狭窄程度，超声检查经济、无创，适用于颅内大血管病变的筛查。CTA 和 MRA 可以快速、无创地评估颅内、颅外大血管的情况，了解血管狭窄、闭塞的重要信息。DSA 为有创性检查，具有良好的空间分辨率，是血管影像诊断中的"金标准"，其空间分辨率最高，可清晰显示各级脑血管分支的大小、位置、形态、变异及血管狭窄患者的侧支循环状况。

五、诊断

若中年以上发病，有脑血管病危险因素，突然出现偏瘫、偏身感觉障碍、偏盲、失语等中枢神经系统局灶定位症状和体征，以及突发头痛、呕吐、血压增高、意识障碍等急性颅内压升高相关症状，首先应考虑脑卒中的可能。此时应尽快急诊就诊，启动卒中绿色通道，完成颅脑 CT 平扫，鉴别是缺血性卒中还是出血性卒中，给予后续急救处置。对缺血性卒中可通过脑 MRI 和血管检查进一步明确脑梗死病灶部位、大小及责任血管，并结合病史和其他辅助检查进一步分析其病因和发病机制。

六、病情综合评估和转诊建议

一旦考虑为脑卒中，应尽快转诊至最近的上级医院救治。转诊途中，注意保持呼吸道通畅，有条件可给予低流量吸氧，同时及时清除呼吸道分泌物。必要时行气管插管，插管困难的患者可能需要气管切开。尽快建立静脉输液通路。对血压显著升高的患者，适当控制血压。对头痛、呕吐的颅内压增高患者，注意防止误吸，必要时酌情给予20%甘露醇脱水降低颅内压。

七、鉴别诊断

低血糖可以表现为类卒中样发作，建议怀疑卒中患者第一时间尽快完善快速血糖检测，若发现低血糖，及时纠正。某些颅内肿瘤、脑脓肿、硬膜下血肿也可呈卒中样发病，通过颅脑CT、MRI等影像学检查不难鉴别。TIA的患者需要与癫痫发作、晕厥、癔症等进行鉴别。

八、脑卒中的急性期治疗

1. 一般治疗

（1）安静卧床，切忌任意搬动患者，有条件的应就近治疗。

（2）保持呼吸道通畅。若发绀、呼吸困难、呼吸道分泌物过多，应及时输氧，充分吸痰，甚至行气管插管、气管切开等。

（3）加强护理，严密观察病情。瘫痪患者应定期翻身、拍背、吸痰、清洁口腔和皮肤，防止发生压疮、肺部感染、泌尿系统感染、下肢深静脉血栓等。

（4）注意患者的吞咽功能，对严重吞咽困难的患者，建议其留置胃管，保证营养和水、电解质平衡。保证每天摄入足够的水分和营养物质，定期检查血电解质。

（5）对症处理包括控制体温、血糖、血压等。如存在感染应给予抗生素治疗；如有应激性溃疡应及时给予质子泵抑制药（PPI）等；颅内压升高症状明显者可给予甘露醇、呋塞米等药物脱水。

2. 急性缺血性卒中的治疗

（1）溶栓治疗："时间就是大脑"，循证医学证明静脉溶栓治疗可以使急性缺血性卒中患者获得明确受益，减少伤残与死亡。静脉溶栓是应用药物降解已交联成网的纤维蛋白，溶解血栓，实现闭塞血管再通。对缺血性卒中发病4.5h内，应根据适应证严格筛选患者，尽快给予组织型纤溶酶原激活药（recombinant tissue-type plasminogen activator，rt-PA）行溶栓治疗。使用方法为rt-PA0.9mg/kg（最大剂量为90mg）静脉滴注，其中10%在最初1min内静脉推注，其余静脉持续滴注1h，用药期间及用药24h内应严密监护患者。rt-PA溶栓治疗除存在出血风险外，还有过敏或因血管源性水肿引起呼吸道梗阻的报道，应及时发现并紧急处理。发病6h内的缺血性卒中患者，如不能使用rt-PA，可在严格掌握适应证的前提下考虑静脉给予尿激酶，方法为尿激酶100万U和150万U，溶于生理盐水100～200ml，持续静脉滴注30min。由于缺乏充分的证据证实动脉溶栓的获益，目前一线血管内治疗首选血管内机械取栓治疗，不推荐动脉溶栓作为一线治疗方案。

静脉团注替奈普酶（0.4mg/kg）治疗轻型卒中的安全性及有效性与 rt-PA 相似，但不优于 rt-PA。对于轻度神经功能缺损且不伴有颅内大血管闭塞的患者，可以考虑应用替奈普酶。

（2）抗血小板治疗：CAST 研究和 IST 研究证实卒中后 48h 内口服阿司匹林能显著降低随访期末的病死率及残疾率，减少复发，仅轻度增加症状性颅内出血的风险。因此，对于不符合静脉溶栓或血管内取栓适应证且无禁忌证的缺血性脑卒中患者，应在发病后尽早给予口服阿司匹林 150～300mg/d 治疗，急性期后可改为预防剂量 50～300mg/d。溶栓治疗者，阿司匹林等抗血小板药物应在溶栓 24h 后开始使用。

CHANCE 研究显示，发病后 24h 内联合使用氯吡格雷和阿司匹林 21 天可减少轻型卒中（NIHSS 评分≤3 分）患者 90 天内缺血性卒中复发率。近期完成的 POINT 研究也显示，早期双抗可以降低缺血性卒中复发风险。因此未接受静脉溶栓治疗的轻型卒中患者，在发病 24h 内应尽早启动双重抗血小板治疗（阿司匹林和氯吡格雷）并维持 21 天。

近期发表的 THALES 试验结果表明，发病后 24h 内替格瑞洛（初始剂量 180mg，后续 90mg，每天 2 次）联合阿司匹林（初始剂量 300～325mg，后续 75～100mg，每天 1 次）治疗轻-中型非心源性缺血性卒中（NIHSS≤5 分）或短暂性脑缺血发作，在降低 30 天内复发性卒中或死亡方面优于阿司匹林单药治疗。

（3）抗凝治疗：目前对大多数急性缺血性脑卒中患者，不推荐无选择地早期进行抗凝治疗。对少数特殊急性缺血性脑卒中患者（如心脏或动脉内血栓、动脉夹层、椎-基底动脉血栓形成、放置心脏机械瓣膜等）是否进行抗凝治疗，需在综合评估风险-获益比，并与患者和家属充分沟通后谨慎选择使用。特殊情况下溶栓后还需抗凝治疗，应在 24h 后使用抗凝药物。

（4）他汀类药物的使用：有观察性研究显示他汀类药物可改善急性缺血性脑卒中患者预后，但还有待开展高质量随机对照研究进一步证实。ASSORT 研究显示，早期（发病后 7 天内）启动他汀类药物治疗与延迟（发病后 21 天）启动疗效并无差异，但发病前已经使用他汀类药物的患者继续使用可改善预后。因此，发病后应尽早对动脉粥样硬化性脑梗死患者使用他汀类药物开展二级预防，药物的种类及治疗强度需个体化决定。

（5）神经保护药的使用：动物研究显示神经保护药物可改善卒中后神经功能缺损程度，但临床上研究结论尚不一致，疗效还有待进一步证实。

3. 脑出血的药物治疗　脑出血目前缺少循证医学证据能够证明有效改善患者不良预后的治疗药物，急性期治疗重点在于针对相关并发症对症处理。脑出血患者需重症监护治疗，加强护理。脑出血急性期血压升高是血肿扩大的主要原因，根据 INTERACT-2 研究与 ATACH-2 研究的结果，对于收缩压在 150～220mmHg 的脑出血患者，在没有降压禁忌的情况下，快速降压至 140mmHg 是安全的，并能改善患者的预后。但是如果血压快速降至 140mmHg 及以下，7 天内肾功能受损发生率明显升高，90 天不良事件发生率也显著上升，因此，不建议急性期强化降压。颅内压升高症状明显者可给予甘露醇、甘油盐水、白蛋白、呋塞米等药物脱水降低颅内压治疗，应注意监测出入量及电解质和肾功能情况。

4. 脑卒中的手术及介入治疗 急性脑梗死患者如存在大血管闭塞性病变，在静脉溶栓时间窗内无禁忌证者首选静脉溶栓治疗，后续可桥接进行血管内机械取栓治疗；若超过静脉溶栓时间窗或存在静脉溶栓相关禁忌证，则应进行充分的影像学评估，明确再灌注治疗获益后方可进行血管内机械取栓治疗。对于发病48h 内、年龄<60 岁的恶性大脑中动脉梗死伴严重颅内压增高、内科治疗不满意且无禁忌证者，尤其是意识水平持续下降的患者，以及大面积小脑梗死压迫脑干的患者，可请神经外科行减压术。

脑出血者若血肿局限，年龄适合，无严重并发症，可行血肿清除术或减压术。小脑出血早期应用手术治疗效果尤佳。蛛网膜下腔出血患者，经脑动脉造影证实有颅内动脉瘤或动静脉畸形者，也可行手术治疗或血管内治疗。继发交通性脑积水者，可做脑室分流术。

九、缺血性脑卒中的二级预防

对已发生缺血性卒中的患者，应积极控制可干预的危险因素，减少缺血性脑卒中的复发。

1. 控制高血压 对于缺血性卒中或 TIA 患者，降压目标一般应该达到 140/90mmHg 及以下，理想应该达到 130/80mmHg 及以下。具体药物的选择或联合方案应该个体化。合并颅内外大血管严重狭窄的患者要慎重降压，颅内动脉严重狭窄或一侧颅外颈动脉严重狭窄者，降压目标应该尽可能达到 140/90mmHg 及以下；双侧颅外颈动脉严重狭窄者，收缩压尽可能达到 160mmHg 及以下，最好进一步评价合并颅内外大血管严重狭窄患者的脑缺血代偿储备能力（如侧支循环、灌注、脑血管反应性等），并结合患者对降压的耐受情况，慎重试验性降压，逐步达到患者能够耐受的目标血压水平。

2. 控制糖尿病 血糖控制应接近正常血糖水平以减少小血管并发症和可能的大血管并发症。

3. 调脂治疗 对于胆固醇水平升高的缺血性卒中或 TIA 患者，应该进行生活方式干预及药物治疗。建议使用他汀类药物，用药期间注意监测不良反应。

4. 降低同型半胱氨酸 对于空腹血浆同型半胱氨酸≥16μmol/L 的患者，应该给予口服维生素 B$_6$、维生素 B$_2$ 和叶酸，以降低其水平。

5. 非心源性脑梗死或 TIA 的抗栓治疗 多数情况下应该给予抗血小板治疗以预防复发，如阿司匹林（50～150mg/d）、氯吡格雷（75mg/d），其他抗血小板药物还有阿司匹林与缓释双嘧达莫的复方制剂、西洛他唑、替格瑞洛等。对于有急性冠脉综合征或近期接受支架成形术的患者，使用氯吡格雷和阿司匹林联合治疗，支架术后联合抗血小板治疗至少持续 1 个月。对于颅内动脉狭窄性脑梗死患者口服抗凝药效果并不优于阿司匹林，且出血风险增加。对于主动脉弓粥样硬化复杂斑块、基底动脉梭形动脉瘤、颈动脉夹层的患者，应用抗凝治疗可能获益。

6. 心源性脑栓塞的抗凝 / 抗栓治疗 对于心房颤动（包括阵发性）的缺血性卒中或 TIA 患者，推荐口服华法林抗凝治疗，根据国际标准化比值（INR）调整华法林剂量，目标 INR 为 2.0～3.0。应用 CHA_2DS_2-VASc 量表和 HAS-BLED 评分有助于评估脑卒中危险和华法林治疗房颤相关出血的危险分层。新型口服抗凝药物如达比加群酯、利伐沙班、阿哌沙班及依度沙班等，具有固定治疗剂量的优势，不需要化验监测 INR，相对安全。与华法林比较，新型口服抗凝药物在降低非瓣膜性房颤患者脑卒中或系统性栓塞的疗效方面具有优势，且在大出血和颅内出血上具有明显的安全性。此外，左心耳封堵术已被评估为非瓣膜性心房颤动患者预防脑卒中的一种替代疗法，其对于主要结局事件（包括缺血性或出血性卒中、心脏性或不明原因的死亡及全身性栓塞等）的预防效果不劣于华法林，单独脑卒中事件也低于华法林。对于不能接受抗凝治疗的患者，可以使用抗血小板药物治疗。

7. 颈动脉狭窄的治疗 对于症状性颈动脉狭窄 70%～99% 的患者，推荐实施颈动脉内膜切除术。无条件或有禁忌证、手术不能到达病变部位、术后早期再狭窄、放疗后狭窄等情况，可以考虑行颈动脉血管成形及支架置入术。对于症状性颈动脉狭窄 50%～69% 的患者，根据患者的年龄、性别、伴发疾病及首发症状严重程度等实施颈动脉内膜切除术，该手术建议在最近 1 次缺血事件发生后 2 周施行。

十、基层长期管理

脑卒中的基层长期管理包括一级预防和二级预防。一级预防是指对有脑卒中倾向但尚无脑血管病病史者预防其发生脑卒中；二级预防是指对已有脑卒中或 TIA 病史者预防其卒中复发。

1. 控制脑血管病的危险因素

（1）高血压患者应控制高血压，各类抗高血压药物均可使用，以降低脑卒中风险。血压降低的目标遵循个体化原则。除了注意血压的绝对值，还应该注意尽量减小血压的波动，平稳降压。

（2）有效控制糖尿病。

（3）血脂管理。首先倡议健康的生活方式，其次根据动脉硬化性心血管疾病（arteriosclerotic cardiovascular disese，ASCVD）风险分层，决定是否启动药物调脂治疗，将降低低密度脂蛋白胆固醇水平作为防控 ASCVD 危险的首要干预靶点。他汀类药物治疗作为一线治疗方案，对于不耐受他汀类药物治疗的患者，可以考虑非他汀类药物来降低低密度脂蛋白胆固醇。

（4）对于无症状颈动脉狭窄患者，无论是否进行血管重建，他汀类药物治疗均适用。尽管随机对照研究并未证实抗血小板治疗（75～325mg/d）能有效减少无症状颈动脉狭窄患者的脑卒中发生风险，但可降低心肌梗死、血管性死亡风险。此外，无症状颈动脉狭窄患者服用阿司匹林可降低脑卒中严重程度，并与脑卒中良好功能预后相关。在严格掌握适应证的前提下，对部分无症状颈动脉狭窄的患者可行动脉内膜切除术或支架成形术。

（5）健康生活方式的宣教，尤其适用于有脑血管病危险因素或者已有卒中病史者。内容包括戒烟，注意饮食与营养（减少饱和脂肪酸的摄入、选择能降低 LDL-C 水平的食物、严格控盐饮食），监测血压、血脂、血糖水平，规律服药，减轻体重，增加有规律的身体活动等。

2. 其他措施

（1）对已发生过缺血性卒中的患者，应规律服用抗血小板药物、抗凝药物及调脂药物，预防卒中复发。

（2）对已发生过出血性卒中的患者，针对其出血病因进行预防，如严格控制血压、不能大量饮酒、根据化验指标调整抗凝药剂量等。

（3）对卒中后功能残疾者，注意指导其肢体功能康复；卧床患者要勤翻身防止压疮、深静脉血栓和坠积性肺炎；有吞咽困难者要防止误吸，必要时给予鼻饲。

（4）注意改善患者的心理问题。

第四十二章 慢性阻塞性肺疾病的诊治

孙伟平　王朝霞　北京大学第一医院

一、定义

慢性阻塞性肺疾病（chronic obstructive pulmonary disease，COPD）简称慢阻肺，是一种常见的、可预防、可治疗的疾病，由于大量暴露于有害颗粒或气体中而导致气道和/或肺泡异常所引起的持续呼吸道症状，以呼吸气流受限为主要特征。呼吸系统症状主要表现为慢性咳嗽、咳痰、呼吸困难、气短等，症状常急性加重；全身症状表现为体重下降，食欲减退，外周肌肉萎缩和功能障碍，甚至出现抑郁和/或焦虑等。

二、诊断

COPD 的诊断需要兼顾呼吸系统症状和气流受限的程度。

1. 肺功能检查确诊 COPD　吸入支气管扩张药后第一秒用力呼气量（FEV_1）/用力肺活量（FVC）。

2. 评估气流受限程度　根据 FEV_1 占预计值的百分比将 COPD 分为GOLD1~4 级。GOLD 1 级（轻度）：FEV_1% 预计值≥80%；GOLD 2 级（中度）：50%≤FEV_1% 预计值<80%；GOLD 3 级（重度）：30%≤FEV_1% 预计值<50%；GOLD 4 级（极重度）：FEV_1% 预计值<30%。

3. 评估症状和急性加重风险　根据症状评分（《呼吸困难指数评分》《COPD评估测试》分别见表 42-1、图 42-1）和急性加重史将患者分为 A、B、C、D 四组（图 42-2）。

表 42-1　呼吸困难指数评分（mMRC）

呼吸困难评分等级	呼吸困难严重程度
0 级	只在剧烈活动时感到呼吸困难
1 级	平地快步行走或步行上小坡时出现气短
2 级	由于气短在平地行走时同龄人慢，或需要停下呼吸
3 级	平地行走 100m 或数分钟需要停下来呼吸
4 级	因为呼吸困难不能离开家或者穿脱衣服时呼吸困难

三、稳定期治疗

COPD 稳定期的治疗目标为缓解症状，改善运动耐量，改善生活质量，预防疾病进展，预防和治疗急性加重，降低死亡率。治疗内容包括患者教育、病情评估、药物治疗和非药物治疗。所有 COPD 患者都要避免潜在的危险因素，包括戒烟、减少室内污染、降低职业暴露等，建议预防接种流感疫苗和肺炎球菌疫苗。

请在下列问题的方格中，选出最适合您目前状况的描述。

例如：　我极开心　①　②　③　④　⑤　　我极不开心

分数

我从不咳嗽	① ② ③ ④ ⑤	我一直咳嗽
我一点痰也没有	① ② ③ ④ ⑤	我有很多痰
我一点也没有胸闷的感觉	① ② ③ ④ ⑤	我有很重的胸闷的感觉
当我在爬坡或爬一层楼梯时，我并不感觉喘不过气来	① ② ③ ④ ⑤	当我在爬坡或爬一层楼梯时，我非常感觉喘不过气来
我在家里的任何活动都不受慢阻肺的影响	① ② ③ ④ ⑤	我在家里的任何活动都很受慢阻肺的影响
每当我想外出时，我就能外出	① ② ③ ④ ⑤	因为我有慢阻肺，我从来没有外出过
我的睡眠非常好	① ② ③ ④ ⑤	因为我有慢阻肺，我的睡眠非常不好
我精力旺盛	① ② ③ ④ ⑤	我一点精力都没有

计算总分：

图 42-1　COPD 评估测试

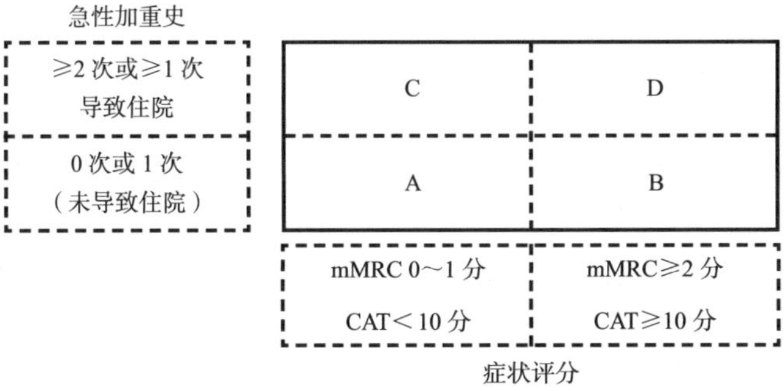

急性加重史

≥2 次或≥1 次导致住院	C	D
0 次或 1 次（未导致住院）	A	B
	mMRC 0~1 分 CAT＜10 分	mMRC≥2 分 CAT≥10 分

症状评分

图 42-2　依据症状评分和急性加重史的分组

注：mMRC. 呼吸困难指数评分；CAT. COPD 评估测试。

1. 药物治疗

（1）常用药物

1）支气管扩张药：缓解气流受限，减少肺动态充气过度，提高生活质量，控制症状，但不能使所有患者的 FEV_1 都得到改善。常用支气管扩张药包括胆碱能受体拮抗药、β_2 受体激动药、茶碱等。COPD 患者吸入支气管扩张药是控制症状的关键，可以按需或按时使用，也可以单药或联合使用。吸入剂型优于其他剂型，药物联合使用改善肺功能和症状的效果优于单药。

2）胆碱能受体拮抗药：均为吸入剂型，包括短效药物（如异丙托溴铵）和长效（如噻托溴铵）药物，同时有减少痰液分泌的作用。主要不良反应为心悸、口干。有严重青光眼、尿潴留的患者慎用。

3）β_2 受体激动药：有长效、短效及吸入、口服、静脉等多种制剂。针对缓解期 COPD 患者，常用吸入剂型。短效吸入型 β_2 受体激动药（常用沙丁胺醇和特布他林）吸入后数分钟起效，可以迅速缓解症状，15～30min 达高峰，持续4h，是常用的缓解症状的药物。长效吸入型 β_2 受体激动药（常用沙美特罗、福莫特罗和茚达特罗）药效持续时间长，使用方便，其中福莫特罗起效快，可用于迅速缓解呼吸困难症状，但这类药物的常见不良反应为心悸、手颤。

4）茶碱：有口服和静脉制剂。常用药物包括氨茶碱、茶碱缓释片、多索茶碱等。茶碱的支气管扩张作用不如上述药物，但价格便宜，使用方便，在我国应用较广泛；不良反应包括恶心、失眠、多尿等；与其他药物交互作用多，中毒剂量低，使用中应避免过量，可监测血药浓度。

5）糖皮质激素：有吸入、口服和静脉制剂。针对缓解期 COPD 患者，常用吸入剂型。对有适应证的患者（如急性加重风险高的患者和外周血嗜酸性粒细胞增高的患者），长期吸入糖皮质激素可以减少急性加重的频率，改善生活质量，降低各种原因所致的死亡率。但突然中断吸入激素治疗，一些患者会出现急性加重。不推荐长期吸入糖皮质激素单药治疗，需要和支气管扩张药联合使用。糖皮质激素常见的不良反应包括口咽部真菌感染、声音嘶哑、咽部不适等，因此吸入药物后需要漱口，以减少口咽部并发症的发生。大量吸入糖皮质激素也会出现全身不良反应。长期吸入激素的患者，肺炎发生率会增高。

6）其他药物：祛痰药、止咳药、抗氧化剂等。

（2）药物治疗方案：根据诊断中的分组，制订不同的药物治疗方案。

1）A 组：临床症状轻，且急性加重风险低的患者。首选支气管扩张药，选择长效或短效、按时或按需均可。使用后评估效果，根据效果选择继续、停用或更换其他种类支气管扩张药。

2）B 组：临床症状重，但急性加重风险低的患者。为控制症状，首选长效支气管扩张药，可单独使用。若症状控制不满意，可以联合使用长效支气管扩张药。

3）C组：临床症状轻，但急性加重风险高的患者。首选单药长效胆碱能受体拮抗药吸入治疗。若仍反复急性加重，可在长效胆碱能受体拮抗药基础上联用吸入性长效 β_2 受体激动药或吸入性糖皮质激素以减少急性加重。

4）D组：临床症状重，且急性加重风险高的患者。初始治疗多需要联合使用长效 β_2 受体激动药和长效胆碱能受体拮抗药。若仍反复急性加重，可加用吸入型糖皮质激素。若吸入糖皮质激素不能减少急性加重，则停用糖皮质激素，仍联合使用长效 β_2 受体激动药和长效胆碱能受体拮抗药。对于既往吸烟且急性加重频繁的患者，可加用小剂量大环内酯类药物。

2. 非药物治疗　包括体育锻炼、肺康复、长期家庭氧疗和肺减容手术。长期家庭氧疗指每日吸氧>15h，可以改善伴有呼吸衰竭的COPD患者的生存率，适用于动脉血氧分压≤55mmHg或血氧饱和度≤88%，伴或不伴高碳酸血症，或动脉血氧分压为55～60mmHg，伴肺动脉高压、心力衰竭或红细胞增多症的患者。

四、急性加重期治疗

COPD急性加重是指呼吸系统症状加重，超出每日症状波动范围，导致用药改变。最常见的诱因是病毒性上呼吸道感染、气管支气管炎。治疗目的为缓解目前急性加重症状并减少今后加重的风险。

急性加重的常用药物治疗：①加用或加量短效支气管扩张药，可快速缓解症状。若患者肺功能下降，吸入药物有困难，可以考虑雾化给药。②全身糖皮质激素，通常30～40mg/d，持续5天，可以缩短康复时间，改善肺功能，纠正呼吸衰竭，减少复发和治疗失败，缩短住院时间。③使用抗生素。感染是急性加重的最常见诱因，需要鉴别细菌感染和病毒感染。当患者出现呼吸困难加重、痰量增加、脓性痰时，需要使用抗生素治疗。

当急性加重导致呼吸衰竭时，需要进行氧疗。氧疗要注意使用持续低流量吸氧，注意监测相关指标，避免二氧化碳潴留。若不能纠正呼吸衰竭，需要考虑机械通气治疗。

第四十三章　头痛的诊治

孙云闯　王朝霞　北京大学第一医院

一、头痛概述

头痛是神经系统常见症状之一，是指头颅上半部（眉弓、耳郭上部、枕外隆凸连线以上）的疼痛。头部某些结构对疼痛敏感，包括颅外的骨膜、关节面、帽状腱膜、肌肉、皮下组织、头皮、脑膜中动脉、颞浅动脉、鼻窦、眼、口腔黏膜等部位，而颅内的敏感结构有颅内静脉窦及其大分支（尤其是海绵窦周围的结构）、脑底部的硬脑膜、硬脑膜动脉、软脑膜-蛛网膜之中的动脉（如大脑前动脉、大脑中动脉、颈内动脉末端等）、大脑镰、小脑幕及传导头面部痛觉的神经（主要是三叉神经、面神经、舌咽神经及迷走神经）等。

产生头痛的主要机制包括颅内、外动脉的扩张（血管性头痛），颅内痛觉敏感组织被牵拉或移位（牵引性头痛），颅内、外痛觉敏感组织炎症（如脑膜炎），颅内、外肌肉的收缩（紧张性头痛），以及传导痛觉的神经炎症或受损（如三叉神经痛）等。

根据国际头痛分类及目前临床工作中的常用分类，头痛可以分为原发性头痛和继发性头痛。原发性头痛主要包括偏头痛、紧张性头痛、三叉自主神经性头痛及其他原发性头痛，其中以偏头痛和紧张性头痛最常见；继发性头痛是继发于其他疾病引起的头痛，包括头外伤、脑血管疾病（如颅内出血）、占位性病变（如脑肿瘤）、感染（如脑膜脑炎）等引起的头痛。

二、头痛的诊断

询问和采集病史在头痛的诊断中占有非常重要的地位。头痛主要是对症状的描述，很多头痛患者在就诊时已无头痛症状，也无明显的神经系统局灶体征，因此详尽的病史采集就显得格外重要。在头痛的病史询问中，应着重关注以下几个方面。

1. 头痛的起病方式　突发的剧烈性头痛，首先应怀疑颅内出血性疾病，尤其是蛛网膜下腔出血和脑出血，患者除突发头痛外，还经常伴有颅内压增高症状（如恶心、喷射样呕吐等），部分患者可能会出现意识障碍、抽搐、偏瘫等神经系统局灶症状和体征。颅内出血性疾病通常急性起病，症状在几小时内进展。其他亦可急性起病的头痛有头外伤、颅内感染、青光眼、腰穿后头痛、高血压脑病等。而亚急性头痛多见于颅内肿瘤、慢性硬膜下血肿、慢性脑膜炎（如结核性脑膜炎和癌性脑膜炎）、颞动脉炎及鼻窦炎等。慢性或反复发生的头痛多见于紧张性头痛、偏头痛、丛集性头痛等。

2. 头痛部位　某些头痛的神经和血管分布有一定的规律性，如三叉神经痛的疼痛部位多位于三叉神经几个分支支配区域，而双侧头痛如伴有枕、颈、肩部僵硬时，以紧张性头痛可能性较大。额部头痛，要除外额窦炎、筛窦炎和青光眼。急剧的上眼眶部疼痛及眼痛，伴有视物成双和同侧眼周围感觉减退时，要除外海绵窦病变，尤其是海绵窦动脉瘤或动静脉瘘。但是头颅深部病变或颅内病变时，头痛部位与病变部位不一定相符合。小脑幕以上的病变，头痛多位于病变同侧，以额部为主；小脑幕以下的病变，疼痛部位多位于后枕部；垂体瘤或蝶鞍附近的肿瘤引起的头痛多发生于双颞部；颅内感染、出血性病变和感染性疾病多为全头痛，呈弥散性。

3. 病程　头痛急性发作，呈持续性，既往无类似发作又伴有局灶体征者，常见于动脉瘤或血管畸形等疾病引起的颅内出血；头痛反复急性发作，持续时间短又无体征者，多为偏头痛；慢性持续性头痛，以器质性病变多见，往往伴有神经系统局灶体征，如肿瘤、颅内血肿、颅内压升高等，可伴有长或短的缓解期；紧张性头痛可呈持续性，程度或轻、或重，甚至达数月之久。

4. 性质　搏动性头痛多见于血管性头痛，如偏头痛、丛集性头痛、高血压头痛等；头重感、戴帽感等持续性头痛是紧张性头痛的特征；针刺样或电击样持续数秒的头痛是神经痛的特征。

5. 强度　可询问患者头痛是否影响睡眠、日常生活及工作。剧烈头痛多见于蛛网膜下腔出血、脑出血、脑膜炎、偏头痛、三叉神经痛等，需注意识别。

6. 伴随症状　恶心和呕吐常为颅内压升高引起头痛的伴随症状。突发头痛伴恶心、呕吐，但吐后缓解者多见于偏头痛。偏头痛发作前可伴有视觉先兆如闪光或偏盲等；偏头痛发作时常伴有面色苍白、多汗、呕吐等表现为体位改变引起的头痛，如强迫头位常为脑室系统病变和颅后窝病变，低颅压性头痛常于卧位时头痛消失，而坐位或立位时加重。颅内压升高和青光眼发作引起的头痛可伴有短暂的视力减退或视物模糊；伴有发热应考虑脑膜炎；伴有视盘水肿或出血应考虑肿瘤或高血压脑病。

7. 加重或缓解　应激因素和月经可导致各种头痛加重，尤其是偏头痛。应激事件对紧张性头痛的诱发有重要意义，三叉神经痛及舌咽神经痛可因进食或讲话等动作诱发。若新发头痛或在长期稳定头痛基础上出现头痛性质和程度的明显改变，则应警惕有新发病变的可能。

三、偏头痛及治疗

偏头痛是一种反复发作的原发性头痛，目前病因未完全阐明。遗传、饮食、内分泌及精神因素等均与偏头痛的发病有一定的关系。50% 以上的偏头痛患者有阳性家族史。皮质扩散性抑制等原因均在偏头痛的先兆或其发病中有一定的作用。

1. 临床表现　偏头痛在成年人中以女性多见，男女比例在（1∶3）～（1∶2），女性患病率随着年龄的增长而变化的趋势较男性明显。偏头痛的起病通常在 10～30 岁，睡眠障碍、过劳、饮食等可诱发偏头痛发作。常见诱发偏头痛的食物有酒（尤其是红酒）、含咖啡因或酪胺的食物等，如成熟奶酪或发酵食品、浓茶、碳酸饮料、巧克力、腌制品、熏制品、泡菜等。年轻女性在青春期前后或在月经期前后也容易出现偏头痛发作，绝经后逐渐减轻或消失。

2. 分类　国际头痛协会对偏头痛的分类主要有以下 4 种。

（1）有先兆偏头痛：比例较小，约占 10%，以前称为经典型偏头痛，多有家族史，其最大的特点是在头痛前出现先兆症状。最典型的先兆为视觉先兆，主要表现为眼前出现暗点、闪光、黑矇，部分患者有短暂的单眼盲或双眼的一侧视野偏盲。除视觉先兆外，部分患者表现为感觉或运动的先兆。先兆持续时间一般为 10～20min，在头痛出现之前达到高峰，先兆消失后随即出现搏动性头痛。头痛多为一侧，亦可为双侧或交替性；部位可以是眶上、眶后或额颞部；性质多为钝痛或搏动感，患者常主诉为跳动感。疼痛多持续数小时或 1～2 天，常伴有面色苍白、恶心、畏光、畏声、出汗，重者伴有呕吐，部分患者主诉睡眠后头痛能显著缓解。近年来，有研究发现有先兆偏头痛与心脏的卵圆孔未闭有关，而两者均可增加缺血性脑血管病的风险。

（2）无先兆偏头痛：是偏头痛最常见的类型，约占 80%，以前又称为普通型偏头痛，患者常有家族史。头痛的性质与有先兆偏头痛相似，但持续时间更长，可持续数天，程度较轻。症状主要为一侧搏动性头痛，伴恶心、呕吐、出汗、畏光、畏声等。

（3）家族性偏瘫型偏头痛：很少见，多有家族史，为常染色体显性遗传。临床特点为头痛发作的同时或头痛发作后，出现同侧或对侧肢体（尤其是上肢）不同程度的瘫痪，并可在头痛消失后持续一段时间。该类型头痛因伴有偏瘫，常被误诊为急性脑血管病。

（4）慢性偏头痛和偏头痛持续状态：前者是偏头痛的常见并发症，大多由无先兆偏头痛逐渐发展而来；后者是指偏头痛发作时头痛持续超过 72h 而不缓解。

3. 诊断标准　头痛发作的次数及发作时的临床表现在疾病的诊断中占有重要地位。偏头痛发作的持续时间、疼痛性质、疼痛部位、先兆症状、伴随症状等是诊断偏头痛最重要的依据。

（1）有先兆偏头痛的诊断标准

1）至少有 2 次发作符合以下"2）"和"3）"的特征。

2）1 种或 1 种以上完全可逆的先兆症状：①视觉症状；②感觉症状；③言语和 / 或语言症状；④运动症状；⑤脑干症状；⑥视网膜症状。

3）以下 4 种特征中至少具备 2 种：①至少有 1 种先兆症状逐渐扩散，时间≥5min，和 / 或 2 种或 2 种以上症状连续发生；②每个独立先兆症状持续 5～60min；③至少 1 种先兆症状是单侧的；④先兆伴随头痛出现，或在先兆后 60min 之内出现头痛。

4）不能更好地符合其他类型头痛的诊断，并排除短暂性脑缺血发作。

（2）无先兆偏头痛的诊断标准

1）至少有 5 次发作符合以下"2）""3）"和"4）"的特征。

2）未治疗或未成功治疗，每次头痛发作持续 4～72h。

3）头痛至少具备以下特征中的 2 项：①单侧性；②搏动性；③中或重度疼痛；④常规体力活动会加重头痛，或头痛导致患者回避常规体力活动。

4）发作期间有至少 1 项以下表现：①恶心和 / 或呕吐；②畏光和 / 或畏声。

（3）慢性偏头痛的诊断标准：头痛每个月发作≥15 天，持续 3 个月以上，并符合无先兆偏头痛或有先兆偏头痛的诊断标准。

4. 鉴别诊断　需要与丛集性头痛、紧张性头痛、药物过度使用性头痛相鉴别。

（1）丛集性头痛：与偏头痛不同，丛集性头痛男性多于女性，而且大多数患者无家族史，其临床发病率低于偏头痛。头痛通常在春季或秋季发作，簇集发作期通常持续数周。发作频率有时每日 1 次或数次，也可隔日发作，每日头痛发作持续数十分钟至 2h。发作常有规律地在同一时间出现，如在夜间入睡后突然出现而无先兆，部位多位于一侧眼眶、眼球后方或额颞部，为尖锐剧痛，痛处皮肤发红、发热，常有结膜充血、流泪、流涕，一般不伴有恶心、呕吐。在饮酒或服用血管扩张药物等情况下容易诱发头痛发作。

（2）紧张性头痛：以往又称为肌收缩性头痛，是慢性头痛中最常见的一种。紧张性头痛主要分为原发性头痛和继发性头痛 2 种：前者主要是由精神因素或职业的特殊头位而引起的头颈部肌肉持久性收缩所致；后者是在颅脑、五官、颈椎等疾病的基础上发生的。紧张性头痛的部位多位于双颞侧、额顶、枕部或全头部，可扩散至颈、肩、背部；头痛性质为胀痛或钝痛，患者有压迫感、束带感、麻木感，常主诉头部有"戴紧箍咒感"或"戴帽感"；常伴有焦虑、抑郁、烦躁、失眠等表现。头痛很少有其他伴随表现，如恶心、呕吐、畏光、畏声等，查体可发现头颈部及肩背部肌肉僵硬感。患者自我感觉健康状况差，工作后不能放松。过量进食含咖啡因的食物或咖啡因戒断、锻炼过少或不适宜的锻炼方式、月经周期紊乱、心理行为问题等均可诱发头痛。

（3）药物过度使用性头痛：临床上仅次于偏头痛和紧张性头痛的第三大常见头痛。麦角胺、曲普坦、镇痛药、阿片类、镇痛复方药及多种药物联合使用均可引起药物过度使用性头痛。所有头痛急性对症药物，如果使用不当或长期使用，几乎都可能发生药物过度使用性头痛，尤其是曲坦类药物更易引起。该类型头痛常因其他类型头痛持续应用对症药物而引起，头痛几乎每天发生，且几乎持续整天，睡醒时即出现头痛，双侧或弥漫性疼痛，轻至中度钝痛，有时限于额或枕部，长期使用镇痛药后若停用药物则头痛加重，因此，患者每天多次服药或至少服用1次，服药后头痛可减轻，但很少完全缓解。原发性头痛患者几乎每日头痛，头痛程度、类型和部位不断变化，几乎每日都使用头痛急性对症药物，过度使用超过3个月但疗效欠佳时要考虑有药物过度使用性头痛的可能。

5. 治疗

（1）治疗原则：终止急性发作和发作相关的症状，减少及预防复发，恢复正常生活功能。首先要针对危险因素进行纠正：减少诱发偏头痛发作的饮食和药物，注意规律休息，适当运动。

（2）急性发作的药物应用：轻度疼痛时，可先给予非特异性镇痛药，主要是非甾体抗炎药，如布洛芬、吲哚美辛、阿司匹林、对乙酰氨基酚、散利痛、去痛片等。中、重度疼痛或轻度头痛时使用非特异性药物疗效差可给予特异性药物治疗，主要包括曲普坦类药物和麦角生物碱类药物。前者包括舒马普坦、佐米曲普坦等，有口服、鼻喷剂、栓剂等不同给药方式；后者包括双氢麦角胺、酒石酸麦角胺等，有鼻喷剂、肌内注射、皮下注射等多种给药途径。对于头痛伴有恶心、呕吐等反应时，可给予对症处理。特异性药物在老年人，尤其是高血压、冠心病等人群使用时应格外注意。

（3）预防性用药：对中、重度头痛每月发作2次以上，每次持续2天以上，严重影响日常生活，治疗性用药过度使用，1周超过2次的频繁发作等情况下，可考虑使用预防性药物以减少患者头痛的发作次数。预防性用药常用的药物：氟桂利嗪5～10mg睡前口服，丙戊酸盐25～1250mg/d，托吡酯25～200mg/d，普萘洛尔20～240mg/d。注意用药时从小剂量开始，缓慢增加至有效剂量，至少维持2～3个月，通常需维持治疗6～12个月，然后逐渐减量。首选单药治疗，也可联合治疗。

（4）非药物治疗：可考虑联合针灸、推拿、生物反馈结合肌肉松弛训练、心理治疗或高压氧疗法等以减少头痛发作。

四、其他类型头痛的治疗

1. 丛集性头痛的治疗　急性发作期首选治疗方法：面罩吸入高浓度氧，可吸入 100% 氧，流量至少 7L/min，最大可至 15L/min，持续 15～20min，通常 5min 内起效。另外，也可皮下注射舒马曲坦 6mg，最快可 10min 内起效。在缓解期，可口服维拉帕米 240～960mg/d 以减少发作，也可使用托吡酯、褪黑素等药物。

2. 紧张性头痛的治疗　急性发作时可选择非甾体抗炎药物，预防性用药可采用阿米替林睡前口服，米氮平等抗抑郁药也有效果。预防性用药 6～12 个月后可考虑逐渐减量直至停药。对有失眠的患者，可适当给予物理治疗、认知行为治疗、心理治疗、针灸治疗等方法以缓解头痛。

五、病情综合评估和转诊建议

头痛是常见的疾病。对头痛患者，首要的问题是评估疼痛是否是严重疾病的征象。准确的评估离不开充分的病史询问和全面的体格检查。一旦考虑头痛是颅内器质性病变继发所致，应尽快转诊至最近的上级医院。

六、基层长期管理

基层地区有大量的头痛患者，而且多数患者未能明确头痛类型，这就给基层医院的处理和治疗带来了一定的难度。基层医生面对头痛患者时可从以下几个方面加强管理和教育。

1. 识别需要紧急就医的头痛患者　对于突然急性发作的剧烈头痛，尤其是首发头痛，如同时伴有恶心、呕吐、意识障碍、肢体抽搐等情况应立即就医；对既往有长期头痛病史，但近期头痛程度和性质有明显改变的头痛患者，亦应高度重视，尽快就医。

2. 识别不同类型头痛　应根据偏头痛、紧张性头痛、丛集性头痛等头痛的特点识别出不同类型的头痛。这些头痛有的有明显的诱因，如药物、食物、睡眠障碍等，因此可告知患者尽量避免诱发因素。对有失眠及抑郁、焦虑不良情绪表现的患者，可协助其进行心理疏导、针灸、物理治疗等方式。月经期间的头痛患者，可在月经前适当应用镇痛药物以减轻或减少头痛。

3. 健康宣教　加强患者教育，尤其是对于镇痛药物的使用：①应告知患者服用镇痛药时，尽量避免长期使用，以免出现药物过度使用性头痛，而导致治疗更为棘手；②应告知患者非甾体抗炎药每个月使用不超过 14 天，曲普坦类、麦角胺类、阿片类药物每月最多使用 9 天，非特异性药物和特异性药物联合使用的患者更应注意每月使用总天数不能超过 9 天；③平时可嘱患者养成记录头痛日记的习惯，以便就医时能提供详尽的资料。

4. 其他措施　头痛发作时，如伴有明显的恶心、呕吐等表现，可给予对症支持治疗，避免因严重呕吐引起电解质紊乱、脱水等问题，从而威胁患者的生命。

第四十四章 胸痛的诊治

刘梅颜　首都医科大学附属北京安贞医院

一、胸痛概述

　　胸痛指原发于胸部，或由躯体其他部位放射到胸部的疼痛。胸痛的严重程度与疾病的严重程度及病变位置并不一致。引发胸痛的原因有很多，具体分类及由此引发的常见导致胸痛的疾病如表 44-1 所示。各种病因和理化因素造成的损伤会刺激分布在该部位的感觉纤维，将兴奋传递至大脑皮质，从而产生痛觉。有时脏器与体表的传入神经止于同一神经元，内脏损伤刺激可能会产生相应体表的痛觉，如心绞痛除心前区胸骨疼痛外，还可放射至左肩及左前臂内侧等。对于因胸痛就诊的患者应该立即确定是否患有致命性胸痛，即急性冠脉综合征、主动脉夹层及肺动脉栓塞，并采取干预措施，减少危及生命的事件出现。

表 44-1　胸痛病因的分类

病因	常见可引起胸痛的疾病
炎性病变	胸壁的炎性感染：带状疱疹、流行性肌痛、胸壁软组织炎、肋软骨炎、肋间神经炎、肩关节周围炎等 胸腔内脏器感染：胸膜炎、肺炎、心包炎、纵隔炎、食管炎、膈下脓肿等
血供失常	冠心病心绞痛、心肌梗死、肺栓塞等
机械压迫、刺激和损伤	主动脉瘤侵蚀胸骨或其夹层瘤外膜的膨胀，肥大性脊椎炎时增生骨疣压迫脊神经后根，胸腔内原发性和转移性肿瘤的膨胀和压迫，气管、食管内异物的刺激，以及胸部外伤等
化学刺激	腐蚀剂引起的食管炎、毒气引起的气管支气管炎、反流性食管炎等
邻近器官病变的反射或牵连	肩、颈及前斜角肌病变引起的胸廓上口综合征，肩关节及其周围病伴有胸肌痛，膈下病变引起的下胸、上腹部疼痛并向肩背部放射等
自主神经功能失调	过度换气综合征、心脏神经症、贲门失弛缓症等引起的胸痛

二、胸痛的诊断

　　患者因胸痛就诊时应详细询问其既往病史、疼痛部位、疼痛性质、诱发因素、缓解因素、伴发症状等相关信息，并进行体格检查和其他实验室辅助检查加以判断。

1. 既往病史　询问患者是否有心血管病史、肺栓塞、近期手术史、体内其他部位病变史或外伤史等。

2. 胸痛部位　有些疾病引起的胸痛常位于固定部位，且存在放射区。心绞痛、急性心肌梗死、心包炎、心肌炎、主动脉夹层会引起心前区疼痛；心绞痛、急性心肌梗死、心包炎、心肌炎可引起胸骨后疼痛。除此之外，食管与纵隔疾病也会引起胸骨后疼痛。心绞痛与急性心肌梗死引起的疼痛可放射至左肩及左上臂内侧。脊椎疾病和主动脉夹层会引起后背疼痛。肺炎、胸膜炎、气胸等会引起单侧胸痛。

3. 疼痛性质　胸痛的程度有轻微和剧烈之分，疼痛的性质也多种多样。典型的心绞痛患者表现为压榨性痛，伴有压迫和窒息感；主动脉夹层或动脉瘤破裂表现为胸背部撕裂样疼痛；肋间神经痛为阵发性灼痛和刺痛；消化道相关疾病呈现灼烧感；流行性肌痛出现于胸、腹部肌肉剧烈疼痛，并向肩部和颈部放射；骨痛呈现酸痛或锥痛；胸膜炎呈尖锐刺痛和撕裂痛；原发性肺癌和纵隔肿瘤呈胸部闷痛。

4. 疼痛诱因及缓解因素　心绞痛常因情绪和重体力劳动引起，休息或服用硝酸甘油后即可缓解；心肌梗死呈持续性疼痛，含服硝酸甘油后常难以缓解；胸膜炎、肺炎、自发性气胸、心包炎的疼痛在咳嗽和呼吸时可加剧；食管类疾病在进食后可加剧；脊神经后根疾病导致的胸痛在转身时可加剧；胸部疾病所致的胸痛在胸部受压迫或运动时可加剧。

5. 胸痛伴发症状　心绞痛、心肌梗死和主动脉夹层的胸痛常伴有高血压；气胸引发的胸痛可伴有呼吸困难；肺炎、胸膜炎、支气管炎等引发的胸痛可伴有呼吸困难和发热；肺结核、肺栓塞、原发性肺癌及急性心肌梗死引发的胸痛可伴有咯血；食管类疾病引发的胸痛可伴有吞咽困难；心包炎、二尖瓣脱垂引发的疼痛可因体位改变而缓解。

6. 体格检查　检测患者的体温、脉搏、呼吸及双上肢血压；观察患者是否有面色苍白、呼吸困难、发绀、大汗；判断患者有无颈静脉怒张、气管位移；进行心脏听诊及肺部触诊和听诊；判断腹部有无压痛、反跳痛、肌紧张；判断有无脊椎畸形、压痛和叩击痛；判断下肢情况。一般情况下胸部外伤、炎症等胸部病变可以通过视诊和触诊做出判断。检查时应注意胸部有无皮疹、红肿和局部压痛。胸内脏器变化需借助辅助检查。

7. 辅助检查　不能通过视诊和触诊做出判断的疾病需借助辅助检查。心电图可以检测心肌缺血情况及心肌梗死；超声心动图可观测到心脏解剖结构及其功能变化；心血管造影可显示血管内因动脉瘤或粥样硬化引起的病变情况；X线检查可以判断胸壁、肺部病变；胸部 CT 及磁共振可较好地判断胸部内脏病变；纤维支气管镜和食管镜检查可判断支气管和食管内有无异物或病变；生化指标如心肌标志物及炎性指标可判断心肌梗死及胸部炎性疾病。

三、致命性胸痛的诊治

引发胸痛的病因很多，患者就诊后应快速检出最危险、最致命的病因，对于病因不明确的患者应留院观察至少6h。本文主要介绍致命性胸痛的诊治。

1. 急性冠脉综合征的诊治　急性冠脉综合征主要包括不稳定型心绞痛、非ST段抬高型心肌梗死及ST段抬高型心肌梗死，具体诊治方案参照第四十章。

2. 主动脉夹层的诊治　主动脉壁内膜破裂，血流进入主动脉壁内，导致血管壁分离，剥离的内膜片分割成"双腔主动脉"，因而称为主动脉夹层。少数患者并无内膜撕裂，可能由于主动脉中层出血所致，因此又称为壁间血肿。主动脉夹层初发时会引起剧烈疼痛，呈搏动样、撕裂样和刀割样痛，并伴有血管迷走神经兴奋。多数患者会出现血压升高，夹层破裂会引起周围相应器官和系统损害，如心肌梗死、心包积液、急性肾衰竭，以及意识障碍、昏迷、偏瘫等症状，很容易误诊。

（1）主动脉夹层的分型

1）DeBakey分型：根据破口位置及累及范围，可分为3型。Ⅰ型：破口位于主动脉瓣上5cm内，近端累及主动脉瓣，远端累及主动脉弓、降主动脉、腹主动脉，甚至达髂动脉。Ⅱ型：破口位置同Ⅰ型，夹层仅限于升主动脉。Ⅲ型：破口位置位于左锁骨下动脉开口处2～5cm，远端累及髂动脉。

2）Stanford分型：根据手术需要分为A型和B型。A型：破口位于升主动脉，适合急诊外科手术。B型：病变位于腹主动脉和髂动脉，可先行内科治疗，再行开放手术和腔内治疗。

（2）主动脉夹层的诊断

1）症状和体征：出现休克现象，比如烦躁不安、皮肤湿冷、面色苍白等，颈部脉搏异常，心脏新发杂音，一侧桡动脉脉搏减弱或消失。

2）辅助检查：X线检查可见纵隔和主动脉影增宽；超声可判断动脉真假腔、内膜撕裂情况；CT可显示破口的位置、数目、大小，最大直径的正常主动脉，以及主动脉瓣、主动脉弓部、颈总动脉和锁骨下动脉等部位的受累情况；磁共振成像与CT检测的指标类似；主动脉造影是检测的"金标准"，但因其为有创检查，使用较少。

（3）主动脉夹层的治疗：主动脉夹层起病急、进展迅速，应及时急诊处理，明确诊断分型，选择相应的治疗方案。治疗原则为有效镇痛、控制血压和心率、减轻主动脉压力，从而降低主动脉破裂风险。

1）急性期治疗：出现可疑症状、高度怀疑主动脉夹层的患者，应立即转入心脏监护病房，保证患者绝对卧床休息，严密监控患者生命体征并给予吸氧维持。血流动力学参数不稳定的患者要随时做好气管插管的准备。

2）药物治疗：①镇痛时可选用阿片类药物（如吗啡、哌替啶等）缓解疼痛症状，同时可适当安抚患者情绪。②控制血压和心率可降低主动脉破裂的风险，药物治疗的目标是控制收缩压 100～120mmHg，心率 60～80 次 / 分。降压首选的药物为 β 受体阻滞药（如美托洛尔、艾司洛尔等），当降压效果不明显时可以联合其他降压药物（如硝普钠）。对 β 受体阻滞药不耐受的患者，可选用非二氢吡啶类钙通道阻滞药。

3）手术治疗：不同分型的主动脉夹层通常采用不同的手术治疗方法。Stanford A 型主动脉夹层一经发现，应立即进行主动脉弓部、根部重建治疗，常用的术式包括 Bentall 手术、Wheat 手术、升主动脉移植术和次全主动脉弓移植术等；Stanford B 型主动脉夹层凶险程度较低，药物治疗是此类患者的基本治疗方案，一些复杂性或特殊类型的 Stanford B 型主动脉夹层须进行手术治疗。

3. **肺血栓栓塞的诊治** 肺栓塞是由内源性或外源性栓子阻塞肺动脉引起肺循环或心功能障碍的临床综合征，包括肺血栓栓塞（pulmonary thromboembolism, PTE）、脂肪栓塞、羊水栓塞、空气栓塞、肿瘤栓塞等。PTE 为来自右心或静脉系统的血栓阻塞肺动脉及其分支的疾病，是肺栓塞最常见的临床类型。本章主要介绍 PTE 的诊断和治疗。

（1）PTE 的临床分型

1）高危（大面积）PTE：以休克和低血压为主要临床表现，体循环收缩压 < 90mmHg，或较基础值下降 ≥ 40mmHg，持续 15min 以上。此类患者病情变化较快，病死率 > 15%，应积极加以干预治疗。

2）中危（次大面积）PTE：血流动力学稳定，但存在右心功能不全和心肌损伤。右心功能不全的诊断标准为出现相应临床症状，超声心动图显示右心功能不全，BNP 或 NT-proBNP 升高。心肌损伤表现为心电图出现 ST 段抬高或压低，T 波倒置，心肌损伤标志物升高，此类患者易出现病情恶化，病死率 3%～15%，应密切监测其病情变化。

3）低危（非大面积）PTE：血流动力学稳定，无右心功能不全和心肌损伤，病死率 < 1%。

（2）PTE 的临床表现

1）症状：PTE 症状多样，缺乏特异性。常见症状有：①不明原因的呼吸困难及气促，活动后明显，这是 PTE 最常见的症状；②胸痛，包括胸膜炎胸痛及心绞痛样胸痛；③晕厥，可为 PTE 首发或唯一的临床症状；④咯血，常为少量咯血，大咯血少见；⑤烦躁不安、惊恐甚至濒死感；⑥咳嗽、心悸等。不同病例可出现以上症状的不同组合。临床上同时出现呼吸困难、胸痛和咯血的"三联征"，仅见于 20% 的患者。

2）体征：①呼吸系统表现为呼吸急促、发绀、肺部可闻及哮鸣音和细湿啰音，合并肺不张和胸腔积液时出现相应的体征。②循环系统表现为心动过速，主要为窦性心动过速，也可发生房性心动心速、心房颤动、心房扑动或室性心律失常；多数患者血压可无明显变化，大面积 PTE 可有血压下降，甚至休克；颈静脉充盈、怒张或搏动增强；肺动脉瓣区第二音亢进或分裂，三尖瓣可闻及收缩期杂音。③可伴发热，多为低热。

（3）PTE 的诊断：PTE 多来源于深静脉血栓形成（deep venous thrombosis, DVT）。下肢 DVT 的主要表现为患肢肿胀，周径增强，疼痛或压痛，皮肤色素沉着，行走后患肢易疲劳或肿胀加重。50% 以上的下肢 DVT 患者无自觉症状和明显体征，应测量双侧下肢的周径来评价其差别。大、小腿周径的测量点分别为髌骨上缘以上 15cm 处、髌骨下缘以下 10cm 处。PTE 的临床表现缺乏特异性，确诊需特殊检查。

1）疑诊：对于具有上述 PTE 的临床症状及存在血栓栓塞危险因素的患者，应进行以下检查。①血浆 D - 二聚体检测敏感性高而特异性差，急性 PTE 时常 $>500\mu g/L$，若 $<500\mu g/L$ 有重要的排除诊断价值。②动脉血气分析常表现为低氧血症、低碳酸血症、肺泡-动脉血氧分压差增加（$>15mmHg$）。③心电图最常见的改变是窦性心动过速，还可出现电轴右偏，肺型 P 波，$S_1Q_{\text{III}}T_{\text{III}}$（I 导联 S 波变深 $>1.5mm$，III 导联有 Q 波和 T 波倒置），右心前区导联及 II、III、aVF 导联 T 波倒置，完全或不完全性右束支传导阻滞等。④胸部 X 线片可显示肺动脉阻塞征、肺动脉高压征、右心扩大征、肺组织继发改变等。⑤超声心动图是对 PTE 进行临床分型和诊断的重要方式。对于部分临床症状严重的患者，超声心动图提示右心室功能障碍，可高度怀疑为 PTE。若在右心房或右心室发现血栓，同时患者临床表现符合 PTE，可明确诊断，偶可因发现肺动脉近端的血栓而直接确诊。⑥下肢深静脉超声检查是诊断 DVT 最简便的方法。

2）求因：对于疑诊的 PTE 患者，均应进行下肢深静脉加压超声等检查，明确栓子是否存在及其来源，还应进行体格检查，同时做易栓症方面的相关检查，尤其是对于年龄 <40 岁，复发性 PTE 或有突出 VTE 家族史的患者。对于不明原因的 PTE 患者，应进行隐源性肿瘤筛查。

（4）PTE 的治疗

1）一般治疗：①监测患者呼吸、心率、血压、心电图及血气的变化；②卧床休息，尽量避免用力排便；③对症治疗，如镇咳、镇痛、镇静等；④对低氧血症或呼吸衰竭的高危急性肺栓塞患者，应采用机械方法保证通气；⑤对休克或低血压的患者，使用相应药物维持机体有效的血流动力，提高体循环血压，改善心脏血流灌注。

2）药物治疗：①口服或静脉注射抗凝药物可以防止血栓增大，阻止新血栓形成。抗凝药包括华法林、普通肝素、低分子肝素、磺达肝癸钠、达比加群酯、利伐沙班、阿哌沙班、阿加曲班、比伐卢定等，同时应密切监测患者是否有出血等不良反应。②溶栓药物主要适用于有明显呼吸困难、胸痛、低氧血症等症状的高危病例。常用溶栓药物有尿激酶、链激酶和重组组织型纤溶酶原激活药等，同时也应监测患者是否有出血。

3）手术治疗：对于药物抗凝、溶栓无效、栓塞严重者应立即采取手术治疗。常用手术有外科血栓清除术、经皮导管介入治疗、静脉滤器等。

第四十五章　腹痛的诊治

李俊霞　北京大学第一医院

一、概述

腹痛（abdominal pain）多由腹内组织或器官受到某种强烈刺激或损伤所致，也可由胸部疾病及全身性疾病所致。此外，腹痛又是一种主观感觉，腹痛的性质和强度不仅受病变情况和刺激程度的影响，而且受神经和心理等因素的影响。患者对疼痛刺激的敏感性存在差异，相同病变的刺激在不同的患者或同一患者的不同时期引起的腹痛在性质、强度及持续时间上有所不同。腹痛分为急性腹痛和慢性腹痛。急性腹痛具有突然发病、病情重、变化快的特点；慢性腹痛是指起病缓慢、病程长或急性发病后时好时坏的腹痛。

腹痛的处理和转诊是乡村医生常见的临床问题，其病因复杂，病情轻重不一，非常容易造成漏诊、误诊，甚至危及生命。因此，掌握腹痛的基础知识，充分熟悉腹痛的诊治方法并反复实践，具有极其重要的意义。

二、腹痛的病因

1. 急性腹痛的病因

（1）腹腔内脏器疾病

1）腹腔脏器急性炎症：急性胃肠炎、急性腐蚀性胃炎、急性胆囊炎、急性胰腺炎、急性阑尾炎、急性胆管炎等。

2）腹腔脏器穿孔或破裂：胃及十二指肠溃疡穿孔、伤寒肠穿孔、肝破裂、脾破裂、肾破裂、异位妊娠破裂、卵巢破裂等。

3）腹腔脏器阻塞或扩张：胃黏膜脱垂症、急性肠梗阻、腹股沟疝嵌顿、肠套叠、胆道蛔虫病、胆石症、肾与输尿管结石等。

4）腹腔脏器扭转：急性胃扭转、卵巢囊肿蒂扭转、大网膜扭转、肠扭转等。

5）腹腔内血管阻塞：肠系膜动脉急性阻塞、急性门静脉血栓形成、夹层腹主动脉瘤等。

（2）腹壁疾病：腹壁挫伤、腹壁脓肿及腹壁带状疱疹等。

（3）胸腔疾病：急性心肌梗死、急性心包炎、心绞痛、肺炎及肺梗死等。

（4）全身性疾病及其他：风湿热、尿毒症、急性铅中毒、血卟啉病、腹型过敏性紫癜、腹型癫痫等。

2. 慢性腹痛的病因　多为腹腔内脏器疾病。

（1）慢性炎症：反流性食管炎、慢性胃炎、慢性胆囊炎、慢性胰腺炎、结核性腹膜炎、炎症性肠病等。

（2）胃肠疾病：胃、十二指肠溃疡及胃泌素瘤等。

（3）腹腔内脏器的扭转或梗阻：慢性胃肠扭转、肠粘连、大网膜粘连综合征等。

（4）包膜张力增加：肝淤血、肝炎、肝脓肿、肝癌、脾大等。

（5）胃肠运动功能障碍：胃轻瘫、功能性消化不良、结肠右曲、脾曲综合征等。

三、腹痛的发生机制

1. 内脏性腹痛　腹内某一器官受到刺激，信号经交感神经通路传入脊髓，其疼痛特点为：①疼痛部位不精确，接近腹中线；②疼痛感觉模糊，多为痉挛、不适、钝痛、灼痛；③常伴恶心、呕吐、出汗等自主神经兴奋症状。

2. 躯体性腹痛　来自壁腹膜及腹壁的痛觉信号，经体神经传至脊神经根，反应到相应脊髓节段所支配的皮肤，其特点是：①定位准确，可在腹部一侧；②程度剧烈而持续，可有局部腹肌强直；③腹痛可因咳嗽、体位变化而加重。

3. 牵涉痛　腹部脏器引起的疼痛，刺激经内神经传入，影响相应脊髓节段而定位于体表。大多数牵涉痛具有体神经传导特点，疼痛较强，程度剧烈，部位明确，局部有压痛、肌紧张及感觉过敏等。临床上不少疾病的腹痛涉及多种发生机制，例如：阑尾炎早期疼痛在脐周，常有恶心、呕吐，为内脏性疼痛，持续而强烈的炎症刺激影响相应的脊髓节段或躯体传入纤维，使疼痛转移至右下腹麦克伯尼点，出现牵涉痛；当炎症进一步发展，波及壁腹膜时，则出现躯体性疼痛，程度剧烈，伴压痛、肌紧张及反跳痛。

四、腹痛的临床表现

1. 腹痛发生的缓急　突然发生的腹痛，常见于急性胃肠穿孔、急性胰腺炎、阑尾炎、尿道结石、内脏出血等；缓慢起病者见于消化性溃疡、慢性肝胆疾病、肠寄生虫病等。

2. 腹痛的性质和程度　腹痛的性质与病变所在脏器及病变的性质有关，如绞痛常表示空腔脏器梗阻，而胀痛常为内脏包膜张力增大，由于系膜的牵拉或空腔器官胀气扩张所致。疼痛的程度有时和病变严重程度相一致，但由于个体差异，有时疼痛的程度并不反映病变的程度。突然发生刀割样痛多见于内脏穿孔；阵发性绞痛多为空腔脏器痉挛或梗阻，如胆绞痛、肾绞痛、肠绞痛、胆道或输尿管结石、机械性肠梗阻等；持续性剧痛多见于炎症性病变，如肝脓肿、腹膜炎，其次为癌症晚期，如肝癌、胰腺癌等；持续性钝痛多见于实质性脏器肿胀，如肝淤血及肠寄生虫病；慢性隐痛或烧灼痛多见于消化性溃疡病。

3. 腹痛部位 腹痛的体表位置常和脊髓的节段性分布有关。通常情况下疼痛所在部位即为病变所在部位，如右上腹痛多为肝、胆、十二指肠疾病，剑突下痛见于胃、胰腺疾病，右下腹痛考虑为回盲部、阑尾、右侧附件等疾病。应注意腹外脏器的放散痛，如心肌梗死、大叶性肺炎、胸膜炎也可引起上腹部疼痛。有些病变引起的疼痛可放射至固定的区域，如急性胆囊炎可放射至右肩胛部和背部，阑尾炎引起的疼痛可由脐周转移至右下腹。

4. 诱发、加剧或缓解疼痛的因素 急性腹膜炎腹痛静卧时减轻，腹壁加压或改变体位时加重。胃黏膜脱垂患者餐后右侧卧位疼痛加剧，而左侧卧位时减轻。十二指肠淤滞症或胰体癌患者仰卧时疼痛出现或加剧，而前倾坐位时消失或缓解。胆绞痛可因脂肪餐而诱发。暴食是急性胃扩张的诱因。急性出血性坏死性肠炎多与饮食不洁有关。

5. 伴随症状

（1）急性腹痛伴黄疸：可见于肝及胆道炎症、胆石症、胰头癌、急性溶血等。

（2）腹痛伴发热：提示炎症、结缔组织病、恶性肿瘤等。高热或弛张热，常提示腹内脏器急性炎症或化脓性病变；低热或不规则热，常提示结核或肿瘤等。

（3）腹痛伴呕吐：常见于食物中毒、肠梗阻、急性胰腺炎等。伴呕吐提示食管、胃或胆道疾病；呕吐量多提示有胃肠梗阻。

（4）腹痛伴腹泻：提示肠道炎症、吸收不良、胰腺疾病等，常见于肠炎、过敏性疾病、肠结核、结肠肿瘤等。

（5）腹痛伴消化道出血：如为柏油样便或呕血，提示消化性溃疡或胃炎等；如为鲜血便或暗红色血便，常提示溃疡性结肠炎、结肠癌、肠结核、阿米巴痢疾、肠套叠、急性出血性坏死性肠炎等。

（6）腹痛伴尿急、尿频、尿痛、血尿等：可能出现泌尿系统感染或结石。

（7）腹痛伴腹部包块：炎症性肿块见于阑尾脓肿、腹腔结核；非炎症性肿块见于蛔虫性肠梗阻、肠扭转、腹腔内肿瘤等。

（8）腹痛伴休克：急性内出血（如内脏破裂、宫外孕等）、中毒性痢疾、急性心肌梗死等伴休克，同时有贫血提示腹腔脏器破裂（如肝破裂、脾破裂或异位妊娠破裂）；肺炎也可出现腹痛伴休克，应特别警惕。

6. 伴随腹痛的报警症状 ①体检发现异常；②无法解释的持续体重下降；③发病年龄；④消化道出血；⑤腹部肿瘤家族史；⑥实验室检查异常，如贫血、低白蛋白血症、肝功能异常，以及红细胞沉降率或C反应蛋白上升等；⑦大便隐血试验阳性；⑧没有明显触发因素的新发症状。

五、腹部体格检查

弥漫性全腹膨隆见于腹水、胃肠胀气或巨大卵巢囊肿等；局部膨隆见于肿块或肿大的脏器等；腹部凹陷如舟状者见于恶病质及严重脱水；局限性凹陷见于手术瘢痕收缩。

腹式呼吸运动减弱见于腹膜炎症、腹水、急性腹痛、腹腔内巨大肿物或妊娠；消失见于急性腹膜炎或膈麻痹。腹壁静脉怒张见于肝硬化及上、下腔静脉梗阻。幽门梗阻者上腹部可见胃型或胃蠕动波；肠梗阻可见肠型或肠蠕动波。上腹部搏动病理情况见于腹主动脉瘤、右心室肥大、肝血管瘤等。

肠鸣音亢进可见于消化道活动性出血、机械性肠梗阻等；肠鸣音减弱或肠鸣音消失可见于肠麻痹。

肝区叩击痛可见于肝脓肿、肝炎；肾炎、肾盂肾炎、肾结石、肾结核及肾周围炎可有不同程度肾区叩击痛。腹膜炎三联征包括腹肌紧张度增加、腹部压痛和反跳痛，当腹腔脏器炎症未累及壁腹膜时仅有压痛，若累及壁腹膜即可引起反跳痛。

六、实验室检查和辅助检查

1. 实验室检查 白细胞计数和分类是必要的检查，有助于判断腹腔内有无感染或感染的严重程度。怀疑内出血或脱水者应查血红蛋白和血细胞比容。尿淀粉酶是诊断急性胰腺炎必不可少的检查。胆道疾病患者应查尿胆红素和尿胆原。尿中有红细胞应考虑泌尿系统结石的可能。大便镜检可确定有无肠炎。对诊断困难或危重患者，在做出初步诊断后，仍需进行血液或尿液的其他生化检查和特殊检查，如血电解质、血淀粉酶、血胆红素、肝功能、肾功能、凝血功能、血气、尿电解质等。

2. 腹腔穿刺 诊断困难的患者，如腹部叩诊有移动性浊音存在时，可做腹腔穿刺，常能获得非常有价值的资料。穿刺液为血性，说明腹腔内有出血；穿刺液为淡血性提示有绞窄性肠梗阻或肠系膜血管栓塞的可能；穿刺液为浑浊液体说明有化脓性腹膜炎，多为消化道穿孔引起；若穿刺液有胆汁性液体，可能是上消化道穿孔或胆囊穿孔。急性胰腺炎时，一般可穿刺吸出淡血性液体，淀粉酶明显升高。穿刺液应送镜检，并做细菌学检查。患者肠管有明显胀气时，不宜做腹腔穿刺。

3. 影像学检查

（1）X 线透视或 X 线片：胸部检查可帮助诊断有无肺炎或胸膜炎。腹部 X 线检查如发现膈下有积气，一般可确定有消化道穿孔，50ml 的气体溢出即可显示。肠梗阻时可看到积气的肠管和液平面，包括结肠在内的广泛肠管积气为麻痹性肠梗阻的特点，孤立肠管扩张伴有液平面应想到闭袢型肠梗阻的可能。腹部 X

线片可显示有无泌尿系统结石。上、下消化道造影显示龛影提示溃疡的形成，充盈缺损应考虑有占位性病变的可能。钡剂灌肠造影在肠套叠和乙状结肠扭转时有典型的杯口状或鸟嘴状改变。

（2）B型超声检查：该检查无损伤，而且简便、经济，可作为首选的影像学检查，可准确判断有无肝内、外胆管扩张，胆囊有无肿大，胆囊壁有无增厚、水肿，对急性胆囊炎、梗阻性胆总管炎，特别是伴有黄疸者有重要的诊断价值。对肝脓肿、肝恶性肿瘤破裂及寄生虫性和非寄生虫性囊肿破裂均可提供诊断依据。B型超声检查也是诊断急性胰腺炎、肾周围感染、腹腔内脓肿、腹腔内实性肿瘤及动脉瘤并发症等有价值的诊断方法，另外，还有助于鉴别妇科急症，如卵巢囊肿蒂扭转、宫外孕等。

（3）腹部CT：对实性脏器的占位性病变，如肝脓肿、肝癌破裂、消化道肿瘤等的诊断帮助很大。对急性坏死性胰腺炎的诊断，可了解胰腺坏死范围和胰腺周围病变情况，还可动态观察坏死的发展。此外，CT还有助于发现腹腔内的膈下脓肿、盆腔脓肿及腹主动脉夹层动脉瘤等。

（4）选择性动脉造影：在怀疑腹腔内血管疾病如肠系膜血管栓塞、缺血性小肠炎或结肠炎时可采用此方法，主动脉瘤破裂、脾动脉瘤破裂引起的急腹症也可采用此方法。该检查方法也有助于诊断胆道出血伴发急性腹痛。腹腔内或消化道大出血时，有条件者可考虑采用，并可进行栓塞止血，而且定位准确、有效。

（5）内镜检查：除非伴有上消化道出血，一般不采用胃镜检查，但对疑有结肠梗阻或伴有下消化道出血的急腹症患者可采用纤维结肠镜检查。上腹部疼痛而又无全身和腹部感染迹象的患者，在经过其他各项必要的特殊性检查仍不能明确诊断时，可考虑做逆行胰胆管造影以排除胆道和胰腺疾病。

（6）腹腔镜检查：近年来诊断性腹腔镜检查已被用于疑难的急腹症，特别是不能排除妇科急症的患者。腹腔镜检查除可发现病变外，还可除外某些可疑的病变，实际上等同于小型的开腹探查，通过腹腔镜及屏幕显像用肉眼直接观察。对有适应证的患者，如急性胆囊炎、肝囊肿破裂、宫外孕等，还可同时进行腹腔镜手术治疗。由于需要对患者进行麻醉和腹腔内充气，而且要用到腹腔镜仪器设备，因此使用受到一定的限制。

七、腹痛／腹部不适——治疗级联

腹痛的社区级联治疗分为4个等级：自我疗法和非处方药，咨询药剂师，当主诉症状明显时咨询初级保健医生，咨询专科医生。首先应发现需要求医的报警征象：经过一个完整疗程的处方或非处方药物治疗后症状仍然持续存在；伴有呕吐；无法解释的体重下降；症状随时间加剧并影响日常活动。另外，需要识别须立即就诊的报警征象：疼痛开始于全腹部但逐渐局限于某部位，尤其是右下腹；

腹痛伴有发热，体温＞38.3℃；疼痛伴无法排尿、排便及肛门停止排气；严重疼痛、晕厥、无法移动；睾丸疼痛；伴有放射至颈部、下颌、手臂的疼痛，或伴有气短、虚弱、脉搏不规律，或伴有出汗的胸痛；持续地恶心、呕吐、腹泻；极度腹部不适或疼痛；呕血或呕黑色物，黑粪或血便。适当情况下给予生活方式和饮食干预，以及对症治疗的非处方药，如目前肠易激综合征的标准治疗主要是对症治疗，目的在于减轻疼痛，缓解便秘和/或腹泻。社区医生应及时评估患者的病情变化及躯体和心理因素，适时转诊。

　　腹痛病因极为复杂，临床表现多样，故诊断时应仔细询问病史，了解引起急性腹痛的诱因、部位、性质、程度及伴随症状，认真查体，配合必要的辅助检查，才能做出正确诊断，有时甚至需要通过剖腹探查后方能确诊。

　　1. 急性腹痛　对于腹痛，乡村医生首先面对的问题是判断患者是急性腹痛还是慢性腹痛。急性腹痛应注意以下几点：①稳定生命体征，判断是否需要住院或手术治疗。②对伴有休克者，立即给予抗休克治疗。③对怀疑急腹症者应加强监测和护理，及时转院。④对可能需要手术治疗的患者，需告知其禁食。⑤后续追踪。对腹痛原因仍不确定的患者，即使腹痛已改善，仍须注意后续观察及 24h 后的追踪复诊。需要继续追踪的患者，回家后应避免使用吗啡、哌替啶，以免掩盖病情。⑥对诊断明确的急性腹痛，如急性胃炎、肠炎、胆道蛔虫病等，可给予适量解痉镇痛药。⑦对原因不明的腹痛，慎用镇痛药，以免掩盖病情，延误诊治。⑧怀疑为胸腔疾病如肺炎、心肌梗死所致的急性腹痛，以原发病的治疗为主。

　　2. 慢性腹痛　①以病因治疗为主，必要时可给予解痉、镇痛、止血等对症治疗。②对慢性腹痛或复发性腹痛患者，注意对其提供连续性、整体性的个性化医疗照顾。

第四十六章 关节炎的诊治

王　昱　北京大学第一医院

关节炎是由炎症、感染、创伤或其他因素引起的关节炎性病变，体格检查主要表现为关节肿胀、压痛。关节痛是关节炎常见的临床症状。

一、常见关节炎

1. 类风湿关节炎　基本病理改变是滑膜炎，关节滑膜异常增生形成绒毛状突入关节腔，侵袭关节软骨、软骨下骨、韧带、肌腱等组织，引起关节软骨、骨和关节囊破坏，最终导致关节畸形和功能丧失。主要表现为对称性多关节肿痛，伴有晨僵，晨僵时间≥1h。全身各关节均可受累，近端指间关节、掌指关节、腕关节、跖趾关节、膝关节、踝关节、肘关节较易受累，远端指间关节、骶髂关节、胸腰椎极少受累，仅见于个别重症患者。类风湿因子可阳性亦可阴性，同时可伴有发热、乏力等全身症状。

2. 血清阴性脊柱关节病　类风湿因子阴性且具有相似特征的一组疾病，包括强直性脊柱炎、银屑病性关节炎、肠病性关节炎、Reiter 综合征、反应性关节炎等，病理改变为肌腱、韧带、筋膜与骨连接的附着点炎症表现。有家族聚集倾向，与 HLA-B27 密切相关，阳性率为 50%～95%，皆可影响脊柱及骶髂关节，但早期症状常表现为不对称下肢关节痛、足跟痛和足掌痛。可做骶髂关节 CT 或 X 线正位片，了解有无骶髂关节炎或 HLA-B27 阳性，还需询问患者有无相关症状，如腹泻、尿道炎、结膜炎、虹膜炎等。

3. 骨关节炎　病理改变为关节软骨退化、骨质增生、骨赘形成，属局部疾病，易受累关节为远端指间关节、膝关节、髋关节、第 1 跖趾关节、颈腰椎等，不侵犯腕关节和踝关节。疼痛于活动后加重，休息时减轻，不伴发热，红细胞沉降率正常，类风湿因子阴性。可有发僵，发生在休息后开始活动时，持续时间一般<30min。

4. 痛风性关节炎　痛风是嘌呤代谢紊乱导致血尿酸增高而引起的一组疾病，最常侵犯第 1 跖趾关节，也可侵犯踝、膝、肘、腕及手指等关节，多为非对称性单关节，肩、髋及脊柱关节少见。

5. 幼年型慢性关节炎　又称幼年型类风湿关节炎，发病年龄<16 岁，病期>6 周，侵犯单个或多个关节。根据最初发病 6 个月的起病方式可分为 3 型：多关节炎型，≥5 个关节；少关节炎型，≤4 个关节；系统型，表现为关节炎及间歇性发热，又称幼年期 Still 病，大小关节均可受累，可出现在发病时或发病后数月。3 种类型患者均有发热，呈弛张热，可有皮疹，且随发热时隐时现，肝、脾、淋巴结肿大及轻度肝功能异常，50% 的患者可出现心包炎和心肌炎。

6. 结缔组织病关节炎表现 结缔组织病包括系统性红斑狼疮、干燥综合征、炎性肌病等多种自身免疫性疾病，均可出现关节受累，通过询问病史、体格检查、检测自身抗体等方式加以鉴别。

7. 感染性关节炎 反复有创性操作会导致关节感染，细菌、病毒等感染也可累及外周或中轴关节，通过血培养发现病原学证据是确诊的关键。

二、诊断

1. 采集病史 了解患者发病前的健康状况、发病年龄、诱因、发病方式、前驱表现、部位、演变过程、病变范围、伴随症状（如发热、皮疹、眼红、口干、眼干、雷诺现象等）、病情加重或缓解的因素、是否接受过相关检查、是否进行过治疗及对治疗的反应等。

（1）年龄和性别：风湿性关节炎多发于女性，25 岁以上者病情稳定；强直性脊柱炎多发生于 10～40 岁，男性多于女性，男女比例为（5∶1）～（10∶1），男性症状重且进展快；骨关节炎多发生于 60 岁以上，体育锻炼多者年龄可提前，女性发病率高于男性；风湿性多肌痛和巨细胞动脉炎多见于 50 岁以上老年人；痛风主要见于中老年男性和少数绝经后妇女，多数伴有代谢综合征，绝经前妇女少见。

（2）发病情况：急性关节痛多见于痛风、化脓性关节炎、莱特尔综合征、回纹型风湿症，发病急，疼痛剧烈；慢性关节痛多见于骨关节炎、强直性脊柱炎、类风湿关节炎、系统性红斑狼疮等，发病缓慢，疼痛逐渐加重。

（3）家族史：强直性脊柱炎多有家族史。

（4）关节炎是否对称：反复结晶性关节炎、感染性关节炎、血清阴性脊柱关节病多为不对称性单关节受累；类风湿关节炎多呈对称性多关节受累。

（5）药物反应情况：阿司匹林对风湿热有特效，秋水仙碱对痛风有特效，二者均具有治疗、诊断双重意义。

（6）是否是某一疾病的部分表现：明确关节炎是否是多发性肌炎皮肌炎、系统性红斑狼疮、白塞病或银屑病等疾病的表现。对育龄期女性首发单关节或不对称的多关节炎，同时出现发热或皮疹等表现，应注意系统性红斑狼疮的可能。

2. 体格检查

（1）关节检查：强调对比检查法，每个关节都应检查，患侧与健侧对比，或与健康关节对比。例如，"4"字试验、Schober 试验、枕墙距试验阳性均可提示血清阴性脊柱关节病，而膝关节摩擦感阳性可提示骨关节炎。病变关节的异常体征主要有以下几方面。

1）肿胀：关节炎的重要体征，严重者外观可见，但常需触诊明确。肿胀可由软组织水肿、滑膜增生、关节腔积液或骨性隆起所致，可伴或不伴局部皮肤发红。

2）压痛：轻者重压疼痛，严重者拒触。若触痛围绕在关节周围，各个方向运动时均出现疼痛且活动受限，提示关节受累；若触痛仅在关节一侧，或仅限于某一方向运动时出现，则提示关节周围病变。

3）畸形：关节排列不齐，由关节软骨或软骨下骨破坏、骨质增生、韧带损伤、组织挛缩或半月板移位所致。

4）骨摩擦感：关节运动时产生的能触之或可听到的声音。正常关节可触到粗糙的摩擦感，反映软组织活动擦过骨突部位。细小的摩擦感多为纤维化软骨之间的摩擦。

5）关节活动度：各个关节应有的主动和被动活动范围。当关节结构受到破坏时则出现关节活动范围缩小，甚至不能活动。

（2）其他伴随体征：70%的骨关节炎患者远端关节出现典型的赫伯登结节；20%～30%的类风湿关节炎患者可有类风湿结节，主要分布在肘关节，指关节伸侧，以及枕骨突、腓肠肌肌腱处；痛风患者可出现痛风石，主要在关节及关节周围、耳轮、肾脏，少数出现在主动脉、心瓣膜、心肌等处。

3. 实验室检查

（1）血常规：白血病患者的关节炎可诊断为白血病关节炎，白细胞、中性粒细胞及血小板增加均提示炎症；如果伴有发热及关节红、肿、热、痛者，应考虑感染性关节炎。

（2）尿常规：血尿、蛋白尿提示肾小球肾炎或肾病综合征；年轻女性若伴有血液、肾脏等多系统受累，应怀疑系统性红斑狼疮。

（3）便常规和肝肾功能：多用于了解患者的一般情况，或者监测药物不良反应。

（4）自身抗体检查：所有关节炎患者均应进行自身抗体检查，尤其初诊时需要警惕系统性红斑狼疮的关节炎表现。初诊患者，尤其是多系统受累的患者，应进行 ANA、抗 dsDNA 抗体、抗 ENA 抗体、抗磷脂抗体、免疫球蛋白、补体、ANCA 等检查。

（5）炎症反应物：包括红细胞沉降率、C 反应蛋白等。

4. 影像学检查

（1）X 线检查：可记录病变关节的损伤程度、病变进展速度及对治疗的反应，骨质侵蚀和破坏提示严重炎症。

（2）CT 检查：CT 检查优于 X 线检查，分辨率更高，并可做轴位成像及三维重建。对软组织、骨、关节均能清晰显示，尤其对于显示脊柱的小关节和骶髂关节的骨质结构均有明显优势。

（3）MRI检查：对于软组织及骨质均可清晰显示，尤其是对于半月板、关节软骨、韧带、滑膜及关节腔积液等病变的显示有明显优势，增强磁共振成像可以更清楚地显示滑膜炎及骨髓水肿。

（4）超声检查：对于关节周围结构、软组织、关节软骨、骨质均可清晰显示。彩色多普勒可以显示局部的血流速度，与炎症情况密切相关，无辐射，便于重复，尤其有助于超声引导下抽取关节液或者进行关节局部注射定位。

三、治疗原则

关节炎的治疗原则是早期明确诊断、缓解关节症状和保护关节功能。有针对性的对因治疗是治疗的关键。例如，非甾体抗炎药物可以起到抗炎、镇痛的作用。若确诊为类风湿关节炎，非甾体抗炎药物只能改善症状，却不能解决滑膜炎症导致的关节破坏，需要加用改善病情的抗风湿病药物，如氨甲蝶呤、来氟米特、柳氮磺吡啶等，还可加用小剂量糖皮质激素或中药等。近年来，生物制剂逐渐应用于临床，成为治疗关节炎的关键药物，建议专科医生据此制订相关的治疗方案。

第四十七章　咳嗽的诊治

迟春花　北京大学第一医院

咳嗽是人体的一种防御性反射，能起到清除呼吸道分泌物及气道异物的作用，但频繁、剧烈的咳嗽会给患者的工作、学习和生活造成严重影响。

一、概述

咳嗽是最常见的就诊症状，社区人群慢性咳嗽患病率约占 10%。咳嗽分类：根据咳嗽时间可分为急性咳嗽（<3 周）、亚急性咳嗽（3～8 周）和慢性咳嗽（>8 周）；根据咳嗽是否伴有咳痰可分为干咳与湿咳（每天痰量>10ml）。除此之外，根据胸部 X 线片检查结果可以将慢性咳嗽进一步分为 2 类：一类为胸部 X 线片有明确病变者，如肺炎、肺结核、支气管肺癌等；另一类为胸部 X 线片无明显异常，单纯以咳嗽为主要或唯一症状，即传统意义上的慢性咳嗽。

二、病因和发病机制

在基层医疗机构，急性咳嗽常见病因主要是普通感冒和急性气管支气管炎；同样，哮喘、慢性阻塞性肺疾病（COPD）和支气管扩张等基础肺部疾病的急性加重也可导致急性咳嗽。亚急性咳嗽最常见的病因则是感染后咳嗽（postinfectious cough，PIC），其他可能的病因是咳嗽变异性哮喘（cough variant asthma，CVA）、嗜酸性粒细胞性支气管炎（eosinophilic bronchitis，EB）、上气道咳嗽综合征（upper airway cough syndrome，UACS）等。关于慢性咳嗽，容易想到的病因包括 CVA、UACS、胃食管反流性咳嗽（gastroesophageal reflux cough，GERC），容易忽略的病因包括 EB 和变应性咳嗽（atopic cough，AC），以上罗列的病因占慢性咳嗽病因的 70%～95%。慢性咳嗽其他的病因包括慢性支气管炎、支气管扩张症、气管支气管结核、血管紧张素转化酶抑制药等药物性咳嗽、支气管肺癌及心理性咳嗽等。对多数慢性咳嗽患者，通过仔细询问病史和查体，辅助一定检查，可获得明确诊断，在给予针对性治疗后能够治愈或缓解。但是也有少部分慢性咳嗽患者即使做了全面、系统的检查和治疗之后，仍无法明确病因或者治疗效果不佳，被称为不明原因慢性咳嗽、慢性特发性咳嗽或咳嗽高敏综合征。

咳嗽由咳嗽反射弧参与完成，包括外周感受器、传入神经、咳嗽中枢、传出神经及效应器（膈肌、喉、胸部、腹肌群等），其中任何一个环节受到影响，均可导致咳嗽发生。咳嗽反射传入神经除了分布在呼吸系统之外，其他如消化系统、心血管系统及耳、鼻、喉等器官的疾病也可引起咳嗽症状。

三、临床表现

详细的病史询问可以明确患者咳嗽的诱因，症状特点（持续时间、时相、性质、音色），加重或缓解的因素，以及体位影响和伴随症状等。通过询问是否咳痰、咳痰量、痰液的颜色和性状，询问有无吸烟史或环境刺激暴露史，询问是否服用血管紧张素转化酶抑制药类降压药、是否有其他用药史等均对诊断具有重要提示意义。有特殊职业接触史应注意职业性咳嗽的可能。

在询问病史的基础上，重点的体格检查对后续诊断有非常重要的意义。接诊咳嗽患者，查体主要包括体型、鼻、咽、喉、气管、肺等，尤其是双肺呼吸音及有无干湿啰音等。体型肥胖者应考虑是否有睡眠呼吸暂停或胃食管反流合并慢性咳嗽；闻及呼气期哮鸣音时，需考虑哮喘；对于长期大量吸烟的老年男性，闻及吸气相哮鸣音，一定要警惕中心型肺癌；闻及 Velcro 啰音，需考虑间质性肺疾病。此外，除了关注肺部体征，还要关注心脏、耳鼻咽喉及消化系统的体征。但是，临床工作中发现多数慢性咳嗽患者并无明显的异常体征。

四、实验室检查

1. 胸部 X 线片　建议将胸部 X 线片作为慢性咳嗽患者的常规检查。若发现异常，则可根据病变特征进行后续评估；若无明显病变，则可按照慢性咳嗽诊断流程进行检查。

2. 外周血常规　外周血常规是临床接诊慢性咳嗽患者常需参考的一项化验指标。白细胞计数和中性粒细胞比例升高提示细菌感染；外周血嗜酸性粒细胞计数增高（>300/μl）则提示变应性疾病；外周血嗜酸性粒细胞计数显著增高（>20%）则提示寄生虫感染或嗜酸性粒细胞性肺炎等。

3. 气道可逆性检查　基层医院应开展支气管舒张试验检查，以确定患者是否具有可逆性气流受限。如果 FEV_1 改善≥12%、FEV_1 改善绝对值≥200ml，则支气管舒张试验阳性，可提示气流可逆性受限，支持支气管哮喘诊断。如果暂时没有肺功能检查设备，应转诊至综合医院。在基层测定呼气流量峰值（PEF）日平均变异率是可行的，可明确是否存在气流可逆性受限。如果 2 周内 PEF 日平均变异率>10%，则提示气流可逆性受限。

4. 诱导痰嗜酸性粒细胞数检查　诱导痰嗜酸性粒细胞增高（≥2.5%）是诊断 EB 的重要指标。

5. 呼出气一氧化氮（FeNO）检测　FeNO 增高（>32×10⁻⁹）提示嗜酸性粒

细胞性炎症或激素敏感性咳嗽的可能。

6. 胸部 CT　该项检查有助于发现纵隔前后肺部病变、肺内小结节、气管壁增厚、气管壁钙化、气管狭窄、纵隔淋巴结肿大等胸部 X 线检查不易发现的病变。

7. 支气管镜检查　对于常规检查未明确病因或针对常见病因治疗无效的不明原因慢性咳嗽患者，支气管镜检查可用于诊断或排除气道腔病变导致的咳嗽病因，如支气管肺癌、异物、结核等。

8. 其他检查　变应原皮试和血清特异性 IgE 检查对于由变应性鼻炎引起的 UACS、CVA、AC、EB 患者的诊断有重要提示意义。24h 多通道食管腔内阻抗 -pH 监测对于判断反流（包括酸反流和非酸反流）与咳嗽是否相关有重要提示意义。

五、诊断

1. 急性咳嗽

（1）普通感冒：感冒主要是由病毒感染引起，依靠病史与体格检查就能诊断。临床表现除急性咳嗽外，还有其他上呼吸道相关症状，如流涕、喷嚏、鼻塞、鼻后滴流感、咽喉不适等，可伴发热，全身症状少见。

（2）急性气管支气管炎：急性气管支气管炎是由感染或非感染因素引起的急性炎症，病毒感染是最常见的病因。大部分患者呈自限性，但是对于婴幼儿和年老体弱者则有可能发展为迁延性支气管炎。初期常有上呼吸道感染症状，随后咳嗽可渐加剧，伴或不伴咳痰，伴细菌感染者常咳黄脓痰。急性气管支气管炎常呈自限性，全身症状可在数天内消失，但咳嗽、咳痰一般持续 2～3 周。体格检查双肺呼吸音粗，有时可闻及湿啰音或干啰音。胸部 X 线片检查无明显异常或仅有肺纹理增加。

2. 亚急性咳嗽

（1）PIC：当呼吸道感染的急性期症状消失后，咳嗽迁延不愈，多为刺激性干咳或咳少量白色黏液痰，通常持续 3～8 周，胸部 X 线片检查无异常，称之为 PIC，其中以病毒感冒引起的咳嗽最为常见。既往有 PIC 病史和咳嗽敏感性增加的患者更容易发病。

（2）慢性咳嗽的亚急性阶段：除 PIC 外，亚急性咳嗽最常见的病因为 CVA、EB 和 UACS。

3. 慢性咳嗽

（1）UACS：患者的基础疾病以鼻炎、鼻窦炎为主，发作性或持续性咳嗽，以白天为主，入睡后较少，有鼻部和 / 或咽喉疾病的临床表现和病史，可以在针对性治疗或经验治疗有效后确诊。

（2）CVA：哮喘的一种特殊类型，咳嗽是其唯一或主要临床表现，常伴有明显的夜间刺激性咳嗽。CVA 无明显喘息、气促等症状或体征，但存在气道高反应性，支气管激发试验阳性、支气管舒张试验阳性或 PEF 日平均变异率＞10%（至少连续监测 7 天的平均值），抗哮喘治疗有效。

（3）EB：临床表现缺乏特征性，体格检查无异常发现，表现为刺激性干咳或伴少量黏痰。胸部 X 线片正常，肺通气功能正常，无气道高反应性，PEF 日平均变异率正常，痰细胞学检查嗜酸性粒细胞比例≥2.5%。口服或吸入糖皮质激素有效。

（4）GERC：因胃酸和其他胃内容物反流进入食管引起，以咳嗽为突出表现，伴反酸、胸骨后烧灼感及嗳气等典型反流症状，咳嗽大多发生在日间及体位变换时，干咳或咳少量白色黏痰。进食酸性、油腻食物容易诱发或加重咳嗽。24h 多通道食管腔内阻抗 -pH 监测异常。抗反流治疗后，咳嗽明显减轻或消失。

（5）AC：临床上某些慢性咳嗽患者具有特异质，如：支气管激发试验阴性；痰嗜酸性粒细胞不高；有过敏性疾病史或过敏物质接触史；变应原皮试阳性；血清总 IgE 或特异性 IgE 增高。糖皮质激素及抗组胺药物治疗有效。

（6）慢性支气管炎：咳嗽、咳痰连续 2 年以上，每年累计或持续至少 3 个月，排除其他引起慢性咳嗽的病因。咳嗽、咳痰一般晨间明显，咳白色泡沫痰或黏液痰，加重期也有夜间咳嗽。

（7）支气管扩张症：典型临床表现为慢性咳嗽、大量咳脓痰及间断性咯血。胸部 X 线片可见卷发样、蜂窝状改变，胸部高分辨率 CT 可见印戒征、轨道征、环状影、曲张征及黏液嵌塞征等征象。

（8）气管支气管结核：气管支气管结核主要症状为慢性咳嗽，可伴有低热、盗汗、消瘦等，体格检查有时可闻及局限性吸气期干啰音。通过送检痰涂片找抗酸杆菌或气管镜检查可确诊。

（9）血管紧张素转化酶抑制药和其他药物诱发的咳嗽：咳嗽是血管紧张素转化酶抑制药的常见不良反应，吸烟者、有上气道疾病史者、有该类药物引起咳嗽的既往史者容易发生，与年龄、性别和药物剂量无关。通常停药 1～4 周后咳嗽消失或明显减轻可考虑该疾病。

（10）支气管肺癌：咳嗽常为中心型肺癌的早期症状，对有长期吸烟史，出现刺激性干咳、痰中带血、胸痛及消瘦等症状，以及原有咳嗽性质发生改变的患者，应高度怀疑肺癌的可能，进一步行影像学检查和支气管镜检查。

（11）心理性咳嗽：又称心因性咳嗽，儿童相对常见，典型表现为日间咳嗽，专注于某一事物或夜间休息时咳嗽消失，常伴随焦虑症状。

六、病情综合评估和转诊建议

1. 紧急转诊 咳嗽可能是某些疾病的早期或不典型表现，"红旗征"（报警症状）的出现提示危重症，需要尽早鉴别、处置及转诊。常见急重症包括气胸、肺栓塞、气管支气管异物、急性心肌梗死、肺水肿等。

2. 普通转诊　基层医疗机构由于缺少检查设备，大多采用临床线索或可疑病因导向性策略进行经验性诊治，多数患者治疗后可缓解，但部分慢性咳嗽仍然得不到改善，需要转诊至上一级医疗机构。针对慢性咳嗽常见病因进行2～4周规范治疗后，患者咳嗽症状仍无缓解或部分缓解，应考虑可能存在其他病因。对于未能排除某些严重疾病或恶性病变者，予以转诊。

七、鉴别诊断

1. 气胸　有剧烈运动、提重物、肺大疱病史等诱因，突发刺激性干咳伴气促、胸痛、胸闷，体格检查呼吸动度减弱，触觉语颤减弱或消失，叩诊鼓音，听诊呼吸音减弱或消失，提示气胸可能。建议紧急转诊完善胸部X线检查。

2. 气管支气管异物　儿童、老年人由于异物误吸后出现急性剧烈呛咳，伴憋气、呼吸困难、吸气性喘鸣、声音嘶哑等症状，甚至窒息，建议紧急实施海姆立克急救法。一旦心脏骤停，紧急心肺复苏。

3. 肺栓塞　对于有长期卧床、心房颤动、创伤、肿瘤、妊娠和服避孕药等危险因素患者，出现咳嗽，伴或不伴胸痛、呼吸困难、气促，需要高度怀疑肺栓塞。须紧急转诊完善血浆D-二聚体检测，心电图、胸部X线及超声心动图可帮助鉴别。

4. 肺水肿　表现为阵发性咳嗽伴粉红色泡沫痰，呼吸困难或端坐呼吸，发绀，大汗淋漓，体格检查可闻及双肺湿啰音，胸部X线片表现弥漫模糊阴影或从肺门两侧向外扩展逐渐变淡成典型的蝴蝶状阴影，考虑肺水肿可能。紧急转诊的同时给予心电监护、吸氧，以及强心、利尿和扩血管药处理。

5. 急性心肌梗死　患者有冠状动脉粥样硬化病史等重要危险因素，有过劳、激动、暴饮暴食等主要诱发因素，典型表现是胸骨后或心前区压榨性疼痛，但部分患者可表现为咳嗽、气促、心慌等。完善心电图提示ST-T动态演变可辅助诊断。

八、治疗

1. 急性咳嗽的治疗

（1）普通感冒：抗菌药物不能缩短感冒病程或减轻症状，所以不推荐常规使用。推荐第一代抗组胺药物、减充血药联合镇咳药物组成复方制剂，治疗伴有咳嗽的普通感冒。解热镇痛类药物主要针对普通感冒患者的发热、咽痛、全身酸痛等症状。

（2）急性气管支气管炎：治疗以对症处理为主。剧烈干咳者适当应用止咳药物，有痰而不易咳出者使用祛痰药或黏痰溶解药。如有明确细菌感染征象，如咳脓性痰或外周血白细胞计数增高者，可考虑口服抗菌药物。

2. 亚急性咳嗽的治疗　感染后咳嗽常为自限性，部分患者咳嗽顽固，病毒感染引起的咳嗽不必使用抗菌药物治疗。部分咳嗽症状明显的患者可短期应用镇咳药、抗组胺药加减充血药（如复方甲氧那明胶囊，1次2粒，每天3次，疗程7～14天）。

3. 慢性咳嗽的治疗

（1）VACS：非变应性鼻炎及普通感冒推荐第一代抗组胺药和减充血药，多数为复方制剂药物。变应性鼻炎可用鼻腔吸入糖皮质激素和口服第二代抗组胺药治疗。白三烯受体拮抗药治疗过敏性鼻炎亦有效。慢性鼻窦炎，抗菌药物应覆盖革兰阳性菌、革兰阴性菌及厌氧菌，联合鼻吸入糖皮质激素及其他对症治疗。

（2）CVA：推荐使用吸入性糖皮质激素联合支气管舒张药的复方制剂，治疗时间8周以上，部分需要长期治疗。还可选用白三烯受体拮抗药，病情严重者可口服激素。以上治疗无效，需考虑是否存在误诊，患者是否使用吸入剂方法不当或顺应性差，是否患有其他疾病，以及是否存在影响疗效的因素等。

（3）EB：首选吸入性糖皮质激素治疗，持续应用8周以上。初始治疗可联合应用泼尼松口服，每天10～20mg，持续3～5天。

（4）GERC：首先，调整生活方式，体重超重患者应减肥，避免过饱和睡前进食，避免进食酸性、辛辣和油腻食物，避免饮用咖啡、酸性饮料，禁烟，避免剧烈运动。其次，药物标准治疗，常选用质子泵抑制药或 H_2 受体拮抗药，可联合促胃动力药。上述治疗效果欠佳时，应考虑治疗药物的剂量及疗程是否足够，是否存在复合病因等。治疗无效者，建议转诊至专科医院进一步检查，以判断是否为治疗力度不足或其他原因导致的咳嗽或难治性 GERC。

（5）AC：糖皮质激素或抗组胺药物治疗有效。吸入性糖皮质激素治疗时间>4周，初期可短期口服糖皮质激素。

（6）)慢性支气管炎：慢性支气管炎患者急性发作多由流感嗜血杆菌、卡他莫拉菌、肺炎球菌、肺炎克雷伯菌、铜绿假单胞菌及不动杆菌感染引起，应根据当地细菌耐药情况指导抗菌药物的选择。

九、基层长期管理

基层对于咳嗽患者的管理，多以临床线索为导向进行经验性治疗，根据临床特征将慢性咳嗽分为激素敏感性咳嗽、UACS 和 GERC。激素敏感性咳嗽是一类对激素治疗敏感的慢性咳嗽（主要包括 CVA、EB 和 AC）。

以病因为导向的经验性治疗，优先治疗最常见、治疗简单并见效快的疾病。例如，可首先针对 CVA、UACS、AC 等常见病因给予复方甲氧那明治疗1周；若1周治疗无效则针对 CVA 和 EB 给予口服激素治疗1周；有效者用吸入性糖皮质激素维持治疗，无效者则切换至针对 GERC 的抗反流治疗至少2周。此策略能取得较好的效果。

　　虽然经验性诊治的方法简单方便，利于在基层医院推广，但同时也存在一些缺陷，如难以明确病因，易忽视其他少见病因，治疗缺少全面的辅助检查证据，以及易对一些严重疾病造成误诊、漏诊等。

第四十八章 呼吸道感染的诊治

张　红　北京大学第一医院

呼吸道感染是致病微生物侵入呼吸道并进行繁殖导致的疾病。呼吸道以环状软骨为界，分为上呼吸道和下呼吸道。上呼吸道包括鼻、咽、喉；下呼吸道包括气管、支气管和肺。因此，呼吸道感染也可根据其发生的部位分为上呼吸道感染和下呼吸道感染。

上呼吸道感染简称上感，是鼻腔、咽或喉部急性炎症的总称。广义的上感不是一个疾病诊断，而是一组疾病，包括普通感冒、病毒性咽炎、喉炎、疱疹性咽峡炎、咽结合膜热、细菌性咽扁桃体炎等。狭义的上感又称感冒（普通感冒）。下呼吸道感染包括急、慢性气管支气管炎和肺炎。

呼吸道感染种类繁多，有急性、慢性之分，可单独发病，也可在其他呼吸系统疾病或全身疾病基础上发生。本章以感冒作为上呼吸道感染的代表疾病，肺炎作为下呼吸道感染的代表疾病进行详细介绍。

一、感冒

感冒是最常见的急性呼吸道感染性疾病，多呈自限性，发病率高，成人每年发生 2～4 次，儿童每年 6～8 次。全年皆可发病，冬、春季较多发。感冒多由病毒引起，包括鼻病毒、冠状病毒、呼吸道合胞病毒、副流感病毒、人偏肺病毒等。

1. 临床表现

（1）潜伏期：随病毒而异，肠病毒较短，腺病毒、呼吸道合胞病毒等较长，多在 24～72h。以呼吸道症状为主。

（2）症状：发病初期出现流涕、鼻塞、咽痛。咳嗽常见，多在鼻塞、流涕后出现，可延续到鼻症状消失后。成人很少出现肺部啰音。全身症状较轻，低热或无发热，可伴有喷嚏、乏力、头痛、耳或面部压迫或不适感。

（3）季节性：随季节不同，引起感冒的常见病原微生物也有所不同。鼻病毒、副流感病毒感染多发生在秋季、晚春季；呼吸道合胞病毒、冠状病毒冬、春季多发，肠病毒夏季多发；腺病毒无季节性，可能在军队、幼儿园、医院暴发。

（4）病程：感冒为良性、自限性疾病，病程 3～10 天，25% 的患者特别是吸烟者可持续 2 周。

2. 体格检查　结膜充血，鼻黏膜肿胀、充血，咽部充血，淋巴结肿大少见或很轻，没有肺部体征。

3. 实验室检查 血常规多数正常，伴有细菌感染时可出现白细胞升高、C反应蛋白升高。不需常规胸部X线、鼻窦CT、鼻咽拭子等检查。

4. 诊断 根据临床表现做出诊断。需要与过敏性鼻炎、流行性感冒、细菌性咽扁桃体炎、细菌性鼻窦炎等相鉴别。感冒多数仅侵犯上呼吸道，当患者持续发热，伴有呼吸频率增快、呼吸困难时，需要行胸部影像学检查，与病毒性肺炎相鉴别。

5. 治疗 轻症患者不需治疗，重症患者对症治疗。仅当合并细菌感染时，才需要使用抗菌药物治疗。

（1）对症治疗：市面上常见的感冒药，如酚麻美敏混悬液、氨酚伪麻美芬片、复方盐酸伪麻黄碱缓释胶囊等都是对症药物的复方制剂。

1）镇痛：缓解头痛、耳痛、肌肉关节痛、乏力等症状。常用对乙酰氨基酚，同时有退热作用，不能缓解咳嗽、流涕，不缩短病程。

2）缓解鼻部症状：联用抗组胺和抗充血药可达到较好效果。

3）止咳：咳嗽多在感冒晚期出现，可由于鼻塞和鼻后滴漏所致，建议使用右美沙芬。

（2）抗菌药物和抗病毒药物：对感冒患者使用抗菌药物治疗弊大于利。研究显示，对<7天的上呼吸道感染症状的患者（包括儿童）使用抗生素不能缩短症状持续时间，且抗生素不良反应多见。由于引起感冒的病毒种类繁多，很少能够确定病因，且临床缺乏有效的抗病毒药物，因此不推荐常规使用抗病毒药物。

二、肺炎

肺炎指终末气道、肺泡和肺间质的炎症，可由病原微生物、理化因素、免疫损伤、过敏及药物等多种因素所致。狭义的肺炎仅指感染性肺炎，也是肺炎最常见的原因。根据患病环境分为社区获得性肺炎（community acquired pneumonia，CAP）和医院获得性肺炎（hospital aquired pneumonia，HAP）。不同环境中常见的致病微生物不同。

1. 社区获得性肺炎（CAP） 指在医院外罹患的感染性肺实质（含肺泡壁，即广义上的肺间质）炎症，或具有明确潜伏期的病原体感染在入院后于潜伏期内发病的肺炎。引起CAP的微生物>100种，最常见的是肺炎链球菌，其他病原微生物包括流感嗜血杆菌、病毒、支原体、军团菌等。

（1）临床表现：肺炎症状轻重不等，取决于感染的病原体种类、年龄及患者整体健康因素。典型肺炎表现为急性起病，发热、咳嗽、咳痰及胸痛，可伴有乏力、全身酸痛、食欲减退。老年人症状不典型，可以首发精神症状。肺炎发生前可能存在引起免疫力或呼吸道抵抗力下降的事件，如疲劳、受凉、酗酒等。

（2）体征：肺部体征表现为肺实变（触觉语颤增强、叩诊实音、支气管呼吸音等）、肺部固定湿啰音，全身表现包括发热、呼吸频率增快、意识改变等。

（3）实验室检查：血常规示外周血白细胞增高，中性粒细胞比例增高。胸部影像学显示肺部浸润性片状渗出影。

（4）病原学检查：通过病原学检查，寻找肺炎的病原微生物。门诊治疗的 CAP 患者，不推荐病原学检查；住院患者或经验治疗失败的患者，推荐病原学检查。

1）涂片、培养：痰、血、胸腔积液、支气管肺泡灌洗液、肺活检标本均可进行，需鉴别污染、定植和感染。在无菌标本如血、胸腔积液中培养阳性，诊断价值更高。

2）抗原检测：肺炎链球菌、肺炎支原体可通过尿抗原检测明确诊断。

3）抗体检测：回顾性检查方法，IgM 升高或恢复期血浆中 IgG 升高 4 倍或以上，可确定诊断。

（5）诊断

1）肺炎的诊断：①新近出现的咳嗽、咳痰或原有呼吸疾病症状加重，伴或不伴脓痰、胸痛、呼吸困难、咯血。②发热。③肺实变体征和 / 或闻及湿啰音。④外周血白细胞＞10×10^9/L 或＜4×10^9/L，伴或不伴细胞核左移。⑤胸部影像学检查显示新出现的斑片浸润影、叶 / 段实变影、磨玻璃影或间质性改变，伴或不伴胸腔积液。

符合上述⑤及①～④中的任何 1 条，并除外肺结核、肺部肿瘤、非感染性间质性疾病、肺水肿等疾病，可建立临床诊断。

2）肺炎严重程度的判断：临床常采用 CURB-65 评分（表 48-1），包含意识障碍、血尿素氮、呼吸频率、血压和年龄 5 项指标。0～1 分，建议门诊治疗；2 分，建议短期住院或密切观察下门诊治疗；≥3 分，建议住院治疗。其他可用评分还包括 CRB-65、肺炎严重指数（PSI）评分等。

表 48-1　CURB-65 评分

临床指标	分值
意识障碍	1
血尿素氮＞7mmol/L	1
呼吸频率≥30 次 / 分	1
收缩压＜90mmHg 或舒张压≤60mmHg	1
年龄≥65 岁	1

（6）鉴别诊断：肺炎需要和肺结核、肺癌、肺脓肿及其他非感染性肺部疾病如肺间质疾病、肺血管炎等相鉴别。

（7）治疗

1）抗生素治疗：首剂抗感染药物争取在确诊肺炎后尽早应用，以改善预后、降低病死率、缩短住院时间。但需注意，正确诊断是前提，不能为了追求"早"而忽略必要的鉴别诊断。

①门诊抗生素治疗：门诊治疗的 CAP 常见病原微生物包括肺炎链球菌、支原体、衣原体、病毒等，推荐口服给药。对于无基础疾病的青壮年，初始经验治疗首选氨基青霉素类、青霉素类 / 酶抑制剂复合物、一代和二代头孢菌素、多西环素、米诺环素、呼吸喹诺酮或大环内酯类抗生素。对于有基础疾病的老年人，首选青霉素类 / 酶抑制剂复合物、二代和三代头孢菌素，或上述药物联合多西环素 / 米诺环素 / 大环内酯类抗生素、呼吸喹诺酮类抗生素。

②住院抗生素治疗：住院治疗的 CAP 常见病原微生物包括肺炎链球菌、流感嗜血杆菌和病毒，金黄色葡萄球菌、支原体、衣原体、肺炎克雷伯菌少见。可选择静脉或口服给药。对于无基础疾病的青壮年，初始经验治疗首选青霉素 G、氨基青霉素类、青霉素类 / 酶抑制剂复合物、二代和三代头孢菌素、头霉素类、氧头孢烯类，或上述药物联合多西环素 / 米诺环素 / 大环内酯类抗生素、呼吸喹诺酮类抗生素。对于有基础疾病的老年人，首选青霉素类 / 酶抑制剂复合物、三代头孢菌素或其酶抑制剂复合物、头霉素、氧头孢烯类、厄他培南等碳青霉烯类，或上述药物联合多西环素 / 米诺环素 / 大环内酯类抗生素、呼吸喹诺酮类抗生素。

③ICU 患者抗生素治疗：需要覆盖肺炎链球菌、金黄色葡萄球菌和军团菌，推荐静脉给药。对于无基础疾病的青壮年，初始经验治疗首选青霉素类 / 酶抑制剂复合物、三代头孢菌素、头霉素、氧头孢烯类、呼吸喹诺酮类抗生素。对于有基础疾病的老年人，首选青霉素类 / 酶抑制剂复合物、三代头孢菌素或其酶抑制剂复合物、厄他培南等碳青霉烯类，或联合大环内酯类、呼吸喹诺酮类抗生素。若患者有结构性肺病，有铜绿假单胞菌感染的危险因素，需要选用有抗假单胞菌活性的抗生素。

2）抗生素疗程：应用抗生素治疗通常在 3～5 天可改善症状，因此治疗 48～72h 应对病情进行评估。初始抗生素治疗有效，则使用疗程 5～7 天。停药前确保患者退热 48～72h 以上，不需要吸氧，以下指标≤1 项：心率＞100 次 / 分，呼吸频率＞24 次 / 分，血压≤90mmHg。

3）其他治疗：祛痰、止咳、营养支持、对症治疗。

出现以下情况需延长抗生素使用疗程：初始治疗未针对确定的微生物；肺外感染（如脑膜炎、心包炎等）；坏死性肺炎、脓肿、脓胸。影像学吸收较临床改善慢，但吸收慢不影响临床预后。建议 7～12 周复查胸部 X 线片，尤其是 40 岁以上的吸烟者。

2. 医院获得性肺炎（HAP） 指入院时不存在、不处于感染潜伏期而于入院 48h 后在医院内发生的肺炎。与 CAP 不同，HAP 的致病菌以革兰阴性菌为主，铜绿假单胞菌最常见，金黄色葡萄球菌尤其是耐甲氧西林金黄色葡萄球菌也占一定比例。50% 的患者存在多种致病菌的混合感染，耐药菌多见，预后差，病死率高。抗生素治疗以抗杆菌，尤其是抗耐药菌治疗为主。

第四十九章　呼吸困难的诊治

马　靖　北京大学第一医院

一、定义和分类

呼吸困难是指患者主观感到空气不足、呼吸费力，客观表现呼吸运动用力，严重时出现张口呼吸、鼻煽、端坐呼吸，甚至发绀、辅助呼吸肌参与呼吸运动，并且可有呼吸频率、深度、节律的改变。患者的精神状况、生活环境、文化水平、心理因素及疾病性质等对其主诉具有一定的影响。因此，呼吸困难既是症状，也是体征。

按病程和发生的速度，呼吸困难可分为急性呼吸困难（＜3周）和慢性呼吸困难（≥3周，有的文献定义为4～6周以上），分别指向不同的疾病。

二、发病机制和病因

1. 发病机制　呼吸困难的病理生理是多方面的，可能与呼吸系统的机械负荷增加、神经肌肉功能下降、呼吸驱动异常增加、呼吸反射异常及精神心理异常等综合因素有关。具体机制非常复杂，大脑向呼吸肌传出的特定信息在正常情况下的"预期"结果与实际结果（如通气增加）不符，造成"传出-再传入分离"现象，可能使患者产生呼吸困难的感觉，且情绪因素往往会加重病情。

2. 病因　呼吸困难按具体病因可分为以下5类，其中心源性和肺源性呼吸困难最常见。

（1）心源性呼吸困难：如心功能不全。

（2）肺源性呼吸困难

1）限制性通气功能障碍导致的呼吸困难：如肺纤维化、神经肌肉疾病导致的呼吸肌肉无力或膈肌麻痹等。

2）阻塞性通气功能障碍导致的呼吸困难：胸外大气道梗阻容易出现吸气性呼吸困难；支气管哮喘、COPD等小气道受累的疾病容易出现呼气性呼吸困难。

3）混合性呼吸困难：如大量胸腔积液、气胸、重症肺炎等。

（3）中毒性呼吸困难：如代谢性酸中毒、一氧化碳中毒等。

（4）血源性呼吸困难：如严重贫血等。

（5）精神源性呼吸困难：如高通气综合征等，往往存在躯体化障碍、焦虑障碍、惊恐障碍等。

3. 依据患者主诉判断病因 一般来说，患者的主诉用词也提示了潜在的病因，但具体还要考虑到其所处的社会文化背景和认知方式。当没有器质性病变证据并在考虑转诊精神科之前，一定要反复回顾病史，以避免表述误差而漏诊。例如，部分患者会将腹胀导致的不适表述为"憋气"。

（1）呼吸费力：往往代表呼吸肌肉做功增加，如 COPD、中重度哮喘，或呼吸肌无力，如神经肌肉病。

（2）胸部发紧：与肺、气道、胸壁的迷走受体受激惹有关，如支气管哮喘气道痉挛（紧缩感）或 COPD 肺容积增加（膨胀感）。

（3）气不够用（气短/亏气）：化学受体受刺激，呼吸驱动增加，如呼吸衰竭、心功能不全、急性肺栓塞、代谢性酸中毒导致的低氧血症、急性呼吸性碱中毒等；传入神经末梢受激惹，如急性间质性肺炎或间质肺水肿时气道和间质压力增加兴奋 C 纤维。另外，精神心理因素导致的呼吸困难也可表现为不能深呼吸或气不够用，但其突出特点是症状与实际活动耐量不匹配，静息重，外出活动或锻炼反而减轻。

三、诊断流程

诊断呼吸困难的关键环节是要回答以下几个问题：是急性还是慢性？是否存在需要立刻处理的危及生命的急性呼吸困难？是否存在器质性病变？是呼吸、心脏还是其他系统问题？没有器质性病变证据时，是否存在精神心理因素？因此，遵循以下诊断流程将有助于寻找呼吸困难的病因。

1. 第一步 全面询问现病史和既往病史，需兼顾心肺以外其他系统症状，如神经系统、肌肉系统、血液系统等。

2. 第二步 判断急性还是慢性，尤其需要首先关注危及生命的急危重症相关呼吸困难。通常，起病时间可以提示潜在病因，需要结合伴随症状、体格检查和辅助检查快速寻找病因，并做出相应的处理。

3. 第三步 鉴别是否为常见的与呼吸或心脏相关的呼吸困难。除病史、体格检查外，初步的辅助检查应包括以下 3 项。①帮助发现呼吸系统疾病的检查，如血常规、血氧饱和度、动脉血气分析、胸部 X 线片等。血常规如果提示重度贫血，则应注意是否存在与贫血相关的呼吸困难；影像学能帮助发现大多数肺部病变造成的呼吸困难，如肺炎、占位、气胸、胸腔积液、明显的间质性肺疾病等。②帮助发现心血管系统疾病的初步检查。心电图、心肌酶有助于发现急性冠脉综合征和心律失常；脑钠肽或 N 端脑钠肽前体（NT-proBNP）升高往往提示心功能不全。③D- 二聚体升高往往提示体内尤其是静脉内有凝血过程或血栓形成，但并不特异，手术、创伤、严重感染时都可有一定程度的升高。D- 二聚体最重要的意义在于对急性肺栓塞具有排除诊断价值，若其正常，可以帮助除外急性肺栓塞、深静脉血栓形成等急性静脉血栓栓塞症。

4. 第四步　对于慢性呼吸困难，上述检查若不能确诊，则应进一步检查，往往需要转诊。有条件的可以进一步做肺功能检查、超声心动图、胸部 CT 等，必要时转诊到上级医院做高级别检查。

（1）肺功能检查：通气功能结合肺容量和弥散功能测定是非常重要的呼吸专科检查。通气功能测定，尤其是流速-容量曲线测定（V-V 曲线）对慢性气道疾病的诊断和疗效评估十分有帮助，目前在基层医疗机构已经越来越普及。

1）阻塞性通气功能障碍：往往提示气道疾病，如支气管哮喘、COPD、大气道内异物或占位阻塞等。进一步支气管舒张或激发试验可以帮助诊断哮喘。

2）限制性通气功能障碍：往往提示肺或胸廓受限的疾病，如间质性肺疾病（肺弹性下降，常伴弥散功能降低）、神经肌肉病合并呼吸肌受累（胸廓扩张受限）。

（2）超声心动图：不仅能够判断心功能状态，发现心包积液，还有助于鉴别左心还是右心受累。

1）以左心病变为主（左心室肥厚、扩大，左心室射血分数下降等）：往往提示存在各种原因导致的急、慢性心功能不全。

2）以右心病变为主（肺动脉高压，右心房、右心室增大等）：提示各种原因导致的急、慢性肺源性心脏病（简称肺心病），如慢性呼吸系统疾病导致的肺心病，或急性肺栓塞、肺动脉高压等。

3）左心室肥厚且左心室射血分数（LVEF）>50% 时，若 E/A<1 或 E/E'>15，还应警惕舒张功能减退或不全导致的呼吸困难。

（3）胸部 CT：通过影像学检查发现胸部器质性病变，尤其是肺部阴影、占位等。注意对于肺实变、占位和纵隔病变等，增强 CT 将有助于进一步判断病变性质。

（4）其他高级别检查：针对初始评估中最可能的诊断进行治疗后没有效果，或可能需要诸如支气管镜检查、肺活检、心肺运动试验（cardio pulmonary exercise testing，CPET）、右心导管等诊断性检查者，则需转诊。当病因不明或呼吸困难与疾病程度不符时，CPET 可以帮助鉴别病因，如肺部病变、心脏病变、神经肌肉系统病变或去适应等。

5. 第五步　对于完善检查仍无器质性病变证据的呼吸困难患者，尤其是伴有失眠、腹胀、便秘，且主诉程度与活动耐量不匹配者，需要做心理评估，以除外焦虑、抑郁等情况。

四、鉴别诊断

1. 急性呼吸困难　对于急性呼吸困难，应关注生命体征，根据病史和体征做出初步分类判断，辅助检查需根据初步判断进行有目的、有重点的快速检查。常见的急性呼吸困难及其提示性要点主要包括以下内容。

（1）突发

1）气道梗阻：异物吸入、血管性水肿、过敏相关喉头水肿等。多有明确诱因，吸气有喉鸣或听诊器在喉部或气管区域可闻及吸气性干鸣音。

2）气胸：外伤、用力或过度牵拉身体时突发，常伴一侧胸痛，呼吸运动减弱，叩诊过清音，听诊该侧呼吸音减低或消失，重时气管向健侧移位。胸部 X 线片或 CT 有诊断价值。

3）急性肺栓塞：常有制动、恶性肿瘤、大创伤、长期口服避孕药或糖皮质激素等高危因素，多有不对称下肢肿痛等深静脉血栓的伴随症状和体征，查体发绀、P2＞A2 等。血氧饱和度下降或动脉血气提示低氧血症，UCG 提示肺动脉高压或右心负荷过重表现。D-二聚体升高支持诊断，但若 D-二聚体正常多可排除急性栓塞。一旦疑诊，应尽快转诊；若出现血压下降或休克，需考虑溶栓；没有溶栓条件时，应稳定循环，立即转诊。

（2）数小时内快速发生

1）气道痉挛：如哮喘发作或 COPD 急性加重。多有相关病史，存在感染、接触粉尘或过敏原等诱因。在慢性或反复呼吸困难的基础上急性加重，查体双肺可闻及哮鸣音，呼气相显著。动脉血气分析有助于评价病情。快速处理可考虑使用短效支气管扩张药雾化吸入、全身糖皮质激素等。

2）重症肺炎：多有发热、咳嗽、咳痰等感染症状，影像学检查支持大面积肺炎，听诊可有病变部位湿啰音。

3）急性心功能不全：多有高血压、冠心病、心脏瓣膜病、心房颤动或糖尿病史，有劳累、感染、大量输液等诱因，可有端坐呼吸、下肢水肿、双肺与体位有关的湿啰音伴左心扩大、奔马律等体征。注意快速心房颤动发作时，心房排空障碍，也可出现急性肺水肿。

4）高通气综合征所致呼吸困难：可突然发生，也可在数小时内逐渐出现，但无器质性病变证据，多有情绪诱因，动脉血气无低氧，但存在呼吸性碱中毒，出现头晕、口唇、肢体发麻，甚至因严重碱中毒造成低钙，出现手足搐搦（呈"鸡爪样"）。

2. 慢性呼吸困难　临床病史（如诱发因素、暴露史、既往疾病等）对慢性呼吸困难的诊断很重要，病史可以帮助 1/2～2/3 的患者找到正确的病因诊断。根据病史和症状判断可能的疾病范围，有目的地通过查体进一步缩小疾病范围。同时罹患数种疾病者，可以是单一病因或多种原因共同引起呼吸困难，需要通过辅助检查抽丝剥茧完成病因鉴别，必要时转诊至上级医院来完成。

（1）病程和起病速度可提示不同类型的疾病。数天或数周以上，提示充血性心力衰竭、胸腔积液、支气管肺癌等。数月或数年（慢性呼吸困难），提示

COPD、（发作性）支气管哮喘、间质性肺病等。

（2）呼吸方式对诊断有帮助，如浅快呼吸往往提示肺顺应性下降的疾病（如间质性肺病），而在慢性呼吸困难中，深慢呼吸往往代表气道阻力增加的疾病（如 COPD）。

（3）病因对诊断有帮助：慢性呼吸困难最常见的病因主要有支气管哮喘、COPD、充血性心力衰竭、间质性肺病、去适应和精神心理疾病。鉴别诊断要点如下。

1）支气管哮喘：发病年龄较轻，多有过敏史和家族史，发作性病程，伴有哮鸣音的喘息，部分有明确的过敏原暴露或季节性发病的历史，阻塞性通气功能障碍，支气管舒张 / 激发试验阳性。多数患者需长期规律吸入激素治疗。

2）COPD：多见中老年发病，多有吸烟史、使用生物燃料史或有害颗粒物长期吸入史，进行性呼吸困难，秋、冬季呼吸道感染易诱发急性加重、阻塞性通气功能障碍，支气管舒张试验阴性。多数患者需吸入支气管扩张药加（减）糖皮质激素治疗。

3）充血性心力衰竭：多有明确心脏病史，与体位有关的劳力性呼吸困难，平卧加重，坐起好转，病情加重时可有夜间阵发性呼吸困难。常伴乏力、水肿。UCG、B 型利钠肽（BNP）可帮助诊断。

4）间质性肺病：一类引起限制性通气功能障碍的疾病，多隐匿起病、进行性发展，听诊肺部有 Velcro 啰音，胸部高分辨率或薄层 CT 可以帮助发现此类疾病，建议转诊行高级别检查以明确诊断和分型。

5）无器质性病变证据时，应考虑以下两种情况。

第一种，去适应。去适应是一种心脏最大心排血量增加的能力和外周肌肉有效利用氧气进行有氧代谢的能力之间的不平衡，是一种与"缺乏锻炼"类似的情况。多见于久坐、少活动的肥胖症或慢性疾病患者。患者多描述为"喘气粗""呼吸快"等情况，但经仔细询问，多可发现患者的呼吸症状是受限于疲劳而不是呼吸不适。必要时，使用心肺运动试验加以鉴别。

第二种，精神心理疾病。某些患者经过全面检查无器质性疾病证据，或阳性结果不能解释呼吸困难症状时，应进行精神心理评估，以发现精神心理情况相关的主观呼吸困难，如焦虑障碍、惊恐障碍、躯体化障碍等。有提示性的症状线索包括以下 5 项：①焦虑、心情不好、失眠、早醒；②腹胀、便秘（除外消化系统器质病变）；③特定场景或信号诱发；④静息时呼吸困难重，外出活动或锻炼时反而减轻或消失；⑤主诉不能深呼吸，但发作时潮气量很大。

五、处理原则

对于任何病因的可能危及生命的急性呼吸困难都要及时初步干预，并筛查可能病因，没有处置条件的应立刻转诊。初步干预措施包括：①吸氧；②建立静脉通路，采血检查；③密切监测生命体征，尤其是心电监护和脉搏血氧饱和度；④床旁准备好气道管理设备；⑤评估气道困难度，寻找可快速逆转的病因（如张力性气胸、心脏压塞、上呼吸道异物等）。

对于慢性呼吸困难患者，应有步骤、有目的地进行病因诊断。对于慢性疾病所致呼吸困难急性加重者，处理急性症状后应注意对慢性疾病的长期规范化治疗，如呼吸困难最常见的支气管哮喘、COPD、充血性心力衰竭等，避免反复急性加重或出现危及生命的情况。

总之，呼吸困难是常见的呼吸系统症状，有诸多的潜在病因，涉及呼吸、循环、中枢神经、肌肉、骨骼等多个器官和系统。因此，呼吸困难最重要的处理原则是尽早寻找病因，做好鉴别诊断，并针对病因进行相应的处理。

第五十章　泌尿系统感染的防治

苏　涛　北京大学第一医院

一、概述

泌尿系统感染（urinary tract infection，UTI）是病原微生物感染引起的尿路炎症，主要是细菌感染，还包括真菌、衣原体等病原体的感染，本章内容不涉及泌尿系统结核。UTI 容易发生于育龄女性，与性生活有关，孕妇及绝经后的女性发生率也较高。通常 50 岁以下的男性少见，但随年龄增长也有上升趋势。

根据感染发生的部位，可分为上尿路感染和下尿路感染。前者为肾盂肾炎，后者包括膀胱炎和尿道炎。以上行感染（或称逆行性感染）途径致病为主，少数来自血行感染，表现为双侧肾脏受累。肾盂肾炎是指肾盂和肾脏的炎症，通常从腰部疼痛或压痛推断出来，尿检显示菌尿和 / 或脓尿可确定感染，致病病原体的鉴定需要通过尿培养。

常见致病菌是大肠埃希菌，其次是革兰阴性菌，包括肺炎克雷伯菌、奇异变形杆菌、沙门菌等。另外，肠球菌、葡萄球菌是致病革兰阳性菌的代表。耐药菌株是影响抗生素疗效的重要原因，如革兰阴性菌（大肠埃希菌、变形杆菌等）可产生超广谱 β- 内酰胺酶，从而对内酰胺类抗生素耐药，而肠球菌可对万古霉素耐药。

二、易感因素

存在以下易感因素的患者发生的泌尿系统感染属于复杂尿路感染的范畴。

1. 功能性或器质性疾病　反流性肾病、尿路结石，尿路畸形狭窄等疾病可导致尿路不通畅。

2. 尿路器械的使用　膀胱镜、输尿管肾盂镜等尿路器械检查或手术操作，以及长期留置 D-J 管、导尿管等均可引起泌尿系统感染。

3. 其他　妊娠、患有严重慢性基础疾病（如糖尿病、肿瘤等）或自身免疫性疾病、肾移植受体长期服用免疫抑制药物等情况也可引起泌尿系统感染。

三、临床表现

1. 尿路刺激症状　尿频、尿急、尿痛、排尿烧灼感、排尿困难、尿不尽等症状是膀胱炎的典型表现。患者还可同时伴有肉眼血尿、尿液浑浊、下腹（耻骨上膀胱区）疼痛、低热等。值得注意的是，由于大多数肾盂肾炎源自上行感染的途径，因此部分患者可同时存在典型的尿路刺激症状，即肾盂肾炎合并膀胱炎。

2. 腰痛　常表现为腰背部胀痛、酸痛，是肾脏炎症或肾盂积水导致肾包膜受牵拉所引起的症状，常见于肾盂肾炎，通常只累及一侧肾区，脊肋角叩击痛。若合并尿石症伴有尿路梗阻，腰痛表现更加突出。

3. 发热及全身表现　发热提示急性炎症，无论上尿路还是下尿路感染均可发生。下尿路感染时致病菌侵袭尿路黏膜或黏膜下层，炎症比较局限，可以无发热或仅为低热，且不会出现其他系统炎症反应。而上尿路的肾盂肾炎病理表现为肾盂和肾脏的炎症，侵袭范围广，全身炎症反应更严重，寒战、高热多见。此外，老年人、肿瘤患者及其他免疫功能低下者发生泌尿系统感染时，可仅以精神萎靡、食欲减退等非特异全身症状为首发表现，应加以关注。

4. 无症状菌尿　发生在 UTI 治疗好转的过程中，或者 UTI 起病过程的中间阶段。常见于年轻女性原有 UTI 病史者，此时患者既无尿路刺激症状，也缺乏全身炎症或非特异症状，仅在尿液检查和尿培养中证实有真性细菌尿的存在。

5. 并发症

（1）脓毒症：急性肾盂肾炎是一种严重的 UTI 综合征，其他 UTI 综合征包括伴有发热的 UTI（无论是否有腰痛或腹部压痛）、急性前列腺炎和尿源性菌血症。这些情况会导致机体对炎症反应失调，导致脓毒症或感染性休克。

（2）肾脓肿：肾盂肾炎时可以发生，包括肾周脓肿和肾实质内脓肿。

（3）急性肾损伤（acute kidney injury，AKI）及多器官功能衰竭：见于重症急性肾盂肾炎，继发于脓毒症或感染相关的急性肾小管间质炎。

（4）慢性肾脏病（chronic kidney disease，CKD）：见于慢性肾盂肾炎患者，反复急性发作或炎症迁延都会导致肾脏结构的持续破坏，发生慢性肾功能受损。

四、复杂及特殊类型的泌尿系统感染

1. 复杂 UTI　指尿路感染、患者易患感染、治疗失败风险高或合并其他疾病等情况，包括 7 种：①所有肾盂肾炎；②留置导尿管、D-J 管者；③任何原因引起的梗阻性尿路疾病（尿道狭窄、支架、肾结石或尿潴留残余尿＞100ml）；④化疗或放疗导致尿路上皮损伤；⑤围手术期和术后尿路感染；⑥男性；⑦慢性肾脏病、移植肾、糖尿病、免疫缺陷疾病等患者。

2. 特殊类型 UTI

（1）妊娠期 UTI：妊娠期是易感 UTI 的特殊时期，无症状菌尿发生率为 2%～7%，特别是经产妇多发。妊娠期因平滑肌松弛、输尿管扩张及扩大的子宫的影响，容易发生上行感染，易导致不良妊娠结局（如败血症、早产、低出生体重等），因此应该在妊娠早、中期（12～16 周）即开始筛查。

（2）导管相关 UTI：膀胱留置导尿管、D-J 导管内引流、肾盂造口时，菌尿发生率为 3%～10%。导管留置时间长、合并糖尿病的高龄女性易感染。除大肠埃希菌之外，念珠菌、肠球菌、铜绿假单胞菌等菌株感染率均有增多。有症状（通常为发热，或出现其他疾病不能解释的败血症等全身症状）时需要治疗。

（3）黄色肉芽肿性肾盂肾炎：一种特殊的慢性肾盂肾炎，少见，极易误诊。常见于中年女性、有反复发作的 UTI 史患者、糖尿病患者、尿石症患者及先天性泌尿系统发育不良的儿童等，有继发 AA 型淀粉样变和肾细胞癌的可能性。影像学特征是"肿大、扩大的、无功能的肾脏"，局灶病变者类似"肿瘤"的占位病变（"熊爪征"）。除抗菌治疗之外，还需要切除无功能的肾脏。

五、诊断

1. UTI 的诊断　是否为 UTI，需要结合症状、体征和实验室检查来综合判断。实验室检查必做项目包括尿常规和尿培养。当患者满足下列条件之一时可确诊：①典型尿路感染症状、脓尿（离心后尿沉渣镜检白细胞＞5 个 /HP）且尿亚硝酸盐试验阳性。②清洁离心中段尿沉渣白细胞数＞10 个 /HP，或者有尿路感染症状者，正规清晨清洁中段尿细菌定量培养菌落数≥10^5/ml。③连续 2 次尿培养细菌计数≥10^5/ml，且 2 次的细菌及亚型相同者。④做膀胱穿刺尿培养，细菌阳性（不论菌数多少）。

2. 定位诊断　上、下尿路感染的鉴别要点见表 50-1。

表 50-1　上、下尿路感染的鉴别

项目	急性肾盂肾炎（上尿路）	急性膀胱炎（下尿路）
尿路刺激症状	30% 有 （合并下尿路感染）	有
全身症状	明显	轻微
寒战、发热	有	无 / 轻微（体温＜38.5℃）
恶心、呕吐	有	无
肾区叩痛	有，可伴放射痛	无
耻骨上疼痛	可有	有
白细胞	明显升高	多数正常
红细胞沉降率	明显升高	多数正常
C 反应蛋白	明显升高	多数正常
尿白细胞管型	可有	无
并发症	肾乳头坏死	无
	肾周脓肿	无
	尿浓缩功能减退	无
	肾衰竭	无

对于腰部疼痛或叩痛（有或没有发热）并且尿液检查显示脓尿、菌尿或两者兼有（有或没有尿路刺激症状）的患者，应该考虑肾盂肾炎的诊断。在男性中，发热伴有脓尿、菌尿或两者兼有，但没有腰痛或肾区叩痛，提示可能是前列腺炎。

主要的确诊试验是尿液培养，通常需要满足菌落数$>10^5/ml$。怀疑菌血症的患者应该进行血培养。对 UTI 合并脓毒症或感染性休克的患者，已知或疑似尿石症，尿液 pH$\geq$7.0，或发生 AKI 且肾小球滤过率（GFR）$<40ml/min$（提示尿路梗阻）时，应该进行影像学检查，以识别有无尿路梗阻，以及脓肿或坏死形成。

六、治疗

1. 治疗原则　轻症者（膀胱炎或轻症的肾盂肾炎）可以给予口服或静脉药物治疗，居家观察；病情相对严重者，可以选择在急诊科留观，以进行更充分的液体治疗和静脉抗菌治疗；而对于感染重、基础性疾病复杂且不稳定者，应转诊至上级医院。

2. 抗生素治疗

（1）急性膀胱炎：可以选择的药物包括呋喃妥因、甲氧苄啶-磺胺甲噁唑、磷霉素等，或根据尿细菌培养结果和药物敏感试验选药。一般建议疗程 5～7 天。

（2）急性肾盂肾炎：美国感染病学会（Infectious Diseases Society of America，IDSA）2011 年关于肾盂肾炎的指南建议指出，如果发病地区泌尿系统致病菌对氟喹诺酮类药物的耐药率$<10\%$，则建议使用氟喹诺酮类药物进行经验性治疗，或甲氧苄啶-磺胺甲噁唑的经验性治疗，某些特定的患者因素（例如最近住院或使用抗生素）会增加耐药性的风险。该指南不建议对危重或免疫功能受损的患者选择经验性单一氟喹诺酮类药物或甲氧苄啶-磺胺甲噁唑治疗。对选定的口服药物（氟喹诺酮类药物为首选药物）的耐药性$>10\%$，建议联合氨基糖苷类和头孢曲松，或选择碳青霉烯类抗生素治疗。根据现有的临床试验数据，推荐的疗程为5 天（左氧氟沙星，每天 750mg）、7 天（标准或大剂量缓释环丙沙星）、14 天（甲氧苄啶-磺胺甲噁唑）或 10～14 天（口服 β- 内酰胺类药物）。该指南主要关注的是非复杂 UTI，而对于复杂的 UTI，抗菌治疗应力求强效。

3. 其他治疗　对症支持治疗、营养治疗等。

七、基层长期管理

对患者加强预防 UTI 的教育，养成良好的个人卫生习惯，注意外阴部清洁和经期卫生，多饮水，不憋尿。与性生活有关且反复发生 UTI 者，于性生活前后分别排尿，并服用 1 次常规用量抗菌药物预防。

对尿路本身存在的生理与功能问题，应及早做出妥善的处理，及时转诊至上级医院。

第五十一章 常见过敏性疾病的社区诊治

李丽莎　关　凯　北京协和医院

一、花粉症

1. 定义　花粉症指具有特应性遗传素质的患者吸入致敏气传花粉后，由特异性免疫球蛋白E（sIgE）介导的非特异性炎症反应，可表现为以变应性鼻炎、结膜炎、哮喘为主的一系列临床症状，其症状具有明显的时间性和地区性，并易受某些气象因素的影响。

2. 临床表现　花粉症是一种慢性疾病，一旦发生，如不及时诊治，往往会每年定期发作。大多数患者在起病之初主要表现为发作性喷嚏、流涕、鼻痒、鼻塞，甚至在眼部、上腭、咽部、气管、耳等多部位出现难忍的痒感。喷嚏往往呈连续性，重者在数分钟内可连续数十次，鼻涕量多而质清，往往不自主地流下，患者感觉疲劳不堪，有时因揉擦过频，使外鼻及眼部皮肤发红，结膜充血。发作时间昼夜不定，多以清晨及上午较重，晴天及起风的日子症状加剧，雨天则症状减轻，户外及郊外逗留时症状通常较重。症状持续时间长短与致敏花粉的植物授粉期长短有密切关联。例如，中国北方地区蒿属花粉过敏患者通常在立秋前后开始出现症状，8月下旬和9月上旬进入发作高峰期，9月中旬以后则症状逐渐缓解，国庆节后（农历寒露时节）症状痊愈。部分花粉症患者，尤其是对夏、秋季杂草花粉过敏患者易伴发季节性过敏性哮喘。

3. 诊断　花粉症的诊断依据为：①具备典型临床症状及体征，根据我国变应性鼻炎、过敏性结膜炎、过敏性哮喘相关诊疗指南或共识拟诊相应疾病；②变应原检测，至少一种气传花粉的变应原皮肤试验和/或血清sIgE结果阳性，且该花粉的传粉时间与患者症状发作的时间一致。

但在基层医疗单位，经常无法完成皮试和抽血的变应原检查，这时就需要依据患者的症状做出临床拟诊。花粉症患者的特征性表现包括：①典型的过敏症状，包括鼻痒、眼痒、发作性喷嚏、流清水样涕、非感染相关咳喘症状等；②鲜明的季节性（春季和/或秋季）与区域性，通常患者每年特定季节届时必犯、逾时自行缓解，离开特定地区可达到不药而愈的效果；③易受气象条件影响，晴天、刮风天症状加重，阴雨天症状减轻。

4. 治疗　花粉症的治疗包括回避过敏原、充分的抗炎药治疗和变应原特异性免疫治疗。

（1）回避过敏原：根据花粉症患者所过敏花粉在居住地授粉季节，指导患者在该季节减少户外活动或加强防护，有条件者可异地治疗。

（2）充分的抗炎药物治疗：根据变应性鼻炎、过敏性结膜炎、过敏性哮喘诊疗指南或共识，使用局部或全身 H_1 抗组胺药、白三烯受体拮抗药、局部糖皮质激素等。

（3）变应原特异性免疫治疗：又称脱敏治疗，该疗法总疗程不少于 3 年，总有效率约 80%，具有阻止过敏病程发展、减少新过敏原致敏、停止治疗后仍具数年长期疗效的特点。

5. 患者管理　由于花粉症每年固定在相应花粉季节发作，医生可嘱患者在发作前 2 周来医院评估并在整个花粉季都坚持抗敏预防治疗。同时，患者应减少户外花粉暴露，在花粉季减少外出，关闭房间窗户，使用空调或新风系统换气；如外出应佩戴防花粉口罩、眼罩防护；进家门后更换衣物；就寝前淋浴，冲掉黏在皮肤上的花粉。

二、药物过敏

1. 定义　药物引起的不良反应可概括为 2 种类型，即 A 型和 B 型。A 型反应属于药理学不良反应，占所有不良反应的 85%～90%，反应与用药剂量密切相关，是可预测的反应。例如，头孢菌素的杀菌作用导致肠道菌群紊乱，出现腹泻，就属于与头孢菌素药理作用相关的 A 型反应。B 型反应又称药物超敏反应，是由免疫机制或其他机制介导产生的超敏反应，发生于易感的患者亚群，其体征和症状不同于药物药理学作用，通常无法预测，占所有不良反应的 10%～15%。药物过敏是 B 型反应的一种，特指由免疫机制介导的药物超敏反应。根据发病机制的不同，药物过敏又分为 IgE 介导和非 IgE 介导 2 类。例如，患者注射青霉素以后 5min 出现全身风团、憋气、晕厥，就属于 IgE 介导的药物过敏反应；而癫痫患者服用卡马西平 2 天后出现药疹，则是由非 IgE 介导的药物过敏反应。

2. 临床表现　根据用药后多长时间出现过敏症状，药物过敏的临床表现可分为速发型和迟发型。速发型主要由 IgE 介导，常发生在用药后 1～2h，典型表现是多发风团样皮疹、唇肿、眼肿、喘憋，严重时可能出现窒息、过敏性休克，一般发作更快速者过敏症状会更重。迟发型主要由 T 细胞介导，也可能有 IgG、补体参与，可能在用药后数小时至数周后发作，多表现为各种皮疹，如斑丘疹、大疱性皮疹等，严重的类型包括 Stevens-Johnson 综合征、中毒性表皮坏死松解症、药物超敏综合征和急性全身发疹性脓疱病，还可能表现为发热、关节痛、贫血、血小板减少，或者损伤肺、肠、肝、肾等内部器官。

3. 诊断　诊断药物过敏，首先要判断患者用药后的不良反应是 A 型还是 B

型，如果是 B 型，需判断是否是免疫机制介导的。免疫机制介导的药物超敏反应才是真正意义上的药物过敏。

详细采集病史是诊断的先决条件。医生需要问清以下内容：①患者服药的种类、剂量和给药途径；②用药和发作症状之间的时间间隔；③患者过敏的症状和体征；④以前是否服用过这种药，有何反应；⑤出现反应后患者是否再次使用同样或同类药物，是否再次过敏。一般详细询问病史后，对于是否属于药物过敏，以及可疑过敏的药物都可以有初步的判断。但要明确诊断哪种药物过敏，还需转诊至变态反应专科。常用的辅助检查包括嫌疑药物皮肤试验（点刺、皮内试验或斑贴试验）、抽血检测嫌疑药物特异性 IgE 水平、体外嗜碱性粒细胞活化试验等。诊断"金标准"为药物激发试验，即让患者在医护人员密切监护下，真正口服或注射可疑过敏的药物，观察是否有过敏反应发生，此检查有引发严重过敏反应的风险，多用于科研。

4. 治疗　药物过敏的根本治疗在于病因治疗，即找出致敏药物，彻底避免使用。当患者发生药物过敏，又暂时无法查明病因时，应当停用所有可疑的药物，并予以抗过敏及支持治疗。出现喘憋、晕厥的严重过敏反应者，应予以肾上腺素肌内注射抢救，辅以抗组胺药口服或肌内注射，雾化吸入支气管扩张药，以及口服或静脉输注糖皮质激素，必要时予以补液及升压药物支持治疗。迟发药疹者予以口服抗组胺药及局部或全身糖皮质激素治疗，必要时可输注大剂量丙种球蛋白，注意加强皮肤护理，避免感染。

5. 患者管理　为减少药物过敏的发生，医生应注意：①严格考虑用药适应证。对于一些容易引起过敏的药物尤应严格掌握；如无明确适应证，做到尽量少用或免用。②明确记录患者的药物过敏史。部分药物过敏的发生是由于病史记录的疏漏，故应强调对有药物过敏史者，必须在病案首页醒目的位置，用红笔注明，以示警戒。③选用较少引起过敏的药物。常见过敏的药物有抗生素（尤其是青霉素、头孢菌素和磺胺）、非甾体抗炎药（即解热镇痛药，如阿司匹林等）、全身麻醉药物等。④加强用药后观察。很多严重的药物过敏均发生于药物注射后数分钟至 15min，故患者如在门诊或注射室用药后，最好留在诊室观察15～30min，如无不良反应再离开。

三、食物过敏

1. 定义　食物过敏是指由免疫机制介导的食物不良反应。例如，喝牛奶后常出现腹痛、腹泻，喝酸奶则无不适，辅助检查显示乳糖吸收不良，提示其症状是由于乳糖酶缺乏和 / 或其活性不足引起的，并非免疫机制介导，这类反应就不属于食物过敏。根据发病机制的不同，食物过敏可分为 3 类：①IgE 介导，如口腔过敏综合征、荨麻疹 / 水肿、鼻结膜炎 / 哮喘、胃肠道过敏反应、严重过敏反应等；②非 IgE 介导，如过敏性结直肠炎、食物蛋白诱导性胃肠炎综合征、食物蛋白诱导性肠病、乳糜泻等；③ IgE 与非 IgE 混合介导，如湿疹、嗜酸性粒细胞性食管炎／胃肠炎等。

2. 临床表现　IgE 介导的食物过敏一般为速发型，即进食后 1～2h 出现过敏症状，可涉及多个器官系统，如皮肤的荨麻疹、水肿，消化系统的呕吐、腹痛、腹泻，呼吸系统的流涕、喷嚏、咳嗽、喘憋，循环系统的低血压所致头晕、黑矇、晕厥等。非 IgE 介导的食物过敏则一般为迟发型，即进食后数小时至数天以后出现过敏症状，这类过敏疾病多发生于婴幼儿，主要临床症状集中在胃肠道，轻者仅大便带血丝，患儿生长发育不受影响，重者可导致反复严重呕吐，以致脱水休克。IgE 与非 IgE 混合介导的食物过敏也主要表现为迟发型反应。

3. 诊断　社区医生判断食物过敏的病因主要依据病史，首先根据患者的临床表现初步判断是属于速发型还是迟发型。如为速发型，则应详细询问患者在发病前 1～2h 进食的所有食物；如为迟发型，则需要问清患儿发病前数天内所有新添加的食材。婴幼儿常见的过敏食物有鸡蛋、牛奶、小麦、大豆等，成人常见的过敏食物包括坚果、海鲜等，对于患过敏性鼻炎的患者，还可能出现蔬菜、水果过敏。

若根据病史难以做出判断，则需要转诊至变态反应专科，进行变应原相关辅助检查。有 IgE 参与介导的食物过敏反应，可做食物皮肤点刺试验和血清食物特异性 IgE 检查来辅助判断病因，但诊断的"金标准"是口服食物激发试验，即在严密的医疗监护下，患者真正进食可疑过敏的食物，观察其有无过敏反应发生。对于非 IgE 介导的食物过敏，皮试和抽血 IgE 检查很可能都是阴性的，只能通过口服激发试验确诊。

4. 治疗　食物过敏反应发生时，IgE 介导的速发型过敏应当予以口服或肌内注射抗组胺药治疗。若除皮疹外，还有其他器官、系统受累，则属于严重过敏反应，应按照严重过敏反应的治疗原则处理（详见下文）。需要强调的是，首选急救药物为肾上腺素肌内注射，而非口服或注射糖皮质激素。非 IgE 介导或 IgE／非 IgE 混合介导的食物过敏一般为慢性病程，少见急症。食物蛋白诱导性胃肠炎综合征的患儿在进食过敏食物数小时后，可能出现反复剧烈呕吐，以致脱水休克，所以需要积极输注等张液体扩容复苏，保持血流动力学稳定，同时加强呼吸循环支持，这种情况下不推荐肾上腺素作为首选药物。

5. 患者管理　一旦确定过敏病因，医生需嘱咐患者严格忌口，避食过敏食材及用此食材制作的各种加工食品。患者本人及其亲属都应养成进食前看食品包装上配料表的习惯，尽量在家中自己做饭，减少外出就餐，以降低意外误食过敏食材的风险。

婴幼儿的食物过敏，多数可随年龄增长而自愈，所以应当定期在变态反应专科复诊，复查皮肤试验、血清特异性 IgE 检查及口服食物激发试验。若评估提示患儿已经产生耐受，则可恢复进食既往过敏的食物，有助于提高患儿生活质量，保证营养均衡。

四、严重过敏反应

1. 定义　严重过敏反应是一种严重的、威胁生命的全身多系统过敏反应。一般通过 I 型变态反应机制诱发，由 IgE 抗体介导；但也有部分通过其他免疫机制诱发，如 IgG 介导，免疫复合物 / 补体介导，或者不通过免疫球蛋白而是某些物质或事件直接诱导大量肥大细胞或嗜碱性粒细胞突然脱颗粒而导致过敏症状。

2. 临床表现　严重过敏反应多为速发型，即在接触变应原后 1～2h 发作。常见导致过敏的病因有食物过敏、药物过敏、昆虫蜇刺过敏等。

严重过敏反应的临床表现涉及多个系统。①皮肤、黏膜：过敏休克反应最早出现的征兆，包括皮肤潮红、周身发痒、手掌发痒、皮肤及黏膜麻感、荨麻疹或血管神经性水肿，严重者全身皮肤水肿。②呼吸系统：口腔、舌、咽或喉水肿，声音嘶哑，失语甚至窒息，后者是致死的重要原因；下呼吸道症状有哮喘、胸紧、憋气、刺激性咳嗽、哮鸣、呼吸停止等。③循环系统：心悸、心律失常、肢冷、发绀、脉弱或摸不到脉搏，血压迅速下降至休克水平以下甚至完全不能测出，最终心搏停止。④消化系统：恶心、呕吐、腹痛、腹泻、大小便失禁等。⑤神经系统：焦虑、恐惧、抽搐、视力障碍、意识障碍、意识丧失等。

上述症状和体征既可单独存在，也可同时出现。多数过敏休克反应涉及呼吸和循环系统。窒息和急性呼吸衰竭是大多数患者的死亡原因，心血管系统受累居第二位。一般来说，症状出现越急、程度越重，预后越差；反之，则预后较好。临床工作者需要警惕并恰当处置可能出现的双相过敏性休克，即在第一相过敏反应消散后 4～8h，再次出现休克症状。

3. 诊断　引起过敏的病因诊断需要通过皮肤试验、血清特异性 IgE 检测甚至激发试验来完成，可参照"药物过敏"和"食物过敏"的介绍。根据 2006 年美国国立卫生研究院的诊断标准，符合下列 3 条中的其中 1 条即可诊断严重过敏反应。

（1）急性起病（几分钟到数小时），表现为皮肤和 / 或黏膜组织的症状（如全身皮痒、风团或红斑、口唇上腭水肿等），同时至少伴有 1 项以下症状：①突然发作的呼吸系统症状和体征（如气短、喘息、咳嗽、喘鸣、血氧饱和度降低等）；②突然发作的血压下降及低血容量症状。

（2）接触可疑变应原后（几分钟至数小时）出现下列症状中的 2 项及以上：①突然出现的皮肤或黏膜症状（如全身风团、瘙痒、红斑，以及唇、舌、上腭肿胀等）；②突发呼吸系统症状和体征（如气短、喘息、咳嗽、喘鸣、低氧血症等）；③突发血压下降或终末器官衰竭症状（如晕厥、意识丧失等）；④突发胃肠道系统症状（如痉挛性腹痛、呕吐等）。

（3）暴露已知变应原后几分钟至几小时内出现低血压：①婴幼儿和儿童收缩压低（因年龄而异），或者收缩压降低＞30%；②成人收缩压＜90mmHg或降低超过患者基础血压的30%。

4. 治疗　严重过敏反应的治疗必须争分夺秒，治疗关键点：①迅速肌内注射肾上腺素；②确保呼吸道通畅。多数死亡病例与未及时注射肾上腺素有关。

一旦疑诊严重过敏反应，应立即移除或中止诱发反应的病因，使患者平卧并抬高其下肢。迅速肌内注射肾上腺素，单次剂量成人0.3～0.5mg，儿童按0.01mg/kg计算用量，最大剂量0.3mg。如果注射后效果欠佳，5～15min后可重复注射。其他用药方面，应当予以苯海拉明20～40mg肌内注射，吸入短效β受体激动药（如沙丁胺醇）缓解喘憋，口服泼尼松1mg/kg预防迟发反应。若患者经初步处理仍然存在呼吸循环障碍，则应积极补液扩充血容量，静脉泵入多巴胺或肾上腺素提升血压，气管内插管结合机械通气以维持呼吸。

应用肾上腺素治疗严重过敏反应时，需警惕患者是否同时服用β受体阻滞药，如普萘洛尔、美托洛尔、比索洛尔等。β受体阻滞药可通过拮抗肾上腺素β受体影响肾上腺素的抢救效果。此外，肾上腺素刺激未被拮抗的α受体而使末梢血管和冠状动脉收缩，可引发心脏急性缺血事件。临床医生应结合患者的基础心血管疾病，权衡利弊，慎重选择肾上腺素的使用。

一般的基层医疗单位为防止和便于处理严重过敏反应，建议常备以下药物和仪器：听诊器、血压计、止血带、注射器、1∶1000肾上腺素、吸氧装置、静脉输液全套设备、苯海拉明或其他抗组胺药、糖皮质激素、升压药、5%葡萄糖和生理盐水、气管插管（包括小儿和成人）全套设备。

5. 患者管理　为预防严重过敏反应再次发作，应尽可能帮助患者找出过敏病因并严格避免。预防药物或食物过敏的措施可参见前文"药物过敏""食物过敏"内容。对昆虫蜇刺过敏的患者，应避免在户外吃饭、使用香水或穿着色彩鲜艳的服饰。

目前，国内尚无便捷使用的肾上腺素自注笔用来自救，患者可随身携带自配急救盒，盒内装有预先抽取好的1∶1000肾上腺素0.3ml的注射器，以及抗组胺药和短效β受体激动药吸入器。另外，还应携带一份说明自身严重过敏反应情况的详细资料，以便医生做出迅速判断与救治。

五、过敏性疾病的转诊建议

1. 紧急转诊

（1）患者出现严重过敏反应，社区医生在予以肾上腺素（肌内注射）、苯海拉明（肌内注射）、沙丁胺醇（吸入）、泼尼松（口服）急救后，应将患者转入上级医院急诊科，以行进一步的呼吸循环支持治疗。

（2）药物过敏的患者出现重型药疹，包括Stevens-Johnson综合征、中毒性表皮坏死松解症、药物超敏综合征和急性全身发疹性脓疱病，或伴有全血细胞减少，或伴有心、肺、肝、肾等深部器官损害，均应尽快转入上级医院皮肤专科救治。

（3）食物过敏的患儿反复剧烈呕吐，出现脱水、休克表现，应当在开通静脉通路补液的同时，转入上级医院急诊科。

2. 转诊至变态反应专科

（1）患者想找到导致其过敏的病因，但就诊的社区医院并未开展变应原体内、体外检查，则可建议患者转诊至变态反应专科完善变应原皮肤试验、抽血特异性IgE检测，必要时进行激发试验。

（2）患者想要采用变应原特异性免疫治疗（又称脱敏治疗）来治疗变应性鼻炎，伴或不伴哮喘，则可转诊至变态反应专科以评估治疗的可行性。

第四篇

计划免疫

第五十二章 计划免疫——农村儿童免疫管理常识

景　红　北京大学国际医院

一、相关概念

1. 预防接种　预防接种也称"打防疫针""打疫苗"，指利用人工制备的抗原或抗体，通过注射或口服等适宜的途径对机体进行接种，使机体获得对某种传染病的特异免疫力，以提高个体或群体的免疫水平，预防和控制传染病的发生和流行。

2. 疫苗　疫苗是利用病毒或细菌等经过严格复杂的技术工艺制造而成的生物制品，通过接种疫苗使机体产生免疫力，从而达到预防和控制相应传染病的目的。

3. 计划免疫　计划免疫是指根据传染病疫情监测和人群免疫水平分析，按照国家规定的免疫程序，有计划地利用疫苗进行预防接种，以提高人群免疫水平，达到控制乃至最终消灭传染病的目的。

我国将甲肝疫苗、乙肝疫苗、卡介苗、麻疹-风疹-腮腺炎联合疫苗、百日咳-白喉-破伤风三联疫苗（百白破）、白破二联疫苗、乙脑疫苗、流脑疫苗等纳入儿童的免疫规划。另外，还将出血热疫苗、炭疽疫苗、钩端螺旋体疫苗等，在特定的地区或者发生疫情的时候，对成人进行接种。

国家实行预防接种制度，对免疫规划的疫苗实施免费接种；同时实施儿童接种证制度，要求在出生1个月以后要建立接种证和接种记录；另外在入托、入学时，要在有关部门查验接种证，如果发现没有按国家规定进行预防接种，要到有关的单位进行补种后才能入托、入学。

二、计划免疫常见问题及对策

1. 儿童预防接种的目的　胎儿在母体通过胎盘和脐带获得免疫力。出生6个月以后，母传抗体就会逐渐消失，而婴儿生活在外界环境中，受细菌、病毒侵犯的机会增多，就很容易患病。要抵抗细菌病毒的侵犯，特别是防止能影响儿童生长发育的、甚至危及生命的传染病的发生，必须让儿童尽早产生对乙肝、麻疹等传染病的免疫保护作用。

预防接种就是把能使儿童产生对某种传染病免疫保护作用的疫苗接种于体内。儿童进行预防接种后，就会获得对传染病的特异性免疫力，从而避免或者减少传染病的发生。

2. 预防接种准备事项 儿童在接种疫苗前，家长应该做 5 件事。

（1）准备预防接种证。医生凭证接种，在接种证上登记接种疫苗的名称和日期，以防止错种、重种和漏种。

（2）掌握儿童的健康情况。注意儿童近几天有无发热、腹泻、咳嗽等，有无接触过正在患传染病的人，以便及时告之医生。如果有发热等情况，常表示儿童正在患病，如果接触了传染病患者可能被感染，这 2 种情况接种疫苗反而会加重原有的病情。此外，儿童如果患有心、肝、肾等疾病，或者有癫痫，或者发生过惊厥等，也要告之医生。

（3）了解接种的疫苗品种及相关作用和性质。如果在上一次接种时发生过高热、抽搐等不适表现，或者发生过荨麻疹、哮喘等过敏反应，都要告之医生。

（4）洗净手臂。冬天接种前最好给儿童先洗澡，换上柔软宽大的内衣，既便于挽袖接种疫苗，也不会摩擦针眼处皮肤。

（5）饥饿和过度疲劳时接种容易发生晕针，所以在接种前应保证儿童的饮食和睡眠。

3. 确保预防接种安全注射 ①必须规定一人一针一管，防止交叉感染。②保证回抽无血，避免感染。③可选用自毁型等一次性注射器，禁止重复使用注射器。④严格按照预防接种操作规范执行，做好皮肤消毒。

4. 接触传染病患者后再接种疫苗的问题 不同的传染病有不同的潜伏期，而接种疫苗后 1～2 周才能产生抗体。如果一个传染病的潜伏期短于抗体产生的时间，则接种疫苗之后，不能够预防传染病的发生。所以接触传染病患者后接种相关疫苗，需要保证在本病潜伏期内起效。针对此情况下的接种为应急接种，如百日咳、麻疹、小儿麻痹症等疾病。此时疫苗的作用是消灭相关传染病。如果疫苗起效较晚，但是通过应急接种能够减轻发病症状，这也是应急接种的效果之一。

5. 接种后的反应 疫苗接种需要做到时效性和安全性。目前我国给小儿接种的疫苗属于免疫规划疫苗，具有良好的安全性。但是疫苗接种入人体，本质上属于异物，小儿接种疫苗后出现轻微反应，称之为一般反应，这属于疫苗接种效果的正常表现。例如，接种卡介苗 2～3 周后，可能会出现局部皮肤红肿、结痂，最后形成瘢痕，这实际上是卡介苗接种成功的表现，2～3 个月后会形成卡疤。

一般反应表现为轻微发热，体温 38℃左右或者<38℃，接种部位局部红肿、部分硬结；全身反应有轻度头痛、头晕、嗜睡、犯困等。以上为相对轻微的症状，短时间内会自行消失，不需要处理。如果出现相对罕见的异常反应，则需要立即送到医院进行救治。

一般反应的处理方法：局部反应，如接种部位红肿、硬结，则需要热毛巾热敷，每天 3～5 次，每次 10min 左右，会慢慢恢复；如出现发热和不适，则需要注意休息，或服用小儿解热药等；如果症状没有减退则需要去医院处理。

一般反应的预防，一是去正规接种单位，二是注意孩子的健康状况。如果有不适，则需要咨询医生是否可以接种。接种后时刻关注儿童的身体情况。

6. 不宜或暂缓预防接种　主要有以下 5 种情况。

（1）发热尤其是高热时，或伴有明显全身不适的急性症状时，应让儿童暂缓接种疫苗，否则容易加重病情。急性传染病的潜伏期、前驱期、发病期和恢复期，接种疫苗容易诱发或加剧原有疾病。慢性疾病的急性发作期也应推迟接种，待好转后进行补种。如果 1 周内发生过严重腹泻的儿童，应暂缓口服脊髓灰质炎疫苗。

（2）接种疫苗后容易出现各种过敏反应，应在接种前详细询问儿童的过敏史，对于含有致敏原的疫苗，不予接种。摄入含蛋白质的食物后出现荨麻疹、哮喘、腹痛、腹泻、低血压、休克等过敏反应者，不应接种含有用鸡胚组织制成的疫苗，如黄热病疫苗、流感疫苗等。如果儿童对抗生素有过敏史，不应接种含有该抗生素成分的疫苗。

（3）一般来说，减毒活疫苗不能用于以下人群：患有免疫缺陷症、白血病、恶性肿瘤、霍奇金病，以及因药物引起免疫抑制的 HIV 阳性者。

（4）如果孩子患有神经系统疾病，需要由小儿神经科医生与儿童保健医师共同商议，根据孩子病情评估是否可以接种乙脑疫苗、流脑疫苗和含有百日咳成分的疫苗。

（5）腹泻的儿童应在痊愈后服用脊髓灰质炎疫苗，因为腹泻能够影响疫苗在肠道的停留，使机体不能产生足够的抵抗力。另外，近期接种过丙种球蛋白的儿童，应根据具体病情及应用丙种球蛋白的剂量，参照相关文件及指南进行免疫接种。

7. 如何办理儿童预防接种证　预防接种证实行属地管理，预防接种服务单位必须按照国家规定，为每名适龄儿童建立预防接种证并凭证接种。儿童出生后1 个月内，家长应携带儿童出生时由出生医院提供的出生证，或新生儿首针乙肝疫苗和卡介苗接种登记卡，到其居住地疾病预防控制机构或接种门诊建立儿童预防接种证，未按期建立或者遗失者应及时补办。办理预防接种证时，家长必须把可靠的联系方式和地址告之医务人员，以便及时联系。

8. 家长要妥善保管儿童预防接种证　儿童预防接种证是儿童进行预防接种的记录凭证。儿童每次接种前须由家长携带预防接种证，并请接种人员进行接种登记，以便完成后续的疫苗接种。同时儿童入托、入学或出境时需查验预防接种证，因此家长要妥善保管好儿童预防接种证。儿童预防接种证如有损坏或遗失，应及时到发证接种的门诊办理补证手续，未按规定接种的儿童应当及时补种。

9. 儿童入托、入学时需查验接种证　儿童入托、入学前查验接种证是依据《传染病防治法》，目的是为了保证在儿童入托、入学前完成国家免疫规划疫苗的接种，并保证儿童在入托、入学后完成后续的疫苗接种，防止相关传染病在儿童中流行。

10. 异地接种单位 政府规定家长居住地所在医院保健科或预防接种门诊，都有义务为其子女进行预防接种，与户籍地或户口种类无关。

三、免疫规划疫苗可预防的疾病

1. 乙型病毒性肝炎 乙型病毒性肝炎（以下简称"乙肝"）是由乙型肝炎病毒引起的、以肝脏为主要病变的传染病，可引起多器官损害。乙肝分布于世界各地，人群普遍易感，发病多见于青壮年，病程迁延，也可转变为慢性肝炎、肝硬化及肝癌。

（1）传播途径：传播途径主要有以下 3 种方式。

1）母婴传播：宫内传播、产程传播、产后传播。目前我国乙肝病毒携带者中，近 50% 是通过母婴传播而感染的。资料表明，在没有乙肝疫苗的干预下，母婴传播率为 60%。

2）医源性传播：主要通过输血或血制品传播，或因手术器械或注射器械消毒不严格而引起。

3）密切接触传播：经破损的皮肤和黏膜传播，包括性传播、皮肤黏膜损伤后接触及家庭生活密切接触等。

（2）免疫程序：针对乙肝传播途径复杂、流行面广、发病率较高等特点，我国目前采取以预防接种为重点、以切断传播途径为主的综合措施。

1）乙肝疫苗接种 3 剂次，即出生时、1 月龄和 6 月龄各接种 1 剂。第 1 剂在出生后 24h 内尽早接种，对已知母亲乙型肝炎表面抗原阳性的新生儿，在自愿的基础上提倡其在首次接种乙肝疫苗的同时，在不同部位接种 1 针乙肝免疫球蛋白（100U/ 支）。

2）高危人群需接种乙肝疫苗，如医务人员，经常接触血液的人员，托幼机构工作人员，器官移植患者，经常接受输血或血液制品者，免疫功能低下者，易发生外伤者，以及乙型肝炎表面抗原阳性者的家庭成员等。

2. 结核病 结核病是由结核杆菌引起的慢性全身性传染病，可累及全身各个器官，常致严重残疾，如脊柱结核致瘫、结核性脑膜炎致智力低下等，严重者可导致死亡。

排菌患者可经咳嗽传染至他人。接种卡介苗是预防儿童结核病的有效措施之一，对严重危害儿童健康的结核性脑膜炎和粟粒性肺结核的效果显著。由于结核免疫不存在从胎盘传递给胎儿的被动免疫，因此出生后需接种 1 剂次卡介苗。

3. 脊髓灰质炎 脊髓灰质炎是由脊髓灰质炎病毒引起的急性肠道传染病，俗称"小儿麻痹症""婴儿瘫"，是一种多发生在小儿而无法治愈的急性传染病。

粪-口传播是脊髓灰质炎的主要传播途径，通过粪便污染的水、食物、手等途径传播，主要表现为发热、急性迟缓性麻痹等症状。儿童一旦发病，将会造成迟缓性肌肉麻痹而导致身体残疾，如脊柱侧弯、马蹄内翻足或马蹄外翻足、手下垂等，严重摧残患儿的身心健康。

出生后 2 月龄、3 月龄、4 月龄和 4 岁时各服用 1 次脊髓灰质炎疫苗。

4. 百日咳、白喉和破伤风　百日咳是由百日咳杆菌引起的急性呼吸道传染病，通过空气飞沫传播，传染性极强，主要感染婴儿。临床上以多发性痉挛性咳嗽，伴有间断性鸡鸣样吸气吼声，病程可达 2～3 个月，百日咳易并发肺炎、肺不张、肺气肿等，特别是百日咳脑病，可遗留失明、偏瘫、智力低下等后遗症。

白喉是由白喉杆菌引起的急性呼吸道传染病。白喉杆菌侵入人体后，在咽喉或鼻腔黏膜上繁殖，形成灰白色假膜，故称为"白喉"。白喉杆菌在繁殖过程中产生毒素很强的外毒素，进入血液后作用于心、肝、肾、神经等，造成中毒性心肌炎、中毒性肾病、周围神经麻痹等严重损害，甚至导致残疾或死亡。

破伤风是一种创伤感染性疾病。在皮肤创伤后，破伤风杆菌芽孢进入伤口，繁殖产生毒素，破坏神经功能，致肌肉痉挛、运动失调，最后可因窒息、心力衰竭而死亡。

通过接种百白破联合疫苗，可以有效预防百日咳、白喉和破伤风的发生，且效果很好。相关研究报道，白喉、百日咳的发病率和死亡率比实施计划免疫前均下降了 99%。

百白破联合疫苗免疫程序：出生后 3 月龄、4 月龄、5 月龄各接种 1 剂次，18～24 月龄加强免疫注射 1 剂次，6 岁时再加强免疫注射 1 剂次白喉破伤风联合疫苗。

5. 麻疹　麻疹是由麻疹病毒引起的急性呼吸道传染病，好发于冬春季节，其他季节也有散发，未患过麻疹又未接种过麻疹疫苗者，具有易感性。感染过麻疹的患者可获得持久免疫力，再次发病者极少见。麻疹以发热、皮疹、涕泪增多等为主要临床表现。麻疹易并发多种疾病，是造成儿童早期死亡的主要原因之一。经常开窗，使空气流通，并按时接种麻疹疫苗，可以有效预防麻疹。

麻疹疫苗在出生 8 月龄后接种第 1 剂次，1.5～2 岁接种第 2 剂次。

6. 风疹　风疹是由风疹病毒引起的急性呼吸道传染病，通过空气飞沫传播。风疹发病季节集中，一般在 3～5 月份高发，多见于 1～5 岁儿童，青少年也可发病。患者首先出现头痛、咳嗽、咽痛等症状，之后面部先出现浅红色斑丘疹，后迅速遍及全身。孕妇感染后可导致婴儿先天性风疹综合征，主要表现为新生儿先天性心脏病、出生后病理性黄疸、唇腭裂、肝脾大，个别病例还出现先天性青光眼或白内障、小头畸形、听力损伤等，严重危害儿童健康。

预防风疹最有效的措施是注射风疹疫苗。儿童满 8 月龄接种第 1 针，疫苗可选择麻风二联疫苗或麻腮风三联疫苗。怀孕早期的妇女在风疹流行期应尽量避免接触风疹患者。

7. 流行性脑脊髓膜炎 流行性脑脊髓膜炎（以下简称"流脑"）是由脑膜炎球菌感染脑膜或脑脊髓膜引起的急性呼吸道传染病，常在冬春季节发病和流行。一般在 11～12 月份病例开始增多，第 2 年的 2～5 月份为发病高峰期。该病的病死率高，危险性大，是严重危害儿童健康的传染病，主要由飞沫通过空气传播，以患者或病原携带者打喷嚏、咳嗽等形式，使病菌随飞沫进入其他人呼吸道而感染。婴幼儿、儿童和青少年最容易感染流脑，特别是居住、生活、学习环境拥挤的人群。近年中小学生、进城务工人员及其子女是发病的主要人群。

流脑的临床表现主要有高热、头痛、喷射状呕吐、颈部僵硬，脑膜炎球菌也可以进入血液，引起败血症，皮肤出现紫色淤点或淤斑，病死率为 5%～10%。流脑还会引起脑部损伤，遗留听力下降或耳聋、智力低下等后遗症。

在流行季节到来之前，接种疫苗可减少感染的机会或减轻流脑症状。目前在我国有 2 种流脑疫苗，即 A 群流脑疫苗和 A+C 群流脑疫苗。A 群流脑疫苗可以预防 A 群流脑，儿童在 6～18 月龄期间接种 2 剂次 A 群流脑疫苗，第 1、2 剂次之间应间隔 3 个月；A+C 群流脑疫苗可以预防 A、C 两群流脑，其免疫程序是在儿童 3 周岁接种第 1 剂次，6 周岁接种第 2 剂次，2 剂次间隔不少于 3 年。

8. 流行性乙型脑炎 流行性乙型脑炎（以下简称"乙脑"）是由乙脑病毒引起的中枢神经系统的急性传染病，是人兽共患的自然疫源性疾病。乙脑的主要传染源是猪，特别是幼猪，其次是牛、马、羊、犬及家畜等，急性期患者也是传染源之一。乙脑通过蚊虫叮咬传播，所以夏秋季节发病多。乙脑起病非常急，高热、呕吐和头痛比较剧烈，多有嗜睡或精神倦怠。发病第 4～10 天为本病危重阶段，患者持续高热 7～10 天，昏迷，多伴惊厥或抽搐，重症患者可有呼吸衰竭，表现为呼吸节律不齐、间歇暂停、叹气样、抽泣样呼吸，最后导致呼吸停止。呼吸衰竭是本病患者最主要的死亡原因。恢复期患者体温渐至正常，意识逐渐清醒，一般于 2 周左右恢复。重症患者病死率高，后遗症多。

在乙脑流行季节的前 1～2 个月，儿童按免疫程序接种乙脑疫苗，可以有效预防乙脑。目前我国使用的乙脑疫苗包括乙脑减毒活疫苗和乙脑灭活疫苗。乙脑减毒活疫苗在 8 月龄接种第 1 剂次，2 周岁接种第 2 剂次；乙脑灭活疫苗共接种 4 剂次，8 月龄接种 2 剂次，2 剂次间隔 7～10 天，2 周岁加强 1 剂次，6 周岁再加强 1 剂次。

9. 甲型病毒性肝炎 甲型病毒性肝炎（以下简称"甲肝"）是由甲肝病毒引起的急性肠道传染病，为多发病、常见病，是各种病毒性肝炎中发病率较高的一种，感染对象以儿童和青少年为主。甲肝一年四季均可发病，但秋冬季及早春季节发病率较高。甲肝病毒感染后可获得持久稳固的免疫力，或者说人一生只感染一次甲肝病毒，不会重复感染。

通过甲肝患者粪-口传播是甲肝传播的主要途径。多数患者发病急，表现为发热、恶心、腹痛、腹泻、消化不良、食欲下降、乏力、黄疸、肝大及肝功能异常等。发病初起时往往被误认为感冒，容易被忽视，延误病情。

接种甲肝疫苗是我国目前预防和控制甲肝最经济、最有效的措施。2008年我国将甲肝疫苗纳入儿童免疫规划，即满18月龄的儿童免费接种甲肝疫苗。甲肝疫苗主要有减毒活疫苗和灭活疫苗，2种疫苗都有较好的免疫保护效果，接种后不良反应也较低。

甲肝减毒活疫苗的免疫程序是18月龄接种1剂次。甲肝灭活疫苗的免疫程序是18月龄接种1剂次，24～30月龄再接种1剂次，2针间隔时间至少在6个月以上，预期保护效果可长达10年以上。

10. 流行性腮腺炎　流行性腮腺炎是由腮腺炎病毒引起的急性全身性传染病，通过空气飞沫传播，不受气候限制，分布地区非常广泛，发病以儿童为主，也常感染青少年。腮腺炎的传染性仅次于麻疹和水痘，常在托幼机构、学校、军队等单位暴发疫情。临床以发热、腮腺的非化脓性肿胀和疼痛、可累及其他腺体为特征。在疫苗使用前，腮腺炎是儿童感染神经性耳聋的主要原因，可突发双侧永久性耳聋。

免疫接种是预防流行性腮腺炎最经济、最有效的手段，18～24月龄时可接种1剂次麻腮风三联疫苗或麻腮二联疫苗。我国于2008年开始对儿童免费接种麻腮风三联疫苗，与单价疫苗相比，由于接种针次少，降低了预防接种异常反应发生的概率，同时也节约了疫苗接种的时间和劳动成本。

第五篇

老年人健康管理

第五十三章 老年衰弱症

沈珊珊　陈旭娇　浙江医院

一、定义

衰弱是指机体脆弱性或易损性增加和维持自体稳态能力降低的一种临床状态，其核心特点是老年人多个生理系统（神经、肌肉、代谢及免疫系统等）的储备功能下降，外界较小的刺激即可引起不良健康后果的发生。

衰弱、共病和失能常共存于老年个体，但衰弱不等同于失能和疾病。衰弱可以独立存在，仅表现为疲劳、进食减少、体重下降等。对多数老年人来讲，疾病可促发衰弱，衰弱和共病可造成失能。失能可作为衰弱和共病的危险因素，共病又可促使衰弱和失能的进展。

二、病因和发病机制

衰弱的病因和发病机制尚不明确，多数学者认为老年衰弱症是多系统、多因素共同作用的结果，其主要的生理基础是肌少症和骨骼肌-神经-内分泌-免疫稳态网络的自调节和平衡能力减低。

1. 骨骼肌改变　肌少症被认为是衰弱的主要病理生理改变。随着年龄增长，骨骼肌量逐年下降，伴有肌肉力量和/或躯体功能下降，可导致步态异常、平衡功能障碍和失能。引起年龄相关的骨骼肌量下降的原因包括遗传因素、营养摄入不足、肌肉内脂肪沉积、生长激素和性激素水平下降、慢性炎症、体力活动减少、慢性疾病等。

2. 神经系统改变　有研究表明，衰弱与阿尔茨海默病、认知功能障碍有关，提示衰弱可能和阿尔茨海默病有相同的病因。海马的锥体神经元的突触功能、蛋白转运和线粒体功能受损，以及小胶质细胞老化后出现的过度反应等均与认知功能下降有关。

3. 内分泌系统改变　生长激素、胰岛素样生长因子-1、下丘脑-垂体-肾上腺轴的异常可能都参与了衰弱发生的过程。有研究发现，雌二醇和睾酮水平下降与骨骼肌量减少和肌力下降有关。与健康老年人群相比，衰弱老年人群皮质醇节律异常，性激素前体物质脱氢表雄酮和胰岛素样生长因子-1水平降低。25-羟维生素 D 水平降低可导致骨骼肌量、肌力下降，易发生跌倒。

4. 免疫系统改变　老年衰弱人群会表现为慢性系统性炎症状态，表现为 C 反应蛋白、白细胞介素 -6、肿瘤坏死因子 -α、趋化性细胞因子的升高，以及白细胞数目的增加。此外，衰弱老年人获得性免疫系统也发生重塑，$CD4^+/CD8^+$ 比例下降，$CD8^+/CD28$-T 细胞亚群及 $CCR5^+T$ 细胞亚群升高。

5. 其他原因

（1）营养不良：日常能量、蛋白质、维生素、微量元素摄入不足与衰弱的发生密切相关。

（2）躯体疾病：慢性疾病和某些亚临床问题与衰弱的患病率和发病率显著相关。心脑血管疾病、慢性阻塞性肺病、恶性肿瘤、肾衰竭、骨质疏松、骨关节炎、动脉硬化、感染或手术等均可促进衰弱的发生。

（3）精神心理因素：焦虑、抑郁、社会隔离既可以是衰弱的临床表现，也可以是衰弱的病因。

（4）社会环境因素：经济条件、社会地位、活动参与情况、邻里和朋友关系等均可与衰弱互为因果、相互影响。

（5）药物因素：多重用药、不恰当用药均可引起衰弱，如抗胆碱能药物、抗精神病药物的不合理使用，以及过度使用质子泵抑制药等。

三、临床表现

1. 症状　表现为疲劳、活动量减少、厌食、进食减少、无法解释的体重下降等。

2. 体征　表现为骨量减少、肌力下降、步速减慢、平衡功能差、失用性肌肉萎缩、营养不良等。

3. 对各系统的影响　在应激、急性病或医疗干预后出现多系统表现和并发症，如跌倒、尿潴留、粪嵌塞等。

4. 不良结局　表现为骨折、谵妄、抑郁、痴呆、波动性失能（即功能独立和需要人照顾交替出现）和死亡。

四、实验室检查

目前尚无敏感性和特异性高的实验室指标能够确诊衰弱。血液循环中 C 反应蛋白、白细胞介素 -6、白细胞介素 -1β、肿瘤坏死因子 -α 等炎性细胞因子可能升高，与自身免疫性疾病无关的自身抗体水平也可能会升高。

五、诊断

1. 目标人群　年龄≥70 岁或最近 1 年内非刻意节食情况下出现体重下降（≥5%）的人群应进行衰弱的筛查和评估。

2. 诊断和评估工具　衰弱诊断和评估工具有多种，但缺乏统一的"金标准"。临床上可根据用途做出不同选择。

（1）Fried 衰弱诊断标准：包含不明原因体重下降、疲乏、握力下降、走路速度减慢和躯体活动量下降 5 项内容。≥3 项可诊断为衰弱；满足 1～2 项则为衰弱前期；不符合任何一项则为健壮老人。诊断标准详见表 53-1。Fried 衰弱诊断标准的优点为简单，能反映潜在的病理生理机制，可以有效地预测不良健康后果；缺点为研究设计时排除了帕金森病、脑卒中、认知障碍、抑郁症等，也未考虑到与功能衰退和失能相关的临床重要因素。

表 53-1　Fried 衰弱诊断标准

序号	条目	内容
1	体重下降	过去 1 年内出现非有意识的体重下降>4.5kg（或者>5% 体重）
2	疲乏	过去 1 周内以下情况发生几天（超过 3 天即为阳性）：①做任何事都觉得费力；②缺乏干劲
3	握力下降	（男性）BMI≤24kg/m²：≤29.0kg；BMI 24.1～26.0kg/m²：≤30.0kg；BMI 26.1～28.0kg/m²：≤30.0kg；BMI>28kg/m²：≤32.0kg（女性）BMI≤23kg/m²：≤17.0kg；BMI 23.1～26.0kg/m²：≤17.3kg；BMI 26.1～29.0kg/m²：≤18.0kg；BMI>29.0kg/m²：≤21.0kg
4	走路速度减慢	4.57m 行走时间：（男性）身高≤173cm：≥7s；身高>173cm：≥6s（女性）身高≤159cm：≥7s；身高>159cm：≥6s
5	躯体活动量下降	男性每周<383kcal（约散步 2.5h），女性每周<270kcal（约散步 2.0h）

注：BMI. 体重指数。

（2）衰弱指数（frailty index，FI）：2005 年由 Rockwood 教授提出。FI 是基于健康缺陷理论发展而来，指个体在某一个时点潜在的不健康测量指标占所有测量指标的比例。选取的变量包括躯体、心理及社会功能等多维健康变量，并遵循后天获得、与年龄相关、具有生物学合理性、给健康带来不良后果、不会过早饱和的原则。目前变量的数量尚无统一标准，通常为 30～70 项。Rockwood 提出的 70 项指标（表 53-2）中每项缺陷计 1 分，FI＝缺陷项总数 /70。有研究将 FI＝0.67 作为预警机体将处于崩溃边缘的临界点，如果超过该数值，健康缺陷进一步增加，可能出现死亡。该指数能很好地预测老年人衰弱程度及临床预后，但评估项目过于烦琐，过程耗时较长，需要专业人员评估，此外不能用于鉴别衰弱与失能、衰弱与共病，因而临床应用受限。

（3）衰弱（FRAIL）问卷：2008 年国际营养健康和老年工作组提出 FRAIL 问卷，包括 5 项，具体见表 53-3。判断标准同 Fried 衰弱诊断标准。该问卷可供基层医疗机构和养老机构应用。

表 53-2 Rockwood 衰弱指数（70 个变量）

变量项目			
日常活动改变	头颈部问题	颈部肌张力差	面具脸
穿衣困难	洗澡困难	梳洗困难	尿失禁
如厕困难	起立困难	直肠问题	胃肠道问题
做饭困难	吸吮困难	单独外出困难	移动障碍
骨骼肌问题	肢体动作徐缓	肢体肌张力差	肢体协调性差
躯干协调性差	站姿不良	步态不规则	跌倒
情感问题	感觉伤心、忧郁	抑郁病史	终日疲乏
抑郁（临床印象）	睡眠改变	坐立不安	记忆改变
近期记忆力损害	远期记忆力损害	一般心智功能改变	出现认知症状
意识模糊或谵妄	偏执表现	认知损害相关病史	认知损害家族史
震动感觉异常	静止性震颤	姿势性震颤	意向性震颤
帕金森病史	退行性病变家族史	癫痫，复杂部分性发作	癫痫，全面性发作
晕厥、黑矇	头痛	脑血管问题	卒中病史
糖尿病史	高血压	周围血管搏动减弱	心脏问题
心肌梗死	心律失常	充血性心力衰竭	肺病疾病
呼吸问题	甲状腺问题	甲状腺病史	皮肤问题
恶性疾病	乳腺问题	腹部问题	噘嘴反射阳性
掌颏反射阳性	其他病史		

表 53-3 FRAIL 问卷

序号	条目	内容
1	疲乏	您在过去 4 周内大部分时间或所有时间感到疲乏吗?
2	阻力增加 / 耐力下降	您能在不用任何辅具或他人帮助下独立爬上 1 层楼梯吗?
3	自由活动下降	您能在不用任何辅具或他人帮助下独立行走 1 个街区的距离（100m）吗?
4	疾病	您患有 5 种以上的疾病吗?
5	体重下降	您在最近 1 年体重下降>5% 吗?

（4）临床衰弱量表（clinical frailty scale，CFS）：由 Rockwood 团队提出，采用了简单的临床参数，纳入了共病、认知损害和功能情况，从临床上主观判断，对不同情况进行分级，级别越重表明衰弱程度越严重，具体见表 53-4。

六、病情综合评估和转诊建议

衰弱能够预测临床不良预后，目前已用于围手术期风险评估和决策制定，以及亚专科风险评估和管理等，以降低失能风险，节省医疗资源。因此，对衰弱老人进行综合评估，适时转诊至有条件的上级医院具有重要的意义。①衰弱合并多种并发症，且所在机构不具备开展康复训练或营养支持等的资质和能力，可转至上级医院就诊。②老年患者在重大医疗决策（如重大手术或肿瘤治疗）前，可转至上级医院就诊。③因某种严重急性病或急性事件（如深静脉血栓形成、肺栓塞、急性心肌梗死、肾衰竭、谵妄、营养不良等）导致老年人出现衰弱或加重衰弱，须尽快转至上级医院就诊。④经多学科干预后衰弱症状加剧、功能进一步恶化，须尽快转至上级医院就诊。

表 53-4　临床衰弱量表

序号	衰弱级别	图示	具体测量
1	非常健康		身体强壮、积极活跃、精力充沛、充满活力，定期进行体育锻炼，处于所在年龄段最健康状态
2	健康		无明显的疾病症状，但不如等级 1 健康，经常进行体育锻炼，偶尔非常活跃，如季节性地
3	维持健康		存在可控制的健康缺陷，除常规行走外，无定期的体育锻炼
4	脆弱易损伤		日常生活不需要他人帮助，但身体的某些症状会限制日常活动。常见的主诉为白天"行动缓慢"和感觉疲乏
5	轻度衰弱		明显的动作缓慢，工具性日常生活活动需要帮助（如去银行、乘公交车、干重的家务活、用药）。轻度衰弱会进一步削弱患者独自在外购物、行走、备餐及干家务活动的能力
6	中度衰弱		所有室外活动均需要帮助，在室内上下楼梯、洗澡需要帮助，可能穿衣服也需要（一定限度的）辅助
7	严重衰弱		个人生活完全不能自理，但身体状态较稳定，一段时间内（<6 个月）不会有死亡的危险
8	非常严重的衰弱		生活完全不能自理，接近生命终点，已不能从任何疾病中恢复
9	终末期		接近生命终点，生存期<6 个月的垂危患者

七、治疗

衰弱的预防和治疗在于纠正或祛除可逆性因素，给予综合干预，以最大限度地维持功能。

1. 运动锻炼 抗阻运动联合有氧运动等多组分运动锻炼方案是预防和治疗衰弱的有效措施。衰弱老人运动量的细化、风险评估、运动限制和保护以及主动运动和被动运动的选择可参考中华医学会老年医学分会组织编写的《高龄稳定性冠心病患者运动康复中国专家共识》中提出的运动康复的原则，即老年人运动应具有安全性、科学性、有效性、个体化等特点。在做好安全风险评估和充分保护老年人的前提下，根据个人兴趣、训练的条件和目的选择运动强度、运动频率、运动方式和运动时间。重度衰弱患者可选用被动运动的方式进行康复。建议每天30min 有氧运动，抗阻运动每周 2 次。

2. 营养干预 当衰弱老人出现营养不良和体重下降时，建议补充足够的热量和蛋白质。补充蛋白质特别是富含亮氨酸的必需氨基酸混合物可以增加肌容量，进而改善衰弱状态。健康成人需要蛋白质 0.83g/（kg·d），老年人需要0.89g/（kg·d），衰弱患者合并肌少症时则需要 1.20g/（kg·d），应激状态时需要 1.30g/（kg·d）。此外，当血清 25- 羟维生素 D＜100nmol/L 时可考虑给予每天补充 800U 维生素 D_3，以改善下肢力量和功能。

3. 共病及多重用药管理 应积极管理老年人的现患共病，如抑郁、糖尿病、冠心病、心力衰竭、肾衰竭、认知功能受损等，尤其要重视处理可逆转的疾病。与此同时，还需要详细评估衰弱老人用药合理性并及时纠正不恰当用药，建议临床可根据比尔斯标准及老年人潜在不适当处方筛查工具（screening tool of older person's prescriptions，STOPP）评估衰弱老人的用药情况，以减少不合理用药，改善衰弱。

4. 多学科团队合作的医护模式 对高龄、共病的住院患者和护理院老年人均应进行老年综合评估，对于社区共病老年人应每年进行综合评估以筛查老年综合征。多学科团队包括老年科医生、护理人员、临床药师、康复治疗师、营养师、专科医师和社会工作者。实施时应以患者为中心，尊重老年人意愿，保持老年人自己的价值观，强调多学科团队合作，以提高功能为目标，最终使其获益。可根据不同情况选择个案管理模式、全方位老年人服务项目、老年评估病房和老年人急性医疗单元等衰弱老人的医护照料模式。

5. 减少医疗损害 对中、重度衰弱老人应仔细评估其全身情况，减少因不必要的有创检查和治疗导致的并发症，避免过度医疗行为。

6. 药物治疗 目前尚无治疗衰弱的特效药。激素补充法（如补充雌激素、孕激素、睾酮、去氢表雄酮、生长激素等）对衰弱干预效果尚不确定。其他药物如血管紧张素转化酶抑制药、他汀类药物、促红细胞生成素等药物的使用均无可靠证据。

八、基层长期管理

老年衰弱症的基层长期管理主要在于早期筛查和评估老年人衰弱状况，及早纠正或祛除可逆性因素，最大限度地维持功能，避免衰弱进展。

基层应在患者入院后、住院诊疗过程中、出院随访工作中常规、动态地开展衰弱评估，可选用《FRAIL 问卷》和《临床衰弱量表》。评估衰弱的同时还需要评估老年人其他的功能状况，可采用简化版《老年综合评估》筛查老年综合征。

另外，可根据不同风险分级制定不同干预模式。①对于非衰弱且功能良好的老年人，可采用传统的老年慢性疾病管理模式。②对于衰弱合并高跌倒风险、营养不良、认知功能减退、焦虑、抑郁、尿便失禁、视力听力问题等多种老年综合征，或合并多种慢性疾病，或合并多重用药时，需启动以老年医师为主导的多学科团队管理模式。③对于因急性疾病或急性事件引起衰弱加重，或多学科干预后衰弱症状加重，并且功能恶化的老年人，应先治疗其急性疾病或系统性疾病。

第五十四章 老年认知障碍

吕丹梅　陈旭娇　浙江医院

一、定义

痴呆是一种以获得性认知功能损害为核心，并导致患者日常生活、社会交往和工作能力明显减退的综合征。痴呆可分为变性病性痴呆和非变性病性痴呆。其中阿尔茨海默病（Alzheimer's disease，AD）是最常见的变性病性痴呆，占所有类型痴呆的 50%～70%；而血管性痴呆（vascular dementia，VaD）是最常见的非变性病性痴呆，占痴呆患者的 15%～20%。其他常见的痴呆还包括路易体痴呆、帕金森病痴呆、额颞叶痴呆等。本文主要介绍 AD。

AD 是一种潜隐起病、逐渐发展的神经退行性变性疾病，是最常见的痴呆类型。临床常以记忆障碍为首发症状，逐渐进展，出现失语、失用、失认、执行功能损害、视空间能力损害、抽象思维和计算力损害等认知障碍，同时伴有精神行为异常和社会生活功能减退。根据发病年龄，AD 可分为早发型 AD（＜65 岁）和晚发型 AD（≥65 岁）。早发型 AD 多有家族史，症状进展迅速；而晚发型 AD，多为散发性，症状进展缓慢。根据遗传特点，AD 又可分为家族性 AD 和散发性 AD。

二、病因和发病机制

本病的发病机制尚不明确，研究发现年龄与 AD 相关，随着年龄增长，AD 的发病率明显增加。AD 更常见于女性，女性患者约为男性患者的 2 倍。此外，痴呆家族史、抑郁症、甲状腺功能低下、头部外伤史、脑血管疾病、低教育水平等都是 AD 的危险因素。

遗传研究表明，AD 是多基因遗传病。目前发现与 AD 发病相关的基因包括：位于 21 号染色体上的淀粉样蛋白前体（amyloid precursor protein，APP）、14 号染色体上的早老素 1（presenilin 1，PS-1）和 1 号染色体上的早老素 2（presenilin 2，PS-2）。这些基因突变与家族性 AD 密切相关。而位于 19 号染色体上的载脂蛋白 E（apolipoprotein E，ApoE）基因，有 ApoE2、ApoE3、ApoE4 三种亚型，携带 ApoE4 等位基因使 AD 的发病风险提高，与散发性 AD 相关。

AD 相关的病理机制假设包括：①β 蛋白样蛋白瀑布学说。β 淀粉样蛋白（β-amyloid，Aβ）来自它的 APP。如果 APP 基因突变，则会产生过多的 Aβ 在脑内积聚，形成老年斑，这是 AD 重要的病理特征。② tau 蛋白学说。过度磷酸化的 tau 蛋白在脑神经细胞内异常聚集形成神经元纤维缠结是 AD 的另一重要病理特征。③神经递质假说。AD 患者脑内的乙酰胆碱明显减少，在 AD 中起重要作用。④此外，还有氧化应激学说、炎症机制假说等。

三、临床表现

AD 的临床特征为隐匿起病，持续进行性加重的认知功能恶化，伴有社会功能减退及精神、行为症状，病程一般 8~10 年。缓慢出现的近事记忆下降是最常见的 AD 临床表现。近记忆减退常为首发症状，患者对新近发生的事情容易遗忘，如忘记刚说过的话，经常遗忘物品，忘记重要的事件等。疾病后期逐渐出现远期记忆减退，如记不住自己的住址，忘记亲人的名字，并可出现虚构和错构。患者思考问题缓慢，注意集中困难，学习新知识困难，工作和生活能力下降，计算力减退，定向力障碍尤其是时间定向力障碍较为常见，后期可出现地点和人物定向力障碍。患者常伴有言语功能障碍，如语言贫乏、讲话无序、言语不流畅、找词困难、命名不能等，同时可出现失用、失认等。视觉失认极易造成视空间障碍，患者外出后会找不到回家的路。AD 患者常伴有人格改变、社会退缩、情绪不稳、情感淡漠、兴趣缺乏、焦虑、抑郁、睡眠障碍等，并可伴有精神症状及行为异常，如幻觉、妄想、行为紊乱等。早期患者的个人生活可基本自理，晚期阶段可出现吞咽困难、步态障碍、反复跌倒、终日卧床不起、大小便失禁等，完全依赖他人照料。

四、检查

1. 实验室检查　诊断 AD 需进行的常规实验室检查包括全血细胞计数，血电解质，肝、肾功能，甲状腺功能，同型半胱氨酸，以及维生素 B_{12} 和叶酸检测等，必要时进行梅毒和艾滋病筛查以排除相关器质性疾病。

2. 神经影像学检查　CT 和 MRI 主要用于排除其他可治性疾病引起的痴呆，MRI 优于 CT。AD 患者往往表现出广泛性脑萎缩、脑室扩大，颞叶特别是海马结构的选择性萎缩是 AD 的重要特征。

3. 神经电生理检查　AD 患者脑电图往往无特异性改变，主要是波幅降低和 α 节律减慢。

4. 神经心理学测验　有助于明确是否为痴呆及痴呆的严重程度。国内常用的量表有《简明精神状态检查》（mini-mental state examination，MMSE）、《蒙特利尔认知评估》（Montreal cognitive assessment，MoCA）等。

5. 脑脊液检查　AD 患者常规脑脊液检查无明显异常，但脑脊液中的 tau 蛋白升高，$A\beta_{1-42}$ 降低。

五、诊断

目前 AD 的诊断主要以临床评估为基础，一般根据详细的病史、临床症状特点、体格检查、神经心理学测验及其他辅助检查进行诊断，并排除其他原因引起的痴呆。确诊 AD 依赖于脑组织病理检查。ICD-10 中 AD 的诊断要点：①存在如上所描述的痴呆。②潜隐起病，缓慢退化，通常难以指明起病的时间，但他人会突然察觉到症状的存在。③无临床依据或特殊检查的结果能够提示精神障碍是由其他可引起痴呆的全身性疾病或脑部疾病（如甲状腺功能低下、高血钙、维生素 B_{12} 缺乏、烟酸缺乏、神经梅毒、正常压力性脑积水、硬膜下血肿等）所致。④缺乏突然性、卒中样发作，在疾病早期无局灶性神经系统损害的体征，如轻瘫、感觉丧失、视野缺损及运动协调不良等（但这些症状会在疾病晚期出现）。

六、鉴别诊断

1. 血管性痴呆　VaD 是痴呆的第 2 位原因，占痴呆患者的 15%～20%，往往有心血管危险因素及脑血管病史，常突然发生，其认知障碍呈波动性进展或阶梯样恶化。患者的认知功能损害往往不平均，呈斑片状受损，人格相对保留，自知力和判断力可保持良好，伴有局灶性神经系统损害的体征，且痴呆和脑血管疾病之间有明确的因果关系或时间关系。脑部 CT 或 MRI 显示脑血管病变的征象，《Hachinski 缺血量表》评分≥7 分支持 VaD 的诊断。

2. 路易体痴呆　波动性的认知障碍、反复出现的鲜明生动的视幻觉和帕金森综合征为路易体痴呆的三大核心症状。

3. 帕金森病痴呆　确诊帕金森病患者的认知损害达到痴呆的程度。表现为锥体外系症状、认知障碍、精神行为异常等。临床上与路易体痴呆有许多重叠，一般以痴呆症状与帕金森综合征相隔 1 年出现作为路易体痴呆与帕金森病痴呆的时间区分。

4. 额颞叶痴呆　额颞叶痴呆发病年龄多在 45～65 岁，是早发性痴呆的常见病因。起病隐匿，逐渐进展，早期表现主要是行为和情绪改变或语言障碍，人格改变突出，社会脱抑制明显，而记忆、视空间症状相对不明显，脑影像学检查提示以局限性额叶和 / 或颞叶萎缩为特征。

5. 正常颅压脑积水　一种脑室扩大而脑脊液压力正常的综合征，常表现为进行性智能减退、共济失调性步态障碍、小便失禁三大典型症状。脑影像学检查可见有脑室扩大而缺乏脑梗死的证据，脑脊液压力测定正常。

6. 抑郁障碍　老年抑郁障碍患者往往表现为精神运动性抑制、思维迟缓、言语减少、注意减退、接触交流被动等，可表现出假性痴呆。但患者往往有情感性疾病病史，定向力、理解力通常较好，情绪呈昼重夜轻变化，深入交谈时可发现抑郁情绪，对事物缺乏兴趣。患病前人格和智能完整，抗抑郁治疗效果良好。

7. 轻度认知障碍　患者具有主观或客观的记忆或认知损害，但其日常生活能力无明显影响，未达到痴呆的程度。

七、病情综合评估和转诊建议

病情综合评估往往根据患者的临床表现、日常生活能力受损情况及认知评估来确定痴呆的严重程度。一般采用《日常生活能力评定量表》《临床痴呆评定量表》《总体衰退量表》等做出严重程度的诊断。日常生活能力减退是痴呆的核心症状，可根据以下标准判断痴呆的严重程度：①轻度，表现为认知障碍影响到患者的日常生活，主要影响近期记忆力，远期记忆力可受影响或不受影响，患者工作能力减退，但生活基本能自理，此期持续 3～5 年。②中度，出现较严重的记忆障碍，影响到患者的独立生活能力，日常生活需要家人督促和帮助，可伴有括约肌障碍，患者的精神和行为症状较为突出，此期的病程约为 3 年。③重度，出现严重的智能损害，终日卧床，不能自理，完全依赖他人照顾，有明显的括约肌障碍，精神行为症状逐渐减轻或消失，大部分患者在进入此期后的 2 年内死于各种并发症。

认知障碍转诊首先需要患者在记忆门诊或认知障碍疾病诊疗中心确诊，并由医生给予治疗方案，然后转诊至社区医疗中心以跟踪随访、延伸处方。如果病情无较大变化，一般建议患者 2 个月左右定期转诊至记忆门诊或认知障碍疾病诊疗中心以判断其病情进展；当病情发生意外变化时，建议转上级医院进一步治疗。

八、治疗

1. 非药物治疗　对患者及照料者提供心理支持和行为指导。鼓励患者参加各种社会活动；鼓励患者生活自理，适当进行智力训练，保持规律生活，关注环境安全；加强患者照护，防止走失；尽可能维持患者的认知和社会生活功能，同时保证患者的安全和舒适。如出现精神行为症状时，首先考虑非药物性干预措施，必要时可考虑短期小剂量使用抗精神病药物如利培酮、奥氮平、喹硫平等。

2. 药物治疗　目前尚无特效药物或能够逆转认知功能损害的药物。常用的改善认知药物包括：①胆碱酯酶抑制药是目前治疗轻、中度 AD 的一线药物，主要包括多奈哌齐、卡巴拉汀、加兰他敏和石杉碱甲，作用是通过抑制胆碱酯酶而增加突触间隙的神经递质乙酰胆碱的水平。药物不良反应较轻，部分患者可出现腹泻、恶心、呕吐、食欲减退、睡眠障碍、激越等。②兴奋性氨基酸受体拮抗药，如美金刚是一种非竞争性的 N-甲基-D-天冬氨酸受体拮抗药，主要用于中、重度痴呆，单用或与胆碱酯酶抑制药合用，药物耐受性较好，少数患者可能出现恶心、眩晕、腹泻、激越等不良反应。③中药及其他治疗药物，如银杏叶提取物、脑蛋白水解物、奥拉西坦或吡拉西坦、维生素 E 等，可用于治疗或预防AD，但目前尚无足够的循证医学证据。

九、基层长期管理

基层医生应安排定期随访，目的包括：①评估患者认知、情绪和行为症状以及功能状态；②评价治疗指征，监测药物和非药物治疗效果；③确保对痴呆的伴随症状和并发症进行识别和适当治疗；④评估照顾者的负担和需要；⑤评估护理和支持的来源；⑥关于健康和心理问题、安全措施问题、法律和财务问题等，持续向患者和护理人员提供建议和指导；⑦对患者和护理人员进行适当的干预。

第六篇

妇幼保健

第五十五章 保证孕期平衡营养及正确评价营养状况

李光辉　首都医科大学附属北京妇产医院

胎儿所需要的全部营养均来自于母体，通过附着在子宫壁上的胎盘和脐带吸收各种营养成分。孕期如果营养不均衡，无论是不足还是过剩，都会对母亲和胎儿的健康造成影响。

一、营养不良的影响

1. 对孕产妇的影响　营养不良会破坏胎盘的正常代谢，胎盘细胞少、重量小、体积小会使胎盘功能低下，导致部分妊娠合并症及并发症的发生率增加，如流产、早产、缺铁性贫血、缺钙和维生素 D 导致的骨软化、低蛋白血症、妊娠高血压、胎膜早破、感染、子宫收缩乏力、难产、产后出血、产褥感染、乳汁分泌不足等。

2. 对后代的影响　孕妇的营养状况和胎儿的体重密切相关，营养不良会导致胎儿生长发育受限或出现先天畸形，影响出生后智力发育。例如，碘缺乏导致克汀病，叶酸缺乏导致神经管缺陷，铁缺乏导致智力发育受损，维生素 D 缺乏导致佝偻病或牙釉质发育不良，维生素 E 缺乏导致无脑儿、脐疝、足畸形或唇裂。孕期营养不良不仅对胎儿带来不良影响，增加胎儿死亡率，还会影响出生后的生长发育。

二、营养过剩的影响

营养过剩是指能量摄入量过多，通常会引起超重甚至肥胖。在许多国家，高达 50% 的女性在妊娠期存在超重或肥胖问题，引发许多母婴不良结局，主要表现为孕期增重过多，巨大儿发生率增高，妊娠期糖尿病发生率增高，以及难产率、手术产率增加等。

三、营养状况对子代成年疾病的影响

健康与疾病发育起源理论认为，除了成人期的生活方式和基因遗传之外，人类在生命发育早期的环境因素（包括营养状况）将会影响成年后糖尿病、代谢综合征、心血管疾病、哮喘、肿瘤、骨质疏松等疾病的发生和发展，成为成年期慢性非传染性疾病病因的重要组成部分。从胎儿期（280 天）开始到出生后 2 岁（720 天）是可塑性最强的阶段，也是生长发育的第 1 个关键时期，对人的一生起到决定性作用，这 1000 天被称为"生命早期 1000 天"，是预防成年慢性非传染性疾病的"机遇窗口期"，对全生命周期的健康具有深远的影响。

四、孕期重要营养素

孕期需要的营养素除了三大产能营养素（碳水化合物、脂类、蛋白质）外，还有矿物质、维生素、水和膳食纤维。营养素的补充和平衡对孕期健康有重要意义。

三大产能营养素来源于各类食物。富含优质蛋白的食物有肉、蛋、奶、豆制品等；富含脂肪的食物有植物油、肥肉、坚果等；富含碳水化合物的食物有谷类、黍类、谷黍类及一些大豆类制品。日常人们所摄入的粮食类食物中碳水化合物的平均含量可高达 75%，标志性食物是米饭。如果碳水化合物摄入不足，那么人体需要动员脂肪分解供能，而脂肪分解产生的中间代谢产物中包含酮体。酮体在孕早期、孕中期和孕晚期都会对胎儿大脑的发育产生不良影响。因此，一定要重视碳水化合物的摄取，主食不能过少，特别是孕早期如果每天主食<200g，就容易产生酮体。

矿物质又称为无机盐，根据体内的浓度又分为常量元素和微量元素。常量元素在人体的含量相对较多，超过人体体重的 0.01%，如钙、氯、镁、磷等；微量元素在体内浓度小于体重的 0.01%，如铁、碘、锌、铜、钼、钴、铬等。

维生素分为脂溶性维生素和水溶性维生素。脂溶性维生素包括维生素 A、维生素 D、维生素 E、维生素 K，可溶于脂肪和有机质，如果在体内达到一定浓度，可能发生中毒反应，因此在补充脂溶性维生素时，一定要防止过量。B 族维生素是水溶性维生素，如维生素 B_1、维生素 B_2、维生素 B_6、维生素 B_{12}、叶酸、尼克酸等，可随尿液排出体外，一般不会在体内引起严重的中毒反应。

水是人体最重要的组成成分。要养成很好的饮水习惯，每天 3 次规律饮水和 3 次随机饮水，共 6～8 杯，不要等口渴时再喝。特别是对于双胎妊娠的孕妇，一定要补充足够的水。

膳食纤维是一种非淀粉性多糖，不能被人体吸收和利用，但是对人体健康起到重要的促进和维护作用。如果膳食纤维过低，会引发一些肠道疾病。另外，膳食纤维和糖代谢的改善也存在着密切的关系。

这些营养素在体内是一个动态平衡的关系，相互制约，维持动态的平衡才会对人体的健康起到促进作用。一些较为重要的营养素在孕期各阶段的需求量亦会有所增加。育龄期女性应在备孕期及孕期通过合理和多样化的膳食摄入适宜的能量和富含各类营养素的食物，以保证营养素的需求，保障胚胎正常及良好的生长发育，避免孕期由于营养摄入不足、过量或不平衡而出现各种合并症或并发症。

五、膳食计量

营养膳食计量时，要分清生重和熟重。例如，一般情况下 50g 的生米，蒸成熟米饭后约是 130g。如果要求摄入 50g 大米，则应该按照生米 50g 计量，而不是熟米饭 50g。再比如肉类做熟后重量会减轻，50g 牛肉做熟后大概 35g。因此，衡量摄入食物量应按照生食材选择计量，否则会出现摄入过多或过少，引起营养过剩或营养不良。除了学会食物生熟量的互换外，还要充分利用量壶等量具，慢慢建立起对膳食计量的概念。

六、评价指标

1. 膳食评估　膳食是获得营养的基本途径，也是孕期营养状况最主要的决定因素。膳食评估工作包括膳食信息的收集和膳食信息的分析。例如，对近 24～72h 的膳食信息进行回顾，评估食物种类、摄取量、膳食制度、食物搭配等。根据食物成分表中各种食物的能量及营养素的含量，计算出每天膳食能量及营养素的摄入量，再与相关推荐数值进行比较，从而对孕妇膳食营养状况做出判断。在《中国居民膳食指南（2016）》对备孕妇女和孕期妇女的膳食提出了相应的指南和建议，如：食物多样化，平均每天摄入 12 种以上食物，每周 25 种以上；补充叶酸，常吃含铁丰富的食物，选用碘盐；每天保证摄入 400g 各种蔬菜，且其中 1/2 以上为新鲜绿叶蔬菜；每天必须摄入至少 130g 碳水化合物等。

2. 体重评估　体重过轻或体重增长过少提示孕妇营养及能量储备不足，可能影响胎儿生长发育及产后母乳喂养，并增加早产风险；而体重过重或体重增长过多，会导致妊娠糖尿病、妊娠高血压、巨大儿、难产及产后盆底功能障碍性疾病的风险增加。中国成人体重指数（BMI）正常值为 18.5～23.9。孕早期 BMI＜$18.5kg/m^2$ 为体重过轻，BMI＞$24.9kg/m^2$ 为超重，18.5～$24.9kg/m^2$ 为正常，BMI≥$30kg/m^2$ 为肥胖。对单胎孕妇来讲，孕早期体重正常者，孕中、晚期平均每周体重增长 0.42kg 为宜，孕期总体体重增长为 11.5～16.0kg；孕早期体重过轻者，孕中、晚期平均每周体重应增长 0.51kg，孕期总体体重增长 12.5～18.0kg；孕早期超重者，孕中、晚期平均每周体重增长 0.28kg 为宜，整个孕期体重增长 7.0～11.5kg 为宜；而孕早期肥胖者，孕中、晚期平均每周体重增长值应控制在 0.25kg 以内，整个孕期体重增长值控制在 5.0～9.0kg。

综上所述，孕期对营养物质的需求明显提高，正确的营养状况评估及合理、均衡的膳食营养补充对确保孕产妇获得良好营养、促进母婴健康水平具有非常重要的意义。

第五十六章 如何指导孕期营养膳食

李光辉　首都医科大学附属北京妇产医院

一、孕期营养膳食特点

1. 孕早期　孕早期能量不需要增加太多，因为胚胎生长发育速度缓慢，对营养素需求量很少。但是，此阶段是高致畸形时期，也是流产的高危时期，因此要尽可能地给胎儿创造一个利于生长发育的良好环境。孕早期膳食重点应以清淡为主，少吃刺激性强的食物。存在孕吐反应的孕妇，要及时补充有营养的食物。

2. 孕中期和孕晚期　孕期 16～27 周，胎儿的生长发育处于快速增长期，每周增重 85g 左右，此阶段需要全面的营养支持。28～36 周进入快速增长期，28 周胎儿平均体重约 1kg，足月时为 3.0～3.5kg，因此最后 3 个月需要全面的营养支持。中国营养学会推荐孕妇在孕中期之后平均每日较非妊娠状态增加热能摄入 200kcal。摄入的总热能中碳水化合物占 60%～70%，蛋白质不低于 10%，其中优质蛋白不低于 40%，脂类占 20%～25%，同时摄入适量的维生素和微量元素。保证合理的营养膳食结构和热量摄入，维持胎儿的正常生长发育及母体代谢，避免摄入过多，导致体重增长过多。

二、孕期营养需求

1. 碳水化合物　碳水化合物提供的能量应占到膳食总能量的 55%～60%。孕妇每天必须摄取至少 130g 碳水化合物，首选富含碳水化合物、易消化的粮谷类食物，如米、面等。各种糕点、薯类、根茎类蔬菜和一些水果中也含有较多碳水化合物，可根据孕妇口味选用。

2. 蛋白质　蛋白质应提供 15%～20% 的膳食总能量。充足的蛋白质是满足胎儿生长发育和孕妇健康必不可少的物质。推荐孕早期额外增加蛋白质 5g/d，孕中期增加 10g/d，孕晚期增加 20g/d。从孕中期开始，胎儿生长速度加快，应在孕早期膳食的基础上增加奶类 200g/d，孕中期增加动物性食物（鱼、禽、蛋、瘦肉）50g/d，孕晚期再增加 75g/d（合计增加 125g/d），以满足对优质蛋白和能量增加的需求。注意动物性蛋白最好能占到蛋白总摄入量的 50% 以上，鱼虾类 100g 左右，或者猪、牛、羊肉 150g 左右可以提供 15g 的蛋白质。

3. 脂类　脂类主要包括脂肪、磷脂和胆固醇，对胎儿脑神经和神经纤维的发育有非常重要的作用。脂肪的供能比应占到膳食总能量的 20%～30%，饱和脂肪酸要控制在 10% 以内。富含饱和脂肪酸的食物包括全脂牛奶、巧克力、猪肉、牛肉、羊肉、椰奶等。富含反式脂肪酸的食物，如人造黄油、起酥油、炸土豆片、快餐食品、烘烤食品等，可以升高低密度脂蛋白、降低高密度脂蛋白，对人体健康有非常不利的影响，因此应减少反式脂肪酸的摄取。

4. 矿物质和维生素

（1）钙：孕期摄入的钙一方面满足自身营养需求，另一方面供给胎儿骨骼生长。推荐钙标准摄入量为备孕期和孕早期各 800mg/d，孕中期 1000mg/d，孕晚期和哺乳期 1200mg/d。含钙丰富的食物有奶制品、虾皮、芝麻、深绿色蔬菜等。

孕期补钙注意事项：不要空腹服用钙剂，最好在饭后或者随餐服用；钙剂不要和牛奶一起服用；补钙同时一定要多喝水；户外运动少或者日光照射不充分，可以适当补充维生素 D，以促进钙的吸收；胃酸缺乏者，不宜选用碳酸钙，可选用葡萄糖酸钙、枸橼酸钙等。

（2）铁：缺铁会造成贫血，孕期严重贫血可影响胎儿的生长发育及出生后的智力发育。孕期铁的推荐量为孕晚期 35mg/d，最高可耐受量为 60mg/d。富含铁的食物有动物肝脏、瘦肉、血豆腐、黑木耳等。每 100g 鸭血、鸭肝中铁的含量超过 30mg，但是孕期补铁不等于每天进食 100g 左右动物肝脏，因为动物血制品和肝脏中胆固醇的含量很高，通过进食此类食物补铁，应当做到适量而不过量，每周控制在 1～2 次，每次 20～50g，可提供铁 7～15mg，基本能满足孕期铁的需要量。

孕期补铁的注意事项：充分的蛋白质有利于铁的吸收；食补铁以动物性铁为主；维生素 C 有利于铁的吸收；茶叶中的鞣酸可干扰铁的吸收，不可与钙剂同时服用。

（3）锌：锌是促进生长发育非常重要的营养素，营养学家称之为"生命的火花"，需要量少，但又不可或缺。锌在人体内参与 200 多种酶促反应。妊娠期缺锌会干扰胎儿神经系统的正常发育。推荐孕中期和孕晚期补充 16.5mg/d，富含锌的食物有牡蛎、牛肉、羊肉、动物肝脏、蛋类、鱼类等。

如果孕妇食欲减退，可适当补充锌制剂，以改善味觉，促进食欲。同时，对胎儿的生长发育也起到一定的促进作用。

（4）碘：孕妇缺碘会导致甲状腺功能减退，新陈代谢降低，严重缺碘可以影响胎儿身体发育和婴儿智力发育。

在强化碘盐的时代，不再主张过多地食用含碘丰富的营养补品。碘过量可以导致甲状腺肿大、甲状腺炎、甲状腺癌等，所以碘的补充，既要防止不足，也要避免过量。推荐孕妇碘的摄入量为 200µg/d，含碘较多的食物有食盐、海产品等。

（5）维生素：孕早期维生素 A 摄入过量可导致自发性流产和新生儿先天缺陷。维生素 A 的需要量常用国际单位（IU）来表示。孕期推荐摄入量为每天3000IU，可耐受最高摄入量为每天 8000IU。含维生素 A 丰富的食物有动物的肝脏，以及深绿色、橙黄色的蔬菜等。

维生素 D 可以促进钙的吸收，有助胎儿骨骼和牙齿的形成。推荐孕期摄入量为 10µg/d。含维生素 D 丰富的食物有鱼肝油、蛋黄、牛奶等。维生素 D 最安全可靠的来源就是晒太阳，可以由皮肤合成。

叶酸是重要的 B 族维生素。孕早期叶酸的严重缺乏可以导致脊柱裂、无脑儿等神经管畸形的发生；孕中期和孕晚期叶酸的严重缺乏与子痫前期、胎盘早剥、胎儿宫内发育迟缓、早产、巨幼红细胞贫血等都存在非常密切的关系。富含叶酸的食物有动物肝脏、绿叶蔬菜、豆类、水果、坚果等。天然食物中的叶酸在烹调加工或遇热时易分解，生物利用率较低；合成的叶酸制剂稳定性好，生物利用率高。推荐在备孕期和孕早期叶酸摄入量为 400µg/d。特殊人群，如既往分娩过神经管畸形胎儿、口服丙戊酸钠的癫痫患者、双胎孕妇、妊娠期糖尿病患者需要加大剂量。

5. 膳食纤维 分为可溶性膳食纤维和不可溶性膳食纤维。可溶性膳食纤维包括燕麦、水果果胶、海藻藻胶、魔芋制品等。不可溶性膳食纤维主要来自谷物表皮、水果皮核、蔬菜茎叶及一些粗粮等。

膳食纤维可以增加胃肠蠕动，有利于水分的吸收和大便的排出，可预防和治疗孕期便秘，有利于胆汁酸的排泄和血液中胆固醇的平衡，同时对糖尿病患者糖耐量的改善也起到很好的调节作用。孕期推荐膳食纤维摄入量为每天 25～30g。

三、孕期膳食指南

1. 备孕期 备孕期应多摄入富含叶酸的食物并补充叶酸；摄入含铁丰富的食物；保证摄入加碘食盐，可适当增加海产品的摄入；戒烟，禁酒，避免吸入二手烟。

2. 孕早期 在备孕期膳食基础上，保持饮食清淡、适口，以缓解早孕反应，尊重孕妇的饮食习惯，等不适反应结束后，再慢慢改变饮食结构。

强调少食多餐，降低孕期合并症的风险。食欲特别好的孕妇，通过少食多餐可以减少正餐的总量，减轻胰腺负担，妊娠糖尿病的发病率就会降低。食欲差者通过少量多次就餐，膳食总量就可能达标。另外，要保证富含碳水化合物食物的摄入，注意多摄入富含叶酸的食物并补充叶酸。

3. 孕中期和孕晚期 在备孕期和孕早期膳食基础上，适当增加鱼、禽、蛋、瘦肉、海产品等优质蛋白的摄入。海产品富含二十二碳六烯酸（DHA），对胎儿大脑和视力的发育会产生积极的作用。适当增加奶类的摄入量，提高优质蛋白和钙质补充，以促进胎儿骨骼发育。多摄入含铁丰富的食物，孕中期和孕晚期由于孕妇血容量的稀释，容易出现生理性贫血，这时需要进一步增加铁的摄入。另外，注意适量的身体活动，维持体重的适宜增长，戒烟，禁酒，少吃刺激性食物。

第五十七章 如何开发婴幼儿早期潜能

白　薇　齐建光　北京大学第一医院

婴幼儿早期潜能的开发是指对 0～36 个月的婴幼儿，根据其生长发育规律和神经心理发育特点，采用教育训练方法，有计划地、系统地给予婴幼儿大脑及感知觉器官丰富的刺激，培养婴幼儿运动、语言、认知和行为习惯。人的性格、行为能力主要受遗传和环境综合因素的影响，而环境影响因素中最重要且最可干预调控的因素就是教育。婴幼儿早期潜能的开发十分重要，此时的教育并非是让婴幼儿学习知识，而是为了开发婴幼儿的脑潜能，从而促进其运动、认知、语言及社会行为更全面更优化的发展。婴幼儿时期的大脑处于迅速发展阶段，脑容量在不断增加的同时，中枢神经细胞也在迅速生长分化，此时具有很大的发展潜能，这个时期神经发育的质量直接影响到婴幼儿的大脑功能。早期受过潜能开发训练的婴幼儿，其心理、行为和智能的发展都有较大提高。婴幼儿早期潜能开发是医务保健工作者按照婴幼儿行为发育规律，通过对 0～36 个月婴幼儿家长进行全方位指导，如感知动作训练、视听反应训练、语言发展训练、交往游戏训练等，以促进婴幼儿全面健康发展的一项工具。

一、运动

运动发展训练应该根据婴幼儿正常的生理发育特点进行阶段性训练。例如，3 个月之内婴儿的动作发育主要在头颈部，应注意训练颈部，如在俯卧位时，用声音和玩具逗引宝宝抬头等。4 个月随着婴儿颈部和背部肌力的增强，可逐渐锻炼靠坐、独坐，同时可以利用玩具、声音等引诱婴儿以创造令其翻身、抓取玩具的机会，可锻炼粗大运动及精细运动，另外婴儿坐位时可左右摇摆，以增强其平衡能力的发育。6 个月婴儿动作精细程度增强，应多锻炼婴儿动手能力，多与婴儿进行手部活动的游戏互动，让其模仿、抓取等，如训练其抓住大的玩具、将玩具换手、扒拉小珠等。游戏不仅是早期潜能开发的方法之一，也是婴幼儿最喜欢的活动，在游戏中多互动、模仿，可以高效地提高动作训练。6 个月以后，婴儿爬行能力及意识开始逐渐增强，此时应尽量创造爬行机会，扩展婴儿的认知范围。10 个月后，应尽量创造扶站、独站的机会，同时可以练习蹲下取物品再站立的能力，注意训练过程中的跌倒保护。此时婴儿手部的动作精细度进一步提升，可以锻炼其用拇指、示指抓东西的能力，以及捡起掉下的东西等。1 岁左右应锻炼婴

7

儿扶走、独走的能力，大部分孩子到1岁左右可以独立行走，部分可能延长到15个月。到幼儿期，可以做更加精细、复杂的游戏和体育活动，如拼图、积木、踢球、爬楼梯等，可以训练婴幼儿的反应能力、身体灵活性和协调性。同时，可以训练幼儿做更加精细的手部锻炼，如左右手弹琴、拨打珠算等。早期的手部功能锻炼对于开发脑潜能意义重大。

二、语言和认知

　　早期潜能开发可以帮助婴幼儿开发语言表达能力，语言的训练也应该根据婴幼儿的发展特点分阶段、有计划地进行。同时在任何阶段，创造丰富的语言环境都非常重要。4~5个月的婴儿可以发出元音，开始咿呀学语，此时多与婴儿进行沟通交流可以刺激其语言中枢的发育。在跟此阶段婴儿对话时需要表情丰富、语调高昂，同时语速要慢，多重复、多停顿，保证婴儿能听到且有反应。6个月左右时，可以教婴儿简单的音节，如"爸爸""妈妈"，给婴儿模仿的机会，同时要与动作相结合，促进婴儿理解并建立起语言和动作的联系。6~10个月婴儿会学着用肢体语言及重复辅音交流，此时要给予鼓励及回应，认真听并领会婴儿的动作和语言，理解婴儿要表达的意思，做出反应并给出正确的回应，从而激发婴儿学习语言的积极性。10个月以后，婴儿对自己的名字一般会有反应，这个时候应多针对婴儿的名字与其进行交流和沟通。1岁时，绝大多数幼儿除了"爸爸""妈妈"之外还会说几个简单的词语，之后的训练可以通过更加复杂且充满趣味性的游戏锻炼其语言能力，如角色扮演、讲故事等，在游戏场景中实践交流、学习及模仿，学会运用语言表达交流。

　　除了语言，认知能力的锻炼同样重要。从出生开始，随着视觉、触觉、听觉等感觉能力的不断加强，婴幼儿对世界的认知探索不断加深。而这些感官能力的训练对于婴幼儿更好地认识这个世界、开发脑潜能非常重要。出生后早期，可训练婴儿触摸不同质地的物品，进行触觉体验；准备色彩鲜艳的玩具，刺激其视觉发育；让婴儿多听敏感的音乐及声音，培养听觉敏感性。通过对多种感官的刺激，可建立婴儿对世界的初始认知，利于大脑的发育。6个月左右时，视觉和听觉通常更加敏锐和灵活，直接的接触会更好地刺激其发育，如经常进行户外活动、接触大自然等，可以提高认知水平。手的灵活和认知能力密切相关，多进行手部精细动作的训练对于提高认知能力非常重要，如训练婴幼儿将玩具放入指定容器，可以训练容纳和保存的认知能力。另外，好奇心是婴幼儿认知发展的动力，10个月时，婴儿对新奇事物的好奇心增加，要鼓励婴儿积极探索，教婴儿认识所好奇的或能见的各项物品，或者利用书画、图片等进行教学，帮助婴儿积累学习的经验，在探索世界的过程中锻炼思维能力。1岁时，幼儿学会追寻物体、抓、扔等动作，对外界的探索欲更强，此时应创造更新奇和更复杂的环境帮助其发展，并训练其对具体事物不同功效的概念培养。另外，也可以利用一些特定的教学方法来开发婴幼儿的潜能，如绘画，不仅可以提高婴幼儿的象形能力，对其视觉、动手能力、抽象思维能力等都能有效地训练。

三、社会行为

除了运动、语言和认知能力外，健全的人格和健康的心理在当今社会已经显得越来越重要，早期发展潜能的训练可以为其打好基础。在婴幼儿发展的关键时期，整体的合理需求得到重视、评估及满足，处于被关爱且被表达爱的环境，有利于婴幼儿建立安全的亲情依恋感情，而这种感情是安全感、自尊心和自制力的基础，对于保持稳定的情绪和健康的心理非常重要。4～6个月，婴儿在情感方面发生很大的变化，随着活动能力增强，婴儿开始有自己的情绪表达，此时可以用正确的态度与其交流、沟通并予以教导，可以帮助婴儿学习如何正确表达及与人交往。7个月时，婴儿学会认生，并出现分离焦虑，让婴儿经常和不同的人接触，可以减少其对陌生人的紧张情绪。12～18个月时，自我意识和对自身内在化的评价标准逐渐开始形成，比如当遇到禁止触摸的东西时，幼儿会知道不应该触摸，但控制能力较弱，应教导幼儿学会生活中的配合，并注意约束其不恰当的行为，对不该做的事情明确予以否定，培养幼儿形成良好的行为习惯，帮助幼儿逐步建立与人友好相处的行为，学会与人分享。

第五十八章 如何应对婴幼儿食物过敏

李丽莎 关 凯 北京协和医院

婴幼儿是食物过敏的高发人群，社区医生则是面对疾病侵袭的第一道防线，需要掌握防治婴幼儿食物过敏的基本原则。

一、临床表现

要防治食物过敏，首先要正确识别食物过敏。食物过敏是由免疫机制介导的食物不良反应。根据发病机制的不同，食物过敏可分为 3 类：①IgE 介导，如荨麻疹、水肿、鼻结膜炎、哮喘、胃肠道过敏反应甚至严重过敏反应等；②非 IgE 介导，如过敏性结直肠炎、食物蛋白诱导性胃肠炎综合征、食物蛋白诱导性肠病等；③IgE 与非 IgE 混合介导，如湿疹、嗜酸性粒细胞性食管炎或胃肠炎等。

IgE 介导的食物过敏一般为速发型，即进食后 1～2h 出现过敏症状，典型表现为荨麻疹、水肿、呕吐、腹痛、咳嗽、喘憋，甚至晕厥、休克。非 IgE 介导、IgE 与非 IgE 混合介导的食物过敏则一般为迟发型，即进食后数小时至数天后出现过敏症状。非 IgE 介导的代表性疾病，如过敏性结直肠炎（allergic proctocolitis，AP）、食物蛋白诱导性肠病（food protein-induced enteropathy，FPE）和食物蛋白诱导性小肠结肠炎综合征（food protein-induced enterocolitis syndrome，FPIES）都主要在婴幼儿中发作，需要重点排查。

AP 通常在 0～6 个月龄发病，是婴儿直肠出血较为常见的病因。AP 症状较轻，主要表现为大便带血丝黏液，呕吐腹泻少见，患儿生长发育基本正常。病因是患儿对乳汁中的食物蛋白（母亲吃该种食物，再分泌进乳汁）过敏，最常见的过敏原是牛奶、大豆、鸡蛋、玉米。肠道活检特点为嗜酸性粒细胞浸润，淋巴结增生，局灶性结肠炎表现，无绒毛损伤。

FPE 通常在 9 个月龄前发病，常在出生后 1～2 个月即有症状。FPE 主要表现为反复腹泻，半数以上患儿同时伴有呕吐和生长发育减慢，但通常没有血便。最常见的食物诱因是牛奶，其次为大豆、鸡蛋、小麦。肠道活检可见不同程度的绒毛损伤，但少见黏膜受损或嗜酸性粒细胞浸润。

FPIES 也是一种非 IgE 介导的食物过敏反应，常见于婴儿。FPIES 症状表现为在进食后 1～4h 出现反复持续的呕吐，可伴有嗜睡、皮肤苍白、腹泻。延迟发病及缺乏皮疹和呼吸道症状是 FPIES 与 IgE 介导的速发型严重过敏反应的区别。

严重 FPIES 患者可进展至低体温、高铁血红蛋白血症、代谢性酸中毒和低血压。FPIES 最常见的诱因是牛奶、大豆和谷物，牛奶和豆奶过敏性 FPIES 的患儿一般发病较早（<6 个月龄）；最常见的固态食物诱因为大米和燕麦，固态食物过敏性 FPIES 发病较晚（6～12 个月龄）。结肠病理活检可见重度炎症，伴嗜酸性粒细胞增多。

二、诊断

社区医生判断食物过敏的病因主要依据病史。首先根据患者的临床表现初步判断是速发型还是迟发型。如为速发型，则详细询问患儿在发病前 1～2h 进食的所有食物；如为迟发型，则需要问清患儿发病前数天内所有新添加的食材。婴幼儿常见的过敏食物有鸡蛋、牛奶、小麦、大豆等；不容易过敏的食材有除鱼以外的肉类、蔬菜、水果等。

若根据病史难以做出判断，则需要转诊至变态反应科以进行变应原相关辅助检查。有 IgE 参与介导的食物过敏反应，可做食物皮肤点刺试验和血清食物特异性 IgE 检查来辅助判断病因，但诊断的"金标准"是口服食物激发试验，即在严密的医疗监护下，患者真正进食可疑过敏的食物，观察有无过敏反应发生。对于非 IgE 介导的食物过敏，其皮试和抽血 IgE 检查很可能都是阴性，只能通过口服激发试验确诊。

三、治疗

一旦发生食物过敏反应，应当立即停止进食可疑过敏的食物，并予以药物治疗。

1. IgE 介导的速发型食物过敏　轻症患者可口服抗组胺药；出现严重过敏反应者首选肾上腺素肌内注射治疗，小儿单次用量为 0.01mg/kg，最大量为 0.3mg，若效果欠佳，间隔 5～15min 可重复注射 1 次。同时可使用全身抗组胺药、雾化支气管扩张药解痉，并给予全身糖皮质激素预防迟发反应。

2. 非 IgE 介导的迟发型食物过敏　可能出现患儿脱水的 FPIES 需要急救处置，以支持治疗为主，予以昂丹司琼止吐；积极输注等张液体复苏，维持血流动力学稳定；给予吸氧、无创正压通气或机械通气，以治疗呼吸功能不全；予以血管活性药物治疗低血压；静脉输注醋酸甲泼尼龙（1mg/kg）可以减轻细胞介导的炎症。不推荐常规使用肾上腺素用于 FPIES 的急救。

四、长期管理

1. 忌口过敏食物　忌口是治疗食物过敏的首要措施。除了患儿本身不吃过敏食物以外，乳母也要忌口相应的食物，以防食物变应原蛋白分泌到乳汁中影响患儿。要做到严格避食，不仅需要忌口过敏食物，对任何由该食材制作而成的加工食品也应忌口，例如牛奶过敏的患儿，不仅不能喝奶粉，对用牛奶制作的蛋糕、冰淇淋、糖果等均应忌口。因此，家长及其他亲属、保姆在给患儿吃任何食品时，都要先阅读其配料表；外出就餐时，也应告知餐厅须忌口的食材，以防止患儿意外误食过敏性食物。

在忌口过敏食物后，速发型食物过敏患儿症状可在当日缓解，不再有新发作。忌口 3~4 天 AP 患儿便中血丝可消失，但粪便潜血转阴需要更长的时间；FPIES 患儿通常在忌口数天至 2 周恢复健康；FPE 患儿则在忌口 1~4 周症状缓解。食物过敏相关的嗜酸性粒细胞性食管炎或胃肠炎较为特殊，单纯靠忌口可能无法获得缓解，需要口服糖皮质激素来控制嗜酸性粒细胞性炎症。如果患儿已经出现食管狭窄，还需要做内镜扩张治疗。社区医生可将过敏患儿转至上级儿童医院消化科诊治。

长期忌口某种食物，尤其是牛奶、鸡蛋等能为婴幼儿提供营养的主体食物，需要警惕营养不良的发生，应让婴幼儿进食替代食品以确保营养均衡。对牛奶过敏、又无法完全母乳喂养的患儿优先换用深度水解奶粉，如果对深度水解奶粉仍然过敏，则进一步换用氨基酸奶粉。对于无大豆过敏、无生长发育停滞的 6 个月龄以上患儿，也可更换为豆奶。但是，不推荐将牛奶更换为山羊奶或绵羊奶，因为羊奶与牛奶存在明显的交叉过敏。有研究提示，骆驼奶、驴奶或马奶与牛奶的交叉过敏性要低于羊奶，但是否适用于牛奶过敏的患儿还有待更多研究提供证据。近年来，益生菌对于食物过敏的防治作用引起人们的关注，可将其加入配方奶中或单独服用，但它对食物过敏的益处还需要更多的研究支持，目前指南还没有推荐食物过敏患儿常规补充益生菌。

曾经发生过严重过敏反应的患儿，家属最好随身携带肾上腺素用于急救处置。目前国内尚无便捷使用的肾上腺素笔，家属可随身携带自配急救盒，盒内装有预先抽取好的 1∶1000 肾上腺素 0.1~0.3ml（根据患儿体重计算，单次用量为 0.01ml/kg）的注射器、抗组胺药和短效 β 受体激动药吸入器。

2. 定期复查以评价是否自愈　随着婴幼儿的成长，其胃肠道免疫屏障功能日渐完善，食物过敏有可能自愈。因此，患儿需要定期由专科医生复诊评估，通过复查皮肤试验、血清 sIgE 水平及口服食物激发试验来评价患儿是否已对所过敏的食物产生耐受，是否可以停止忌口并恢复进食。有研究表明，鸡蛋、牛奶过敏可在数年内自愈，而花生或坚果过敏则可能持续终生。因此，推荐鸡蛋、牛奶过敏患儿的复诊间隔时间为 0.5~1 年，而花生、坚果过敏患儿的复诊间隔时间应更长，建议每 2 年复诊 1 次。

FPIES、AP 或 FPE 的患儿预后良好，多数在学龄前自行缓解，可正常进食曾经过敏的食物。约 50% AP 患儿在 1 岁前自愈，绝大多数在 3 岁前也可获得食物耐受；大部分 FPE 患儿在 1～2 岁时即自行缓解；FPIES 患儿的自愈相对更晚发生，在 6 岁时 50%～90% 的患儿可自愈。有研究证明：牛奶和 / 或大豆过敏性 FPIES 患儿发生耐受的年龄要早于谷物或其他食物过敏性 FPIES 患儿产生耐受的年龄；检查食物特异性 IgE 结果阳性的 FPIES 患儿，其过敏状态会比 IgE 阴性的患儿持续更长的时间，甚至有可能转化为 IgE 介导的速发型食物过敏。

对于 AP 和 FPE 患儿，因其过敏症状一般较轻，如果既往无重度过敏反应发作，同时皮肤点刺试验和血清 sIgE 结果阴性提示无速发型食物过敏的风险，可在忌口 0.5～1 年后居家从小量开始试行进食曾经忌口的食物，并评价是否自愈。对于 FPIES 患儿，因其过敏反应发作时有脱水、低血压的风险，试行添加过敏食物必须在严密医疗监护下进行。

五、预防

1. 孕产妇的注意事项　欧洲变态反应学与临床免疫学会提供的指南中指出：目前没有证据表明女性在孕期忌口常见过敏的食物（如鸡蛋、牛奶、大豆等）或补充益生菌可预防子代食物过敏，即使是在有过敏性疾病家族史的高风险家庭，也不推荐女性在孕期常规忌口。

分娩后，哺乳期妇女不需要常规忌口容易过敏的食物，因为没有证据表明该行为可以预防婴儿食物过敏，同样，也不需要常规服用益生菌等营养品来预防婴儿食物过敏。

2. 婴幼儿的注意事项　母乳喂养对婴儿有很多益处，但不提倡为了坚持全母乳喂养而推迟辅食的添加。有研究表明，辅食延迟添加花生会增加婴儿将来发生花生过敏的风险。国际儿科相关指南推荐在婴儿 4～6 个月龄时正常添加辅食。

如果出生后 4 个月内，由于母乳不足或缺如需要补充奶粉喂养，对有过敏性疾病家族史的高风险婴儿推荐其使用低致敏性水解奶粉，可预防牛奶过敏。有研究显示补充豆奶对食物过敏没有预防作用。

婴儿不需要常规服用益生菌或其他营养品来预防食物过敏。即使对高过敏风险的婴儿，补充益生菌也未见其有预防食物过敏的效用。

六、转诊建议

1. 需要紧急转诊的情况　①患儿出现严重过敏反应，社区医生在予以肾上腺素肌内注射、苯海拉明肌内注射、沙丁胺醇气雾剂或雾化吸入、泼尼松口服急救后，应将患儿紧急转入上级医院，以行后续的呼吸循环支持治疗。②患儿进食过敏食物后反复剧烈呕吐，出现脱水、休克样表现，应当在开通静脉通路及补液的同时，紧急转入上级医院。

2. 需要转诊至上级医院专科的情况　①需要明确诊断导致过敏的食物或定期复诊患儿是否自愈，但就诊的社区医院并未开展变应原体内、体外检查，这时可建议将患儿转至变态反应专科医院以完善变应原皮肤试验、抽血特异性 IgE 检查及口服激发试验。②对怀疑嗜酸性粒细胞性食管炎或胃肠炎的患儿，需要转诊至上级儿童医院消化科并进行消化道内镜检查以明确诊断，继而开展全身糖皮质激素甚至内镜扩张治疗。

第五十九章　婴幼儿体格检查

白　薇　齐建光　北京大学第一医院

白　薇　齐建光　北京大学第一医院

在疾病的临床诊疗过程中，病史采集和体格检查是医生最重要的基本功。虽然临床试验和辅助检查手段不断进步，为疾病诊断提供了更多手段，但全面、准确的病史采集和体格检查永远是诊断疾病的基础。婴幼儿体格检查无论是在内容、方法、技巧方面，还是在所得信息的判断方面都与成人有所不同，有其独特的特点，掌握这些特点是正确诊疗婴幼儿疾病的基础。

一、注意事项

1. 环境　环境安静，光线充足，布置温馨，室温适宜，冬天注意保暖，尽量仅暴露检查部位。检查工具准备齐全，以便查体过程流畅。

2. 取得合作　根据婴幼儿的年龄特点采取不同的交流方式，建立与婴幼儿之间的良好关系，使其在检查中尽量保持安静。对婴儿以安抚为主，悦耳的声音可吸引其注意；对幼儿应先与其交谈，态度和蔼，必要时用玩具、听诊器等哄逗，以解除其恐惧心理及紧张情绪。查体过程中应不断以"真乖""真听话"等话语表扬、鼓励婴幼儿，以便于其接受检查。

3. 注意隔离保护　检查前应洗手，戴口罩，手和用具要温暖。检查时手法要轻柔，动作要迅速，尽量仅暴露需要检查的部位，且不宜过久，以免婴幼儿着凉，并且注意隐私保护。离开婴幼儿前要拉好床栏，防止其坠床。检查用具应及时拿走，以免误伤婴幼儿，保证其安全。

4. 检查时的体位　不需要统一要求卧位，根据婴幼儿年龄可有不同。婴幼儿可坐在或躺在家长的怀里检查，也可让家长直抱婴幼儿并将其伏在肩上，医生从婴幼儿背后检查。

5. 检查顺序　不必强求一致，应视患儿配合程度和病情轻重灵活掌握。原则上要趁婴幼儿安静时先检查容易受哭闹影响的项目，如测量呼吸和脉搏、心脏听诊、腹部触诊等；而皮肤、淋巴结、骨骼等项目无论哭闹与否随时均能检查。对婴幼儿刺激较大的项目如咽部和眼部检查、生理及病理反射等应留在最后检查。对病情危重、须紧急抢救的患儿应先重点检查其生命体征或抢救所需项目，待患儿病情稳定后再做全面的体格检查。

二、检查方法

1. 生命体征和一般测量　测量体温、呼吸、脉搏和血压4项基本生命体征（表59-1）。婴幼儿患高血压的风险增加时，每次健康体检也应测量血压。应根据年龄不同选择合适型号的血压计袖带。一般测量包括体重、身长（身高）、头围、胸围、腹围等项目，可根据年龄、病情选测必要项目。

表 59-1　婴幼儿呼吸和脉搏正常值

年龄	呼吸（次/分）	脉搏（次/分）	呼吸/脉搏
新生儿	40～45	120～140	1:3
1岁以下	30～40	110～130	（1:3）～（1:4）
1～3岁	25～30	100～120	（1:3）～（1:4）

2. 一般情况　营养发育状况、精神、意识（易激惹、烦躁、清醒、安静、嗜睡、昏迷等）、体位、步态、面部表情、反应情况、哭声强弱等。

3. 皮肤及皮下组织　在光线充足的情况下观察皮肤有无苍白、潮红、黄疸、发绀、皮疹、淤点（淤斑）、脱屑、瘢痕、色素沉着、毛发的改变。触诊时注意皮肤弹性和湿度、皮下脂肪厚度和充实感，检查有无水肿、硬肿及皮下结节等。

4. 浅表淋巴结　顺序为耳前、耳后、枕后、颌下、颏下、颈前、颈后、锁骨上、腋窝、滑车上、腹股沟区、腘窝。注意淋巴结的数量、大小、质地、边界、活动度。应注意正常情况下，亦可在颈部、腋窝及腹股沟触及单个、直径不超过黄豆大小的淋巴结，一般质软、活动、无触痛。

5. 头部

（1）头颅及面部：观察大小、形状（有无畸形），测量头围，检查前囟是否闭合并测量其大小（对边中点的距离），注意其紧张度，是否出现膨隆或凹陷。对于婴儿，要观察其有无枕秃、颅骨软化、颅骨缺损及特殊面容等情况。

（2）眼、耳、鼻：注意有无眼睑水肿及下垂、眼球突出、斜视、眼震、结膜充血及分泌物、角膜混浊或溃疡、巩膜黄染等。检查双侧瞳孔大小、形状、直接与间接对光反射。耳部应检查耳郭有无畸形，外耳道有无异常分泌物，提拉耳郭是否引起疼痛，乳突有无压痛，必要时应用耳镜检查鼓膜。鼻部检查要注意有无鼻煽，鼻腔分泌物及通气情况，以及鼻旁窦有无压痛。

（3）口腔：由外向内检查。首先观察口唇是否湿润，唇色是否苍白/发绀，口角有无疱疹、糜烂，颊黏膜有无充血、血疱、溃疡、黏膜斑、鹅口疮等；再观察乳牙的数目及位置，有无龋齿，牙龈有无肿胀、溃疡，舌苔及舌乳头情况；最后检查咽部，注意有无充血、疱疹、溃疡，同时注意扁桃体大小以及有无充血、假膜、渗出物等。

6. 颈部 观察有无斜颈、短颈、蹼颈等畸形，颈静脉是否充盈 / 怒张，是否有颈抵抗，颈动脉搏动是否对称有力，气管是否居中，甲状腺有无肿大，听诊是否可闻及血管杂音。

7. 胸部

（1）胸廓：注意有无鸡胸、漏斗胸、肋骨串珠、肋膈沟、肋外翻等佝偻病表现。注意左右胸廓是否对称，有无心前区隆起（提示心脏长期扩大）或肋间隙饱满、凹陷、增宽、变窄及其他畸形。

（2）肺

1）视诊：包括呼吸频率、节律、深度的改变，有无鼻煽、三凹征等呼吸困难的表现。

2）触诊：包括呼吸活动度、语颤、胸膜摩擦感，可在婴幼儿发声或啼哭时进行。

3）叩诊：双侧对比叩诊音（实音、浊音、清音、过清音、鼓音）。

4）听诊：应全面听诊（如早期肺炎易在肺底、腋下、肩胛间区听到湿啰音），双侧对比呼吸音、干湿啰音和胸膜摩擦音。

（3）心脏

1）视诊：心前区是否膨隆，心尖搏动的强弱、部位及范围大小，有无心前区异常搏动。

2）触诊：心尖搏动点（位置、强弱、范围；2 岁以内婴幼儿心尖搏动点可位于第 4 肋间），心前区是否有异常搏动、震颤、心包摩擦感。

3）叩诊：叩诊心脏左、右浊音界（用左第 2～5 肋间及右肝浊音界上 1 肋间分别距正中线的距离表示），同时测量左锁骨中线（或左乳线）距前正中线的距离。婴幼儿一般只叩心脏左右界。叩心脏左界时从心脏搏动点左侧起向右叩，叩心右界时从肝浊音界的上 1 肋间自右向左叩。1 岁以内的婴儿，心左界位于左乳线外 1～2cm，心右界位于右胸骨旁线（胸骨线与乳线之间的中线）；幼儿的心左界位于左乳线外 1cm，心右界位于右胸骨旁线与右胸骨线之间。

4）听诊：心率，心律（齐 / 不齐），心音（有力 / 低钝 / 分裂），P2 与 A2 强度对比，杂音（部位、时相、强度、性质、传导，收缩期杂音以 6 级分法，如 3/6 级），心包摩擦音。

8. 腹部 为避免触诊引起胃肠道蠕动增加，使肠鸣音发生变化，腹部查体顺序为视、听、叩、触，但记录时仍按照视、触、叩、听的顺序。

（1）视诊：腹部外形（膨隆 / 平坦 / 凹陷），腹壁静脉曲张，胃肠型，蠕动波，腹纹，色素沉着，瘢痕及疝，脐部有无分泌物、出血或炎症，腹围（腹水及营养不良者注意测量）。

（2）听诊：肠鸣音（次数，正常 / 活跃 / 亢进 / 减弱 / 消失），腹部血管杂音。

（3）叩诊：全腹叩诊音（鼓音/浊音/实音），移动性浊音，肝区叩痛，脾区叩痛，肾区叩痛。

（4）触诊：紧张度（柔软/韧/肌紧张），压痛及反跳痛，麦氏点压痛，包块，肝脾触诊（大小、质地、表面、边缘、触痛；正常婴幼儿肝脏可在肋缘下1～2cm触及，6～7岁以后不应再触及），脾脏触诊（生理情况下，仅婴儿期可触及脾脏），Murphy 征。

9. 脊柱及四肢　注意脊柱和四肢有无畸形，各关节有无红肿、活动受限等，有无躯干四肢比例失调，有无杵状指（趾）、多指（趾）畸形，检查四肢肌力、肌张力、肌容积情况。注意末梢循环（指端温度、色泽、毛细血管再充盈时间）、脉搏（频率、节律、强度，有无短绌脉、奇脉）和周围血管征（毛细血管搏动征、枪击音、水冲脉、Duroziez 双重杂音）。

10. 肛门及外生殖器　注意有无畸形（如先天性肛门闭锁、尿道下裂、假两性畸形等），有无肛裂、肛瘘、肛门脱垂、肛周皮肤红肿等。检查女孩应注意有无阴道分泌物、外阴红肿；男孩应注意有无隐睾、腹股沟疝、鞘膜积液、包皮过紧等。

11. 神经系统

（1）一般情况：观察意识、精神状况、面部表情、语言能力、对外界反应、有无异常行为等，婴儿还应注意囟门是否膨隆、紧张。

（2）浅反射：腹壁反射（婴儿可阴性，1岁后容易引出）、提睾反射（4～6个月后明显）。

（3）深反射：肱二头肌、肱三头肌、膝腱及跟腱反射。

（4）病理反射：Babinski 征（2岁以内可双侧对称阳性）、Chaddock 征、Oppenheim 征、Gordon 征、Hoffmann 征。

（5）脑膜刺激征：颈强直、Kerning 征（出生后3～4个月可阳性）、Brudzinski 征。

此外，婴儿出生后最初数月存在许多暂时性反射（原始反射），如拥抱反射、吸吮反射、握持反射等，随年龄增长逐渐消失，正常儿童半岁左右基本完全消失。

第七篇

合理用药

第六十章 抗菌药物的概述和合理使用

于晓佳　首都医科大学附属北京朝阳医院

一、抗菌药物临床应用现状

1. 抗菌药物发展史　① 1928 年，青霉素被发现；② 1940 年，青霉素投入临床使用；③ 20 世纪 40～60 年代是抗菌药物发展的黄金年代；④ 20 世纪 70 年代，合成抗菌药物面世。

2. 细菌耐药趋势　如果滥用抗菌药物，细菌的耐药性会增加。据相关研究，现在全球每年约有 70 万人死于细菌耐药。据推测，至 2050 年，全球由于抗生素耐药造成的死亡可达到每年 1000 万人以上，数量将超过癌症，即若现在不遏制耐药现象，2050 年每 3 秒就有 1 人死于细菌耐药。

二、抗菌药物的药动学、药效学概念

药动学是研究药物在体内的吸收、分布、代谢及排泄，研究药物剂量与浓度之间的关系。药效学是研究药物剂量对药效的影响以及药物对临床疾病的疗效，研究药物浓度与效应之间的关系。简单讲，药动学可以视为机体对药物的处置，而药效学可以视为药物对机体的影响。

三、抗菌药物各论

1. 青霉素类

（1）常用青霉素类药物

1）天然青霉素：如青霉素。优点是对革兰阳性菌活性高，缺点是抗菌谱窄，β-内酰胺酶稳定性差；适用于治疗溶血性链球菌、敏感葡萄球菌、革兰阴性菌及其他敏感菌所致的心内膜炎、心包炎、脑膜炎、呼吸道感染、皮肤和软组织感染及血流感染；治疗气性坏疽、梅毒、雅司病、鼠咬热及放线菌病等也可选用该类药物。

2）半合成青霉素：如氨苄西林、甲氧西林。优点是抗菌谱广大，对 β-内酰胺酶稳定性加强，缺点是对链球菌和假单胞菌属无效；可用于治疗尿路感染，以及敏感菌所致的呼吸道感染、轻症伤寒、单纯性淋病等。

3）脲基青霉素：如哌拉西林、阿洛西林。优点是较广的抗菌谱，对假单胞菌中等活性，缺点是严重感染需合并用药，对 β-内酰胺酶稳定性差，可产生耐药；用于铜绿假单胞菌和各种敏感革兰阴性菌所致的血流感染、呼吸道感染、尿路感染、胆道感染、腹腔感染、妇科感染、皮肤和软组织感染、骨关节感染，以及创伤和手术后感染的预防。

4）青霉素复合剂：如哌拉西林、他唑巴坦。优点是广谱抗菌，可增强对β-内酰胺酶相对稳定性，缺点是对产头孢菌素酶假单胞菌和肠杆菌科无活性。

（2）使用注意事项：①用药前应常规做皮试，如使用普鲁卡因青霉素，用药前必须先做青霉素皮肤试验及普鲁卡因皮肤试验。②此类药物易降解，其降解产物可导致过敏反应，故应现用现配。③在酸、碱条件下均不稳定，故应用盐水配置。④属于时间依赖型抗生素，使用时应注意每天多次给药。⑤作为繁殖期杀菌剂，不宜与四环素、氯霉素及大环内酯类等速效抑菌药合用。

2. 头孢菌素类

（1）常用药物及特点

1）第一代头孢菌素：代表药物有头孢唑林、头孢噻吩、头孢拉定、头孢氨苄、头孢羟氨苄；适用于轻、中度上、下呼吸道感染，尿路感染，血流感染，心内膜炎，骨、关节感染，皮肤及软组织感染等；头孢唑林也是常用的围手术期预防用药物。

2）第二代头孢菌素：代表药物有头孢呋辛、头孢孟多、头孢克洛、头孢丙烯；可用于革兰阴性和革兰阳性敏感菌所致的各种感染；用于腹腔感染和盆腔感染时需与抗厌氧菌药合用；头孢呋辛也是常用的围手术期预防用药物。

3）第三代头孢菌素：代表药物有头孢噻肟、头孢唑肟、头孢曲松、头孢哌酮、头孢他啶；适用于严重革兰阴性及敏感阳性菌所致的感染、感染病原未明的经验治疗及院内感染。

4）第四代头孢菌素：代表药物头孢吡肟。用于对第三代头孢菌素耐药的革兰阴性杆菌引起的重症感染，亦可用于中性粒细胞缺乏伴发热患者的经验治疗。

（2）使用注意事项：①对青霉素过敏和过敏体质者慎用；②虽然头孢菌素使用前是否需要做皮试无统一规定，但若有的产品说明书中规定皮试，应参照执行；③过敏性休克发生时，参照青霉素休克处理。

3. 头霉素类 头霉素类的化学结构及抗菌活性与头孢菌素相仿，但增加了对厌氧菌的活性，故以头孢命名，如抗菌谱相当于第二代头孢菌素的头孢西丁、头孢美唑、头孢替坦，接近于第三代头孢菌素的头孢米诺。

头霉素类药物的适用范围：肺炎链球菌及其他链球菌属、甲氧西林敏感金黄色葡萄球菌、大肠埃希菌等肠杆菌科细菌、流感嗜血杆菌和拟杆菌属引起的下呼吸道感染，血流感染，骨、关节感染，以及皮肤和软组织感染；大肠埃希菌等肠杆菌科细菌所致的尿路感染；大肠埃希菌等肠杆菌科细菌、拟杆菌属等厌氧菌引起的腹腔感染；大肠埃希菌、淋病奈瑟菌、拟杆菌属等厌氧菌以及 B 组链球菌所致的盆腔感染；疑有沙眼衣原体感染者应合用抗衣原体药；还可用于胃肠道手术、经阴道子宫切除、经腹腔子宫切除或剖宫产等手术前的预防用药。

4. 碳青霉烯类　迄今为止抗菌谱最广、抗菌活性最强的非典型 β- 内酰胺抗生素，因其具有对 β- 内酰胺酶稳定以及毒性低等特点，已经成为治疗严重细菌感染最主要的抗菌药物之一。

（1）常用药物：厄他培南、帕尼培南、亚胺培南、美罗培南。

（2）特点：广谱和强大的抗菌活性（革兰阴性菌、革兰阳性菌和厌氧菌）；对 β- 内酰胺酶稳定性好；适用于多重耐药的革兰阴性菌、复数菌所致严重医院感染，以及需氧菌和厌氧菌所致重症感染；可用于病原未查明的免疫缺陷患者中重症感染的经验治疗；不适宜治疗轻症感染，更不能作为预防用药。

（3）注意事项：①不能与丙戊酸合用；②长期应用易导致二重感染。

5. 喹诺酮类

（1）常用药物：诺氟沙星、环丙沙星、左氧氟沙星、莫西沙星、加替沙星。

（2）特点：主要作用于革兰阴性菌，如铜绿假单胞菌；对革兰阳性菌、支原体、沙眼衣原体及分枝杆菌也有效。

（3）临床应用：用于泌尿生殖系统感染、呼吸道感染、腹腔感染、胆道感染及盆腔感染（需与甲硝唑等抗厌氧菌药物合用）；作为治疗耐药结核分枝杆菌和其他分枝杆菌感染的二线用药；伤寒沙门菌感染的首选；用于志贺菌属、非伤寒沙门菌属、副溶血弧菌等所致成人肠道感染等；莫西沙星可单药治疗轻症复杂性腹腔感染。

（4）注意事项：①除泌尿系统手术外，不得作为其他系统围手术期预防性用药。②与茶碱类、华法林同用时，可使这 2 种药物血药浓度增高，引起不良反应。③可导致跟腱炎和跟腱断裂，若患者用药后出现跟腱疼痛、肿胀或断裂等情况，应建议其立即停服药物，及时就诊。④可引起心电图 Q-T 间期延长和尖端扭转性室性心律失常。⑤可引起血糖紊乱及光敏反应。

6. 糖肽类

（1）常用药物：万古霉素。

（2）特点：主要作用于革兰阳性菌，对厌氧链球菌、难辨梭状芽孢杆菌（假膜性肠炎致病菌）、炭疽杆菌、放线菌、白喉杆菌等有一定的抗菌作用；对革兰阴性菌及非典型病原菌无效。

（3）临床应用：本品适用于耐甲氧西林金黄色葡萄球菌及其他细菌所致的感染，如败血症、感染性心内膜炎、骨髓炎、关节炎、灼伤或手术创伤等浅表性继发感染、肺炎、肺脓肿、脓胸、腹膜炎、脑膜炎等。

7. 大环内酯类

（1）常用药物：红霉素、克拉霉素、罗红霉素、地红霉素、阿奇霉素等。

（2）特点：抗菌谱窄，比青霉素略广，主要作用于需氧革兰阳性和阴性球菌、厌氧菌，以及钩端螺旋体、军团菌、弯曲菌、衣原体、支原体、立克次体等。

（3）临床应用：主要用于革兰阳性菌所致呼吸道、皮肤及软组织、眼、耳、鼻、喉、口腔等感染的轻症患者，还可用于军团菌病，衣原体属、支原体属等所致的呼吸道及泌尿生殖系统感染，口腔感染，空肠弯曲菌肠炎，以及百日咳等。阿奇霉素、克拉霉素可用于流感嗜血杆菌、卡他莫拉菌所致的社区获得性呼吸道感染，还可与其他抗菌药物联合用于鸟分枝杆菌复合群感染的治疗及预防。

（4）不良反应：①胃肠道反应；②局部刺激。不适用肌内注射和静脉注射，静脉滴注液应稀释至 0.1% 以下，且静脉滴注速度不宜过快。

8. 氯霉素类

（1）常用药物：氯霉素。

（2）特点：为广谱抗菌药，对需氧革兰阴性菌及革兰阳性菌、厌氧菌、立克次体属、螺旋体、衣原体有抗菌作用。

（3）不良反应：骨髓抑制、再生障碍性贫血、灰婴综合征。

9. 四环素类

（1）常用药物：四环素、土霉素、强力霉素（多西环素）、米诺环素。

（2）适应证：支原体、衣原体、立克次体（斑疹伤寒）引发的感染，以及布氏杆菌病。

（3）不良反应：不良反应较多，8 岁以下儿童、孕妇、哺乳期妇女禁用。

四、抗菌药物治疗性应用的基本原则

应用抗菌药物治疗时应掌握的基本原则：①诊断为细菌感染者，方有指征应用抗菌药物；②尽早查明感染病原，根据病原种类及药物敏感试验结果选用抗菌药物；③抗菌药物的经验治疗；④按照药物的抗菌作用及药动学和药效学特点选择用药；⑤综合患者病情、病原菌种类及抗菌药物特点制订抗菌治疗方案。

第六十一章 糖皮质激素的合理使用

袁　伟　首都医科大学附属北京朝阳医院

糖皮质激素具有强大的抗炎作用，同时具备退热和镇痛的效果，在急诊危重症患者的救治中应用广泛。但糖皮质激素同时也会产生很多不良反应，特别是在大剂量或冲击剂量使用时，可能造成致命的感染。因此，合理、规范地使用糖皮质激素对患者的预后有重要影响。

一、糖皮质激素的生物学特性

全身用糖皮质激素常用药物包括内源性的可的松和氢化可的松，以及外源性的泼尼松（强的松）、泼尼松龙（强的松龙）、甲泼尼龙（甲基强的松龙）、倍他米松和地塞米松。

可的松和氢化可的松与人体内源性皮质激素功能相同，为短效制剂，主要用于肾上腺皮质功能不全的替代治疗，但因其抗炎效力弱，作用时间短，不适用于治疗慢性自身免疫性疾病。氢化可的松较可的松更适用于肝功能障碍患者。外源性的泼尼松等药物加强了抗炎作用，降低了水钠潴留，并且作用时间延长，为中效制剂，是治疗自身免疫性疾病的主要剂型。其中泼尼松龙较强的松更适用于肝功能障碍患者。外源性的倍他米松和地塞米松作用时间更长，为长效制剂，但不宜长期使用，只适合短期使用。倍他米松和地塞米松都可安全地用于肝功能障碍患者。

二、糖皮质激素临床应用的基本原则

正确、合理地应用糖皮质激素是提高疗效、减少不良反应的关键。基本原则包括两方面：一是治疗适应证是否准确掌握；二是品种及给药方案的选用是否正确、合理。

1. 不同剂量的选择（按照泼尼松剂量计）　①冲击治疗剂量，一般静脉给药，500～1000mg/d，疗程多<5天，后减到1～2mg/（kg·d），适用于危重患者的抢救，如狼疮脑病、重症药疹、重症肌无力等，不良反应明显，尤其容易继发感染，需配合其他有效治疗措施，有的情况可迅速减药，也有的情况需要逐渐减量。②大剂量，为1～4mg/（kg·d），多见于冲击剂量减药过渡方案，一般不超过5～7天，也可见于有冲击治疗指征而顾忌感染等并发症的妥协方案。③足量，

为 1mg/（kg·d），激素与激素受体全部结合，适用于多数疾病的早期控制，容易继发感染，一般不超过 1 个月。④中等剂量，为 0.5～1mg/（kg·d），激素受体的饱和度逐渐增加，适用于部分疾病的控制或减量时的中途剂量。

2. 不同疗程 ①短程治疗：疗程少于 1 个月；适用于感染或过敏性疾病，如结核性脑膜炎、肺孢子菌肺炎、重症药疹等；停药时需逐渐减量至停药。②长程治疗：疗程大于 1 个月；适用于自身免疫性疾病，如系统性红斑狼疮、溶血性贫血等；需逐渐减量，维持治疗可采用每日或隔日用药。

3. 糖皮质激素的撤药 短疗程者可快速减药；长疗程者需缓慢减药，遵循"先快后慢"的原则。①激素疗程在 7 天之内者，可以直接停药，而超过 7 天者，则需要先减药后撤药。②泼尼松 30mg/d 连续 2 周者，可以每 3～5 天减少泼尼松 5mg/d 的剂量。③泼尼松 50mg/d 连续 4～8 周者，则需要每 1～2 周减少泼尼松 5mg/d 的剂量，至 20mg 左右后每 2～4 周减 5mg。若在减药过程中病情反复，可酌情增加剂量。

三、主要不良反应及应对措施

1. 诱发和加重感染 应用糖皮质激素使机体防御功能降低，易诱发感染和使潜在的病灶扩散，尤其是当泼尼松用量>15mg/d 时，可能损伤机体抗感染的免疫功能。常见有金黄色葡萄球菌、真菌和病毒感染，以及结核病灶的扩散。感染风险与激素剂量、疗程相关，一旦有相关证据须及时加用抗生素。

2. 诱发和加重溃疡 常见的不良反应之一，大剂量使用激素时建议加用胃黏膜保护药或抑酸药。

3. 医源性肾上腺皮质功能亢进 急性期应注意低钾血症、水肿、高血压、高血糖及肾上腺皮质功能亢进。这些不良反应多在停药后逐渐自行减轻或消失。使用激素期间应监测电解质、血压、血糖及患者容量状况。

4. 其他 糖皮质激素可能引起骨质疏松与自发性骨折，因此长期使用者，不论剂量大小，均应常规补充钙盐及维生素 D 制剂，必要时加用双膦酸盐制剂。

四、糖皮质激素在不同疾病中的应用

1. 感染相关急症的激素使用

（1）社区获得性肺炎（CAP）：只有当有证据表明 CAP 患者的宿主炎症反应过度或失调时，才建议辅助使用糖皮质激素。这些证据包括脓毒症或 FiO_2>50% 的呼吸衰竭伴以下至少 1 项特征：代谢性酸中毒（动脉血 pH<7.3）、乳酸>4mmol/L、C 反应蛋白>150mg/L。若已知 CAP 患者由流感病毒或真菌（如曲真菌）引起，使用糖皮质激素应该慎重。糖皮质激素应避免用于有重度不良事件危险因素的 CAP 患者。治疗疗程为 5 天，若患者不能口服药物，静脉给予甲泼尼龙

0.5mg/kg，每 12 小时 1 次，若患者能口服药物，给予口服泼尼松 50mg/d。

（2）慢性阻塞性肺疾病（COPD）急性加重：推荐所有 COPD 急性加重患者接受全身性糖皮质激素治疗。使用方法为泼尼松 40～60mg，每天 1 次，治疗持续时间为 5～7 天。疗程结束时，如果患者已明显恢复，可直接停用糖皮质激素，而不是逐渐减量至停药。

（3）病毒性心肌炎：对于严重的暴发性心肌炎可以尝试使用皮质激素，以改善左心室收缩功能，但不推荐对所有病毒性心肌炎常规使用糖皮质激素。使用方法为氢化可的松 5～10mg/（kg·d）或泼尼松 1.0～2.0mg/（kg·d），疗程 2～4 周，之后逐渐减量。

2. 过敏相关急症的激素使用

（1）过敏性休克：糖皮质激素可作为治疗过敏性休克的二线用药，但其作用尚未被证实。使用方法为氢化可的松 200～300mg/d 或甲泼尼龙 1～2mg/（kg·d），应在 1 或 2 天后不需要逐渐减量即停用。

（2）过敏性哮喘急性发作：急性发作时应先给予吸入短效 β 受体激动药，如不能完全缓解且症状持续，应开始给予糖皮质激素，使用方法有以下 2 种。

1）吸入性糖皮质激素：大幅度增加吸入性糖皮质激素的剂量，急性发作期 2～4h 给予 1 次，但哮喘急性发作时，加倍剂量往往不能有效替代口服糖皮质激素。

2）全身性使用糖皮质激素：推荐对需要急诊处理的哮喘急性发作患者尽早全身性使用糖皮质激素。①哮喘急性发作：一般使用泼尼松 40～60mg/d，连用 5～7 天。无法口服的患者应静脉用糖皮质激素，可以考虑氢化可的松 100mg，每 6 小时 1 次。但当患者能够耐受并能吸收口服药时，糖皮质激素即可从胃肠外给予转为口服。②危及生命的重症哮喘发作：初始常给予更大剂量的糖皮质激素，如氢化可的松 400～1000mg/d，分 2～3 次给药，或者甲泼尼龙 40～80mg，每 12 小时 1 次。需要序贯使用 5～10 天的口服糖皮质激素。大多数重度发作需要 10～14 天缓解。

3. 免疫相关急症的激素使用　所有活动性系统性红斑狼疮患者都需要使用糖皮质激素。使用方法如下。

（1）急性狼疮活动：激素用量通常为泼尼松 0.5～1mg/（kg·d），诱导缓解 6～8 周后激素逐渐减到维持量。

（2）狼疮危象：通常需大剂量激素冲击治疗，甲泼尼龙 500～1000mg/d，连续 3 天，序贯泼尼松 0.5～1mg/（kg·d），疗程 4～8 周。对重症神经精神狼疮，包括横贯性脊髓炎在内，在排除中枢感染的情况下，可鞘内注射地塞米松 10mg 或氨甲蝶呤 10mg，每周 1 次，共 3～5 次。

4. 其他急症相关的激素使用

（1）急性脊髓损伤：不常规推荐，仅创伤后 8h 内的患者可使用 24h 超大剂量甲泼尼龙治疗。负荷剂量：甲泼尼龙30mg/kg在15min内输注。维持剂量：负荷剂量后5.4mg/（kg·h），输注45min，此后维持同一给药速度23h。此用法不良反应大，需要认真权衡利弊再使用。

（2）肾上腺危象：对于肾上腺危象需要立即使用皮质激素替代，可选用地塞米松、氢化可的松或其他静脉注射用糖皮质激素制剂。对此前未诊断为肾上腺皮质功能减退症的患者，首选地塞米松，使用方法为氢化可的松100mg/d或地塞米松4mg/d，静脉给药，并在1～3天逐渐减量并改为口服维持剂量。口服维持替代治疗应选择短效糖皮质激素，如氢化可的松，20mg/d，分2～3次给药。

（3）甲状腺相关危象：对于有严重甲状腺毒症临床表现的甲状腺危象患者，推荐给予糖皮质激素，但对并未危及生命的重度甲状腺功能亢进，不常规使用糖皮质激素。对于有严重甲状腺功能减退导致的黏液性水肿昏迷患者，在排除并存的肾上腺皮质功能减退症之前，必须采用应激剂量的糖皮质激素治疗。需要注意的是，在垂体危象时，糖皮质激素必须在甲状腺激素之前给予，以免加重患者病情，使用方法为氢化可的松100mg，每8小时1次，静脉给药，好转后迅速停药。

总之，临床中糖皮质激素已应用在多种疾病的诊断和治疗上。由于缺乏统一的使用规范，至今不合理应用的情况依旧非常突出，因此提高医师合理使用糖皮质激素的意识，严格掌握用药指征与使用方法，避免或减少不良反应，可有效保障患者的用药安全，提高疗效。

第八篇

皮肤性病

第六十二章 常见皮肤病的检查方法

王爱平　北京大学第一医院

一、真菌检查

1. 采集标本　浅部真菌的标本有毛发、皮屑、甲屑、痂等，标本在分离前常先用 75% 乙醇处理；深部真菌的标本可根据情况取痰、尿液、粪便、脓液、口腔或阴道分泌物、血液、脑脊液、各种穿刺液、活检组织，采集时应注意无菌操作。

2. 检查方法　真菌检查的方法有 2 种。

（1）直接涂片：最简单而重要的诊断方法。取标本置玻片上，加 1 滴 10% 氢氧化钾溶液，盖上盖玻片，在酒精灯火焰上稍加热，待角质溶解后，轻轻加压盖玻片使标本透明即可镜检。可用于检查有无菌丝或孢子，但不能确定菌种。

（2）墨汁涂片：用于检查隐球菌及其他有荚膜的孢子。取 1 滴墨汁与标本（如脑脊液）混合，盖上盖玻片后直接镜检。

二、性病检查

1. 淋球菌检查　用含无菌生理盐水的藻酸钙棉拭子，伸入男性尿道 2～4cm，轻轻转动取出分泌物；女性先用无菌的脱脂棉擦去阴道内黏液，用无菌的藻酸钙脱脂棉拭子插入宫颈内 1～2cm 处旋转取出分泌物；患结膜炎的新生儿取结膜分泌物；全身性淋病时可取关节穿刺液；前列腺炎患者经按摩后取前列腺液。

直接涂片 2 张，自然干燥、加热固定后做革兰染色，油镜下检查。涂片染色镜检如果可见大量多形核细胞，细胞内外可找到成双排列、呈肾形的革兰阴性双球菌即可诊断。

2. 衣原体抗原检测法　简称 C-C 快速法，用商品试剂盒检测，方便、简单、快速，但稳定性略差。按说明书操作，质控窗和结果窗均显示一条蓝带为阳性结果，阴性为结果窗无变化。阳性结果结合临床可确定沙眼衣原体感染；阴性时不能完全排除，可用细胞培养法确定。

3. 支原体检查　采集标本同淋球菌检查，置 5%～10% 二氧化碳环境中，

37℃培养 24～72h，每日观察颜色变化。如由黄色变为粉红色，可能有解脲支原体生长。

4. 醋酸白试验　醋酸白试验是检测尖锐湿疣很重要的检测方法。人类乳头瘤病毒感染的上皮细胞与正常细胞产生的角蛋白不同，能被冰醋酸致白。以棉签清除局部分泌物后，蘸 5% 冰醋酸涂于皮损及周围正常皮肤黏膜，2～5min 后观察，皮损变为白色、周围正常组织不变色为阳性。

5. 毛滴虫检查　在阴道后穹隆、子宫颈或阴道壁上取分泌物混于温生理盐水中，立即在低倍镜下镜检，如有滴虫时可见其呈波状移动。男性可取尿道分泌物、前列腺液或尿沉渣检查。

三、蠕形螨、疥螨和阴虱检查

1. 蠕形螨检查　选取鼻沟、颊部或颧部等皮损区，用刮刀或手挤压，将挤出物置玻片上，滴 1 滴生理盐水，盖上盖玻片并轻轻压平，镜检有无蠕形螨。

2. 疥螨的检查　选择指缝、手腕的屈侧等处未经搔抓的丘疱疹、水疱或隧道，用消毒针头挑出隧道盲端灰白色小点置玻片上，或用蘸有矿物油的消毒手术刀轻刮皮损 6～7 次，取附着物移至玻片上，滴 1 滴生理盐水后镜检。

3. 阴虱的检查　用剪刀剪下附有阴虱和虫卵的阴毛，以 70% 乙醇或 5%～10% 甲醛溶液固定后置玻片上，滴 1 滴 10% 氢氧化钾溶液后镜检。

四、变应原检测

变应原检测用于确定过敏性疾病患者的致敏物，特别是对明确职业性皮肤病的病因有重要意义，有助于指导预防和治疗。变应原检测可分为体内试验和体外试验。

1. 斑贴试验　斑贴试验是根据受试物的性质配制适当浓度的浸液、溶液、软膏或原物作为试剂，以适当的方法将其贴于皮肤，一定时间后观察机体是否对其产生超敏反应。斑贴试验是目前临床用于检测Ⅳ型超敏反应的主要方法。

将受试物置于 4 层 1cm×1cm 的纱布上，贴于背部或前臂屈侧的健康皮肤，其上用一稍大的透明玻璃纸覆盖后再固定边缘。同时做多个不同试验物时，每 2 个受试点之间距离应大于 4cm，而且必须设阴性对照。目前多用市售的铝制小室斑试器进行斑贴试验。

24～48h 后观察结果。受试部位无反应为"－"，出现痒或轻度发红为"±"，出现单纯红斑、瘙痒为"＋"，出现水肿性红斑、丘疹为"＋＋"，出现显著红肿、伴丘疹或水疱为"＋＋＋"。阳性反应说明患者对受试物过敏，但应排除原发性刺激或其他因素所致的假阳性反应。假阳性反应者将受试物除去后，皮肤表现很快消失，而真阳性反应除去受试物后 24～48h，皮肤表现往往可增强。

阴性反应则表示患者对试验物无敏感性。

2. 点刺试验 检测荨麻疹、特应性皮炎、药疹等多种与速发型超敏反应相关的过敏性疾病的方法。一般选择前臂屈侧为受试部位，局部清洁消毒。2min 后，皮肤血流恢复正常，按说明书滴试液及点刺，5～10min 后拭去试液，20～30min 读试验结果。

皮肤反应强度与组胺（阳性对照）相似为阳性"＋＋＋"，较强为"＋＋＋＋"，较弱则按反应强度不同分别标为"＋＋"或"＋"，与生理盐水（阴性对照）相同为"－"。

五、滤过紫外线检查

滤过紫外线（Wood 灯）是高压汞灯发射出的波长为 320～400nm 的光波，可用于色素异常性皮肤病、皮肤感染及卟啉病的辅助诊断，也可用于观察疗效。在暗室内将患处置于 Wood 灯下直接照射，观察荧光类型。

假单胞菌属感染发出绿色荧光，铁锈色小孢子菌、羊毛状小孢子菌等感染为亮绿色荧光，黄癣菌感染为暗绿色荧光，马拉色菌感染为棕色荧光，紫色毛癣菌和断发毛癣菌感染无荧光。皮肤迟发性卟啉病患者尿液为明亮的粉红-橙黄色荧光，先天性卟啉病患者牙、尿、骨髓发出红色荧光，红细胞生成性原卟啉病患者可见强红色荧光。局部外用药（如凡士林、水杨酸、碘酊等）甚至肥皂的残留物也可有荧光，应注意鉴别。

六、棘层松解征

棘层松解征又称尼氏征。某些皮肤病（如天疱疮）触诊时会发生棘层松解现象，有 4 种阳性表现：①手指推压水疱一侧，水疱沿推压方向移动；②手指轻压疱顶，疱液向四周移动；③稍用力在外观正常皮肤上推擦，表皮即剥离；④牵扯已破损的水疱壁时，可见水疱周边的外观正常皮肤一同剥离。

七、皮肤划痕试验

在荨麻疹患者皮肤表面用钝器以适当压力划过，可出现三联反应，称为皮肤划痕试验阳性。三联反应为：①划后 3～15s，在划过处出现红色线条，可能由真皮肥大细胞释放组胺引起毛细血管扩张所致。②划后 15～45s，在红色线条两侧出现红晕，此为神经轴索反应引起的小动脉扩张所致，麻风皮损处不发生这种反应。③划后 1～3min，划过处出现隆起、苍白色风团状线条，可能是组胺、激肽等引起水肿所致。

八、皮肤镜检查

皮肤镜在国内外应用日益广泛。皮肤镜可通过光学放大、浸润和偏振技术显示裸眼无法观察到的皮损表面和表皮下结构特征，成为连接临床和组织病理的桥梁。皮肤镜目前可用于色素性疾病、炎症性皮肤病、毛发及甲病等的辅助诊断，但对色素性疾病最具有诊断价值。

第六十三章　痤　疮

巫　毅　吉林大学第二医院

一、定义

痤疮是一种毛囊皮脂腺的慢性炎症性疾病，具有一定的损容性。各年龄段人群均可患病，但青少年发病率较高。

二、病因和发病机制

痤疮发病机制仍未完全阐明，可能与遗传、雄激素诱导的皮脂分泌增加、毛囊皮脂腺导管角化、痤疮丙酸杆菌感染、免疫炎症反应等因素有关。部分患者的发病还受免疫、内分泌、情绪及饮食等因素影响。

毛囊皮脂腺作为皮肤独立的内分泌组织，受性激素的调控。青春期后体内雄激素产生增加或雄、雌激素水平失衡可使皮脂腺增大及皮脂分泌增加。皮脂为毛囊内痤疮丙酸杆菌等微生物的生长提供物质基础，痤疮丙酸杆菌可水解皮脂中的甘油三酯，产生的游离脂肪酸可刺激毛囊皮脂腺开口处上皮增生及角化过度，后者使皮脂分泌通道受阻，排泄不畅，当皮脂、角质团块等淤积在毛囊口时即形成粉刺。另外，由痤疮丙酸杆菌产生的一些低分子多肽可趋化中性粒细胞，后者产生的水解酶，还可通过激活角质形成细胞和皮脂腺细胞 Toll 样受体（toll-like receptors，TLR），使 TLR2、TLR4 表达增加，调节 IL-1α 及 TNFα 等炎症因子产生，引起下游一系列级联反应。炎症反应使毛囊壁操作破裂，各种毛囊内容物溢入真皮引起毛囊皮脂腺单位周围炎症，出现从炎性丘疹到囊肿性损害的系列皮肤表现。

三、临床表现

痤疮多发于 15～30 岁的青年男女，皮损好发于面颊、额部（图 63-1），其次是胸部、背部及肩部，多为对称性分布，常有毛孔粗大和皮脂溢出。各型皮损包括毛囊口处的粉刺、炎性丘疹、脓疱、结节、囊肿及瘢痕等。

初发损害为与毛囊一致的圆锥形丘疹，如白头粉刺（闭合性粉刺）和黑头粉刺（开放性粉刺）。白头粉刺可挑挤出白黄色豆腐渣样物质，而黑头粉刺系内含脂栓氧化所致。皮损加重后可形成炎症丘疹，顶端可有小脓疱。继续发展可形成大小不等的暗红色结节或囊肿，挤压时有波动感，经久不愈可化脓形成脓肿，破溃后常形成窦道和瘢痕。各种损害大小深浅不等，常以一两种损害为主。本病一般无自觉症状，炎症明显时可有疼痛。痤疮病程慢性，时轻时重，部分患者至中年期病情逐渐缓解，但可遗留或多或少的色素沉着，或者肥厚性或萎缩性瘢痕。

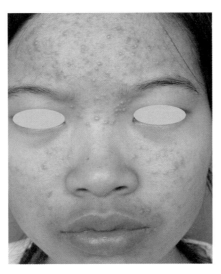

图 63-1　痤疮

痤疮按严重程度分为 4 类（强调皮损性质，不考虑皮损数量）：Ⅰ度（轻度），仅有粉刺；Ⅱ度（轻至中度），除粉刺外还有炎症丘疹；Ⅲ度（重度），除粉刺、炎性丘疹外还有脓疱；Ⅳ度（重度 / 集簇性），除粉刺、炎性丘疹及脓疱外还有结节、囊肿或瘢痕。

痤疮除上述Ⅰ～Ⅳ度表现外，尚有许多特殊类型。聚合性痤疮属较严重类型，表现为严重结节、囊肿、窦道及瘢痕，好发于男性青年。暴发性痤疮指少数患者病情突然加重，并出现发热、关节痛、贫血等全身症状。化学诱导性痤疮包括药物和非药物因素。药物性痤疮的相关药物包括皮质类固醇药物、精神类药物、卤素药物、分子靶向药物等，以炎性皮损为主要表现；非药物因素包括矿物油类、卤素化合物、化妆品、香烟等，以粉刺多见。

四、诊断

根据年龄（青年男女），发生在颜面、前胸和背部，散在性黑头粉刺、丘疹、脓疱、结节或囊肿，以及对称分布等特点可以诊断。

五、鉴别诊断

本病应注意与酒渣鼻、颜面播散性粟粒性狼疮等鉴别。酒渣鼻好发于中年人，皮损主要分布于鼻尖、两颊、额及颜部，患部有毛细血管扩张、丘疹、脓疱，晚期形成鼻赘。颜面播散性粟粒性狼疮好发于成年人，皮损主要为半球形或略扁平的丘疹或小结节，呈暗红色或褐色，触之柔软，中心坏死，玻片按压丘疹时，可以显出黄色或褐色小点，对称分布在眼睑，鼻唇沟及颊部较多，在下眼睑处往往融合成堤状。

六、病情综合评估和转诊建议

1. 紧急转诊 痤疮一般病史较长、病情较轻，不会危及患者生命安全。但是暴发性痤疮因为不仅仅有皮肤的表现，而且病情进展迅速，会伴有发热、关节痛、贫血等全身症状。如果遇到此种情况，建议紧急转诊上级医院。

2. 普通转诊 出现以下情况，可转诊至上级医院。

（1）治疗效果不佳者，建议转上级医院就诊。

（2）男性青年聚合性痤疮属较严重类型，皮损会出现严重结节、囊肿、窦道或瘢痕，累及范围较大，建议转诊上级医院。

（3）患者有特殊治疗需求，如光动力治疗和果酸治疗，建议转上级医院就诊。

七、治疗

治疗原则主要为去脂、溶解角质、杀菌、消炎及调节激素水平。

1. 一般治疗 用清水洗脸，忌用手挤压及搔抓粉刺。应尽可能避免辛辣食物，控制脂肪和糖类食品，多吃新鲜蔬菜、水果和富含维生素的食物。此外，劳逸适度、纠正便秘、避免熬夜也十分重要。

2. 外用药物治疗 轻者仅以外用药物治疗即可。

（1）维A酸类：0.025%～0.05% 维 A 酸（全反式维 A 酸）霜或凝胶，可使粉刺溶解并排出，初用药时有轻度刺激反应，但渐可消失，故应从低浓度开始，每晚应用 1 次，症状改善后每周外用 1 次。第三代维 A 酸类药如 0.1% 阿达帕林凝胶、0.1% 他扎罗丁凝胶，可每晚用 1 次，对轻、中度痤疮有较好疗效。

（2）过氧苯甲酰：此药为过氧化物，外用后缓慢释放出新生态氧和苯甲酸，可杀灭痤疮丙酸杆菌，并具有溶解粉刺及收敛作用，可配制成 2.5%、5% 和 10% 不同浓度洗剂、乳剂或凝胶，从低浓度开始应用。含 5% 过氧苯甲酰和 3% 红霉素的凝胶可提高疗效。

（3）抗生素：夫西地酸乳膏、红霉素软膏、林可霉素及克林霉素等外用制剂。

（4）壬二酸：能减少皮肤表面、毛囊及皮脂腺内的菌群，尤其是对痤疮丙酸杆菌有抑制作用，此外，还具有粉刺溶解作用，对不同类型的痤疮均有效，可配成 15%～20% 霜剂外用。不良反应为局部轻度红斑与刺痛。

（5）硫化硒：2.5% 硫化硒洗剂具有抑制真菌、寄生虫及细菌的作用，可降低皮肤游离脂肪酸含量。

3. 系统药物治疗

（1）抗生素：口服四环素能抑制痤疮丙酸杆菌和抑制中性粒细胞趋化，并使面部皮脂中游离脂肪酸浓度下降。用法为每日口服 1.0g，连服 4 周，然后减量至晨服 0.5g，连服 8 周。此外，多西环素、米诺环素、红霉素也可选用。

（2）异维 A 酸：此药可减少皮脂分泌，控制异常角化和黑头粉刺的形成，并抑制痤疮丙酸杆菌，对结节性、囊肿性和聚合性痤疮效果好，一般剂量为 0.5mg/（kg·d），3～4 个月为 1 个疗程。异维 A 酸可致口唇发干、脱屑、血脂升高等，故应注意血液学及肝肾功能等变化。另外，本药还有致畸作用，育龄期男女服药期间应避孕，停药 1 年后方可妊娠。

（3）抗雄激素药物：适用于伴高雄激素表现的女性患者。常用药物包括避孕药和螺内酯。

（4）糖皮质激素：小剂量的泼尼松或地塞米松具有抗炎作用，适用于严重结节性痤疮、聚合性痤疮、囊肿性痤疮的炎症期和暴发性痤疮，常用泼尼松 15～30mg/d。对严重的结节或囊肿性痤疮可选用皮损内注射糖皮质激素，常用 1% 曲安奈德或泼尼松龙混悬液 0.3～1.0ml 加等量 2% 利多卡因或 1% 普鲁卡因。每 2 周 1 次，3～4 次后有较好效果，但不宜长期反复使用，以免出现不良反应。

4. 光疗　联合应用蓝（415nm）-红光（660nm）照射，可通过光动力学效应破坏痤疮丙酸杆菌及减轻炎症反应而对痤疮有效。该疗法是基于丙酸痤疮杆菌中包含内源性卟啉，光线照射痤疮丙酸杆菌可激活细菌内源性卟啉，产生单态氧，并聚集在皮脂腺和上皮细胞，破坏细胞膜和菌体。主要不良反应有疼痛、结痂、红斑和色素沉着。

5. 辅助治疗　粉刺可用特制的粉刺挤压器将内容物挤出，化脓皮损有时需切开引流。清洁皮损后，用药物按摩或药物喷雾，结合石膏药物倒模，可达到治疗和美容的目的。近年来，化学剥脱疗法已用于辅助治疗。

八、基层长期管理

因为痤疮多发生于青少年，所以对处于恋爱阶段、学习与工作压力较大阶段或刚刚步入社会适应阶段的年轻人来说，痤疮对生活质量的影响较大。目前国外学者多认为痤疮不仅是皮肤病，更是一种与心理因素有密切关系的疾病，有的痤疮患者可能存在诸如焦虑、抑郁、睡眠障碍、社交障碍、自卑情绪等。

因此，对于痤疮患者，不仅要治疗其躯体上的症状，而且要注重对患者的心理疏导和辅导。在对痤疮患者进行治疗时应加强心理干预，促进其身心健康。

第六十四章　荨　麻　疹

牛李莉　济宁医学院附属医院

一、定义

荨麻疹俗称"风疹块"，是由于皮肤、黏膜小血管反应性扩张及渗透性增加而产生的一种局限性水肿反应。

二、病因和发病机制

1. 病因　多数患者不能找到确切原因，尤其是慢性荨麻疹，可能与下列因素有关。

（1）食物：主要包括动物性蛋白（如鱼虾、蟹贝、肉类、牛奶、蛋类等）、植物（如蕈类、草莓、可可、番茄、葱、蒜等）及某些食物添加剂（如水杨酸盐、柠檬黄、安息香酸盐、亚硫酸盐等），这些物质中有的可作为变应原引起超敏反应，有的则可直接刺激肥大细胞释放组胺。

（2）药物：许多药物可通过引起机体超敏反应而导致本病，常见的如青霉素、血清制剂、各种疫苗、呋喃唑酮、磺胺等；而有些药物则为组胺释放物，如阿司匹林、吗啡、可待因、奎宁、肼苯达嗪、阿托品、毛果芸香碱、罂粟碱、多黏菌素 B 等。

（3）感染：各种病毒感染（如病毒性上呼吸道感染、肝炎、传染性单核细胞增多症、柯萨奇病毒感染等）、细菌感染（如金黄色葡萄球菌及链球菌引起的败血症、扁桃体炎、慢性中耳炎、鼻窦炎、幽门螺杆菌感染等）、真菌感染（包括浅部真菌感染和深部真菌感染）和寄生虫感染（如蛔虫、钩虫、疟原虫、血吸虫、蛲虫、丝虫、溶组织阿米巴等）均可能引起荨麻疹。

（4）物理因素：各种物理性因素（如冷、热、日光、摩擦、压力等）均可引起某些患者发病。

（5）动物和植物因素：如动物皮毛、昆虫毒素、蛇毒、海蜇毒素、荨麻、花粉等。

（6）精神因素：精神紧张可通过引起乙酰胆碱释放而致病。

（7）内脏和全身性疾病：风湿热、类风湿关节炎、系统性红斑狼疮、恶性肿瘤、代谢障碍、内分泌紊乱、自身免疫性甲状腺炎等疾病均可成为荨麻疹（尤其是慢性荨麻疹）的病因。

（8）其他因素：吸入物（如屋尘、气雾剂、易挥发的化学物品等）、妊娠或月经周期均可引发本病。

2. 发病机制　一般可分为超敏反应和非超敏反应 2 类。

（1）超敏反应：多数为Ⅰ型超敏反应，少数为Ⅱ型或Ⅲ型。Ⅰ型超敏反应机制为变应原诱导机体产生 IgE，该抗体以 Fc 段与肥大细胞和嗜碱性粒细胞表面相应的受体结合，使机体处于对该变应原的致敏状态。当相同变应原再次进入体内，通过与致敏肥大细胞或嗜碱性粒细胞表面的 IgE 抗体特异性结合，促使其脱颗粒，释放一系列生物活性介质（如组胺、缓激肽、花生四烯酸代谢产物等），引起小血管扩张及通透性增加，富含蛋白质的液体渗出到周围组织，平滑肌收缩和腺体分泌增加，从而产生皮肤、黏膜、呼吸道、消化道等一系列局部或全身性过敏反应症状。

根据发生快慢和持续时间长短，可将过敏反应分为速发相反应和迟发相反应。速发相反应通常在接触变应原数秒钟内发生，可持续数小时，该反应的化学介质主要是组胺；迟发相反应发生在变应原刺激后 6～12h，可持续数天，参与该相反应的化学介质为白三烯、血小板活化因子、前列腺素 D_2 等。

Ⅱ型超敏反应多见于输血引起的荨麻疹。Ⅲ型超敏反应多见于血清病及荨麻疹性血管炎，主要是可溶性抗原与相应 IgG 或 IgM 类抗体结合形成免疫复合物，激活补体系统产生过敏毒素，使嗜碱性粒细胞和肥大细胞脱颗粒，组胺等化学介质释放，导致血管扩张，血管通透性增加，引起局部水肿而产生荨麻疹。

（2）非超敏反应：某些食物、药物、各种动物毒素及物理和机械刺激可直接诱发肥大细胞释放组胺，导致荨麻疹。

三、临床表现

荨麻疹较常见，任何年龄均可发病，特应性皮炎患者更易发生。

1. 急性荨麻疹　起病常较急，患者常突然自觉皮肤瘙痒，很快于瘙痒部位出现大小不等的红色风团（图 64-1），呈圆形、椭圆形或不规则形，可孤立分布或扩大融合成片，皮肤表面凹凸不平，呈橘皮样外观，微血管内血清渗出急剧时，压迫管壁，风团可呈苍白色。数小时内水肿减轻，风团变为红斑并逐渐消失，不留痕迹，皮损持续时间一般不超过 24h，但新风团可此起彼伏，不断发生。病情严重者可伴有心慌、烦躁，甚至血压降低等过敏性休克样症状，胃肠道黏膜受累时可出现恶心、呕吐、腹痛、腹泻等，累及喉头、支气管时可出现呼吸困难甚至窒息，引起感染时可出现寒战、高热、脉速等全身中毒症状。

2. 慢性荨麻疹　皮损反复发作超过 6 周以上者称为慢性荨麻疹。患者全身症状一般较轻，风团时多时少，反复发生，常达数月或数年之久，偶可急性发

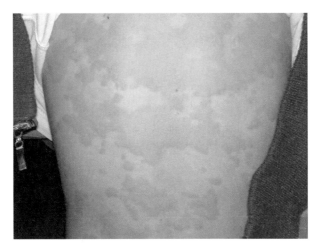

图 64-1　急性荨麻疹

作，表现类似急性荨麻疹，部分患者皮损发作有一定的时间规律性。阿司匹林、非甾体抗炎药、青霉素、血管紧张素转化酶抑制药、麻醉药、乙醇、发热性疾病等都会加剧荨麻疹。

3. 特殊类型荨麻疹

（1）皮肤划痕征：也称为人工荨麻疹。表现为用手搔抓或用钝器划过皮肤后，沿划痕出现条状隆起，伴瘙痒，不久后可自行消退。皮肤划痕征可持续数周、数月至数年，平均持续 2～3 年可自愈。病毒感染、抗生素治疗（尤其是青霉素）或情绪变化可加重病情，但大多数患者病因不明。

（2）寒冷性荨麻疹：可分为 2 种类型，其一为家族性，为常染色体显性遗传，较罕见，出生后不久或早年发病，皮损终生反复出现，其二为获得性，较常见，表现为接触冷风、冷水或冷物后，暴露或接触部位产生风团或斑块状水肿，病情严重者可出现手麻、唇麻、胸闷、心悸、腹痛、腹泻、晕厥甚至休克等，有时进食冷饮可引起口腔和喉头水肿。寒冷性荨麻疹患者冰块试验或冷水浸浴试验阳性。本病可为某些疾病的临床表现之一，如冷球蛋白血症、阵发性冷性血红蛋白尿症等。

（3）胆碱能性荨麻疹：多见于青年，主要由于运动、受热、情绪紧张、进食热饮或乙醇饮料后，躯体深部温度上升，促使乙酰胆碱作用于肥大细胞而发病。表现为受刺激后数分钟出现直径 2～4mm 的圆形丘疹性风团，周围有程度不一的红晕，常散发于躯干上部和上肢，互不融合。自觉剧痒、麻刺感或烧灼感，有时仅有剧痒而无皮损，可于 0.5～1h 消退。偶伴发乙酰胆碱引起的全身症状（如流涎、头痛、脉缓、瞳孔缩小、痉挛性腹痛或腹泻等），头晕严重者可致晕厥。以 1：5000 乙酰胆碱做皮试或皮肤划痕试验，可在注射处出现风团，周围可出现卫星状小风团。

（4）日光性荨麻疹：日光照射后数分钟在暴露部位出现荨麻疹，1h 内消失，较少见。可由中波紫外线、长波紫外线、可见光或人造光引起，以波长 300nm 左右的紫外线最敏感。风团发生于暴露部位的皮肤，自觉瘙痒和刺痛，少数敏感性较高的患者接受透过玻璃的日光亦可诱发。病情严重的患者可出现全身症状（如畏寒、乏力、晕厥、痉挛性腹痛等）。有证据表明免疫球蛋白 IgE 参与日光性荨麻疹的发生。

（5）压力性荨麻疹：本病发病机制不明，可能与皮肤划痕症相似，站立、步行、穿紧身衣或长期坐在硬物体上可诱发本病。压力刺激作用后 2～6h 产生瘙痒性、烧灼样或疼痛性深部水肿，持续 8～72h。手足、躯干、臀部、口唇及面部最常受累。

（6）血管性水肿：可分为遗传性血管性水肿和获得性血管性水肿，前者是一种遗传性疾病，而后者则由过敏或刺激因素引起。血管性水肿好发于组织疏松部位（如眼睑、口唇、舌、外生殖器、手、足等），皮损为局限性肿胀，边界不清，呈肤色或淡红色，表面光亮，触之有弹性，多为单发，偶见多发。痒感不明显，偶有轻度肿胀不适。一般持续 1～3 天可逐渐消退，但也可在同一部位反复发作。常伴发荨麻疹，偶可伴发喉头水肿而引起呼吸困难，甚至窒息导致死亡，消化道受累时可有腹痛、腹泻等表现。

四、诊断和鉴别诊断

根据风团发生和消退迅速、消退后不留痕迹等临床特点，本病不难诊断。多数患者的病因诊断较为困难，应详细询问病史、生活史及生活环境的变化等。

本病应与丘疹性荨麻疹、荨麻疹性血管炎等进行鉴别；伴腹痛或腹泻者，应与急腹症及胃肠炎等进行鉴别；伴高热和中毒症状者，应考虑合并严重感染。

五、治疗

治疗原则为抗过敏和对症治疗，但首先应祛除病因。

1. 内服药物治疗

（1）急性荨麻疹：首选没有镇静作用的 H_1 受体拮抗药治疗。具有镇静作用的第一代 H_1 受体拮抗药疗效更强，主要用于治疗较为严重的荨麻疹；维生素 C 或钙剂可降低血管通透性，与抗组胺药有协同作用；伴腹痛可给予解痉药物（如溴丙胺太林、山莨菪碱、阿托品等）；引起脓毒血症或败血症时应立即使用抗生素控制感染，并处理感染病灶。

病情严重，伴有休克、喉头水肿及呼吸困难者，应立即抢救。抢救方法为：① 0.1% 肾上腺素 0.5～1ml 皮下注射或肌内注射，也可加入 40ml 50% 葡萄糖溶液内静脉注射，以减轻呼吸道黏膜水肿及平滑肌痉挛，并可升高血压；

②地塞米松5~10mg肌内注射或静脉注射，然后将氢化可的松200~400mg加入500~1000ml 5%~10%葡萄糖溶液内静脉滴注；③上述处理后收缩压仍低于80mmHg时，可给予升压药（如多巴胺、重酒石酸间羟胺等）；④给予吸氧，支气管痉挛严重时可静脉注射0.25g氨茶碱，喉头水肿致呼吸受阻时可行气管切开；⑤心搏和呼吸骤停时，应行心肺复苏术。

（2）慢性荨麻疹：以抗组胺药为主，给药时间应根据风团发生的时间进行调整，如晨起较多则应临睡前给予稍大剂量，如临睡时多则晚饭后给予稍大剂量。风团控制后宜继续用药并逐渐减量。一种抗组胺药无效时，可2~3种联用或交替使用。例如，顽固性荨麻疹单用H_1受体拮抗药疗效不佳者，可联用H_2受体拮抗药，还可酌情选用利血平、氨茶碱、氯喹、雷公藤等口服。

（3）特殊类型荨麻疹：在抗组胺药基础上，根据不同类型荨麻疹可联合使用不同药物，如：皮肤划痕症可用酮替芬；寒冷性荨麻疹可用酮替芬、赛庚啶、多塞平等；胆碱能性荨麻疹可用西替利嗪、酮替芬、阿托品、溴丙胺太林等；日光性荨麻疹可用氯喹；压力性荨麻疹可用羟嗪。

2. 外用药物治疗 夏季可选止痒液、炉甘石洗剂等；冬季则选有止痒作用的乳剂（如苯海拉明霜等）。

六、转诊建议

1. 紧急转诊

（1）转诊前紧急救治：部分荨麻疹患者如发生血压降低、手足湿冷、大汗、呼吸困难、恶心、呕吐、大小便失禁等情况，是发生过敏性休克的征兆，应立即抢救，待患者生命体征稳定后再紧急转诊至上级医院继续救治。

（2）过敏性休克救治：保证呼吸道通畅，有条件可给予4~5L/min高流量吸氧，同时及时清除呼吸道分泌物。必要时行气管插管，插管困难的患者可行气管切开。应早期给予肾上腺素肌内注射，特别是有低血压、气道肿胀、呼吸困难等症状的患者，一般剂量为0.2~0.5mg，每15~20分钟重复给药一次，直到临床症状改善。务必尽快建立静脉通路并第一时间静脉推注地塞米松5~10mg，然后根据病情酌情给予糖皮质激素维持治疗。待患者生命体征稳定后，立即转至上级医院就诊。

2. 普通转诊 对于以下情况者，可转诊上级医院治疗。

（1）慢性荨麻疹患者，病程长，病情反复发作，可转至上级医院就诊。

（2）荨麻疹一般治疗效果差，可转至上级医院就诊。

第六十五章　药　疹

卢　彬　济宁医学院附属医院

一、定义

药疹也称药物性皮炎，是药物通过口服、注射、吸入、栓剂使用、外用药吸收等各种途径进入人体后引起的皮肤黏膜炎症反应。随着新药不断上市，用药人群不断增多，滥用药物的情况愈演愈烈，药疹发生率不断增高。引起药疹的药物种类繁多，表现多种多样，病情轻重不一，严重者可累及多个系统，甚至危及生命。

二、病因和发病机制

1. 病因　药疹病因主要有个体因素和药物因素 2 个方面。不同个体对药物反应的敏感性差异较大，同一个体在不同时期对药物的敏感性也不相同。绝大部分药物都可能导致药疹，临床上易引起药疹的药物主要有抗生素、解热镇痛药、镇静催眠药、抗癫痫药、异种血清制剂、疫苗及各种生物制剂等。

2. 发病机制　药疹的发病机制复杂，可分为超敏反应机制和非超敏反应机制，其中多为超敏反应机制。

（1）超敏反应机制：多数药疹属于此类反应。各型超敏反应均可发生药疹，如 I 型（荨麻疹型药疹）、II 型（紫癜型药疹）、III 型（血管炎型药疹）和 IV 型（剥脱性皮炎、麻疹型、湿疹型药疹）。此外，还有一些药疹由未知类型超敏反应介导，如光敏性药疹、药物性红斑狼疮样综合征等。

与超敏反应机制有关的药疹具有如下 6 个特点：①有一定的潜伏期，首次用药一般需 4～20 天出现临床表现，已致敏者再次用药，可在数分钟至 24h 内发病。②只发生于少数过敏体质服药者。③皮损及病情轻重与药物的药理作用、毒理作用及剂量无相关性，高敏状态下，即使极小剂量药物亦可致严重的药疹。④临床表现复杂，皮损形态多种多样，同一种药物致敏同一患者于不同时期可发生不同类型药疹。⑤在高敏状态下可发生交叉过敏及多价过敏现象。⑥病程有一定的自限性，抗过敏和糖皮质激素治疗常有效。

（2）非超敏反应机制：此类药疹相对少见。可能的发病机制有：①免疫效应途径的非免疫活化；②过量反应与蓄积作用；③参与药物代谢的酶缺陷或抑制。

三、临床表现

药疹的临床表现复杂，不同药物可引起同种类型药疹，而同一种药物对不同患者或同一患者在不同时期也可引起不同临床类型药疹。

1. 固定型药疹　好发于口腔和生殖器皮肤-黏膜交界处，亦可累及躯干和四肢，因每次发病大多在同一部位，故命名为固定型药疹。典型皮损为圆形或类圆形境界清楚的水肿性暗紫红色斑疹（图65-1），直径1～4cm，常为1个，严重者红斑上可出现水疱或大疱，黏膜皱褶处易糜烂渗出。自觉轻度瘙痒，如继发感染可自觉疼痛，一般无全身症状。停药1周左右红斑可消退并遗留持久的炎症后色素沉着，具有特征性。随着复发次数增加，皮损数目亦可增多，面积可扩大。

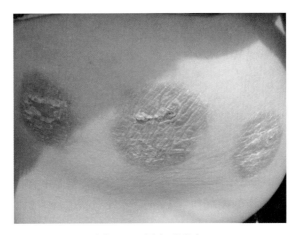

图65-1　固定型药疹

2. 荨麻疹型药疹　较常见，临床表现与急性荨麻疹相似，呈瘙痒性风团，但潮红更为明显，持续时间也较长。荨麻疹可以作为唯一症状出现，也可同时伴有血清病样症状（如发热、关节疼痛、淋巴结肿大甚至蛋白尿等），严重病例可并发过敏性休克。若致敏药物排泄缓慢或因不断接触微量致敏原，则可表现为慢性荨麻疹。

3. 麻疹型或猩红热型药疹　药疹中最常见的类型，又称发疹型药疹。皮损多在首次用药1周内出现，发病突然，可伴发热等全身症状，但较麻疹及猩红热轻微。麻疹型药疹类似麻疹，皮损为针头或粟粒大小红色斑丘疹，对称分布，可泛发全身，以躯干为多，严重者可伴发小出血点，多有明显瘙痒。猩红热型药疹皮损呈弥漫性鲜红斑或呈米粒至豆大红色斑疹或斑丘疹，密集对称分布，常从面颈部开始向躯干及四肢蔓延，1～4天遍布全身，尤以皱褶部位或四肢屈侧更为明显，皮损可融合增大，形态酷似猩红热的皮损，但瘙痒明显。两种类型的皮损先后或同时发生，缺乏猩红热和麻疹其他特有症状。患者一般情况良好，病程

1～2周，皮损消退后可伴糠状脱屑，若不及时治疗，部分患者则可向重型药疹发展。

4. 湿疹型药疹 皮损表现为大小不等的红斑、小丘疹、小丘疱疹及水疱，常融合成片，泛发全身，可继发糜烂、渗出。慢性者皮肤干燥，浸润肥厚，类似慢性湿疹，伴有不同程度瘙痒。病程相对较长，常在1个月以上。

5. 紫癜型药疹 药物可引起过敏性紫癜，皮损好发于双下肢，两侧对称。重者可累及躯干、四肢，轻者表现为针头至豆大红色淤点或淤斑，散在或密集分布，稍隆起，压之不褪色，可伴发风团或血疱。病情严重者可有关节肿痛、腹痛、血尿、便血等表现。

6. 多形红斑型药疹 根据病情分为轻型和重型。轻型多对称分布，好发于四肢远端，常有发热和流感样前驱症状后发生皮损，典型皮损约钱币大小，圆形或椭圆形水肿性红斑，境界清楚，边缘潮红，中心呈暗紫色，形如虹膜状，中央常出现水疱，自觉瘙痒，累及口腔及外生殖器黏膜时可有疼痛。重型称为重症多形红斑型药疹，发病前有较重的前驱症状，皮损泛发全身并在原有皮损基础上出现大疱、糜烂及渗出，尤以口、眼、外阴黏膜受累严重，出现剧烈疼痛，可伴有高热、外周血白细胞升高、肝肾功能损害及继发感染等，病情凶险，可导致患者死亡。

7. 大疱性表皮松解型药疹 药疹中最严重的类型。起病急骤，部分患者发病初可出现似红斑型、麻疹型或猩红热型药疹，以后皮损迅速发展为弥漫性紫红或暗红斑片且迅速波及全身，在红斑处出现大小不等的松弛性水疱和表皮松解，尼氏征阳性，稍受外力即形成糜烂面，出现大量渗出，如烫伤样外观。皮损触痛明显。口腔、眼、呼吸道、胃肠道黏膜均可累及，并可伴有显著内脏损害。全身中毒症状较重，可出现高热、恶心、腹泻、谵妄、昏迷等全身症状，如抢救不及时常因继发感染、肝衰竭、肾衰竭、电解质紊乱、内脏出血等症状而死亡。

8. 剥脱性皮炎型药疹 首次发病者潜伏期多在20天以上，发病前先有全身不适、发热等前驱症状。皮损初期多呈麻疹样或猩红热样，部分患者也可在麻疹型、猩红热型或湿疹型药疹的基础上继续用药或治疗不当所致，也可一开始即泛发大片损害。皮损逐渐加重并融合成全身弥漫性潮红、肿胀，尤以面部及手足为重，可伴水疱、糜烂和渗出，因渗出物分解而出现特异性臭味，经2～3周后皮肤红肿渐消退，全身出现大量鳞片状或落叶状脱屑，掌跖部则呈手套或袜套状剥脱，头发、指（趾）甲也可脱落（病愈后可再生）。可累及口腔黏膜和眼结膜，出现口腔糜烂、进食困难、眼结膜充血、畏光等。全身症状明显，浅表淋巴结常肿大，常伴有寒战、发热、呕吐等，严重时可伴有支气管肺炎、药物性肝炎、肾衰竭、粒细胞缺乏等。本型药疹病程较长，如不及时治疗，严重者常因全身衰竭或继发感染而死亡。

9. *痤疮型药疹* 表现为毛囊性丘疹、脓疱疹等痤疮样皮损，多见于面部及胸背部，病程进展缓慢，一般无全身症状。

10. *光感性药疹* ①光毒反应性药疹：多发生于曝光后 7～8h，仅在曝光部位出现与晒斑相似的皮损，任何人均可发生，反应与药物剂量和照射剂量都相关，停药后消退较快，不需要既往接触史，也不需要免疫系统的参加；②光超敏反应性药疹：仅少数人发生，有一定的潜伏期，表现为曝光部位出现湿疹样皮损，同时累及非曝光部位，病程较长。

11. *药物超敏反应综合征* 亦称伴发嗜酸性粒细胞增多及系统症状的药疹。常于用药后 2～6 周发生，多见于环氧化物水解酶缺陷的个体。发病突然，临床特征为发热、皮损、淋巴结肿大、血液学异常及器官受累等。引起药物超敏反应综合征的药物主要是抗癫痫药和磺胺类。早期皮损可表现为面部、躯干上部及上肢的麻疹样皮损，可演变为剥脱性皮炎样皮损，因毛囊水肿明显而导致皮损浸润变硬。面部水肿具特征性，真皮浅层水肿可导致水疱形成，也可出现无菌性脓疱及紫癜。如未能及时发现与治疗，死亡率可达 10% 左右。

12. *其他表现* 药物还可引起其他形态药疹如黄褐斑样、皮肤色素沉着、系统性红斑狼疮样、扁平苔藓样、天疱疮样或脓疱样皮损等。临床上将病情严重、死亡率较高的重症多形红斑型药疹、大疱性表皮松解型药疹及剥脱性皮炎型药疹称为重型药疹。

四、实验室检查

致敏药物的检测可分体内试验和体外试验 2 类。

1. *体内试验*

（1）皮肤试验：皮内试验较常用，准确性高。皮内试验阴性不排除发生临床反应的可能，对高度药物过敏史者禁用。

（2）药物激发试验：药疹消退一段时间后，内服试验剂量（一般为治疗量的 1/8～1/4 或更小量），以探查可疑致敏药物。此试验禁用于速发型超敏反应性药疹和重型药疹患者。

2. *体外试验* 体外试验安全性高，但试验结果不稳定，操作繁杂，临床尚难普遍开展。

五、诊断

本病可根据明确的服药史、潜伏期及各型药疹的典型临床皮损明确诊断，同时需排除具有类似皮损的其他皮肤病及发疹性传染病。一般来说，药疹较类似的皮肤病颜色更加鲜艳，瘙痒更明显，且停用致敏药物后较快好转。如患者服用 2 种以上的药物，准确判断致敏药物将更为困难，应根据患者过去的服药史、药疹史及此次用药与发病的关系等信息加以综合分析。

药物超敏反应综合征的诊断根据为：①药疹；②血液学检查异常（嗜酸性粒细胞≥$1.5×10^9$/L或异形淋巴细胞阳性）；③系统受累（淋巴结肿大，直径≥2cm，出现肝炎、间质性肾炎、间质性肺炎、心肌炎等）。同时符合以上3条诊断标准的病例可确诊。

六、鉴别诊断

药疹由于表现复杂，因此鉴别诊断也比较复杂。麻疹型或猩红热型药疹应与麻疹或猩红热相鉴别；大疱性表皮松解型药疹应与葡萄球菌性烫伤样皮肤综合征相鉴别；生殖器部位的固定型药疹出现破溃时，应与生殖器疱疹、硬下疳等相鉴别。

七、病情综合评估和转诊建议

1. 紧急转诊

（1）转诊前紧急救治：部分药疹患者如发生血压降低、手足湿冷、大汗、呼吸困难、恶心、呕吐、大小便失禁等情况，是发生过敏性休克的征兆，应立即抢救，待患者生命体征稳定后再紧急转诊上级医院继续就治。

（2）过敏性休克救治：保证呼吸道通畅，有条件可给予4~5L/min高流量吸氧，同时及时清除呼吸道分泌物。必要时需要气管插管，困难插管的患者可能需要气管切开。应早期给予肾上腺素肌内注射，特别是低血压、气道肿胀、呼吸困难等症状的患者，一般来说，肌内注射剂量0.2~0.5mg，每15~20min重复给药一次直到临床症状改善。务必尽快建立静脉通路并第一时间静脉推注地塞米松5~10mg，然后根据病情酌情给予糖皮质激素维持治疗。待患者生命体征稳定后，立即转至上级医院就诊。

2. 普通转诊 出现以下情况，可转诊上级医院治疗。

（1）重症药疹，如重症多形红斑型药疹、大疱性表皮松解型药疹及剥脱性皮炎型药疹，病情严重，死亡率较高，应尽快转诊。

（2）药物超敏反应综合征死亡率在10%左右，应尽快转诊。

（3）药疹，如发热严重，一般预示病情较重，应尽快转诊。

（4）药疹累及黏膜部位，最常见的是包皮、阴囊及口唇，这类患者治疗困难，病程较长，应转诊上级医院。

（5）一般药疹治疗效果不佳，病情控制不理想，皮疹逐渐增多，建议转诊。

八、治疗

药疹的治疗首先是停用致敏药物包括可疑致敏药物，慎用结构近似的药物，加速药物的排出，尽快消除药物反应，防止并发症，及时治疗并发症。

1. 轻型药疹 停用致敏药物后，皮损多迅速消退，可给予抗组胺药、维生素 C 等，必要时给予中等剂量泼尼松（30～60mg/d），皮损停止发展后可逐渐减量直至停药。局部若以红斑、丘疹为主者可外用炉甘石洗剂或糖皮质激素霜剂；以糜烂渗出为主者可用 0.1% 利凡诺尔或 3% 硼酸溶液等间歇湿敷，湿敷间歇期间可选用氧化锌油外用。

2. 重型药疹

（1）及早使用足量糖皮质激素：一般可给予氢化可的松 300～400mg/d 静脉滴注，或地塞米松 10～20mg/d 静脉滴注。糖皮质激素如足量，病情应在 3～5 天控制，如未满意控制应酌情加大剂量（增加原剂量的 1/3～1/2）。病情严重者可选择甲泼尼龙 1g/d 静脉注射，连续 3 天可控制病情，待皮损颜色转淡、无新发皮损、体温下降后可逐渐减量。

（2）防治继发感染：防治感染是关键措施之一，如有感染存在，选用抗生素时应注意避免使用易过敏药物（特别应注意交叉过敏或多价过敏）。在细菌学检查结果报告之前，宜选用广谱、不易致敏抗生素；在细菌学检查结果报告之后，可结合菌种和药敏试验结果选用抗生素。

（3）加强支持疗法：注意低蛋白血症和水电解质紊乱。如伴有肝脏损害时，应加强保肝治疗。注意并预防大剂量糖皮质激素引起的不良反应，如并发的各种感染、消化道应激性溃疡、高血压等。

（4）加强护理及外用药物治疗：对皮损面积广、糜烂渗出重者，局部可用 3% 硼酸溶液或生理盐水湿敷，或以暴露干燥创面和湿敷交替治疗。累及黏膜者应特别注意眼睛的护理，需定期冲洗以减少感染及防止球睑结膜粘连，闭眼困难者可用油纱布覆盖以防角膜长久暴露而损伤。口腔损害要注意口腔清洁，可用碳酸氢钠溶液漱口。注意防止压疮的发生。

九、基层长期管理

药疹的临床表现复杂，治疗首先是停用致敏药物，但是很多药疹的致敏药物很难查找。因此药疹的基层长期管理主要在于查找并发现致敏药物，避免今后再次服用该药物或该类药物。①如果患者服用某种单一成分药物后出现了药疹，那么该类药物很可能是致敏药物，今后应避免服用。②如果患者服用的是复合成分的药物后出现药疹，那么该药物中的某一成分很可能是致敏药物。在复合成分中最常见的引起药疹的药物是非甾体抗炎药，应查阅药物说明书，查找致敏药物中有无此类药物，如果有，今后应避免服用。③很多患者并不知道自己服用的是何种药物，此时应仔细询问患者因何种原因服药，如感冒、发热、牙痛等，询问此类药物中有无非甾体抗炎药和抗生素，如果有，应是高度可疑致敏药物，今后应避免服用。④有些患者每次服用药物不一致，或每次服用药物种类很多，很难推测哪种药物是可疑致敏药物。此时应叮嘱患者每次服药时注意记笔记，记录每次服用何种药物，甚至每种药物成分都要详细记录。如果两次发生药疹时发现都同时服用了一类药物，那么此类药物是高度可疑致敏药物，今后应避免使用。⑤如果发生过重症药疹，如重症多形红斑型药疹、大疱性表皮松解型药疹及剥脱性皮炎型药疹等，更应注意药物的使用。因为每发生一次药疹，可能会使病情加重，严重者有生命危险。⑥如果发生过敏性休克症状，应告知患者立即就诊就近医院。

第六十六章 大疱性皮肤病

田中华　济宁医学院附属医院

大疱性皮肤病是指一组发生在皮肤黏膜，以水疱、大疱为基本皮肤损害的皮肤病。根据发病机制，分为自身免疫性大疱病和非自身免疫性大疱病。在前者血清中和病变皮肤处可检测到致病性抗体，是器官特异性自身免疫病；后者不能检测到自身抗体，其发病大多与遗传有关，因此又称遗传性大疱性皮肤病。根据组织病理学水疱所在部位，又可分为表皮内水疱病和表皮下水疱病（表66-1）。本章介绍2种自身免疫性的大疱性皮肤病，即天疱疮和大疱性类天疱疮。

表 66-1　大疱性皮肤病分类

部位	自身免疫性	遗传性
表皮内	天疱疮	单纯性大疱性表皮松解症
		家族性慢性良性天疱疮
表皮下	大疱性类天疱疮	交界性大疱性表皮松解症
	瘢痕性类天疱疮	营养不良性大疱性表皮松解症
	疱疹样皮炎	
	线状 IgA 大疱性皮病	
	获得性大疱性表皮松解症	
	妊娠疱疹	

一、天疱疮

1. *概念*　天疱疮是一组由表皮细胞松解引起的自身免疫性慢性大疱性皮肤病。特点是在皮肤及黏膜上出现松弛性水疱或大疱，疱易破呈糜烂面，棘细胞松解征（又称尼氏征）阳性，组织病理为表皮内水疱，血清中和表皮细胞间存在 IgG 型的抗桥粒芯糖蛋白抗体（天疱疮抗体）。

2. *病因和发病机制*　病因未明。由于棘细胞间有 IgG 沉积，将患者血清或 IgG 被动转移至实验鼠，实验鼠可出现表皮棘细胞松解，而去除血清中的 IgG 成分可使病情缓解，因此，本病是由器官特异性自身抗体——抗天疱疮抗原抗体介导的器官特异性自身免疫病。

天疱疮抗原是表皮棘细胞间桥粒的结构蛋白即桥粒芯糖蛋白，属于钙依赖性细胞黏附分子家族成员，分为寻常型天疱疮抗原和落叶型天疱疮抗原。

天疱疮抗体与桥粒芯糖蛋白结合后引起细胞间黏附功能丧失，致病机制为：抗体通过空间位阻直接干扰了桥粒芯糖蛋白间的连接，抗体与桥粒芯糖蛋白结合后通过细胞信号传导途径使一系列蛋白酶被激活，水解参与表皮细胞黏着的连接结构，从而使细胞分离，棘层松解，形成水疱。

3. 临床表现　天疱疮好发于中年人，男性多于女性。临床多数患者表现为寻常型天疱疮，此外，还有增殖型天疱疮、落叶型天疱疮、红斑型天疱疮和特殊类型天疱疮（如副肿瘤性天疱疮、药物诱导性天疱疮、IgA 型天疱疮、疱疹样天疱疮等）。

（1）寻常型天疱疮：最常见和最严重的类型，多累及中年人，儿童罕见。好发于口腔、胸、背、头部，严重者可泛发全身。口腔黏膜受累见于绝大多数患者，个别可仅有口腔损害，多为首发表现。典型皮损为外观正常皮肤上发生水疱或大疱，或在红斑基础上出现大疱（图 66-1），疱壁薄，尼氏征阳性，易破溃形成糜烂面，渗液较多，可结痂，若继发感染则伴有难闻臭味。本型预后在天疱疮中最差，在应用糖皮质激素治疗前，死亡率可达 75%，使用糖皮质激素后死亡率仍有 21.4%。死亡原因多为长期、大剂量应用糖皮质激素等免疫抑制药后引起的感染等并发症及多脏器衰竭，也可因病情持续发展导致大量体液丢失、低蛋白血症、恶病质而危及生命。

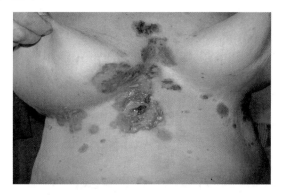

图 66-1　寻常型天疱疮

（2）增殖型天疱疮：少见，是寻常型天疱疮的"亚型"，其抗原成分与寻常型一致。好发于腋窝、乳房下、腹股沟、外阴、肛门周围、鼻唇沟及四肢等部位，口腔黏膜损害出现较迟且轻。皮损最初为壁薄的水疱，尼氏征阳性，破溃后在糜烂面上出现乳头状的肉芽增殖；皱褶部位易继发细菌及真菌感染，常有臭味；陈旧的皮损表面略干燥，呈乳头瘤状。病程慢性，预后较好。

（3）落叶型天疱疮：多累及中老年人。好发于头面部及胸背上部，口腔黏膜受累少，即使发生也较轻微。水疱常发生于红斑基础上，尼氏征阳性，疱壁更薄，更易破裂，在表浅糜烂面上覆有黄褐色、油腻性、疏松的剥脱表皮、痂或鳞屑，如落叶状，痂下分泌物被细菌分解可产生臭味。与寻常型相比，本型病情较轻。

（4）红斑型天疱疮：落叶型天疱疮的"亚型"，其抗原成分与落叶型一致。好发于头面部、躯干上部及上肢等暴露部位或皮脂腺丰富的部位，一般不累及下肢与黏膜。皮损除有天疱疮常见的糜烂、结痂与水疱外，更多见的是红斑鳞屑性损害，伴有角化过度，面部皮损多呈蝶形分布，躯干部皮损与脂溢性皮炎相似。血清中可出现抗核抗体和类风湿因子，基底膜有免疫球蛋白沉积，因此易与红斑狼疮混淆。除个别会发展为落叶型外，大都预后良好。

（5）特殊类型天疱疮

1）副肿瘤性天疱疮：多为来源于淋巴系统的肿瘤，可发生于任何年龄，病情重，尤其是黏膜损害突出。皮损多形，除水疱、大疱外还有多形红斑及扁平苔藓样损害。对糖皮质激素的治疗反应差。

2）药物诱导性天疱疮：多在用药数月甚至1年后发生，多由D-青霉胺、卡托普利、吡罗昔康、利福平等含有硫氢基团的药物诱发。黏膜受累少而轻，多表现为落叶型天疱疮，停药后能自愈。

3）IgA型天疱疮：多见于中老年女性，好发于皮肤皱褶部位。皮损为红斑基础上的无菌性脓疱，伴瘙痒，尼氏征大都为阴性。棘细胞间沉积的免疫球蛋白和外周血检测到的抗体类型均为IgA型。

4）疱疹样天疱疮：好发于中老年人。皮损常对称分布于躯干及四肢近端，呈多形性，有红斑、丘疹、风团等，但以0.5cm左右的小水疱为主，尼氏征阴性，黏膜损害罕见，瘙痒明显。

4. 组织病理和免疫病理 天疱疮基本病理变化为棘层松解、表皮内裂隙和水疱。疱腔内有棘层松解细胞，后者较正常棘细胞大，圆形，胞质呈均匀嗜酸性，核大而深染，核周有浅蓝色晕。不同类型天疱疮发生棘层松解的部位不同：寻常型和增殖型位置较深，位于基底层上方，其中增殖型水疱不明显，仅有裂隙或表现为棘层肥厚和乳头瘤样增生；落叶型和红斑型位于棘层上部或颗粒层；疱疹样天疱疮的病变位于棘层中部，疱内有嗜酸性粒细胞或中性粒细胞。

直接免疫荧光显示棘细胞间有IgG及C3的沉积，呈网状分布，少数患者还可见IgM或IgA沉积。寻常型和增殖型沉积在棘层下方；落叶型和红斑型沉积在棘层上方甚至颗粒层；红斑型天疱疮在基底膜处也可有IgG和C3沉积，尤其在面部等曝光部位。应取红斑边缘或水疱周围"正常"皮肤进行检查，阳性率几乎为100%。

间接免疫荧光显示80%～90%患者的血清中存在天疱疮抗体，大都为IgG型，抗体与底物结合的位置与直接免疫荧光相似。

5. 诊断和鉴别诊断 根据典型临床表现及组织病理、免疫病理特征可以诊断。本病主要应与大疱性类天疱疮、重症型多形红斑及大疱性表皮松解型药疹等进行鉴别。

6. 治疗　天疱疮死亡的最主要原因是继发感染。治疗目的在于控制新皮损的发生，防止继发病变；治疗关键在于糖皮质激素等免疫抑制药的合理应用，同时防止并发症。

（1）一般治疗：加强支持疗法，给予富于营养的易消化饮食；对黏膜损害重、皮肤渗出多者应及早补充血浆或白蛋白，预防和纠正低蛋白血症；防止水、电解质及酸碱平衡紊乱。

（2）局部护理：应注意对皮肤、黏膜糜烂面的护理，防止继发感染是降低死亡率、提高疗效的重要环节。每天用生理盐水棉球擦拭糜烂黏膜处，对皮肤损害广泛者采用暴露疗法；注意房间温度适宜，保持清洁、通风、干燥；如病房条件差时可用油纱布遮盖糜烂面；对糜烂面感染者外用或全身给予敏感抗生素。

（3）药物治疗

1）糖皮质激素：治疗的首选药物。剂量根据类型、损害范围而定，寻常型可高些，其他类型天疱疮应低些，相当于泼尼松 0.5～2.0mg/（kg·d）。黏膜损害重、皮损范围广者可选择静脉给药。治疗是否有效以是否有新水疱出现为标准，如在 1 周左右无明显的新水疱出现则表明剂量足够，反之应加量或加用其他免疫抑制药。在无新水疱出现、原有皮损开始好转后再维持 1 周以上即可逐渐减量，减量宜缓慢，以防反复。在皮损大多消退后可给予小剂量泼尼松（≤7.5mg/d）长期维持，直至停止治疗。对少数皮损非常局限如仅发生于头皮或口腔的患者，可于皮损内注射糖皮质激素。

2）其他免疫抑制药：为提高疗效、减少糖皮质激素用量，可在治疗初始或单用糖皮质激素效果不显著时联合应用。使用较多的是细胞毒药物，如环磷酰胺，600～1000mg 加入生理盐水中静脉滴注，每月 1 次，连续 2～3 次后根据病情停用、连续使用或延长间隔时间，总量不宜超过 9～12g；或硫唑嘌呤 50～200mg/d；或氨甲蝶呤 10～25mg 每周 1 次口服，病情稳定后减量（每周 5～7.5mg）维持。环孢菌素 A 也是治疗的有效药物，2～5mg/（kg·d），与激素合用既可减少用量也可提高疗效，对有活动性消化道溃疡、出血或血糖水平难以控制的患者可单独使用环孢菌素 A，剂量≥5mg/（kg·d）。生物制剂抗 CD20 单抗和霉酚酸酯近年来也被用于寻常型天疱疮的治疗。

3）大剂量丙种球蛋白：既能抑制天疱疮抗体的致病作用和炎症介质的产生，又能作为调理素中和病原微生物。因此，无论对原发病还是继发感染的治疗与预防均有利，与以上药物联合应用可显著提高疗效，减少感染等并发症，剂量≥0.4g/（kg·d），连续 3 天为 1 个疗程，1 个月左右可重复使用。

（4）其他治疗：顽固病例可试用免疫吸附、血浆置换、体外光化学疗法等。

7. 转诊建议

（1）紧急转诊：天疱疮大多病情不凶险，虽然某些患者病情较重，但在短期内不会有生命危险，因此紧急转诊情况不多见。

（2）普通转诊：出现以下情况，可转诊上级医院治疗。

1）天疱疮累及面积较大，或者黏膜累及较重，建议转诊上级医院。

2）天疱疮继发感染，有时甚至是严重感染，建议转诊上级医院。

3）天疱疮患者伴有肝肾功能障碍或者水、电解质紊乱等情况，建议转诊上级医院。

4）天疱疮激素治疗效果较差，需联合免疫抑制药或采用其他治疗方法，或者怀疑可能伴发恶性肿瘤时，建议转诊上级医院。

5）初始治疗所需糖皮质激素量较大，需住院治疗者，建议转上级医院就诊。

二、大疱性类天疱疮

1. 概念　大疱性类天疱疮（bullous pemphigoid，BP）是一种好发于中老年人的自身免疫性表皮下大疱病，主要特征是疱壁厚、紧张不易破的大疱，组织病理为表皮下水疱，免疫病理显示基底膜带 IgG 和 / 或 C3 沉积，血清中存在针对基底膜带成分的自身抗体。

2. 病因和发病机制　病因未明。多数患者血清中存在抗基底膜带成分的自身抗体，免疫电镜显示这种抗体结合在基底膜带的透明层，因此本病也为器官特异性自身免疫病。

3. 临床表现　本病多见于 50 岁以上的中老年人，好发于胸腹部和四肢近端。典型皮损为在外观正常的皮肤或红斑的基础上出现紧张性水疱或大疱（图 66-2），疱壁较厚，呈半球状，直径可从＜1cm 至数厘米，疱液清亮，少数可呈血性，疱不易破，破溃后糜烂面常覆以痂皮或血痂，也可愈合，成批出现或此起彼伏，尼氏征阴性。少数患者也可出现口腔等黏膜损害，但较轻微，可有不同程度瘙痒。需要注意的是，BP 有时会出现非典型表现（如湿疹样或结节性痒疹样皮损）。本病进展缓慢，如不予以治疗可持续数月至数年，也会自发性消退或加重，预后好于天疱疮。死亡原因为长期患病引起的机体消耗性衰竭和长期、大剂量应用糖皮质激素等免疫抑制药后引起的感染等并发症和多器官功能衰竭。

4. 组织病理和免疫病理

（1）组织病理：表皮下水疱是本病的特征，水疱为单房性，疱顶多为正常皮肤，疱腔内有嗜酸性粒细胞，真皮乳头血管周围有嗜酸性粒细胞、淋巴细胞、中性粒

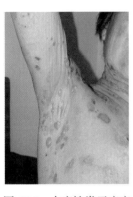

图 66-2　大疱性类天疱疮

细胞浸润。

（2）免疫病理：皮肤直接免疫荧光 90% 以上可见 IgG 和 C3 在基底膜带呈线状沉积，偶见 IgM 和 IgA 沉积；盐裂皮肤可见 IgG 和 C3 沉积于盐裂皮肤的表皮侧；免疫电镜显示 IgG 和 C3 沉积于基底膜带半桥粒部位，位于透明板上部。外周血可检测到抗 BP 抗原抗体，皮肤间接免疫荧光也显示 IgG 在基底膜带线状沉积。

5. 诊断和鉴别诊断 根据典型临床表现及组织病理、免疫病理特征可以诊断。

本病主要应与天疱疮、湿疹、痒疹、糖尿病性大疱等相鉴别。湿疹、痒疹与 BP 的鉴别可通过免疫学检查，BP 血清中可检测到抗 BP 抗原抗体，基底膜带有 IgG、C3 沉积，组织病理也可鉴别；糖尿病性大疱有糖尿病史，组织病理学虽然为表皮下水疱但无以嗜酸性粒细胞为主的炎性细胞浸润，免疫学检查均阴性。

6. 治疗 治疗目的在于控制新皮损的发生和严重瘙痒等症状，防止过大的紧张性水疱和糜烂面造成的继发病变。治疗关键在于糖皮质激素等免疫抑制药的合理应用。

（1）一般治疗：加强支持疗法，给予富于营养的易消化饮食；对水疱、大疱数量多者应适量补充血浆或白蛋白，预防和纠正低蛋白血症。

（2）局部护理：对大疱可在疱底部用灭菌刀剪将疱划破或用针筒将疱液抽出。如有糜烂面，处理可参考"天疱疮"的治疗。

（3）药物治疗

1）糖皮质激素：治疗 BP 的首选药物，分为系统治疗和局部治疗。

① 系统治疗：剂量依据损害范围而定，可参考"天疱疮"。有学者对照观察了泼尼松 0.75mg/（kg·d）和 1.25mg/（kg·d）治疗 BP 的差别，结果在第 21 天和第 51 天时的治愈率无差别，但前者死亡率明显低于后者。由于 BP 患者多为高龄，因此，在治疗过程中必须注意观察和预防糖皮质激素的常见不良反应。

② 局部治疗：由于 BP 多发生于老年人，死亡原因多为与激素相关的并发症和多脏器衰竭，因此，有研究者正在通过皮肤给药替代系统给药。其方法有强效糖皮质激素软膏如丙酸氯倍他索或卤米松冲击治疗，根据体重和新发水疱数决定用药剂量（最高剂量 40g/d）和次数（每天 1～2 次至每周 2 次），均匀涂抹全身（头面部除外）。局部治疗虽然减少了糖皮质激素对全身各系统的不良反应，但皮肤变薄、毛细血管扩张、局部感染机会增加的不良反应仍然存在。

2）其他免疫抑制药：细胞毒药物等与糖皮质激素合用可减少激素用量，也可单独使用，应用方法可参考"天疱疮"。

（4）其他治疗：对轻症患者可给予有抗炎作用的四环素或红霉素 1～2g/d 或米诺环素 0.1g/d，连续 1～2 个月，与大剂量烟酰胺 1.5～2.0g/d 合用可能疗效更佳；氨苯砜也可能有效。以上药物也可与糖皮质激素合用。

7. 转诊建议

（1）紧急转诊：大疱性类天疱疮大多病情不凶险，虽然某些患者病情较重，但在短期内不会有生命危险，因此紧急转诊情况不多见。

（2）普通转诊：出现以下情况，可转诊上级医院治疗。

1）大疱性类天疱疮伴有严重的并发症，如感染和多器官功能衰竭，建议转诊上级医院。

2）初始治疗所需糖皮质激素量较大，需住院治疗者，建议转上级医院就诊。

3）一般治疗效果较差，需联合免疫抑制药或采用其他治疗方法时，建议转上级医院就诊。

第六十七章 病毒性皮肤病

卢 彬 济宁医学院附属医院

病毒性皮肤病是由病毒感染引起的、以皮肤黏膜病变为主的一类疾病。根据临床特点可将病毒性皮肤病分为3型：①新生物型，形成新生物，皮损呈疣状，如寻常疣、跖疣、扁平疣、传染性软疣、尖锐湿疣等；②疱疹型，皮损以形成水疱为特点，如单纯疱疹、带状疱疹、手足口病等；③红斑发疹型，皮损以红斑为主，如传染性红斑、麻疹、风疹等，该类型疾病传染性大，可造成流行。

一、单纯疱疹

单纯疱疹由单纯疱疹病毒（herpes simplex virus，HSV）引起，临床以簇集性水疱为特征，有自限性，但易复发。

1. 病因和发病机制 HSV为双链DNA病毒，呈球形，外周由核衣壳及病毒包膜组成。依据病毒蛋白抗原性不同，可分为HSV-1和HSV-2，二者基因组同源性为47%～50%。HSV可存在于感染者的疱液、口鼻和生殖器分泌物中。HSV对外界抵抗力不强，56℃加热30min、紫外线照射5min或乙醚等脂溶剂均可使之灭活。

HSV-1初发感染发生在儿童，通过接吻或共用餐具传播，主要引起生殖器以外的皮肤黏膜及脑部感染；HSV-2初发感染主要发生于青年人或成人，通过密切性接触传播，主要引起生殖器部位或新生儿感染。病毒侵入皮肤黏膜后，可先在局部增殖，形成初发感染，以后沿神经末梢上行至支配病损区域神经的神经节内并长期潜伏，当受到某种因素（如抵抗力下降）激惹后，病毒可被激活并经神经轴索移行至神经末梢分布的上皮，表现为疱疹复发。两型间存在部分交叉免疫，但血液中存在的特异性抗体不能阻止复发。

2. 临床表现 原发感染潜伏期为2～12天，平均6天，部分复发患者可无原发感染症状。临床对于首发症状无法判断是原发感染还是复发感染，故分为初发型和复发型，前者相对皮损范围广泛，自觉症状明显，病程稍长。

（1）初发型

1）疱疹性龈口炎：本型较为常见，多见于1～5岁儿童。好发于口腔、牙龈、舌、硬腭、咽等部位。皮损表现为迅速发生的群集性小水疱，很快破溃形成表浅溃疡，也可开始即表现为红斑、浅溃疡。疼痛较明显，可伴有发热、咽痛及局部淋巴结肿痛。自然病程 1～2 周。

2）新生儿单纯疱疹：70% 患者由 HSV-2 所致，多经产道感染。一般出生后5～7 天发病，表现为皮肤（尤其是头皮）、口腔黏膜、结膜出现水疱、糜烂，严重者可伴有发热、呼吸困难、黄疸、肝脾大、意识障碍等。可分为皮肤-眼-口腔局限型、中枢神经系统型和播散型，后两型病情凶险，预后极差。

3）疱疹性湿疹：又称 Kaposi 水痘样疹，常发生于患湿疹或特应性皮炎的婴幼儿，多由 HSV-1 所致。多见于躯干上部、颈部和头部。皮损表现为原皮损处红肿并出现散在密集水疱或脓疱，融合成片，水疱中央有脐凹，周围有红晕。病情严重者可在 1 周内泛发全身，并伴有发热等全身症状。

4）接种性疱疹：皮损为限于接触部位的群集性水疱。发生于手指者表现为位置较深的疼痛性水疱，称疱疹性瘭疽。

5）疱疹性角膜结膜炎：角膜可形成树枝状或深在圆板状溃疡，严重者可发生角膜穿孔导致失明，可伴有结膜充血和水肿。

（2）复发型：部分患者原发感染消退后，在诱发因素刺激下，于同一部位反复发作，多见于成人。好发于口周、鼻腔开口周围、外阴，也可见于口腔黏膜等部位。发作早期局部常自觉灼热，随后出现红斑、簇集状小丘疹和水疱（图 67-1），可相互融合，数天后水疱破溃形成糜烂、结痂继而愈合。病程 1～2 周。

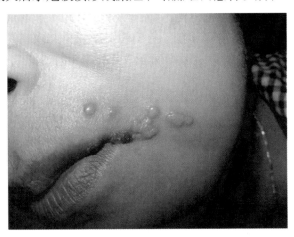

图 67-1　单纯疱疹

3. 实验室检查　皮损处刮片做细胞学检查（Tzanck 涂片），可见多核巨细胞和核内嗜酸性包涵体。用免疫荧光法和 PCR 分别检测疱液中病毒抗原和 HSV DNA 有助于明确诊断。病毒培养鉴定是诊断 HSV 感染的"金标准"。血清 HSV-IgM 型抗体检测有辅助诊断价值，尤其是新生儿 HSV 感染，而 IgG 型抗体的诊断价值较小，常用于流行病学调查。

4. 诊断和鉴别诊断　根据簇集性水疱、好发于皮肤-黏膜交界处及易复发等特点，一般可做出诊断。本病应与带状疱疹、脓疱疮、手足口病等相鉴别。

5. 预防和治疗 治疗原则为缩短病程，防止继发细菌感染和全身播散，减少复发和传播机会。

（1）内服药物治疗：目前认为核苷类药物是抗 HSV 最有效的药物。

1）初发型：阿昔洛韦每次 200mg，每天口服 5 次，或每次 400mg，每天口服 3 次；或者伐昔洛韦每次 300mg，每天口服 2 次；或者泛昔洛韦每次 250mg，每天口服 3 次。疗程均为 7～10 天。

2）复发型：采用间歇疗法，最好出现前驱症状或皮损出现 24h 内开始治疗。阿昔洛韦每次 200mg，每天口服 5 次，或每次 400mg，每天口服 3 次；或者伐昔洛韦每次 300mg，每天口服 1～2 次；或者泛昔洛韦每次 250mg，每天口服 3 次；或者泛昔洛韦每次 125mg，每天口服 3 次。疗程一般为 5 天。

3）频繁复发型（1 年复发 6 次以上）：为减少复发次数，可采用每天抑制疗法，即阿昔洛韦每次 400mg，每天口服 3 次；或者伐昔洛韦每次 500mg，每天口服 1 次；或者泛昔洛韦每次 250mg，每天口服 2 次。一般需连续口服 4～6 个月。

4）原发感染症状严重或皮损广泛者：阿昔洛韦 5～10mg/（kg·d），分 3 次静脉滴注。疗程一般为 5～7 天。

（2）外用药物治疗：以收敛、干燥和防止继发感染为主。可选用 3% 阿昔洛韦软膏、1% 喷昔洛韦乳膏或硫黄炉甘石洗剂。继发感染时可用 0.5% 新霉素霜、莫匹罗星软膏。对疱疹性龈口炎应保持口腔清洁，并用 1∶1000 新洁尔灭溶液含漱。

6. 转诊建议

（1）紧急转诊：如新生儿发生单纯疱疹，严重者出现发热、呼吸困难、黄疸、肝脾大、意识障碍等症状，建议紧急转诊。此类患儿病情凶险，可发生播散性感染，甚至出现中枢神经系统症状，预后极差，应尽快转诊上级医院抢救。

（2）普通转诊：①儿童的疱疹性龈口炎若疼痛较明显，同时伴有发热、咽痛及局部淋巴结肿痛，建议转上级医院就诊；②疱疹性湿疹泛发者，同时伴有发热等全身症状者，可转上级医院就诊；③疱疹性角膜结膜炎，建议转上级医院就诊；④频繁复发性单纯疱疹，当地医院治疗效果不佳者，可转上级医院就诊；⑤伴HIV 感染或艾滋病患者，皮损一般较重，应转上级医院就诊。

二、带状疱疹

带状疱疹由水痘-带状疱疹病毒（varicella-zoster virus，VZV）引起，以沿单侧周围神经分布的簇集性小水疱为特征，常伴明显的神经痛。

1. 病因和发病机制 VZV 为人疱疹病毒 3 型。病毒呈砖形，有立体对称的衣壳，内含双链 DNA 分子，只有一种血清型。VZV 对体外环境的抵抗力较弱，在干燥的痂内很快失去活性。

人是 VZV 的唯一宿主。病毒经呼吸道黏膜进入血液形成病毒血症，发生水痘或呈隐性感染，后病毒潜伏于脊髓后根神经节或颅神经感觉神经节内；当机体受到某种刺激（如创伤、疲劳、恶性肿瘤或病后虚弱等）导致机体抵抗力下降时，潜伏病毒被激活，沿感觉神经轴索下行，到达该神经所支配区域的皮肤内复制，产生水疱，同时受累神经发生炎症、坏死，产生神经痛。本病愈后可获得较持久的免疫，故一般不会复发。

2. 临床表现　好发于成人，发病率随年龄增长而呈显著上升趋势。

（1）典型表现：发疹前可有轻度乏力、低热、食欲减退等全身症状，患处皮肤自觉灼热或灼痛，触之有明显的痛觉，持续 1～5 天，也可无前驱症状即发疹。好发部位依次为肋间神经、颈神经、三叉神经和腰骶神经支配区域。患处常首先出现潮红斑，很快出现粟粒至黄豆大小丘疹（图 67-2），簇状分布而不融合，继之迅速变为水疱，疱壁紧张发亮，疱液澄清，外周绕以红晕，各簇水疱群间皮肤正常。皮损沿某一周围神经呈带状排列，多发生在身体的一侧，一般不超过正中线。神经痛为本病特征之一，可在发病前或伴随皮损出现，老年患者常较为剧烈。病程一般 2～3 周，老年人为 3～4 周，水疱干涸、结痂脱落后留有暂时性淡红斑或色素沉着。

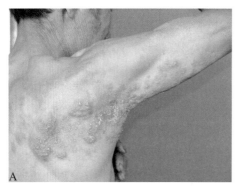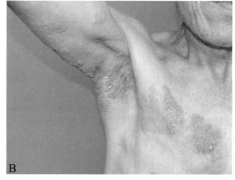

图 67-2　带状疱疹

注：A. 右上肢、右肩背部皮损；B. 右前胸皮损。

（2）特殊表现

1）眼带状疱疹：病毒侵犯三叉神经眼支所致，多见于老年人，疼痛剧烈，可累及角膜形成溃疡性角膜炎。

2）耳带状疱疹：病毒侵犯面神经及听神经所致，表现为耳道或鼓膜疱疹。膝状神经节受累同时侵犯面神经的运动和感觉神经纤维时，可出现面瘫、耳痛和外耳道疱疹三联征，称为 Ramsey-Hunt 综合征。

3）带状疱疹后遗神经痛：带状疱疹在发疹前、发疹时及皮损痊愈后均可伴有神经痛，统称为带状疱疹相关性疼痛。如果皮损消退（通常 4 周）后神经痛持续存在，则称为带状疱疹后遗神经痛。

4）其他：与机体抵抗力差异有关，可表现为顿挫型（不出现皮损仅有神经痛）、不全型（仅出现红斑、丘疹而不发生水疱即消退）、大疱型、出血性、坏疽型和泛发型（同时累及 2 个以上神经节产生对侧或同侧多个区域皮损）。病毒偶可经血液播散产生广泛性水痘样疹并侵犯肺和脑等器官，称为播散型带状疱疹。

3. 诊断和鉴别诊断 本病根据典型临床表现即可做出诊断，疱底刮取物涂片找到多核巨细胞和核内包涵体有助于诊断，PCR 检测 VZV DNA 和病毒培养可作为确诊依据。

本病前驱期或无疹型应与肋间神经痛、胸膜炎、阑尾炎、坐骨神经痛、尿路结石、偏头痛、胆囊炎等相鉴别，发疹后有时需要与单纯疱疹、脓疱疮等相鉴别。

4. 治疗 本病具有自限性，治疗原则为抗病毒、镇痛、消炎、防治并发症。

（1）内服药物治疗

1）抗病毒药物：早期、足量抗病毒治疗，特别是 50 岁以上患者，有利于减轻神经痛，缩短病程。通常在发疹后 48～72h 开始抗病毒治疗。阿昔洛韦每次 800mg，每天口服 5 次；或者伐昔洛韦每次 1000mg，每天口服 3 次；或者泛昔洛韦每次 250mg，每天口服 3 次。疗程均为 7 天。

2）镇痛药物：可酌情选用去痛片、吲哚美辛等，同时，可应用营养神经的药物，如口服或肌内注射维生素 B_1、维生素 B_{12}。

3）糖皮质激素：应用有争议，多认为及早合理应用可抑制炎症过程，缩短急性期疱疹相关性疼痛的病程，但对带状疱疹后遗神经痛无肯定的预防作用。主要应用于病程 7 天以内、无其他相关疾病的老年患者，可口服泼尼松 30～40mg/d，疗程 7～10 天。

（2）外用药物治疗

1）外用药：以干燥、消炎为主。疱液未破时可外用炉甘石洗剂、阿昔洛韦乳膏或喷昔洛韦乳膏；疱疹破溃后可酌情用 3% 硼酸溶液或 1∶5000 呋喃西林溶液湿敷，或者外用 0.5% 新霉素软膏或莫匹罗星软膏。

2）眼部处理：如合并眼部损害须请眼科医生协同处理。可外用 3% 阿昔洛韦眼膏、碘苷（疱疹净）滴眼液，局部禁用糖皮质激素外用制剂。

（3）物理治疗：如紫外线、频谱治疗仪、红外线等局部照射，可缓解疼痛，促进水疱干涸和结痂。

5. 转诊建议

（1）紧急转诊：发生在头面部的带状疱疹，极少情况下可能出现头痛、呕吐、惊厥或其他进行性感觉障碍，此时建议紧急转诊，因为可能发生了带状疱疹性脑膜脑炎，是病毒直接从脊髓神经前、后根向上侵犯到中枢神经系统或发生变态反应所致。

（2）普通转诊：出现以下情况，可转诊上级医院治疗。

1）大疱性带状疱疹：患者的皮损大多为大疱，病情较重，可转上级医院就诊。

2）坏疽性带状疱疹：发生了皮肤坏疽性改变，皮损较重，病程较长，可转上级医院就诊。

3）疼痛剧烈：一般抗疼痛治疗方法无法控制病情者，可转上级医院就诊。

4）泛发性带状疱疹：皮疹泛发，可转上级医院就诊。

5）眼带状疱疹：出现视力减退，角膜损伤者，建议转上级医院就诊。

6）伴 HIV 感染或艾滋病患者：此类患者皮损一般较重，应转上级医院就诊。

三、疣

疣是由人乳头瘤病毒（human papilloma virus，HPV）感染皮肤黏膜所引起的良性赘生物，临床上常见有寻常疣、扁平疣、跖疣、尖锐湿疣等，疣状表皮发育不良也被认为与 HPV 感染密切相关。

1. 病因和发病机制 HPV 属乳头瘤病毒科，呈球形，无包膜，直径 45～55nm，具有 72 个病毒壳微粒组成的对称性 20 面立体衣壳。基因组为 7200～8000bp 的双链环状 DNA，分早期区、晚期区和非编码区，早期区编码的蛋白与病毒持续感染和致癌作用有关。HPV 有 100 余种，其中近 80 种与人类疾病相关。

本病传染源为患者和健康的病毒携带者，主要经直接或间接接触传播。HPV 通过皮肤黏膜微小破损进入细胞内并复制、增殖，致上皮细胞异常分化和增生，引起上皮良性赘生物。人群普遍易感，以 16～30 岁为主，免疫功能低下及外伤者易患此病。感染后可表现临床、亚临床和潜伏感染，后者是疾病复发的主要原因。

2. 临床表现 一般潜伏期 6 周至 2 年。常见临床类型如下。

（1）寻常疣：俗称"刺瘊""瘊子"，多由 HPV-2 所致，多发生在 5～20 岁。由于自身接种的关系，寻常疣可以发生于身体的任何部位，但以手部为多，手在水中长期浸泡是常见的诱发因素。典型皮损为黄豆大小或更大的灰褐色、棕色或皮色丘疹，表面粗糙，质地坚硬，可呈乳头瘤状增生。发生在甲周者称甲周疣；发生在甲床者称甲下疣；疣体细长突起伴顶端角化者称丝状疣，好发于颈、额及眼睑；疣体表面呈参差不齐的突起者称指状疣，好发于头皮及趾间。

（2）跖疣：发生在足底的寻常疣称为跖疣，多由 HPV-1 所致。可发生于足底的任何部位，但以足部压力点特别是跖骨的中部区域为多。外伤、摩擦、足部多汗等均可促其发生。皮损初起为细小发亮的丘疹，渐增至黄豆大小或更大，因受压而形成淡黄或褐黄色胼胝样斑块或扁平丘疹（图 67-3），表面粗糙，界线清楚，边缘绕以稍高的角质环，去除角质层后，其下方有疏松的角质软芯，可见毛细血管破裂出血而形成的小黑点，若含有多个角质软芯，称为镶嵌疣。患者可自觉疼痛，也可无任何症状。

（3）扁平疣：好发于青少年，多由 HPV-3 所致。好发于颜面、手背及前臂。典型皮损为米粒至黄豆大小的扁平隆起性丘疹，圆形或椭圆形，表面光滑，质硬，正常肤色或淡褐色，多骤然出现，数目较多且密集。搔抓后皮损可呈串珠状排列，即自体接种反应或称 Koebner 现象。病程慢性，多可自行消退，少数患者可复发。

（4）生殖器疣：又称尖锐湿疣，是性传播疾病的一种。

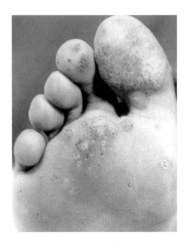

图 67-3 跖疣

3. 组织病理学检查　不同类型疣的组织病理学表现具有差异，但均具有颗粒层、棘层上部细胞空泡化和电镜下核内病毒颗粒等共同特征，可伴有角化过度、角化不全、棘层肥厚和乳头瘤样增生。

4. 诊断和鉴别诊断　根据病史及典型皮损即可做出诊断，必要时结合组织病理学检查，少数患者需检测组织中 HPV DNA 方可确诊。

跖疣应与鸡眼、胼胝相鉴别（表 67-1）。

表 67-1　跖疣与鸡眼、胼胝的鉴别诊断

项目	跖疣	鸡眼	胼胝
病因	HPV 感染	挤压	长期摩擦、压迫
好发部位	足跖	足跖、趾、足缘	足跖前部、足跟
皮损	圆形灰黄色角化斑块，中央凹陷，较软，表面粗糙无皮纹，外周角化环，易见出血点	圆锥形角质栓，外围透明黄色环	蜡黄色角质斑片，中央略增厚，皮纹清楚，边缘不清楚
数目	可较多	单发或几个	1～2 片
疼痛与压痛	挤捏时明显	压痛明显	无或轻微

5. 治疗　本病主要采用外用药物治疗和物理治疗，内服药物治疗多用于皮损数目较多或久治不愈者。

（1）外用药物治疗：适用于皮损较大或不宜用物理治疗者，但应根据不同情况选择药物及使用方法。① 0.05%～0.1% 维 A 酸软膏或阿达帕林霜，每天 1～2 次外用，适用于扁平疣；②氟尿嘧啶软膏，每天 1～2 次外用，因可遗留色素沉着，故面部慎用；③ 3% 酞丁安霜或 3% 酞丁安二甲基亚砜外用；④平阳霉素 10mg，用 1% 普鲁卡因 20ml 稀释，于疣体根部注射，每个疣注射 0.2～0.5ml，每周 1 次，适用于难治性寻常疣和跖疣。

（2）物理治疗：包括冷冻、电灼、刮除、激光等，适用于皮损数目较少者。

（3）内服药物治疗：目前尚无确切有效的抗 HPV 治疗药物，可试用免疫调节药（如干扰素、左旋咪唑等）。中药以清热解毒、散风平肝、散结为治则，有时可获得较好的疗效。

6. 转诊建议

（1）紧急转诊：无论是哪种形态的疣，对身体的器质性伤害较小，多是外观和功能上有影响，而且病程多慢性，无紧急情况，因此很少紧急转诊。

（2）普通转诊：出现以下情况，可转诊上级医院治疗。

1）泛发性跖疣：部分患者跖疣数量较多，甚至累及全部足底，形成厚层的角化性斑块和丘疹，此时一般的处理难以取得良好的疗效，可转上级医院就诊。

2）泛发性扁平疣：部分患者扁平疣数量较多，可转上级医院就诊。

3）泛发性寻常疣：部分患者寻常疣数量较多，可转上级医院就诊。

4）治疗后出现感染等情况：因为疣的治疗多是有创性的（如冷冻），可能会并发感染，发生感染时可转上级医院就诊。

5）伴 HIV 感染或艾滋病患者：此类患者皮损一般较重，应转上级医院就诊。

四、传染性软疣

传染性软疣是由传染性软疣病毒（molluscum contagiosum virus，MCV）感染所致的传染性皮肤病。

1. 病因和发病机制 MCV 属痘病毒，目前发现 4 型及若干亚型，但以 MCV-1 最常见。儿童传染性软疣多数由 MCV-1 所致，但在免疫功能低下者（尤其是 HIV 感染者），约 60% 由 MCV-2 所致。皮肤间密切接触是主要的传播方式，也可通过性接触、游泳池等公共设施传播。

2. 临床表现 本病多累及儿童、性活跃人群和免疫功能低下者。潜伏期 1 周至半年。皮损可发生于任何部位，儿童好发于手背、四肢、躯干及面部，成人如经性接触传播，可见于生殖器、臀部、下腹部、耻骨部及大腿内侧等。典型皮损为直径 3～5mm 大小的半球形丘疹（图 67-4），呈灰色或珍珠色，表面有蜡样光泽，中央有脐凹，内含乳白色干酪样物质即软疣小体。

3. 诊断和鉴别诊断 根据典型临床表现即可确诊，必要时结合病理学检查。单个较大的皮损有时需要与角化棘皮瘤及基底细胞癌等相鉴别。

4. 预防和治疗 平时应避免搔抓，以防扩散。幼儿园或集体生活勿共用衣物和浴巾，并注意消毒。

本病以外用药物治疗为主，如维 A 酸软膏或斑蝥素乳膏，也可在无菌条件下用齿镊或弯曲血管钳将软疣夹破，挤出其内容物，然后外用碘酊等以防细菌感染。合并细菌感染时可先外用莫匹罗星软膏，感染控制后再行上述治疗。

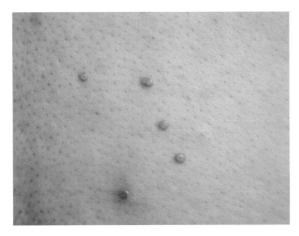

图 67-4 传染性软疣

5. 转诊建议

（1）紧急转诊：传染性软疣病情一般较轻，无急症发生，因此极少有紧急转诊的情况。

（2）普通转诊：出现以下情况，可转诊上级医院治疗。

1）泛发性传染性软疣：部分患者皮损数量较多，甚至累及全身，此时一般的处理难以取得良好的疗效，可转上级医院就诊。

2）复发性传染性软疣：部分患者病情反复，易复发，可转上级医院就诊。

3）伴发感染：部分患者可能会因为搔抓、处理不当等情况出现感染，可转上级医院就诊。

4）伴 HIV 感染或艾滋病患者：此类患者皮损一般较重，应转上级医院就诊。

第九篇

康复训练

第六十八章 冠心病患者运动与康复

王伯忠　浙江医院

一、心脏康复概述

运动对心血管疾病影响的研究，追溯已有 200 多年历史。心脏康复（cardiac rehabilitation，CR）的临床应用起始于 20 世纪 40~50 年代，最具有代表性的是 Levine 医生和 Lown 医生倡导并进行临床实践的"椅子疗法"。1964 年，世界卫生组织（WHO）肯定心脏康复的疗效并对心脏康复的定义做了概述。此后，心脏康复得到较为迅速的发展，内涵不断拓展。至今全球已有 110 多个国家开展心脏康复，心脏康复已成为心血管疾病患者整体管理中不可或缺的组成部分。

1. 定义　心脏康复是一项综合的长期计划，包括医学评估、运动处方、纠正心血管疾病的危险因素及健康教育和咨询等。心脏康复的目的是为患者和家庭提供自我管理的知识和技能，限制或减轻心脏疾病所致的生理和心理的影响，降低猝死或再次梗死的风险，控制心脏病症状，稳定或逆转动脉粥样硬化的进程，提高患者的社会心理和职业状况。

2. 适应证　随着心脏康复的发展和适应证的扩展，综合国内外心脏康复指南、共识等资料，目前心脏康复的适应证主要包括 ST 段抬高型急性心肌梗死、非 ST 段抬高型急性冠状动脉综合征、稳定型心绞痛、冠状动脉旁路移植术、经皮冠状动脉介入术、缺血性心肌病、心力衰竭（包括左心室收缩功能不全、心室功能保留心力衰竭、心脏再同步化治疗心力衰竭、心室辅助装置治疗心力衰竭等）、心脏移植、外周动脉疾病、心脏瓣膜疾病术、其他心脏手术、除颤器置入、成人先天性心脏病、胸主动脉手术、心血管风险评估高危个体等。

3. 禁忌证　广义上讲，心脏康复无绝对的禁忌证，但从狭义上来说，即从运动心脏康复角度来说，心脏康复有禁忌证，部分患者可因各种原因暂时不适宜开始系统、规范的运动心脏康复，但条件允许后应尽早开始运动心脏康复治疗。禁忌证主要包括：不稳定型心绞痛，安静时 ST 段压低或抬高（＞2mm），未控制的心力衰竭，未控制的严重心律失常，未控制的高血压（静息收缩压＞180mmHg 或静息舒张压＞110mmHg），直立后血压下降＞20mmHg 并伴有症状者，重度主动脉瓣狭窄，活动性心包炎或心肌炎，血栓性静脉炎，近期血栓栓塞，急性全身疾病或发热，严重的运动系统功能障碍，代谢异常（如急性甲状腺炎、低血钾、高血钾、血容量不足、恶病质状态），多器官衰竭或无法配合，患者拒绝心脏康复等。

4. 分期 心脏康复通常分为 3 个阶段（3 期），即住院（Ⅰ期）心脏康复、早期门诊（Ⅱ期）心脏康复、长期门诊（Ⅲ期）心脏康复。Ⅰ期心脏康复是住院时为心血管疾病患者提供康复和预防服务。Ⅱ期心脏康复是出院后早期在门诊为心血管疾病患者提供康复和预防服务，通常为急性心血管病事件发生后或术后 1～2 周至 3～6 个月，少数患者可延续至 1 年。Ⅲ期心脏康复是在门诊为心血管疾病患者提供长期的预防和康复服务。

5. 基本原则 心脏康复临床实践中，需要遵循规范化、标准化、个体化及安全性的基本原则。

（1）规范化：心脏康复的团队需要规范培训，心脏康复设施设备需要满足临床实践的基本要求。

（2）标准化：心脏康复临床实践中需制订相关疾病和操作的标准化流程，保证心脏康复的治疗质量。

（3）个体化：针对个体患者，对其进行详细、精准的评估后，制订适合该患者的方案，其中最重要的是个体化运动处方。

（4）安全性：精准评估、危险分层、个体化运动方案及必要的医学监管可以最大限度地预防运动损伤及运动意外的发生，保障患者安全。

6. 获益 目前已有大量临床研究证据支持心脏康复的获益。心脏康复能减轻心血管疾病患者的临床症状（如心绞痛、焦虑、抑郁等），提高患者的运动能力和生活质量，促进其职业回归与社会回归；心脏康复有利于管理心血管疾病危险因素及建立健康的生活方式，延缓动脉粥样硬化发展进程；心脏康复能降低急性缺血性冠状动脉事件的发生率和住院率，降低心肌梗死后患者全因死亡率和心血管病死率，降低急性心肌梗死患者 1 年内猝死风险；心脏康复能改善心脏功能，降低与心力衰竭相关的急性发作及再次住院风险。

7. 主要内容 心脏康复的主要内容包括心脏康复评估和心脏康复措施 2 个方面。心脏康复评估、制订或及时修订个体化心脏康复方案、实施心脏康复方案，这一流程贯穿着心脏康复的整个过程。评估时间通常包括 5 个时间点，分别为初始综合评估、每次运动治疗前简要评估、针对新发或异常体征/症状的紧急评估、心脏康复治疗周期中每 30 天再评估（或 36 课时）、90 天结局评估。

（1）心脏康复评估：包括临床医学评估和功能医学评估。临床医学评估包括病史采集及体格检查、心血管疾病危险因素评估、血液检查、病情及治疗评估、健康教育评估、营养状况评估、目标及需求评估、终点及事件评估等。功能医学评估包括心脏结构与功能、肺功能、精神心理睡眠状况、运动功能（神经、肌肉、骨骼、关节）、生活质量、社会功能等方面的评估。

（2）心脏康复措施：心血管疾病危险因素的管理与干预；纠正不健康的生活习惯与行为；健康教育与咨询；依据循证证据、指南与专家共识，优化及规范药物治疗；制订个体化运动处方，循序渐进地实施运动锻炼方案；综合干预精神心理问题与社会支持；原则与个体饮食习惯相结合，平衡膳食营养。

8. 标准化临床路径　由中国康复医学会心血管病专业委员会推荐，适宜推广。心脏康复临床路径可采取 6 个步骤，详见图 68-1。

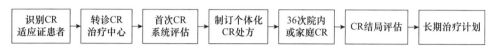

图 68-1　心脏康复（CR）标准化临床路径

（1）识别住院或门诊心脏康复适应证患者，尽早转诊并接受心脏康复治疗，建议医院设自动转诊流程。

（2）心脏康复专业人员对患者进行首次评估。

（3）心脏康复专业医师根据评估结果制订个体化心脏康复处方。

（4）由心脏康复专业人员指导患者在医院或家庭完成 36 次心脏康复处方。

（5）心脏康复专业人员完成对患者心脏康复结局评估，并提供心脏康复效果分析报告。

（6）向患者提供院外心脏病长期治疗方案。

9. 软件和硬件要求

（1）人员基本要求为心脏康复专业医师或经过心脏康复培训的心内科医生 / 全科医生、经过心脏康复培训的高年资护士及康复治疗师，至少各 1 名，组成心脏康复医疗团队。

（2）功能测评和风险评估工具包括体重计、握力计、量尺、秒表、心电图机、《日常生活能力评定量表》、《生活方式评估问卷》、《生活质量和心理评估量表》、运动试验（平板或踏车）或 6min 步行试验、心肺运动试验（平板或踏车）、肌力平衡测评器械、运动康复院外心电监测设备、体脂测定仪、身体成分分析仪等。

（3）运动疗法常用设备有训练用瑜伽垫、脚踏板、哑铃、沙袋、弹力带、训练用平衡球、训练用功率自行车和跑步机、院内运动软件管理系统、上肢和下肢肌力训练设备、平衡训练仪、模拟运动训练仪、水疗设备等。

（4）心脏康复须配备急救设备，包括心脏电除颤仪、血压计、急救药品（肾上腺素、硝酸甘油、多巴胺和阿托品）、供氧设施、心电图机和心率表、运动心电监护仪和 / 或便携式监测设备等。

二、Ⅰ期心脏康复

患者入院后，在做好临床诊疗工作的前提下，应尽早开展心脏康复健康教育、心脏康复评估与运动康复。Ⅰ期心脏康复的目标是缩短住院时间，促进日常生活活动及运动能力的恢复，舒缓精神、心理压力，提升患者自信心，避免不必要的卧床带来的不利影响（如运动耐量减退、低血容量、血栓栓塞并发症等），为Ⅱ期康复做好准备。

1. 时机　急性冠脉综合征患者急诊入院后开始心脏康复的时机：过去8h内没有新发或再发胸痛，肌钙蛋白水平无进一步升高，没有出现新的心功能失代偿表现（静息时呼吸困难伴湿啰音），没有新发明显的心律失常或心电图动态改变，静息心率50～100次/分，静息血压90～150/60～100mmHg，血氧饱和度＞95%。择期经皮冠状动脉介入治疗（PCI）和非急诊冠状动脉旁路移植术（CABG）患者应该在术前即进行健康教育、营养干预及康复训练，以提高患者的心肺及体能储备，增强手术耐受力，提高患者心脏康复的参与度和依从性。冠状动脉搭桥术后，一旦患者意识恢复、自主呼吸平稳、脱离危险期，在监护下尽早进行呼吸训练、排痰训练及床上活动等。

2. 评估

（1）临床医学评估：①除常规病史采集及体格检查外，尚需评估日常体力活动及运动习惯，以及手术伤口情况等。②病情及治疗评估包括当前病情稳定与否，血液检查、药物治疗及手术治疗情况，心绞痛严重程度，以及治疗依从性等。③常规筛查心血管病危险因素。④健康教育评估包括患者对自身疾病的认知与需求、疾病的基础知识、心脏康复相关知识等。⑤目标及需求评估包括患者及其家属对疾病的目标和要求、心脏康复意愿等。⑥营养状况评估包括饮食习惯、代谢异常评估、营养风险筛查等。⑦出院前应对每例患者进行运动风险评估。前提是患者病情稳定、无相应禁忌证，评估方法主要有运动负荷试验或6min步行试验。⑧提供出院后运动处方，指导患者出院后日常活动，Ⅱ期心脏康复推荐转诊。

（2）功能医学评估

1）心脏结构与功能评估：包括临床心功能分级、心电图、心电血压监护、动态心电图、动态血压、心脏超声、冠状动脉造影、冠状动脉CT血管成像、心肌核素扫描、6min步行试验、平板/踏车运动负荷试验、心肺运动试验等。上述检查评估项目需要注意相应的适应证和禁忌证。

2）肺功能评估：CABG患者和择期PCI患者可评估肺功能。

3）精神心理睡眠状况评估：冠心病急性事件后及围手术期，患者常有精神心理及睡眠问题。可采用简短三问法初步筛查：①是否有睡眠不好，已经明显影响白天的精神状态或需要用药? ②是否有心烦不安,对以前感兴趣的事情失去兴趣? ③是否有明显身体不适,但多次检查都没有发现能够解释的原因? 3个问题中如有2个回答"是",符合精神障碍的可能性为80%左右。接下来可采用《躯体化症状自评量表》《患者健康问卷》《广泛焦虑问卷》《综合医院焦虑抑郁量表》等评估患者的焦虑抑郁情绪。睡眠状况评估包括了解患者失眠的表现形式、睡眠习惯、干扰睡眠的因素、日间的状况(瞌睡)、失眠对心血管疾病的影响等;可采用量表进行筛查,常用的量表包括《匹兹堡睡眠量表》《失眠严重程度量表》《Epworth 嗜睡量表》《整夜多导睡眠图》等。病情较重者,必要时需进行谵妄评估。

4)运动功能评估:包括神经反射功能、感觉与运动功能、平衡能力及柔韧性、肌力、关节活动度等。

5)生活质量评估:常见有《日常生活能力评定量表》《健康调查简表》《健康调查12条简表》《达特茅斯生活质量问卷》《明尼苏达心力衰竭生活质量问卷》《堪萨斯城心肌病调查问卷》等。行手术治疗的患者需进行疼痛程度评估。

6)社会功能评估:包括患者社会家庭的支持情况,如患者及其家属对待心脏康复的态度、医疗保险、家庭住址与心脏康复中心的距离等。

3. 措施 随着现代心血管病诊疗技术的日益发展、成熟与推广,当前大多冠心病患者住院时间较短。I期心脏康复措施主要是做好患者健康教育,适合心脏康复的患者尽早参与心脏康复,识别并及时干预患者合并存在的精神心理睡眠问题等。

(1)健康教育:一旦患者病情稳定,有足够的精力和思维能力,即可开始健康教育(包括家属)。住院期是健康教育的最佳时机。此期的健康教育内容主要有:戒烟教育与指导,疾病的基本知识,本次住院相关诊疗知识及必要的急救知识等,心脏康复的理念、内容及获益等。

(2)运动康复

1)急性冠脉综合征患者:住院期运动康复因人而异,循序渐进,从被动运动开始,逐步过渡到床上主动运动(如踝泵运动及肢体伸展抬高等)、坐位、坐位双足悬吊在床边、床旁站立、床旁行走、病室内步行、上一层楼梯、踏车/平板训练,病情重、体质衰弱的患者运动康复的进展宜缓慢,反之,可适度加快进程。此期患者运动康复和恢复日常活动的指导宜在心电和血压监护下进行,运动量通常控制在运动后心率较静息心率增加约20次/分,同时感觉不太费力(Borg评分<12分),且无明显的ST-T缺血性变化(ST-T压低≥2mm,抬高≥1mm)、无心律失常发生或明显增加、无异常血压反应等。初始运动时间依据患者病情及体质,可从5~10min开始,逐步增加。如出现心绞痛发作或晕厥等症状、运动心率增加≥20次/分、呼吸≥30次/分、血氧

饱和度<95%、心电监护显示明显缺血性改变和/或严重心律失常，则必须立即停止运动。

2）CABG患者：术前康复包括指导患者咳嗽、咳痰、腹式呼吸、缩唇呼吸的有效方法，进行呼吸训练、器械训练、上肢及颈肩关节训练、下肢大肌群训练等。术后尽早开始床上活动，从抬高床头开始，逐步过渡到半坐位、坐位、独立坐位、床旁坐位、床旁站立、室内步行、室外步行、器械训练，从被动运动逐步过渡到主动训练，同时宜尽早进行主动咳嗽训练、排痰训练、呼吸训练等。患者运动时须注意对伤口的保护。CABG患者围手术期运动康复须在心电、血压、血氧等监护下进行。如患者运动后出现下列情况，则须立即停止运动，加强医学观察并进行必要的医学处置：①平均动脉压<65mmHg或>110mmHg；②心率<50次/分或>130次/分；③呼吸频率<12次/分或>40次/分；④血氧饱和度<88%；⑤出现明显的人机对抗；⑥患者主观感受状态很差；⑦出现恶性事件，如跌倒、气管切开管移位、引流管脱垂等。运动方法有握拳、肢体抬高伸展、踝泵运动、端坐、站立、步行等。运动时间从5～10min开始，逐步增加。活动强度依据心率、血压、血氧饱和度、呼吸频率和自感疲劳程度评分（Borg评分12～13分为佳）而定。

早期运动康复及日常生活指导计划示例见表68-1。

表68-1　住院期4步早期运动及日常生活指导计划

步骤	代谢当量	活动类型	心率反应合适水平（与静息心率比较）
第1步	1.0～	被动运动，缓慢翻身，坐起，床边椅子坐立，床边坐便	增加5～15次/分
第2步	2.0～	床边坐位热身，床旁行走	增加10～15次/分
第3步	3.0～	床旁站立热身，大厅走动5～10min，每天2～3次	增加10～20次/分
第4步	3.0～4.0	站立热身，大厅走动5～10min，每天3～4次，上1层楼梯或固定踏车训练，坐位淋浴	增加15～25次/分

（3）心血管危险因素管理：详见Ⅱ期心脏康复。

（4）规范、优化药物治疗：详见冠心病的诊治章节。

（5）精神心理睡眠问题的干预：根据精神心理睡眠评估，制订个体化干预方案。健康教育有助于缓解心血管疾病所致的担忧、焦虑及抑郁情绪，倾听、同情、疏导、解释、安慰等方法可为患者提供心理支持，放松训练、生物反馈技术及运动康复可改善患者的焦虑、抑郁症状。合理应用抗焦虑抑郁药物可改善患者症状，提高其生活质量，也有助于心血管疾病的康复。

有安全证据用于心血管疾病患者的抗焦虑抑郁药物：①选择性5-羟色胺再摄取抑制药是目前治疗焦虑抑郁障碍的一线用药，常用药物有舍曲林、西酞普兰、帕罗西汀、氟西汀等。心血管疾病患者宜从最低剂量的半量开始，老年体弱者从 1/4 量开始，每 5~7 天缓慢加量至最低有效剂量。②苯二氮䓬类主要用于焦虑症和失眠的治疗，常用的长半衰期药物有地西泮、艾司唑仑、氯硝西泮等，短半衰期药物有劳拉西泮、阿普唑仑、米达唑仑、奥沙西泮等。唑吡坦和佐匹克隆是新型助眠药，没有肌松作用和成瘾性，对入睡困难者的效果好，次日清晨没有宿醉反应。③氟哌噻吨美利曲辛适用于轻中度焦虑抑郁、神经衰弱、心因性抑郁、抑郁性神经官能症、心身疾病伴焦虑和情感淡漠、隐匿性抑郁等，禁用于心肌梗死急性期、循环衰竭、房室传导阻滞等。使用抗焦虑抑郁药物的注意事项：①剂量逐步递增，采用最低有效剂量；②个体化用药，老年体弱者尤其须注意不良反应；③治疗时间一般在 3 个月以上；④治疗效果欠佳者，及时重新评估病情，与精神科医生协同诊治；⑤严重精神心理障碍、谵妄或惊恐发作者，及时请精神科医生协助诊治。

心血管疾病合并失眠的治疗包括非药物治疗和药物治疗。非药物治疗包括睡眠卫生教育、睡眠限制疗法、认知行为治疗、刺激控制疗法等。药物治疗首选非苯二氮䓬类受体激动药，如唑吡坦、佐匹克隆等，对于起始治疗无效的，可以交替使用短效苯二氮䓬类受体激动药或加大剂量，合并焦虑障碍或抑郁障碍者，可以使用具有镇静催眠作用的抗抑郁药，如曲唑酮、阿米替林、多塞平、米氮平等。

（6）膳食营养治疗：依据营养评估、病情及治疗情况，制订个体化的营养治疗方案。急性期或危重期，一般每天低脂流质饮食，控制液体摄入量，经口摄入全日能量以 500~800kcal 为宜。病情好转，逐步过渡到低脂半流质饮食或软食饮食，全日能量以 1000~1500kcal 为宜。饮食宜清淡和易消化，少食多餐。膳食营养治疗基本要求参考动脉粥样硬化和冠心病营养治疗基本要素，见表 68-2。

表 68-2　动脉粥样硬化和冠心病营养治疗基本要素

要素	建议
减少使 LDL-C 增加的营养素	
饱和脂肪酸	<总热量的 7%
膳食胆固醇	<200mg/d
反式脂肪酸	0 或者<总热量的 1%
增加能降低 LDL-C 膳食成分	
植物甾醇	2g/d
可溶性膳食纤维	10~25g/d
总能量	调节到能够保持理想的体重，或者能够预防体重增加
身体活动	足够的中等强度锻炼，每天至少消耗 200kcal 能量，相当于中速步行累计 50~60min

注：LDC-C. 低密度脂蛋白胆固醇

三、Ⅱ期心脏康复

Ⅱ期心脏康复是冠心病康复的核心阶段，既是Ⅰ期心脏康复的延续也是Ⅲ期心脏康复的基础，临床路径和住院期的转诊推荐是Ⅰ期心脏康复患者延续参加Ⅱ期心脏康复的关键因素。未参加Ⅰ期心脏康复但有心脏康复适应证，经评估后，也可参与Ⅱ期心脏康复。Ⅱ期心脏康复可从以心脏康复中心模式逐步过渡到社区、家庭心脏康复模式。

1. 评估

（1）心脏康复综合评估：同Ⅰ期心脏康复内容。

（2）危险分层：所有心血管疾病患者在接受运动康复前都要进行危险分层（表68-3）。通过对患者进行危险分层，评估运动中发生心血管事件的风险，进而帮助患者制订个体化的运动方案和运动监护级别，最大限度保证患者运动中的安全，降低运动风险。

表 68-3　运动过程中发生心血管事件的危险分层

项目	危险分层		
	低危	中危	高危
运动试验指标			
心绞痛	无	可有	有
无症状但心电图有心肌缺血改变	无	可有，但 ECG ST 段下移<2mm	有，ECG ST 段下移≥2mm
其他明显不适症状，如气促、头晕等	无	可有	有
复杂室性心律失常	无	无	有
血流动力学反应（随运动负荷量增加，心率增快、收缩压增高）	正常	正常	异常，包括随运动负荷量增加心率变时功能不良或收缩压下降
功能储备	≥7Mets	5.0～7.0Mets	≤5Mets
非运动试验指标			
左心室射血分数	≥50%	40%～50%	<40%
猝死史或猝死	无	无	有
静息时复杂室性心律失常	无	无	有
心肌梗死或再血管化并发症	无	无	有
心肌梗死或再血管化后心肌缺血	无	无	有
充血性心力衰竭	无	无	有
临床抑郁	无	无	有

注：低危条目中所有项目均满足为低危，高危条目中有1项满足即为高危；Mets. 代谢当量。

2. 措施

（1）健康教育和健康行为管理：健康教育的目的是使患者能更好地掌握相关疾病的基础知识，更好地管理好自己的健康行为和医疗行为。医护人员应定期评估患者（个人和群体）现有的知识水平和学习需求，在此基础上，制订合理的健康教育计划，避免患者和家属失去对健康教育的兴趣。健康教育对象包括患者和家属，采用小组和个体相结合的方式，以教育课程、对话、激励性访谈、讨论等多样化的方法进行健康教育，避免说教的方式和方法。健康教育内容包括疾病基础知识，心肺复苏基本技能、心脏病急救知识，体育锻炼，健康饮食，体重管理，戒烟和预防复发，血压、血脂、血糖的自我管理，行为管理，医疗和药物管理，心理与情绪自我管理，日常生活活动（包括恢复和维持性关系及处理性功能障碍），社会支持和其他因素（如职业就业咨询等）。

（2）控制心血管危险因素，制定个性化危险因素干预目标：定期评估主要心血管疾病危险因素及控制情况，及时调整治疗方案，努力达到治疗目标。主要心血管疾病危险因素的控制目标及相关药物见表 68-4。

表 68-4　主要心血管疾病危险因素的控制目标及相关药物

危险因素	控制目标及相关药物
鼓励摄入适量	LDL-C＜2.6mmol/L（高危患者）；LDL-C＜1.8mmol/L（极高危患者，包括 ACS 或冠心病合并糖尿病）；TG＜1.7mmol/L 非 HDL-C＜3.3mmol/L（高危患者）；非 HDL-C＜2.6mmol/L（100mg/dl）（极高危患者） 他汀类药物是降低胆固醇的首选药物，应用中等强度他汀类 LDL-C 未达标时，可加用依折麦布 5～10mg/d 口服
高血压	理想血压：120/80mmHg 血压控制目标：＜140/90mmHg，如耐受，可进一步将血压控制到 120～130/70～80mmHg，身体健康的老年人可将血压控制到 130～140/70～80mmHg，体弱老年人放宽到 150/90mmHg 所有患者接受健康生活方式指导，注意发现并纠正睡眠呼吸暂停；冠心病或心力衰竭合并高血压患者首选 β 受体阻滞药、ACEI 或 ARB，必要时加用其他种类降压药物
糖尿病	控制目标：糖化血红蛋白≤7.0%
心率控制	冠心病患者静息心率应控制在 55～60 次/分 控制心率的药物首选 β 受体阻滞药（美托洛尔、比索洛尔、卡维地洛），伊伐布雷定适用于应用 β 受体阻滞药后窦性心律＞70 次/分的慢性稳定型心绞痛患者
体重和腰围	体重指数维持在 18.5～23.9kg/m²；腰围控制在男性≤90cm，女性≤85cm

注：LDL-C. 低密度脂蛋白胆固醇；ACS. 冠状动脉综合征；TG. 甘油三酯；HDL-C. 高密度脂蛋白胆固醇；ACEI. 血管紧张素转化酶抑制药；ARB. 血管紧张素受体拮抗药。

所有冠心病患者均应尽早戒烟，目前常以"5R"法增强吸烟者的戒烟动机，用"5A"法帮助吸烟者戒烟，防止复吸是能否彻底戒烟的关键。基于戒断症状对心血管系统的影响，对于有心血管疾病史且吸烟的患者可使用戒烟药物（一线戒烟药物：盐酸伐尼克兰、盐酸安非他酮、尼古丁替代治疗等）辅助戒烟，以减弱神经内分泌紊乱对心血管系统的损害。

（3）运动康复：运动康复是Ⅱ期康复的核心内容，以有氧运动为主，抗阻运动和柔韧性训练为补充。根据患者的健康状况、体力、心血管功能状态和危险分层，结合学习、工作、生活环境和运动喜好等个体化特点制订运动处方，每一运动处方内容包含运动形式、强度、时间、频率和运动量的渐进性方案。

1）有氧运动：①运动形式。常见有步行、慢跑、游泳、骑自行车等。②运动强度。常见的确定患者运动强度的方法有心率储备法、无氧阈法、峰值摄氧量百分法、摄氧量储备百分数、目标心率法、峰值心率法和自我感觉劳累程度分级法。临床上常联合上述方法确定患者的运动强度，尤其是结合自我感觉劳累程度分级法。③运动时间。冠心病患者的最佳运动时间为每天 30～60min，年老体弱及发生心血管事件不久的患者，可从每天 10min 左右开始，逐渐增加运动时间。④运动频率。每周运动 3～5 天，以有氧运动为最佳。⑤运动量渐进性方案。每周对运动方案进行 1 次调整，每次只对运动处方的 1 项内容（如时间、频率或强度）进行调整。首先增加有氧运动的持续时间至预期目标，然后增加强度和 / 或频率。每次增加有氧运动的持续时间 1～5min，直到达到目标值，每次增加 5%～10% 的强度。

心率储备法：目标心率=（最大心率−静息心率）× 运动强度+静息心率。临床上较常用。

目标心率法：在静息心率的基础上增加 20～30 次 / 分。

无氧阈法：心肺运动试验测定患者无氧阈。无氧阈水平相当于最大摄氧量的 60% 左右，此水平的运动是冠心病患者最佳运动强度。

峰值心率法：目标心率=（220−年龄）× 运动强度，运动强度范围 50%～85%。

自我感觉劳累程度分级法：采用 Borg 评分表（表 68-5），通常设定运动强度范围在 11～16 分。

表 68-5　Borg 评分表

Borg 计分	自我感知的用力程度	Borg 计分	自我感知的用力程度
6～8	非常非常轻	15～16	用力
9～10	很轻	17～18	很用力
11～12	轻	19～20	非常非常用力
13～14	有点用力		

2）抗阻运动：①抗阻运动形式。常见有徒手运动训练（如仰卧蹬腿、仰卧起坐、俯卧撑、腿背弯举等）、运动器械（如哑铃、弹力带、握力器、多功能组合训练器，以及自制器械如沙袋、矿泉水瓶等）训练等。②抗阻运动强度。初始运动强度，上肢为一次最大负荷量的 30%～40%，下肢为一次最大负荷量的 50%～60%。通常抗阻运动的最大运动强度为不超过一次最大负荷量的 80%。可联合 Borg 评分确定运动强度，通常 Borg 评分为 11～13 分。③抗阻运动时间。每次训练 8～10 个肌群，每个肌群每次训练 1～4 组，每组 10～15 次重复动作，组间休息 2～3min。年老体弱者，可适当降低运动强度和 / 或减少每个肌群每次训练组数，增加每组重复次数（如每组 15～25 次）。④抗阻运动频率。每周 2～3 天，至少间隔 1 天。⑤抗阻运动注意事项。抗阻运动前，需 5～10min 的有氧热身运动；心肌梗死患者发病后（行 CABG 患者则需在术后 5 周）至少行连续 4 周医学监护下的有氧训练之后，才可以开始抗阻训练；CABG 患者 3 个月内不宜进行中等强度以上的上肢力量训练。

3）柔韧性运动：应以缓慢、可控方式进行，逐渐加大活动范围。每一个部位拉伸时间 6～15s，逐渐增加到 30s，如可耐受可增加到 90s，强度以不引起牵拉疼痛且能正常呼吸为宜，每个动作重复 3～5 次，每周 3～5 次。

运动程序包括准备热身运动阶段、运动训练阶段、恢复放松阶段。准备热身运动多采用低水平有氧运动和静力拉伸，持续时间 5～10min。运动训练阶段包含有氧运动、抗阻运动、柔韧性运动等，持续时间 30～60min。恢复放松运动可采用低水平慢节奏有氧运动和 / 或柔韧性运动，可配合呼吸训练，持续时间 5～10min，体质虚弱者可适当延长。

根据危险分层决定患者的运动医学监护强度。通常情况下，低危患者可参加心电监护下的运动 6～18 次，中危患者参加此类运动 12～24 次，高危患者需参加此类运动 18～36 次。如患者因为时间和距离受限等原因不能参加院内心脏康复，低危和有选择的中危患者可在远程心率或心电监测情况下接受家庭心脏康复治疗。

（4）规范、优化药物治疗：从事心脏康复的医师应熟练掌握并及时更新心血管疾病诊治的相关指南核心内容，熟练掌握心血管危险因素控制目标、心血管保护药物的选择及治疗靶目标，循证用药，努力达到治疗目标，提高药物依从性。药物治疗详见"冠心病的诊治"章节。

（5）精神心理睡眠问题的干预：参见 I 期心脏康复相关内容。II 期康复应加强冠心病合并精神心理睡眠问题患者的随访，为患者提供持续的心理支持，提高治疗的依从性，鼓励患者治疗达到足够疗程。早期随访尤其重要，随访时间从开始治疗时 1～2 周 1 次，逐渐适当延长。随访方式采用门诊咨询、电话、微信、信件等。遇到难治性疾病、患者依从性不好、患者投诉、重症患者（如激越、幻觉、敌对、明显迟滞等）、危险患者（如自伤、伤人、自杀等）等情况，须及时会诊或转诊。

（6）膳食营养治疗：依据营养评估、病情及治疗情况，制订个体化的营养治疗方案。冠心病患者的营养治疗方案主要围绕降低低密度脂蛋白胆固醇、降低饱和脂肪酸和反式脂肪酸、适当降低总能量、鼓励摄入适量 n-3 多不饱和脂肪酸和植物甾醇补充剂等。膳食营养治疗早期采用医学营养门诊或者心脏康复多学科门诊方式，营养治疗计划需要 3～6 个月，结合营养咨询、营养教育和随访，帮助患者养成按照膳食营养处方合理膳食的习惯，制定健康食谱。

（7）其他：太极拳、八段锦、养生气功等中医传统康复方法有利于心血管疾病患者康复。体外反搏治疗有助于改善心肌缺血和下肢缺血症状，是缺血性心血管疾病患者辅助运动康复的有效方法。

四、Ⅲ期心脏康复

Ⅲ期心脏康复主要目的是维持已形成的健康生活方式和运动习惯，继续规范循证药物治疗，继续纠正心血管危险因素和加强心理社会支持。Ⅲ期心脏康复内容与Ⅱ期心脏康复相同。Ⅲ期心脏康复场所主要在社区或家庭。物联网、可穿戴智能设备等远程心脏康复新技术有助于社区心脏康复和家庭心脏康复的开展，有助于提高心脏康复依从性，也更加精准与安全。

第六十九章 脑卒中患者运动与康复

林 坚 李 琳 浙江医院

脑卒中是一组由各种不同病因引起的脑部血管性疾病的总称，其发病率高、致残率高、病死率高，严重威胁患者健康。近年来，随着脑卒中早期诊疗水平的提高，病死率较前明显下降，但致残率却相应提高。我国每年新发卒中患者约200万例，其中70%～80%的患者因遗留残疾而无法完成日常生活自理能力，生活质量明显下降，给患者、家属乃至社会带来重大的经济和精神负担。循证医学证据证实，康复治疗是降低脑卒中致残率最有效的方法，在改善和恢复脑卒中患者的功能障碍、提高日常生活活动和工作能力、促进患者回归家庭和社会、提高患者生存质量方面都具有十分重要的意义。

一、脑卒中的主要功能障碍

由于病变性质、部位、严重程度的差异，脑卒中所产生的神经功能缺损表现不一而同。患者可以单独出现某一种功能障碍，也可能同时表现出几种功能障碍。脑卒中后常见的功能障碍包括运动功能障碍（偏瘫）、感觉功能障碍（浅、深感觉丧失或过敏）、共济失调、言语障碍、认知功能障碍、吞咽功能障碍等原发性功能障碍，以及心理情感障碍、膀胱与直肠功能障碍、肩部功能障碍、关节活动障碍、面神经功能障碍、疼痛、骨质疏松、失用综合征、误用综合征、深静脉血栓等继发性功能障碍。其中，运动功能障碍和感觉功能障碍为最常见的功能障碍。

二、脑卒中的康复治疗

1. 目的和原则 脑卒中康复是指采取一切措施预防残疾的发生和减轻残疾的影响，以促进脑卒中患者重返社会。因此，脑卒中康复治疗的目的：①预防残疾的发生和改善运动、交流、认知及其他受损的功能；②最大限度地恢复患者的日常生活活动能力；③使患者在精神、心理和社会水平上再适应，恢复自立能力、社会活动和人际关系，提高患者生存质量（与脑卒中功能障碍相关的生活质量）。

为了实现上述目的，脑卒中的康复治疗应遵循早期介入、综合全面治疗、循序渐进、持之以恒的原则。

2. 时机 为促进患者功能恢复和独立，康复专家提倡在患者能耐受的情况下尽早康复，但目前开始康复治疗的最佳时间尚无统一意见。一项超早期康复的多中心系列研究结果表明，脑卒中发病后24h开始运动康复是安全、有效、可行的，可以促进患者移动能力的恢复。还有研究提示，在脑卒中患者病情稳定后第2天、第5天、第8天分别开始康复治疗，1个月后患者的运动功能和日常生活活动能力均无明显差异。目前，国内应用较多的康复介入时机为脑卒中患者生命体征平稳、神经功能缺损症状无进展24h后即可开始康复治疗。

脑卒中发生后前3个月是功能恢复的最佳时期，应尽早进行康复治疗。即使发病3个月后，脑卒中患者仍能从康复治疗中获益。在疾病后遗症期，患者因误用或失用而引起的继发性功能障碍仍需要康复治疗。

3. 运动治疗

（1）脑卒中软瘫期的康复治疗：发病1~2周，患者多表现为弛缓性麻痹，没有肌肉随意收缩，偏瘫侧肢体基本处于松弛状态，相当于Brunnstrom分期Ⅰ期和Ⅱ期。此期运动治疗的主要目的是维持正常的关节活动度，预防关节挛缩，抑制异常模式出现，促进患者主动运动的出现和肌张力的出现。

1）良肢位摆放：良肢位摆放是利用各种软性靠垫将患者置于舒适的抗痉挛体位，通过持续性控制和静止性反射抑制等方法缓解异常运动模式，促进分离运动。尽早对脑卒中患者进行良肢位摆放对预防足内翻、挛缩、肩关节半脱位等偏瘫肢体并发症有重要作用。正确的体位摆放应贯穿在偏瘫后的各个时期。

良肢位摆放的要点是下肢屈髋屈膝、上肢肩胛骨向前、伸肘腕。仰卧位的体位摆放要点是在肩胛后方放一薄垫，纠正肩胛内旋内收，肩稍外旋，伸肘腕，手指伸展，下肢呈膝髋关节自然屈曲。健侧卧位的体位摆放要点是患肩前屈90°左右，患手平放于枕头上，掌心向上，肘关节伸直，下肢屈髋屈膝，放于支持枕上，髋关节稍内旋。患侧卧位的体位摆放要点是患肩前伸，肘关节伸直，前臂旋后，腕关节、掌指关节和指尖关节伸展，患侧下肢稍后伸，屈膝，健侧下肢放于患肢前方，其下垫枕。3种体位的摆放详见图69-1。

鼓励患侧卧位，该体位不仅可以增加患肢的感觉刺激，而且可以拉长整个患侧肢体，从而减少痉挛。此外，健手能自由活动是患者最容易接受的体位，但此肢位肩关节最易损伤，要注意患肩位置，避免受压。可以适当健侧卧位，尽量避免半卧位，因为半卧位可诱发对称性紧张性颈反射，增加上肢屈曲、下肢伸直的异常痉挛模式。同时，尽可能少采用仰卧位，因为这种体位受紧张性颈反射和迷路反射的影响，会加重异常运动模式和增加骶尾部、足跟和外踝处压疮的发生，可仅作为一种替换体位或者患者需要这种体位时再采用。

2）体位转换训练：由于皮质脊髓束中有约15%的纤维不交叉，且主要支配同侧的躯干肌，因此脑卒中偏瘫患者的瘫痪侧躯干肌常不瘫或只有轻瘫。所以，即使在患侧肢体的软瘫期，躯干肌仍是应该充分加强和利用的部分。软瘫期的体

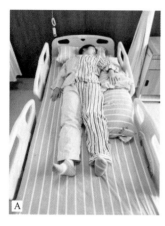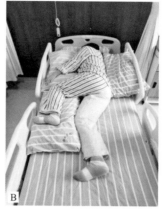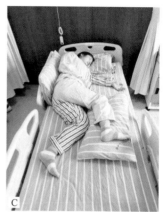

图 69-1 三种体位的摆放

注：A. 仰卧位；B. 健侧卧位；C. 患侧卧位。

位转换训练主要包括翻身训练和坐起训练。

翻身通常指由仰卧位翻到侧卧位。治疗师协助患者屈曲双侧髋关节和膝关节，双上肢 Bobath 握手，肘关节伸直，肩关节上举约 90°，头转向侧卧方同侧，健侧上肢带动患侧上肢向侧方摆动，带动躯干转向翻身侧，同时向同侧摆膝，完成肩胛带、骨盆带的共同摆动，完成侧卧。向患侧翻身较向健侧翻身容易，但应注意避免患肩损伤。

坐起训练由侧卧位开始，健足推动患足，将小腿移至床沿外。从患侧坐起时，将健侧手掌插在患侧腋部支撑，用力推动躯干，手掌边推动身体边后撤，同时躯干用力侧屈至坐起。当患者独立完成有困难时，治疗师可在患者膝部、小腿推压或由颈部向上推帮助患者坐起。健侧坐起时，患者用健侧肘关节支撑，推动躯干完成坐起，但此动作容易加重患侧躯干肌痉挛，故患者能够完成此任务后一般不需要再强化训练。

3）关节活动度训练：关节活动度训练可以维持正常的关节活动度，预防压疮、肌肉萎缩、关节挛缩、关节疼痛及心、肺、泌尿系统、消化系统合并症的发生，增加感觉输入，也可以为即将开始的肢体主动训练做准备。关节活动度训练可以从完全被动形式开始，逐步过渡到辅助和完全主动的方式。关节活动度训练一般每个关节每天活动 2～3 次，软瘫期关节活动范围应该限制在正常关节活动范围的 2/3 以内，特别是肩关节，以避免不必要的损伤。关节活动度训练不仅包括肢体关节，还包括脊柱关节，训练以患侧为主，长期卧床者要兼顾健侧肢体。

上肢的关节活动度训练主要包括屈肘肌和屈腕肌等上肢屈肌牵伸，肩关节屈曲、外旋、外展，肘关节伸展，腕关节、掌指关节、指间关节的被动伸展活动。下肢的关节活动度训练主要包括腘绳肌及跖屈肌的牵伸，髋关节屈曲、内收、外展，膝关节屈曲，踝关节背伸、跖屈、内外翻的被动活动。此外，关节活动度训练还包括躯干的被动牵伸。关节活动度训练过程中要注意询问患者有无疼痛，同时治疗师应注意自己的手感，如治疗过程中感到明显阻力，应放慢速度，动作轻柔，避免继发性损伤。

4）主动运动诱发训练：脑卒中早期应重视瘫痪肌肉的肌力训练，针对相应肌肉进行功能性电刺激、肌电生物反馈疗法、结合神经发育疗法，如 Rood 技术、Brunnstrom 疗法、Bobath 疗法等，以诱发主动运动的产生。

5）坐位平衡训练：开始坐位训练前，应注意循序渐进，从选择电动起立床或抬高床头灯方式逐渐过渡到坐位。在完成床上翻身等体位转移训练后，患者能具备足够的躯干控制能力完成 I 级坐位平衡。

（2）脑卒中痉挛期的康复治疗：一般在脑卒中发病后 2～12 周，偏瘫侧肌张力开始增高，出现痉挛直至痉挛开始消退，相当于 Brunnstrom 分期Ⅲ～Ⅳ期。此期患者虽然开始恢复主动运动，但由于联合反应、共同运动的出现和抗重力肌的痉挛，患者仍不能随意、协调地完成功能性运动。此期康复的主要目的是降低肌张力，缓解痉挛，打破共同运动模式，促进分离运动，使运动模式趋于正常。

1）抗痉挛运动：降低痉挛的方法有很多种，包括放松训练、痉挛肌的牵伸、拮抗肌肌力强化训练、反射性抑制抗痉挛体位等。除此以外，还可选用替扎尼定、巴氯芬、丹曲林等抗痉挛药物，以及痉挛肌的肉毒毒素注射治疗等方式降低肌张力。

2）随意运动训练：研究证实，肌肉痉挛与肌肉力量负相关，肌力强化训练对脑卒中患者运动功能恢复起积极作用。因此，针对相应肌肉进行肌力训练可以改善脑卒中瘫痪肢体的功能。肌力训练过程中应注意避免代偿和诱发痉挛，可充分利用减重系统。

3）核心肌力训练：脑卒中患者不仅半侧肢体存在功能障碍，躯干部分肌肉也存在功能障碍。核心肌力训练就是针对躯干部分肌肉的疗法，对改善患者躯干控制能力和远端肢体肌肉的控制都有积极作用，主要包括桥式运动、四点及三点跪位训练、利用 Bobath 球等进行的躯干和肢体的控制训练等。

4）平衡协调训练：平衡是维持人体重心于支撑面上方的能力，涉及感觉输入、中枢整合和运动控制 3 个方面。人体能够在各种情况下保持平衡，有赖于中枢神经系统控制下的感觉系统和运动系统的参与和相互协作。在进行平衡训练时应充分增加感觉输入，如在主要关节佩戴护具增加本体感觉输入、利用视觉代偿等，同时注意循序渐进，支撑面由大到小，稳定极限由大到小，由静态平衡到动态平衡，从睁眼到闭眼，逐渐增加训练的复杂性。此阶段患者的平衡功能训练要按照上述原则，因人而异、循序渐进地进行，同时可充分利用平衡仪、虚拟现实等先进技术。

协调功能是人体自我调节，完成平滑、准确且有控制的随意运动的一种能力。协调功能训练的方法主要有利用视觉代偿进行节律性运动（如 Frenkel 训练法等）、增加感觉输入（如重锤负荷、绳带疗法等）、感觉运动再教育等。

5）步态训练：脑卒中后步态异常是影响患者日常生活能力和生活质量的主要因素。站立步行训练可以明显提高患者的移动能力和日常生活自理能力。脑卒中患者步行的基本要素主要有颈部、躯干和偏瘫下肢抗重力肌能抗重力，患侧下肢能负重、支撑身体，站立时重心能够前后移动或左右移动，患者下肢髋关节可以屈曲、迈步。针对上述要求对患者进行抗重力肌的肌力训练、偏瘫侧下肢的负重训练、重心转移与控制训练、迈步训练、上下楼梯训练等。

（3）脑卒中恢复期的康复治疗：在痉挛基本控制后，患者的分离运动逐步出现，偏瘫肢体开始恢复部分功能，但异常运动模式仍未完全消失，患肢仍不能完成比较精细、协调的随意动作。也有部分患者的恢复停留在 Brunnstrom Ⅲ～Ⅳ期，不能度过痉挛期，不能产生较好的分离运动，而直接进入后遗症期。所以本阶段康复治疗的主要目的是加强协调性和选择性随意运动训练，并与日常生活活动内容（如进食、修饰、穿脱衣服、转移、上下楼梯、步行等）相结合，促进患者日常生活活动能力的恢复，必要时选择合适的自主具、辅助具进行健侧肢体的代偿性功能训练。

第十篇

精神心理

第七十章　患者心理问题的识别及应对

魏　镜　北京协和医院

一、为什么要识别患者潜在的精神心理问题

心理问题在各科患者中普遍存在，部分患者可被诊断出抑郁障碍、焦虑障碍或抑郁焦虑共病情况，甚至会有自杀的风险。患者的心理问题常对各科疾病的治疗产生不利影响。例如，抑郁症状的出现可降低患者的治疗依从性，使患者对所患疾病的治疗缺乏必要的信息，甚至影响患者与医生对所患疾病的正常交流。

二、心理问题的识别及应对（以抑郁为例）

1. 抑郁的识别

（1）归纳症状：归纳患者可能出现的躯体症状和精神症状。

1）躯体症状：躯体症状的数量与抑郁有较高的相关性。有研究表明，如果患者表现出较多的躯体症状，则出现抑郁障碍的概率会更高。患者会出现头痛、头晕、乏力等躯体症状，同时可能伴随相关的行为改变。这些特征性的行为改变主要为：①反复就医和检查；②主诉多种躯体不适；③主诉和症状难以用某种躯体疾病解释；④反复询问、过度要求医生安慰或保证；⑤伴有睡眠障碍；⑥治疗依从性较差；⑦治疗效果较预期差；⑧易烦躁或闷闷不乐。

2）精神症状：对精神症状的识别可以从患者的情绪、思维、行为、生理功能等方面考虑。抑郁常见的情绪、思维、行为方面的改变主要有情绪低落、思维迟缓、兴趣减退、自我评价降低、消极观念、自伤、自杀等；生理功能方面的改变主要有疲劳或乏力、睡眠异常、食欲和体重改变、性欲和性功能改变、多种疼痛及其他非特异性症状。

（2）常用抑郁评估量表：心理评估量表可帮助评估者了解被评估者是否存在相关的症状，并对这些症状进行量化，其主要用于疗效评定和病情观察，并不具备诊断疾病的功能，更不可作为精神疾病的诊断依据。常用的抑郁评估量表主要有《抑郁自评量表》（self-rating depression scale，SDS）、《汉密尔顿抑郁量表》（Hamilton depression scale，HAMD）等。

2. 抑郁的应对

（1）解释病情：清晰告知患者检查的结果和意义；先了解患者对检查结果的态度和想法，在此基础上向患者引入功能性症状的解释；解释时要以相关综合征的名称告知患者，不要滥用"抑郁症"这样的名词。

向患者解释清楚：①对抑郁症的诊断并不是单凭抑郁量表的评分来定，还要依据患者的临床表现、症状的持续时间及症状对生活、社交、工作的影响程度来定；②抑郁是一种常见的疾病，出现躯体症状的患者更有可能罹患抑郁。另外，要告知患者抑郁的危害：①抑郁不仅是一种精神心理障碍，还有损害认知功能和躯体功能的可能；②抑郁可能会增加其他疾病的患病风险；③抑郁会延长躯体疾病住院时间，不利于预后；④抑郁会造成心理社会功能的损害；⑤抑郁有自杀的可能。

（2）协商治疗：诊断为抑郁症的患者，医生需要与其进行协商治疗，了解患者对治疗的认知和倾向，向患者解释治疗的必要性，告知患者对治疗的建议，主动了解患者对治疗药物的顾虑并解释清楚。

医生要向患者传达治疗的积极信息：①抑郁症是可以治好的；②抗抑郁治疗的目标是减少或消除躯体症状和精神症状，使心理社会功能恢复到病前水平，并最大限度降低复发的概率。

（3）药物治疗：患者对抗抑郁药物存在一些顾虑，如药物会损伤大脑功能，还会损伤胃、肝、肾等器官功能，长期服用可能会成瘾，刚开始服用时会出现很多不良反应而不敢继续服用，担心服药后没有效果，不想长期依靠药物来控制病情。医生需要了解患者真实的想法，耐心地解答以消除患者的顾虑。向患者解释抗抑郁药物的安全性：该类药物不是成瘾性药物，不影响智力，常见的不良反应并不会伤害身体。注意使用三环类抗抑郁药时，要妥善管理，防止患者过量服用。

药物治疗的原则：①明确诊断；②个体化治疗；③尽可能单一用药；④用药足量，不要一直维持低剂量而残留症状；⑤注意疗程，减量不要过快，不要任意停药，以免复发；⑥密切观察病情变化，及时处理不良反应。

（4）非药物干预：包括心理治疗等措施。

1）心理治疗：心理治疗的方法有支持性心理治疗、认知行为治疗、婚姻和家庭治疗等。心理治疗的目的是尽可能减轻或缓解躯体症状和精神症状对患者生理功能的影响，增强患者对治疗的信心，矫正由抑郁引发的不良后果，并最大限度地恢复个人、家庭和社会功能。

2）其他措施：鼓励患者坚持运动，保持良好的生活习惯和生活方式。

（5）转诊时机：①患者出现特殊情况（如妊娠期、哺乳期等），需要精神科医生明确诊断；②伴有物质依赖或戒断症状；③高风险的患者，如有自杀倾向、伴精神病性症状、可能对他人造成威胁等；④治疗效果不佳。

向患者解释需要转诊精神科时，应当语气温柔委婉，避免说话生硬直接，尽量消除患者的"病耻感"，可多举治疗成功的案例，增加患者信心。另外，要尊重患者的自主权，在充分解释的基础上让患者参与决策，充分挖掘患者的求助动机和解决问题的动机，强化并加入新的诊疗元素。

医生的初次建议有可能不被患者采纳，但医生真诚严肃的态度、良好的医患关系及客观合理的分析会给患者留下良好的印象。经过一段时间的考虑，或经医生再次提醒，患者有可能重新接纳转诊的建议。

第七十一章　如何做好失去亲人后的心理支持

吕秋云　北京大学第六医院

经历重大灾难后，许多同胞会失去亲人、丧失家园，每个人都会有不同形式的心理反应，有些则表现出严重的心理反应，甚至迁延成慢性状态，给个体和家庭带来不可估量的损失。因此，对失去亲人的个体做好心理支持、帮助他们心理重建尤为重要。

一、相关概念

1. 丧亲　丧亲是因所爱的人死亡而造成的丧失。

2. 悲恸　悲恸是因丧亲而不由自主产生的情绪或行为反应。

3. 居丧　居丧指自愿的行为表达和仪式，是被社会认可的对丧亲的反应。在不同的社会和不同的宗教团体中有不同的形式和持续时间。

4. 丧亲反应　丧亲反应是指所有由亲人离丧而引起的反应。正常的反应被称为悲恸；异常的反应包括异常（病理性）悲恸、抑郁障碍或创伤后应激障碍（post traumatic stress disorder，PTSD）等。

（1）正常悲恸反应：①阶段Ⅰ，持续数小时至数天，主要表现为否认、怀疑、麻木等；②阶段Ⅱ，持续数周到6个月，主要表现为悲哀、哭泣、阵发性悲恸、焦虑不安、睡眠差、食欲减退、内疚、埋怨他人、存在死者仍然健在的体验、出现错觉或鲜明的映像、听到死者讲话的幻觉、社会功能退缩等；③阶段Ⅲ，经历阶段Ⅱ数周至数月后，表现为症状慢慢缓解、社会活动逐渐恢复、怀念过去的美好时光，但在亲人忌日时可能会复发，再次出现阶段Ⅱ的相关症状。

（2）异常（病理性）悲恸

1）原因：①死亡突然发生；②居丧者与死者之间关系密切或有矛盾的情感联系；③居丧者生活无保障，或在表达感受上存在困难，或以往罹患精神疾病；④居丧者需要照料子女而不能随意表达自己的悲恸之情。

2）类型：①异常强烈的悲恸。已达到抑郁障碍的诊断标准。②延长悲恸。超过6个月甚至持续更长时间，可能与抑郁障碍有关，也可能单独出现。③延迟悲恸。在亲人去世后2周左右居丧者才会出现阶段Ⅰ的表现，多见于因突然外伤或意外事故造成亲人亡故的居丧者。④抑制或扭曲的悲恸。前者是缺乏正常表现的悲恸，后者会出现抑郁症状除外的异常表现，如对他人有明显的敌意、过度活动或极端的社会退缩、出现死者所患疾病的躯体症状表现等。

二、对居丧者的心理干预

1. 目的 通过心理干预可帮助居丧者度过正常的悲伤反应过程，正视痛苦，表达对死者的感情，找到新生活的目标。

2. 策略

（1）给予居丧者支持和帮助：①居丧之初多表现麻木，治疗者提供心理支持的目标是与居丧者之间建立和谐的关系；②安慰、关心居丧者，鼓励其表达感情，通过握手等实际的接触或具体的帮助效果会更显著；③帮助居丧者安排亲友暂时接替其日常事务。

（2）鼓励居丧者用言语表达内心感受及对死者的回忆：①帮助居丧者认识、面对并接受丧失亲人的事实；②治疗者不加评价的倾听有利于居丧者表达各种想法；③帮助居丧者发现接受和表达悲哀过程中的各种复杂情感；④痛苦状态下的哭泣是一种很自然的情感表现，而不是软弱的体现，应允许并鼓励居丧者通过反复地哭泣、诉说、回忆、写日记等方式来表达情感。

3. 注意事项

（1）心理干预要体现个体化原则，应从居丧者的独特立场出发来认识问题。

（2）遵循现实原则，治疗者并无回天之力，居丧者的存在即是对自身的一种给予。

（3）心理干预过程中，治疗者有时会有无能为力的感觉，注意不要影响干预的效果。

（4）妥善处理居丧者指向治疗者的愤怒情绪，应把它看作是一种敌意情绪的转移。

（5）促进居丧者以积极的方式解决悲伤情绪，不要回避、借酒消愁、出现暴力或自杀行为。

（6）治疗者要与居丧者"共情"，既能分担居丧者的痛苦与悲哀，又要与其保持适当的心理距离。避免居丧者心生绝望或者对治疗者过分依赖。

（7）鼓励居丧者正视自身的困境和问题，避免不现实的要求。

（8）随时向居丧者播撒希望的种子。痛苦终将慢慢减弱，生活将富有新的意义。

（9）心理干预过程中使用标准问候语，注意语音、语调与居丧者的情绪一致，尽量使用居丧者的用词及用语与其交谈，不鼓励使用贬义词或不恰当的词汇。用心倾听居丧者的情感表达，避免给予居丧者相关的建议或批判居丧者，避免故意转换话题。鼓励居丧者还原更完整的事实。

（10）允许居丧者存在正面和负面的感受。如果居丧者表明自己感受不到悲伤，应由专业人士来处理。

（11）了解居丧者的性格和特殊行为。鼓励居丧者面对和经历居丧过程，回避这一阶段是不现实的。告知居丧者应激状态下的反应和表现，可帮助其了解自身的悲哀过程，减轻恐惧情绪，更好地正视当前所面临的问题。

（12）各种复杂的病理性悲恸反应需要辅以更深入的心理治疗和药物治疗。

4. 心理干预中的文化因素

（1）干预模式应该与当地文化相适应。

（2）了解当地文化对生命、创伤和死亡的信念及解释。

（3）了解居丧者对灾难性事件的文化认知和反应。

（4）给予居丧者与当地文化相适应的社会支持。

第七十二章 紧张焦虑——高血压诊治过程中不应忽视的因素

王及华　北京大学人民医院

引起高血压的病因有很多，精神应激和交感神经兴奋引起的紧张、焦虑等不良情绪已成为不可忽视的危险因素。引起精神应激的原因有亲人的死亡、躯体疾病、婚姻问题、工作压力、经济原因、居住环境的改变、职业变动、不良人际关系及其他社会因素等。精神应激下短暂的情绪异常随处可见，例如人在受到威胁时，会产生紧张焦虑的情绪，出现血管收缩、心率加快、血压升高等生理反应。如果情绪反应是短暂的，则生理反应会很快复原，身体不会受到影响；反之，如果情绪反应受到压抑，得不到必要的疏通和发泄，持续时间过长，则会使整个心理状态失去平衡，生理反应不能恢复正常，长此以往，很容易导致高血压的发生或者影响原有高血压患者的病情。

一、双心医学模式对精神心理问题的重视

双心医学是研究与处理心脏疾病与情绪、行为、社会环境之间关系的科学，体现了现代生物-心理-社会医学模式的要求。医生在临床诊疗中，不仅要关注患者的心血管有无器质性病变，更要关注患者的精神心理问题，注意患者是否出现焦虑、抑郁等不良情绪反应，尊重患者的主观感受，综合考虑患者的生理、心理和社会因素，更全面地获取病史资料，对患者进行多层次、多角度的治疗和干预，从而强调健康的躯体和健康的心理状态之间的和谐统一，倡导真正意义上的全面心身健康。

紧张焦虑等心理问题是心血管疾病患者常见的不良情绪。心血管医生更加关注患者的精神心理问题，原因主要有：①精神心理应激会导致心血管疾病的患病率增加；②精神心理应激会增加心血管事件，影响患者的生存质量；③人在精神心理应激下会产生不良的行为习惯，导致治疗依从性变差；④精神心理应激的躯体化往往表现为心脏病症状，而不良的情绪反应多数不符合焦虑症、抑郁症的诊断，但同时却会对躯体产生不良的影响。

双心医学模式下要求医生必备的临床思维：①详细询问病史，采取双心问诊模式；②对患者做相关心血管疾病的检查，确定躯体疾病的存在；③对患者进行心理评估量表的测试，判断是否存在心理问题；④对已确诊的心血管疾病患者，首先调整药物治疗方案，控制心绞痛、心力衰竭等症状；⑤如果精神症状已存在较长时间（1个月以上）或精神症状明显造成了生活紊乱，在对患者

心理支持和征得患者认同的前提下，及时给予相关的精神药物治疗；⑥治疗过程中可以配合心理评估量表，根据量表分值的变化判断药物治疗的有效性，酌情加药或换药；⑦如果实属疑难病例，启动双向转诊。

二、高血压并存心理问题的病例分析

1. 新发初治高血压患者并存的心理问题

（1）病例介绍：患者女性，39岁，会计师。主因"间断头痛1个月，头晕1周"就诊。

患者1个月前曾因头痛就诊某医院，血压170/95mmHg，诊断高血压2级。给予硝苯地平控释片30mg，每天1次；缬沙坦80mg，每天1次。

服药1周后，患者出现头晕、心悸，自诉"总是睁不开眼"，遂就诊我院高血压门诊。血压90/70mmHg，心率90次/分。既往未连续监测过高血压。无高血压家族史，无冠心病家族史，无脑血管疾病家族史。

追问病史：患者曾参加单位查体，血压正常，此次发病正值年底，公司财务结算，近2个月加班频繁，睡眠时间少、质量差，精神紧张，多梦。平时生活规律，无烟酒嗜好，口味偏重。

门诊检查结果显示：心电图无明显异常，心率90次/分，甘油三酯1.7mmol/L，总胆固醇、低密度脂蛋白胆固醇均正常；血糖正常；血肌酐76μmol/L；尿液检查无异常。

（2）病例特点：①为初发病例，对降压药物反应良好；②工作紧张，睡眠不佳是此次血压升高的诱因；③随着工作节奏稳定，紧张心理有所缓解。

（3）处理策略：①详细询问病史，确定有无精神心理因素的影响；②生活方式改善是药物治疗的基础；③心理处方配合药物处方。最终的治疗措施：降压药物减量，辅助调整睡眠，调理紧张焦虑的情绪。

（4）注意事项：①选择药物时不要求多，但要求准确；②降压速度不要求快，但要求稳；③初治的高血压患者可能会因为未用过降压药，对药物的反应比较灵敏，一定要注意监测患者的血压水平。

2. 血压不稳定患者并存的心理问题

（1）病例介绍：患者男性，50岁，外企职员。主因"发现血压升高8年，头部胀痛1月余，头晕2周"就诊。

患者8年前查体血压150/95mmHg，因当时无自觉不适，未予以特别关注。2年后开始服用降压药厄贝沙坦，每次150mg，每天1次。一直未监测血压，无不适。

1个月前，患者父亲因"急性心肌梗死"住院，患者出现明显的头部胀痛，自测血压180/105mmHg，遂急诊就诊，测量血压180/100mmHg。处理：厄贝沙坦氢氯噻嗪片1片，每天1次；硝苯地平缓释片10mg，每天2次；富马酸比索洛尔片 5mg，每天 1 次；牛黄降压片 4 片，每天 1 次。用药 1 周左右，患者自觉头部胀痛症状缓解，继续服药。

患者 2 周前出现头晕、心悸、乏力，遂再次门诊就诊，血压 100/60mmHg，心率 56 次 / 分。初步治疗主要从改善睡眠、调理情绪入手，给予患者口服劳拉西泮 0.5mg，每晚一次；考虑到患者血压偏低，嘱其口服降压药物减量，仅服用厄贝沙坦，每次 150mg，每天 1 次。用药期间监测血压。1 周后随诊，血压 120/70mmHg，患者头晕症状缓解，继续口服厄贝沙坦。

（2）病例特点：①患者为中年男性，有高血压家族史，发现血压升高 8 年，服药 6 年，因平时无自觉不适或其他症状，加之工作繁忙，未监测血压。②父亲生病、患者劳累紧张及工作压力大诱发血压明显升高。根据血压升高的数值，给予患者联合药物治疗。③患者服药后，未监测血压，因血压偏低出现头晕、乏力，原因可能是患者对降压药物反应良好，睡眠改善良好，随着父亲病情的稳定，患者的紧张焦虑情绪有所缓解。

（3）最终治疗措施：降压药物减量，辅助调整睡眠，监测血压，调整紧张焦虑的情绪。

（4）注意事项：是否应该对高血压患者实施治疗，不是依据患者有无症状，而是依据血压的高低、有无危险因素、有无靶器官的损害以及相关的临床情况综合判断。血压绝对数值的高低不是选择诊疗方案的唯一条件，也并非决定药物剂量的依据。

3. 难治性高血压患者并存的心理问题

（1）病例介绍：患者女性，77 岁，丧偶。主因"发现高血压病史 30 余年，血压控制不佳 1 个月"就诊。

患者最高血压 180/110mmHg，近 1 个月血压 160～180/95mmHg。服用药物苯磺酸左旋氨氯地平片、富马酸比索洛尔片、厄贝沙坦、吲达帕胺缓释片。既往低密度脂蛋白胆固醇轻度异常，血糖正常。

患者 5 年前因胸闷做冠状动脉 CT，显示冠状动脉硬化，左前降支狭窄 50%。

患者自诉对多种药物过敏，因血压不稳定入院。

（2）病例特点：①老年丧偶，独居，血压不稳，害怕夜间出意外，整夜不眠；②已经服用 4 种降压药，其中含有利尿药；③血压在门诊调整近 1 个月，效果不佳，遂收住院观察。

（3）诊治经过：①患者入院后病情平稳，连续监测血压 150/70～80mmHg。②降压药物无改变。③查房时多与患者交流，给予患者支持和鼓励。患者自诉入院后不再害怕，睡眠较好。④出院后联系患者亲人多给予陪伴。

（4）注意事项：难治性高血压多有继发原因，在对因治疗的基础上，应根据血压情况联合药物治疗，更要考虑到患者有无精神心理因素的影响。

第十一篇

基础技能

第七十三章 新生儿体格检查与护理指导

白 薇 齐建光 北京大学第一医院

新生儿是指出生后自脐带结扎开始，不足 28 天的婴儿。依据胎龄可以分为足月儿（胎龄≥37 周，且≤42 周）、早产儿（胎龄＜37 周）和过期产儿（胎龄＞42 周）；依据出生体重可分为正常出生体重儿（2500～3999g）、低出生体重儿（1500～2499g）、极低出生体重儿（1000～1499g）、超低出生体重儿（＜1000g）和巨大儿（≥4000g）。绝大部分新生儿为足月生产的正常出生体重儿。新生儿期是胎儿离开母体后逐步过渡到能够独立生存的重要时期，熟练掌握新生儿体格检查和护理要点能够更好地帮助新生儿成功度过这一环境转换及功能调整的时期。

一、新生儿体格检查

对刚出生的新生儿应尽早进行各项评估，包含心率、呼吸节律和频率、肤色、肌张力、反应、意识情况等，完成 Apgar 评分，具体见表 73-1。Apgar 评分 8～10 分为正常。1min Apgar 评分体现窒息严重程度，4～7 分为轻度窒息，0～3 分为重度窒息；5min Apgar 评分体现窒息复苏效果，6～7 分为轻度窒息，0～5 分为重度窒息。通常需要结合脐血气 pH 综合判断。

表 73-1 新生儿 Apgar 评分

体征	评分标准		
	0分	1分	2分
皮肤颜色	青紫或苍白	身体红，四肢青紫	全身红
心率（次/分）	无	＜100	＞100
反应（弹足底或吸痰）	无反应	面部歪扭、表情痛苦	哭
肌张力	松弛	四肢略屈曲	四肢能活动
呼吸	无	慢，不规则	正常，哭声响

确定一般情况稳定后，对所有新生儿都应该进行详细体格检查，主要目的是发现外观异常和病理体征。对于早产儿，还需要进行简易胎龄评估，见表 73-2。胎龄周数＝总分＋27。简易胎龄评估用于检测早产儿胎龄与实际是否相符。

表 73-2 简易胎龄评估

体征	0分	1分	2分	3分	4分
足底纹理	无	前半部红痕不明显	红痕>前半部褶痕,<前1/3	褶痕>前2/3	明显深的褶痕>前2/3
乳头	难认,无乳晕	明显可见,乳晕淡平,直径<0.75cm	乳晕呈点状,边缘突起,直径<0.75cm	乳晕呈点状,边缘突起,直径>0.75cm	—
指甲		未达指尖	已达指尖	超过指尖	—
皮肤组织	很薄,胶冻状	薄而光滑	光滑,中等厚度,皮疹或表皮翘起	稍厚,表皮皱裂翘起,以手足明显	厚,羊皮纸样,皱裂深浅不一

1. 生命体征和一般测量 测量生命体征,即体温、脉搏、呼吸、血压(早产儿55~75/35~45mmHg,足月儿65~85/45~55mmHg)。监测血氧饱和度。测量体重、身长、头围、胸围。

2. 一般情况 外观有无畸形,外貌(足月儿/早产儿),面色(红润/苍白/青紫),精神反应,哭声(婉转/尖直),四肢动作(多/少)。

3. 皮肤外观 肤色,皮肤有无黄染,有无皮损(破溃/擦伤),有无皮疹(红斑/疱疹),有无出血点、淤点、淤斑,有无血管瘤、蒙古青斑、大理石样花纹,有无水肿、硬肿、脱皮,皮下脂肪,四肢末梢循环情况,毛细血管再充盈时间。

4. 浅表淋巴结 按照耳前、耳后、枕部、颌下、颏下、颈前、颈后、锁骨上、锁骨下、腋窝、滑车上、腹股沟、腘窝浅表淋巴结检查的顺序进行触诊。如能触及,需要记录大小、硬度、能否活动、是否粘连、有无压痛等。

5. 头颅 外形,有无产伤(头皮擦伤/产钳夹痕),头皮水肿、头颅血肿的部位及大小,头围,前囟(大小、张力),后囟,骨缝(裂开/闭合/重叠)。

6. 面部

(1)双眼外观有无畸形,睑裂大小,眼距,眼睑(水肿/红肿),结膜(充血/出血/分泌物),角膜是否透明,巩膜有无黄染,瞳孔(大小、对光反射),有无白瞳(白内障)。

(2)双耳外形(大小,对称度,耳郭、耳轮、软骨有无异常),外耳道(有无分泌物),耳位,附耳,耳前瘘管(大小)。

(3)鼻外形(鼻梁、鼻中隔),鼻孔(大小、位置、分泌物)。

(4)口唇颜色(苍白/红润),口腔黏膜[是否光滑,有上皮珠(俗称"马牙")是正常现象],外形(唇裂/腭裂),舌系带。

7. 颈部 有无锁骨骨折、斜颈。

8. 呼吸系统

(1)视诊:胸廓外形,有无畸形,呼吸频率(早产儿40~70次/分,足月儿45~55次/分)、节律(规整/周期样呼吸/抽泣样呼吸/呼吸暂停),有无鼻煽、三凹征、呻吟、吐沫。

（2）触诊：语颤难以配合，可在啼哭时检查。

（3）叩诊：双侧对比，是否清音。

（4）听诊：双侧对比，有无异常呼吸音，能否闻及干啰音、湿啰音和胸膜摩擦音。

9. 心血管系统

（1）视诊：心前区是否隆起。

（2）触诊：心尖搏动、震颤。

（3）叩诊：左右心界。

（4）听诊：心率（早产儿 120～170 次 / 分，足月儿 100～150 次 / 分），心律（节律变化），心音，杂音（位置、性质、时相、强度、传导方向）。

10. 腹部

（1）视诊：腹部外形（膨隆 / 平软 / 舟状腹），有无红肿、静脉曲张、胃肠型、蠕动波，脐带有无结扎、脱落、红肿、分泌物。

（2）触诊：张力，有无触痛，有无包块，肝、脾大小。

（3）叩诊：叩诊音。

（4）听诊：肠鸣音（4 个象限听诊）。

11. 脊柱和四肢　脊柱外形（有无脊柱裂、脊膜膨出、窦道、脊柱弯曲），四肢外观（肢体长短），手足外形（数量、长短、并指 / 趾、掌纹、足内翻 / 外翻），髋关节有无外展受限、外展外旋。

12. 外生殖器及肛门

（1）女童外生殖器：大阴唇包裹小阴唇程度，有无阴道分泌物。

（2）男童外生殖器：阴茎大小、形状，尿道口开口位置、分泌物，睾丸是否下降，阴囊透光试验。

（3）肛门：褶皱处有无开口，有无异常开口。如怀疑肛门闭锁必须行肛门指诊。

13. 神经系统　采用新生儿行为神经检查法（neonatal behavioral neurological assessment，NBNA），见表 73-3，主要适用于足月新生儿。早产儿做部分项目，矫正胎龄满 40 周后可进行全项检查。检查时记录出生后日龄，早产儿须记录校正胎龄。检查者应在 2 次哺乳间隔期间检查，环境安静，温度适宜，10min 内完成。可从睡眠中开始，根据患儿状态完成安静觉醒、觉醒及哭闹状态的检查。

NBNA 评价时间为出生后 2～3 天、12～14 天、26～28 天，共 3 次。1 周内新生儿评分＞37 分为正常；评分≤37 天，尤其 1 周后仍≤37 分者需长期随访神经系统发育情况。足月窒息儿可在出生后 3 天开始检查，若评分＜35 分，7 天时应重复测评，仍不正常者 12～14 天时复查。

表 73-3　NBNA 评分项目及评分标准

项目		检查时状态	评分		
			0 分	1 分	2 分
行为能力	1. 对光习惯形成	睡眠	≥11	7～10	≤6
	2. 对声音习惯形成	睡眠	≥11	7～10	≤6
	3. 对格格声反应	安静觉醒	头眼不转	头/眼转动<60°	≥60°
	4. 对说话的脸反应	同上	同上	同上	同上
	5. 对红球反应	同上	同上	同上	同上
	6. 安慰	哭	不能	困难	容易或自动
被动肌张力	7. 围巾征*	觉醒	环绕颈部	肘略过中线	肘未到中线
	8. 前臂弹回*	觉醒	无	弱，>3s	≤3s，活跃可重复
	9. 腘窝角*	觉醒	>110°	90°～110°	<90°
	10. 下肢弹回*	觉醒	无	弱，>3s	≤3s，活跃可重复
主动肌张力	11. 头竖立	觉醒	缺或异常	困难，有	好，≥1s
	12. 手握持*	觉醒	无	弱	好，可重复
	13. 牵拉反应	觉醒	无	提起部分身体	提起全部身体
	14. 直立位支持	觉醒	无	不完全、短暂	有力支持全部身体
原始反射	15. 踏步或放置	觉醒	无	引出困难	好，可重复
	16. 拥抱反射*	觉醒	无	弱，不完全	好，完全
	17. 吸吮反射*	觉醒	无	弱	好，与吞咽同步

注：*为早产儿必做项目。

二、新生儿护理指导

新生儿的护理要有好的居住环境，阳光充足，空气流通，温度和湿度要保持相对的恒定。新生儿穿的衣服要宽大、柔软，对皮肤刺激性小，不用纽扣。接触新生儿前、后勤洗手，避免交叉感染。避免让新生儿处于危险环境，如高空台面及可能触及的热源、电源、尖锐物品等。照顾者指甲要短而钝，确保新生儿安全。

1. 合理喂养　提倡母婴同室和母乳喂养。正常足月儿尽早哺乳，鼓励按需哺乳。新生儿出生后只要母子情况均正常，即可让新生儿试吮母亲的乳头，尽早吃到母乳。母乳是新生儿最适宜的食物，含有新生儿生长发育所需营养素和多种免疫活性物质。新生儿吸吮乳头，可促使产妇乳汁分泌和子宫复原，减少产后出血，对哺乳和恢复健康都有利。以新生儿奶后安静、无腹胀、保持理想的体重增长（15～30g/d，生理性体重下降期除外）为母乳充足的标准。

2. 脐部护理　新生儿脐带一般在出生后1～2周自然脱落，脐部创口需要2～4周完全愈合，这个阶段新生儿的脐部护理非常重要。传统的新生儿脐部护理采用的消毒剂一般是75%乙醇。近几年，临床上对婴幼儿脐部护理更推荐使用络合碘消毒，其稳定性好，且对新生儿没有太大的刺激性，同时具有一定的止血作用。具体护理方法为：①宝宝沐浴后，将脐周擦干，消毒棉签蘸消毒液顺时针由内到外沿脐带根部消毒，再由下至上消毒脐带残端；②若脐带已经脱落，可用拇指、示指分开脐周皮肤，使其充分暴露后再消毒；③消毒时注意有无出血和脓性分泌物；消毒完成后保持脐部自然干燥；④每天可消毒1～2次。

3. 皮肤护理　合理的新生儿沐浴护理可以有效溶解皮脂腺，促进代谢产物排出，清除身体外的病菌，提高新生儿的健康水平。每天沐浴1次，在哺乳1h后进行，防止呕吐和呛咳。控制室内温度在26～28℃，沐浴水温控制在38～42℃，关闭门窗并合理控制采光，以保证对新生儿的观察效果。沐浴过程中要保证新生儿头部朝上，防止水进入口、鼻、眼、耳。不要给新生儿用成人用的沐浴露或肥皂，应使用刺激性小的婴儿专用护肤品。新生儿臀部和女性新生儿的外阴不可以使用碱性肥皂进行清理，如果分泌物不多且无红肿现象，不应当过度清洁处理。每次大便后用温水清洗会阴及臀部，以防止尿布皮炎。沐浴后尽快擦拭和清理，提升保暖效果。

4. 新生儿抚触　抚触前给新生儿身体涂抹抚触油或润肤乳以减少对身体的摩擦和损伤，抚触房间温度应保持在26～28℃，并且保持安静或者播放舒缓的音乐。每天固定抚触时间，一般在新生儿洗澡后进行，哺乳后30～60min为最合适时间，因为进食后立即按摩易引起新生儿呕吐或呛咳，而接近哺乳时间，新生儿可能因饥饿而不能安静。按摩顺序从头、胸、腹部逐渐至四肢、手、足，按摩手法从轻开始，逐渐增加力度，时间从5min开始，逐渐延长到15～20min，每天1～2次。

第七十四章 体格检查——腹部检查

杨春燕　济宁医学院附属医院

腹部主要由腹壁、腹膜腔和腹腔内脏器组成。腹部范围上起横膈，下至骨盆。腹部体表上以两侧肋弓下缘和胸骨剑突与胸部为界，下至两侧腹股沟韧带和耻骨联合，前面和侧面由腹壁组成，后面为脊柱和腰肌。

腹腔内有很多重要脏器，故腹部检查是体格检查的重要组成部分。腹部检查应用视诊、触诊、叩诊、听诊4种方法，尤以触诊最为重要。为了避免触诊引起胃肠蠕动增加，使肠鸣音发生变化，腹部检查的顺序为视诊、听诊、叩诊、触诊，但记录时为了统一格式，仍按视诊、触诊、叩诊、听诊的顺序记录。

一、视诊

1. 准备　受检者取低枕（或去枕）仰卧位，屈曲双腿，两手自然置于身体两侧，充分暴露全腹（上自剑突，下至耻骨联合），躯体其他部分应遮盖，暴露时间不宜过长，以免腹部受凉引起不适。

2. 方法　检查者站于受检者右侧，按顺序自上而下观察，必要时将视线降至腹平面，从侧面切线方向观察。

3. 内容　外形、呼吸运动、腹壁静脉、胃肠型及蠕动波、皮肤、疝、上腹部搏动。

二、听诊

使用听诊器前，先将听筒在手里捂热，避免听筒过凉引起受检者不适。听诊内容主要有：肠鸣音、血管杂音、摩擦音、搔弹音、振水音等。

1. 肠鸣音　肠鸣音是肠蠕动时，肠腔内的液体和气体随之流动而产生的一种断续的咕噜声（或气过水声）。通常可用右下腹部作为肠鸣音听诊点，正常情况下，肠鸣音4～5次/分。

2. 血管杂音　腹主动脉、肾动脉、髂动脉杂音。血管杂音有动脉性和静脉性杂音。动脉性杂音常在腹中部或腹部两侧，因此于此两部位听诊。

3. 摩擦音　正常情况下腹部听不到摩擦音，在脾梗死、脾周围炎、肝周围炎或胆囊炎等累及局部腹膜情况下，可于深呼吸时，在各相应部位听到摩擦音，严重时触诊也有摩擦感。

4. 搔弹音　腹部搔弹音的听诊可协助测定肝下缘和微量腹水，还可用来测定扩张的胃界。如当肝下缘触诊不清楚时，可用搔弹音听诊协助定界。检查者以左手持听诊器置于剑突下的肝左叶上，右手指沿右锁骨中线自脐向上轻弹或搔刮腹壁，搔弹处未达肝缘时，只听到遥远而轻微的声音，当搔弹至肝表面时，声音明显增强而近耳，此因实质性脏器对声音的传导优于空腔脏器之故。另外，搔弹音还可以测量微量腹水。受检者取肘膝位数分钟，使腹水积聚于腹内最低处的脐区，将膜式听诊器体件贴于此处腹壁，检查者以手指在一侧腹壁轻弹，听其声响，然后将体件向对侧腹部移动，继续轻弹，如声音突然变响，此时体件所在处即为腹水边缘。

5. 振水音　振水音又称"拍水音"，主要是胃内有大量气体和液体共同存在时，身体受到摇动而发出的声音。嘱受检者仰卧，腹部尽量放松。检查者将两手置于其腰部或髂部，连续振摇数次，或以微屈的手指连续迅速冲击受检者上腹部，如腹部空腔脏器中存在大量液体和气体即可发生气、液撞击声，此时检查者侧耳贴近受检者腹部或用听诊器，即可听到腹部振水音。

三、叩诊

直接叩诊法和间接叩诊法均可应用于腹部，但一般多采用间接叩诊法，因其更为准确、可靠。

1. 间接叩诊肝区及脾区　左手平放于肝区或脾区，右手拳式锤击，并询问受检者有无疼痛。

2. 肝界叩诊　充分暴露受检者胸部，于右锁骨中线第2肋间开始逐一肋间叩诊，待清音变浊音时为肝上界。于右腋中线自第3肋间开始逐一肋间叩诊，待清音变浊音时为肝上界。平脐于右锁骨中线方向开始自下而上叩诊，鼓音转为浊音处即为肝下界。于脐平面开始同样方法叩诊右腋中线、前正中线的肝下界。

3. 移动性浊音叩诊　检查时先让受检者仰卧，腹中部叩诊呈鼓音，两侧腹部因腹水积聚叩诊呈浊音。检查者自受检者腹中部脐水平面开始向左侧叩诊，发现浊音时，板指固定不动，嘱受检者右侧卧，再度叩诊，如呈鼓音，表明移动性浊音阳性。同样方法检查右侧。

4. 肾区叩诊　嘱受检者起身坐位或侧身背向检查者，检查者面向受检者背部，左手掌先后位于左右肋脊角处，用右手锤击左手，并询问受检者有无疼痛感。

四、触诊

检查者应站立于受检者右侧，面对受检者，前臂应与受检者的腹部表面在同一水平。检查时手要温暖，先以全手掌放于腹壁上部，使受检者适应片刻，并感受腹肌紧张度，然后以轻柔动作按顺序触诊，一般自左下腹开始逆时针方向至右下腹，再至脐部，依次检查腹部各区。原则是先触诊健康部位，逐渐移向病变区域，以免造成受检者的错觉。

1. 腹壁触诊　触诊腹壁紧张度、压痛、反跳痛及阑尾压痛点、胆囊压痛点。阑尾压痛点位于麦克伯尼点，即通常以脐与右髂前上棘连线的1/3处，这一点大致相当于阑尾和盲肠的连接处。胆囊压痛点在右腹直肌外缘与肋弓的交点。

2. 肝触诊

（1）单手触诊法：较为常用，检查者将右手四指并拢，掌指关节伸直，与肋缘大致平行地放在右上腹部（或脐右侧）估计肝下缘的下方，受检者呼气时，手指压向腹壁深部，受检者吸气时，手指缓慢抬起，朝肋缘向上迎触下移的肝缘。如此反复进行，手指逐渐向肋缘移动，直到触到肝缘或肋缘为止。在右锁骨中线及前正中线上，分别触诊肝缘并测量其与肋缘或剑突根部的距离，单位以 cm 表示。

（2）双手触诊法：检查者右手位置同单手法，而左手放在受检者右背部第12肋骨与髂嵴之间的脊柱旁肌肉的外侧。触诊时左手向上推，使肝下缘紧贴前腹壁。

3. 脾触诊　检查者左手绕过受检者腹前方，手掌置于其左胸下第9~11肋处，试将其脾从后向前托起，并限制胸廓运动，右手掌平放于脐部，与左肋弓大致成垂直方向，自脐平面开始配合呼吸，如同肝触诊一样，迎触脾尖，直至触到脾缘或左肋缘为止。

4. 胆囊触诊　可用单手滑行触诊法或钩指触诊法进行。检查时检查者以左手掌平放于受检者右胸下部，以拇指指腹勾压于右肋下胆囊点处，然后嘱受检者缓慢深吸气，在吸气过程中发炎的胆囊下移时碰到用力按压的拇指，即可引起疼痛，此为胆囊触痛，如因剧烈疼痛而致吸气中止称 Murphy 征阳性。

5. 肾触诊　检查肾一般用双手触诊法，可采取平卧位或立位。卧位触诊右肾时，嘱受检者两腿屈曲并做较深腹式呼吸。检查者立于受检者右侧，以左手掌托起其右腰部，右手掌平放在受检者的右上腹部，手指方向大致平行于其右肋缘，进行深部触诊右肾，于受检者吸气时双手夹触肾。

6. 液波震颤　检查时受检者平卧，检查者以一手掌面贴于受检者一侧腹壁，另一手四指并拢屈曲，用指端叩击对侧腹壁（或以指端冲击式触诊），如有大量液体存在，则贴于腹壁的手掌有被波动液体冲击的感觉，即波动感。为防止腹壁本身的震动传至对侧，可让另一人将手掌尺侧缘压于受检者的脐部腹中线上，即可阻止。

五、与受检者沟通结果

腹部查体完毕，与受检者沟通，告知查体结果，帮助受检者整理好衣物。

第七十五章 体格检查——甲状腺检查

甲状腺位于甲状软骨下方和两侧，正常为 15～25g，表面光滑，柔软不易触及。

一、视诊

1. 准备 受检者取坐位，两手自然置于身体两侧，充分暴露颈部。
2. 方法 检查者坐在受检者面前，按顺序自上而下观察。
3. 内容 观察甲状腺的大小和对称性。正常人甲状腺外观不突出，女性在青春发育期可略增大。检查时嘱受检者做吞咽动作，可见甲状腺随吞咽动作而向上移动。

二、触诊

1. 甲状腺峡部 甲状腺峡部位于环状软骨下方第 2～4 气管环前面。站于受检者前面用拇指，或站于受检者后面用示指从胸骨上切迹向上触诊，可感到气管前软组织，判断其有无增厚。请受检者吞咽，可感到此软组织在手指下滑动，判断其有无增大和肿块。

2. 甲状腺侧叶

（1）前面触诊：一手拇指施压于一侧甲状软骨，将气管推向对侧，另一手示指、中指在对侧胸锁乳突肌后缘向前推挤甲状腺侧叶，拇指在胸锁乳突肌前缘触诊。配合吞咽动作，重复检查，可触及被推挤的甲状腺。用同样方法检查另一侧甲状腺。

（2）后面触诊：类似前面触诊。一手示指、中指施压于一侧甲状软骨，将气管推向对侧，另一手拇指在对侧胸锁乳突肌后缘向前推挤甲状腺，示指、中指在其前缘触诊甲状腺。配合吞咽动作，重复检查。用同样方法检查另一侧甲状腺。

三、听诊

当触到甲状腺肿大时，用钟形听诊器直接放在肿大的甲状腺上，如听到低调的连续性静脉"嗡鸣"音，对诊断甲状腺功能亢进很有帮助。另外，在弥漫性甲状腺肿伴功能亢进者还可听到收缩期动脉杂音。

四、甲状腺肿大程度

不能看出肿大但能触及者为Ⅰ度；能看到肿大又能触及，但在胸锁乳突肌以内者为Ⅱ度；超过胸锁乳突肌外缘者为Ⅲ度。

五、与受检者沟通结果

甲状腺查体完毕，与受检者沟通，告知查体结果。

第七十六章 体格检查——神经系统检查

杨春燕　济宁医学院附属医院

一、脑神经检查

1. 嗅神经　第Ⅰ对。先确定受检者鼻孔是否通畅、有无鼻黏膜病变，嘱受检者闭目并压住一侧鼻孔，将无刺激气味物品置于受检者另一侧鼻孔下，让其辨别气味，再换另一侧鼻孔测试。双侧对比，判断嗅觉状态。常见同侧嗅神经损害。

2. 视神经　第Ⅱ对。视力、视野检查和眼底检查。

3. 动眼神经　第Ⅲ对。动眼神经麻痹表现为眼球运动向内、向上及向下活动受限，以及上睑下垂、调节反射消失。

4. 滑车神经　第Ⅳ对。滑车神经受损表现为眼球向下及向外运动减弱。

5. 三叉神经　第Ⅴ对，为混合神经。感觉神经纤维分布于面部皮肤、眼、鼻、口腔黏膜；运动神经纤维支配咀嚼肌、颞肌和翼状内外肌。

（1）面部感觉：嘱受检者闭眼，针刺检查痛觉，棉絮检查触觉，盛有冷或热水的试管检查温度觉。

（2）角膜反射：嘱受检者睁眼向内侧注视，以捻成细束的棉絮从受检者视野外接近并轻触外侧角膜，避免触及睫毛。正常反应为被刺激侧迅速闭眼，对侧也出现眼睑闭合反应，前者称为直接角膜反射，后者称为间接角膜反射。

（3）运动功能：检查者双手触按受检者颞肌、咀嚼肌，嘱受检者做咀嚼动作，对比双侧肌力强弱，再嘱受检者张口运动或露齿。

6. 展神经　第Ⅵ对。展神经受损表现为眼球向外转动障碍。

7. 面神经　第Ⅶ对，支配面部表情肌，具有舌前2/3味觉功能。

（1）运动功能：嘱受检者做皱额、闭眼、露齿、微笑、鼓腮或吹哨动作。

（2）味觉检查：嘱受检者伸舌，将少量不同味感的物质（如食盐、食糖、醋或奎宁溶液）以棉签蘸取后涂于一侧舌面测试味觉。

8. 位听神经　第Ⅷ对。

（1）听力检查：在静室内嘱受检者闭目坐于椅子上，并用手指堵塞一侧耳道。检查者持手表或以拇指与示指互相摩擦，自1m以外逐渐移近受检者耳部，直到受检者听到声音为止，测量距离，同样的方法检查另一耳。比较两耳的测试结果并与检查者（正常人）的听力进行对照。

（2）前庭功能检查：询问受检者有无眩晕、平衡失调，检查有无自发性眼球震颤，通过外耳道灌注冷、热水试验或旋转试验，观察有无前庭功能障碍所致的眼球震颤反应减弱或消失。

9. 舌咽神经　第Ⅸ对，为混合神经，是舌咽部重要的感觉传入神经。

10. 迷走神经　第Ⅹ对，常与舌咽神经同时受损。

11. 副神经　第Ⅺ对，支配胸锁乳突肌及斜方肌。检查时嘱受检者做耸肩及转头运动。

12. 舌下神经　第Ⅻ对。检查时嘱受检者伸舌。

二、运动功能检查

1. 肌力　肌力是指肌肉运动时的最大收缩力。受检者做肢体伸屈动作，检查者从反方向给予阻力，测试受检者对阻力的克服力量。

肌力采用 0～5 级的六级分级法：①0 级。完全瘫痪，测不到肌肉收缩。②Ⅰ级。仅测到肌肉收缩，但不能产生动作。③Ⅱ级。肢体能在床上平行移动，但不能抵抗自身重力，即不能抬离床面。④Ⅲ级。肢体可以克服地心吸收力，能抬离床面，但不能抵抗阻力。⑤Ⅳ级。肢体能做对抗外界阻力的运动，但不完全。⑥Ⅴ级。肌力正常。

2. 肌张力　肌张力指静息状态下的肌肉紧张度和被动运动时遇到的阻力，其实质是一种牵张反射，即骨骼肌受到外力牵拉时产生的收缩反应。

3. 不自主运动　意识清楚的情况下，随意肌不自主收缩所产生的一些无目的的异常动作，多为锥体外系损害的表现。

4. 共济运动

（1）指鼻实验：嘱受检者先以示指接触距其前方 0.5cm 检查者的示指，再以示指接触自己的鼻尖，由慢到快，先睁眼，后闭眼，重复进行。

（2）跟-膝-胫试验：嘱受检者仰卧，上抬一侧下肢，将足跟置于另一下肢膝盖下端，再沿胫骨前缘向下移动，先睁眼，后闭眼，重复进行。

（3）其他：快速轮替动作。

三、感觉功能检查

1. 浅感觉检查

（1）痛觉：用大头针的针尖轻刺受检者皮肤以检查痛觉，双侧对比并记录感觉障碍类型与范围。

（2）触觉：用棉签或软纸片轻触受检者的皮肤或黏膜。触觉障碍见于后索病损。

（3）温度觉：用盛有热水（40~50℃）或冷水（5~10℃）的试管测试皮肤温度觉。温度觉障碍见于脊髓丘脑侧束损害。

2. 深感觉检查

（1）运动觉：受检者闭目，检查者轻轻夹住受检者的手指或足趾两侧，上下移动，令受检者说出"向上"或"向下"。运动觉障碍见于后索病损。

（2）位置觉：受检者闭目，检查者将其肢体放于某一位置，以检测其位置觉。

（3）震动觉：用震动着的音叉柄置于骨突起处（如内外踝、手指、桡尺骨茎突、胫骨、髌骨等）。询问受检者有无震动感觉，判断两侧有无差别。

3. 复合感觉检查

（1）皮肤定位觉：该功能障碍见于皮质病变。

（2）两点辨别觉：当触觉正常而两点辨别觉障碍时为额叶病变。

（3）形体觉：功能障碍为皮质病变。

（4）体表图形觉：功能障碍为丘脑水平以上病变。

四、神经反射检查

1. 浅反射　浅反射指刺激皮肤、黏膜和角膜等引起的反应。

（1）角膜反射：受检者向内上方注视，检查者用细棉签毛由角膜外缘轻触受检者的角膜。正常时，受检者眼睑迅速闭合，称为直接角膜反射；刺激一侧角膜，对侧出现眼睑闭合反应，称为间接角膜反射。

（2）腹壁反射

1）检查方法：受检者仰卧，两下肢稍屈，腹壁放松，然后用火柴杆或钝头竹签按上、中、下3个部位轻划腹壁皮肤。受检者受刺激的部位可见腹壁肌收缩。

2）病变部位判断：①上部腹壁反射消失，病损定位于胸髓7~8节；②中部腹壁反射消失，病损定位于胸髓8~10节；③下部腹壁反射消失，病损定位于胸髓11~12节；④上、中、下腹壁反射消失，见于昏迷、急腹症、肥胖、老年人、经产妇；⑤一侧腹壁反射消失，见于同侧锥体束病损。

（3）提睾反射：用火柴杆或钝头竹签由下向上轻划股内侧上方皮肤，可引起同侧提睾肌收缩，睾丸上提。双侧反射消失见于腰髓1~2节病损；一侧反射减弱或消失见于锥体束损害、老年人及局部病变（如腹股沟疝、阴囊水肿、睾丸炎）。

（4）跖反射：即Babinski征阴性。

（5）肛门反射：用大头针轻划肛门周围皮肤，可引起肛门外括约肌收缩。反射障碍为骶髓4~5节或肛尾神经病损。

2. 腱反射　刺激骨膜、肌腱引起的反应，通过深部感觉感受器完成，故称深部反射。

（1）肱二头肌反射：检查者以左手托扶受检者屈曲的肘部，并将拇指置于肱二头肌肌腱上，然后以叩诊锤叩击拇指。正常反应为肱二头肌收缩，前臂快速屈曲。反射中枢在颈髓5～6节。

（2）肱三头肌反射：检查者以左手托扶受检者的肘部，嘱受检者肘部屈曲，然后以叩诊锤直接叩击鹰嘴突上方的肱三头肌肌腱。反应为肱三头肌收缩，前臂稍伸展。反射中枢在颈髓7～8节。

（3）桡骨膜反射：检查者左手轻托受检者腕部，并使腕关节自然下垂，然后以叩诊锤轻叩桡骨茎突。正常反应为前臂旋前、屈肘。反射中枢在颈髓5～8节。

（4）膝反射：受检者坐位检查时，小腿完全松弛，自然悬垂。卧位时检查者用左手在受检者腘窝处托起两下肢，使髋、膝关节稍屈，用右手持叩诊锤叩击髌骨下方的股四头肌腱。正常反应为小腿伸展。反射中枢在腰髓2～4节。

（5）跟腱反射：受检者仰卧，髋、膝关节屈曲，下肢外旋外展位，检查者用左手托受检者足掌，使足呈过伸位，然后以叩诊锤叩击跟腱。反应为腓肠肌收缩，足向跖面屈曲。

（6）阵挛：阵挛是在腱反射亢进时，用持续力量使被检查的肌肉处于紧张状态，则该腱反射涉及的肌肉就会发生节律性收缩。

1）踝阵挛：受检者仰卧，髋与膝关节稍屈，检查者一手持受检者小腿，另一手持受检者足掌前端，突然用力使踝关节背屈并维持之。阳性表现为腓肠肌与比目鱼肌发生连续性节律性收缩，而致足部呈现交替性屈伸动作。

2）髌阵挛：受检者仰卧，下肢伸直，检查者以拇指与示指控制其髌骨上缘，用力向远端快速连续推动数次后维持推力。

3. 病理反应

（1）Babinski 征：受检者仰卧，髋及膝关节伸直，检查者手持受检者踝部，用钝头竹签由后向前划足底外侧。阳性反应为踇趾缓缓背伸，其他四趾呈扇形展开。见于锥体束损害。

（2）Oppenheim 征：检查者拇指及示指沿受检者胫骨前缘用力由上向下滑压。阳性同 Babinski 征。

（3）Gordon 征：拇指和其他四指分置腓肠肌部位，以适度的力量捏。阳性同 Babinski 征。

（4）Chaddock 征：竹签在外踝下方由后向前划至跖趾关节处为止。阳性同 Babinski 征。

（5）Hoffmann 征：检查者左手持受检者腕关节，右手中指及示指夹持受检者中指，稍向上提，使腕部处于轻度过伸位，然后以拇指迅速弹刮受检者中指指甲。由于中指深屈肌受到牵引而引起其余四指的轻微掌屈反应，称为阳性，为上肢锥体束征，多见于颈髓病变。

（6）脑膜刺激征：脑膜受刺激的表现。脑炎、脑膜出血、脑脊液压力增加时可出现的体征如下。

1）颈项强直：受检者仰卧，检查者以手托扶受检者枕部做被动屈颈动作，以测试颈肌抵抗力。抵抗力增加时，颈椎病、骨折也可阳性。

2）Kernig 征：受检者仰卧，先将一侧髋关节屈成直角，再用手抬高小腿。正常人可将膝关节伸至135° 及以上，伸膝受限、疼痛及屈肌痉挛为阳性。

3）Brudzinski 征：受检者仰卧，下肢自然伸直，检查者左手托住受检者枕部，右手置于受检者胸前，然后嘱其头部前屈。两侧膝关节、髋关节屈曲为阳性。

五、与受检者沟通结果

神经系统检查完毕，与受检者沟通，告知查体结果，帮助受检者整理好衣物。

第七十七章 体格检查——生命体征检查

杨春燕 济宁医学院附属医院

生命体征是评价生命活动存在与否及其质量的指标,包括体温、脉搏、呼吸、血压。

一、体温

体温测量方法及对比见表 77-1。

表 77-1 体温测量方法及对比

	腋测法	口测法	肛测法
方法	腋下夹紧 10min	舌下含 5min	插入肛门内 1/2 表长 5min
正常值	36～37℃	36.3～37.2℃	36.5～37.7℃
优、缺点	简便安全;不易发生交叉感染;最常用的体温测定方法	较准确;不能用口腔呼吸;不能用于婴幼儿及意识不清者	测值稳定;多用于婴幼儿及意识不清者

二、呼吸

观察记录受检者呼吸的节律性及每分钟次数。

1. 呼吸频率 正常成人静息状态下,呼吸频率为 12～20 次/分,呼吸与脉搏比为 1:4;新生儿呼吸约 44 次/分,随着年龄的增长而逐渐减慢。

2. 呼吸节律 正常成人静息状态下,呼吸节律基本上是均匀而整齐的。在病理状态下,往往会出现各种呼吸节律的变化,如潮氏呼吸、间停呼吸、抑制性呼吸、叹气样呼吸等。

三、脉搏

观察记录受检者脉搏的节律及每分钟次数,检查时可选择桡动脉、肱动脉、股动脉、颈动脉及足背动脉等。检查时需要对比两侧脉搏情况,正常人两侧脉搏差异很小,不易察觉。检查时应注意脉率、节律、强弱、动脉壁弹性、紧张度等。

四、血压

血压通常指体循环动脉血压,是重要的生命体征。

1. 正常血压　收缩压<120mmHg,舒张压<80mmHg。

2. 正常高值　收缩压 120～139mmHg,舒张压 80～89mmHg。

3. 高血压　至少 3 次非同日血压值达到或超过收缩压 140mmHg 和 / 或舒张压 90mmHg。

第七十八章 体格检查——心脏检查

杨春燕　济宁医学院附属医院

一、视诊

1. 准备　受检者取仰卧位，两手自然置于身体两侧，充分暴露胸部。

2. 方法　检查者站于受检者右侧，按顺序自上而下观察，必要时侧面切线方向观察。

3. 内容

（1）胸廓畸形：①心前区隆起，见于先天性心脏病、风湿性心脏病；②扁平胸、鸡胸、漏斗胸、脊柱畸形。

（2）心尖搏动：心脏收缩时心尖向前冲击胸壁，正常人心尖波动搏于第5肋间，左锁骨中线内侧 0.5～1.0cm，波动范围以直径计算为 2.0～2.5cm。

二、触诊

1. 心尖搏动　检查者先用右手全手掌置于受检者心前区，确定需触诊的部位和范围，然后逐渐缩小到用手掌尺侧（小鱼际）或示指、中指及环指指腹并拢同时触诊，必要时也可单指指腹触诊。

2. 震颤　触诊时手掌尺侧（小鱼际）或手指指腹感到的一种细小震动感，与在猫喉部摸到的呼吸震颤类似，又称"猫喘"。

3. 心包摩擦感　①多在心前区或胸骨左缘第3、4肋间触及；②多呈收缩期和舒张期双相；③以收缩期、前倾体位或呼气末明显；④急性心包炎脏层与壁层心包摩擦产生，渗液增多时消失。

三、叩诊

1. 意义　用于确定心界大小及其性状，心浊音界包括相对浊音界和绝对浊音界。心脏左右缘被肺遮盖的部分，叩诊呈相对浊音（表78-1）；而不被肺遮盖的部分叩诊呈绝对浊音。

2. 叩诊顺序　通常顺序是先叩左界，后叩右界。左界叩诊时，从心尖搏动点外 2～3cm 处开始，由外向内，逐个肋间向上，直至第2肋间；右界叩诊时，先在右侧锁骨中线上叩出肝上界，然后于其上1肋间由外向内，逐一肋间向上叩诊，直至第2肋间。对各肋间口的浊音界逐一做出标记，并测量其与胸骨中线的垂直距离。

表 78-1　正常成人心脏相对浊音界

右界（cm）	肋间	左界（cm）
2～3	II	2～3
2～3	III	3.5～4.5
3～4	IV	5～6
	V	7～9

注：左锁骨中线距离胸骨中线为8～10cm。

四、听诊

1. 心脏瓣膜听诊区　听诊顺序如下。

（1）二尖瓣听诊区：心尖搏动最强点。

（2）肺动脉瓣听诊区：胸骨左缘第2肋间。

（3）主动脉瓣听诊区：胸骨右缘第2肋间。

（4）主动脉瓣第二听诊区：胸骨左缘第3、4肋间。

（5）三尖瓣听诊区：胸骨左缘第4、5肋间。

2. 听诊内容

（1）心率：正常成人安静清醒时心率范围60～100次/分。老年人偏慢，女性稍快，3岁以下儿童多在100次/分以上。

（2）心律：正常人心律基本规律，部分青年人心律随呼吸改变为窦性心律不齐。

（3）心音：按其在心脏周期中出现的先后顺序，可依次命名为第一心音、第二心音、第三心音、第四心音。

（4）额外心音：在正常第一心音、第二心音之外听到的附加心音，与心脏杂音不同，多数为病理性。

（5）心脏杂音：除心音与额外心音外，在心脏收缩期或舒张期发现的异常声音。

（6）心包摩擦音：指脏层与壁层心包由于生物性或理化因素致纤维蛋白沉积而变粗糙，以致在心脏搏动时产生摩擦而出现的声音。在心前区或胸骨左缘第3、4肋间最响亮，坐位前倾及呼气末更明显。

五、与患者沟通结果

心脏查体完毕，与受检者沟通，告知查体结果，帮助受检者整理好衣物。

第七十九章 体格检查——胸部检查

杨春燕 济宁医学院附属医院

一、胸部的体表标志

1. 骨骼标志

（1）胸骨柄。

（2）胸骨上切迹。气管位于切迹正中。

（3）胸骨角。又称 Louis 角，位于胸骨上切迹下约 5cm，其两侧分别与左右第 2 肋软骨连接。临床意义：①计数肋骨和肋间隙顺序；②支气管分叉；③心房上缘；④上下纵隔交界；⑤相当于第 4 或第 5 胸椎的水平。

（4）腹上角。又称胸骨下角，为左右肋弓在胸骨下端会合处所形成的夹角，相当于横膈的穹隆部。正常为 70°～110°，体型瘦长者角度较小，肥胖者较大。其后为肝脏左叶、胃及胰腺的所在区域。

（5）剑突。胸骨体下端的突出部分。

（6）肋骨。

（7）肋间隙。为 2 个肋骨之间的空隙，用以标记病变的水平位置。大多数肋骨可在胸壁上触及，唯第 1 对肋骨前部因与锁骨相重叠，常不易触到。

（8）肩胛骨。后胸壁第 2～8 肋骨之间。

（9）肩胛下角。受检者取直立位，两上肢自然下垂时，第 7 或第 8 肋骨水平的标志，或相当于第 8 胸椎的水平；后胸部计数肋骨的标志。

（10）脊柱棘突。后正中线的标志，第 7 颈椎棘突位于颈根部，最为突出，也是胸椎的起点和计数胸椎的标志。

（11）肋脊角。第 12 肋骨与脊柱构成的夹角，其前为肾脏和输尿管上端所在的区域。

2. 垂直线标志　前正中线、锁骨中线、胸骨线、胸骨旁线、腋前线、腋后线、腋中线、肩胛线、后正中线。

3. 自然陷窝和解剖区域　自然陷窝有腋窝、胸骨上窝、锁骨上窝、锁骨下窝；解剖区域有肩胛上区、肩胛下区、肩胛间区。

4. 肺和胸膜的界限

（1）肺尖：突出于锁骨之上，其最高点距锁骨上缘约 3cm。

（2）肺上界：于前胸壁的投影呈一向上凸起的弧线。

（3）肺外侧界：由肺上界向下延伸，几乎与侧胸壁的内部表面相接触。

（4）肺内侧界：自胸锁关节处下行，于胸骨角水平处左右两肺的前内界几乎相遇。

（5）肺下界：左右两侧肺下界的位置基本相似。

二、视诊

1. 呼吸运动

（1）通过中枢神经、神经反射、某些体液因素调节。另外，呼吸节律还可受意识的支配。

（2）呼吸运动是借膈和肋间肌的收缩和松弛来完成的，一般成人静息呼吸时，潮气量约为 500ml。

（3）正常情况下吸气为主动运动，呼气为被动运动。

（4）腹式呼吸。正常男性和儿童的呼吸以膈肌运动为主，胸廓下部及上腹部的动度较大，而形成腹式呼吸。

（5）胸式呼吸。女性的呼吸则以肋间肌的运动为主。

2. 呼吸频率　正常成人静息状态为 12～20 次 / 分，呼吸与脉搏比为 1∶4。新生儿呼吸约 44 次 / 分。

（1）呼吸过速：呼吸频率＞20 次 / 分。见于发热、疼痛、贫血、甲状腺功能亢进及心力衰竭等。体温升高 1℃，呼吸大约增加 4 次 / 分。

（2）呼吸过缓：呼吸频率＜12 次 / 分。呼吸浅慢见于麻醉药或镇静药过量，以及颅内压增高等。

（3）呼吸深度变化

1）呼吸浅快：见于呼吸肌麻痹、严重鼓肠、腹水、肥胖等，还可见于肺部疾病，如肺炎、胸膜炎、胸腔积液、气胸等。

2）呼吸深快：见于剧烈运动、情绪激动或过度紧张时。过度通气会导致口周及肢端发麻、手足搐搦、呼吸暂停。

3）库斯莫尔（Kussmaul）呼吸：见于严重代谢性酸中毒（如糖尿病酮症酸中毒、尿毒症酸中毒等）。

（4）呼吸节律：正常成人静息状态均匀而整齐。在病理状态下，往往会出现各种呼吸节律的变化。

1）潮式呼吸：又称 Cheyne-Stokes 呼吸。呼吸由浅慢逐渐变为深快，再转变为浅慢，随之出现一段呼吸暂停，暂停期可持续 5～30s，潮式呼吸周期可长达 30～120s。常见于中枢神经系统疾病、某些中毒及部分老年人深睡时。

2）间停呼吸：又称 Biots 呼吸。有规律呼吸几次后，突然停止一段时间，又开始呼吸，即周而复始的间停呼吸。常见于中枢神经系统疾病及某些中毒，比潮式呼吸更为严重，预后多不良，常在临终前发生。间停呼吸与潮式呼吸均由呼吸中枢的兴奋性降低而引起。

3）抑制性呼吸：胸部发生剧烈疼痛所致的吸气相突然中断，呼吸运动突然短暂地受到抑制，患者表情痛苦，呼吸较正常浅而快。见于急性胸膜炎、胸膜恶性肿瘤、肋骨骨折及胸部严重外伤等。

4）叹息样呼吸：在一段正常呼吸节律中插入一次深大呼吸，并常伴有叹息声，此多为功能性改变。见于神经衰弱、精神紧张或抑郁症。

三、触诊

1. 胸廓扩张度 即呼吸时的胸廓动度，于胸廓前下部检查较易获得，因该处胸廓呼吸时动度较大。

测定前胸廓扩张度时，检查者两手置于受检者胸廓下面的前侧部，左右拇指分别沿受检者两侧肋缘指向剑突，拇指尖在前正中线两侧对称部位，而手掌和伸展的手指置于前侧胸壁。测定后胸廓扩张度，则将两手平置于受检者背部，约于第10肋骨水平，拇指与中线平行，并将两侧皮肤向中线轻推，嘱受检者做深呼吸运动，观察两手的动度是否一致。

2. 语音震颤（触觉震颤） 语音震颤为受检者发出语音时，声波起源于喉部，沿气管、支气管、肺泡传至胸壁所引起共鸣的振动。可由检查者的手触及。

检查方法为检查者将左、右手掌的尺侧缘或掌面轻放于受检者两侧胸壁的对称部位，然后嘱受检者用同等强度重复发"yi"长音，自上至下，从内到外比较两侧相应部位语音震颤的异同。

3. 胸膜摩擦感

（1）当急性胸膜炎时，因纤维蛋白沉着于脏层和壁层胸膜，使其表面变得粗糙，呼吸时这两层胸膜之间互相摩擦。

（2）通常于呼吸两相均可触及，但有时只能在吸气相末触及，有如皮革相互摩擦的感觉，常于胸廓的下前侧部触及。

四、叩诊

1. 叩诊音的分类 胸部叩诊音可分为以下5种。

（1）清音：正常肺的叩诊音。

（2）过清音：见于肺气肿、肺含气量增加。

（3）鼓音：胃泡区，见于大量气胸、肺空洞。

（4）浊音：心、肝被肺组织覆盖的部分，见于大叶性肺炎。

（5）实音：实质脏器部分，见于大量胸腔积液、肺实变。

2. 正常叩诊音 正常为清音，其音响强弱和高低与肺含气量的多少、胸壁的厚薄及邻近器官的影响有关：①前胸上部较下部相对稍浊；②右肺上部较左肺上部相对稍浊；③背部较前胸部稍浊；④右侧腋下部稍浊；⑤左侧腋前线下方有胃泡的存在，叩诊呈鼓音，又称 Traube 鼓音区。

3. 肺界的叩诊

（1）肺上界：即肺尖的上界，内侧为颈肌，外侧为肩胛带。自斜方肌前缘中央部逐渐叩向外侧和内侧，该清音带的宽度即为肺尖的宽度，正常 4～6cm，又称 Kronig 峡。

（2）肺前界：相当于心脏的绝对浊音界。

（3）肺下界：两侧肺下界大致相同。平静呼吸时位于锁骨中线第 6 肋间隙上，腋中线第 8 肋间隙上，肩胛线第 10 肋间隙上。矮胖者肺下界上升 1 肋间隙，瘦长者肺下界下降 1 肋间隙。

4. 肺下界的移动范围 相当于呼吸时膈肌的移动范围。

叩诊方法：①首先在平静呼吸时，于肩胛线上叩出肺下界的位置；②做深吸气后屏住呼吸的同时叩肺下界的最低点，深呼气叩肺下界的最高点；③最高至最低两点间的距离即为肺下界的移动范围。正常人肺下界的移动范围为 6～8cm。

五、听诊

受检者取坐位或卧位，听诊的顺序一般由肺尖开始，自上而下分别检查前胸部、侧胸部和背部。听诊前胸部应沿锁骨中线和腋前线；听诊侧胸部应沿腋中线和腋后线；听诊背部应沿肩胛线。自上至下逐一肋间进行，而且要在上下、左右对称的部位分别进行对比。

1. 正常呼吸音

（1）气管呼吸音：空气进出气管所发出的声音，粗糙、响亮且高调，吸气相和呼气相几乎相等，于胸外气管上面可听及。

（2）支气管呼吸音：吸入的空气在声门、气管或主支气管形成湍流所产生，颇似 "ha" 的音响，吸气相较呼气相短。正常人可听到支气管呼吸音的部位包括喉部、胸骨上窝、背部第 6、7 颈椎及第 1、2 胸椎附近。

（3）支气管肺泡呼吸音：兼有支气管呼吸音和肺泡呼吸音特点的混合性呼吸音。吸气音的性质与正常肺泡呼吸音相似，吸气相与呼气相大致相同。正常人于胸骨两侧第 1、2 肋间隙，肩胛间区第 3、4 胸椎水平，以及肺尖前后部可听及支气管肺泡呼吸音。当其他部位听及支气管肺泡呼吸音时，均属异常情况，提示有病变存在。

（4）肺泡呼吸音：由于空气在细支气管和肺泡进出移动的结果。吸气时，气流经支气管进入肺泡，冲击肺泡壁，使肺泡由松弛变为紧张，而呼气时，肺泡由紧张变为松弛，这种肺泡弹性的变化和气流的振动是肺泡呼吸音形成的主要因素。该呼吸音为一种叹息样的或柔和吹风样的"fu-fu"声，大部分肺野内均可听及。吸气时音响较强，音调较高，时相较长；呼气时音响较弱，音调较低，时相较短。

  2. 胸膜摩擦音
（1）胸膜面因炎症、纤维素渗出而变得粗糙。
（2）其特征颇似一手掩耳，以另一手指在其手背上摩擦所发出的声音。
（3）常于呼吸两相均可听到，吸气末或呼气初较为明显。
（4）屏气时即消失（与心包摩擦音相鉴别）。
（5）深呼吸、听诊器体件加压时强度增加。
（6）最常听到的部位是前下侧胸壁。
  3. 语音共振 嘱受检者用一般的声音强度重复发"yi"长音，喉部发音产生的振动经气管、支气管、肺泡传至胸壁，由听诊器听及。

六、与患者沟通结果

  胸部查体完毕，与受检者沟通，告知查体结果，帮助受检者整理好衣物。

第八十章 换药技术

陆信仰 济宁医学院附属医院

换药又称更换敷料，是预防和控制创面感染，消除妨碍伤口愈合因素，促进伤口愈合的一项重要外科操作技术。步骤包括了解和检查伤口、清洁伤口、去除脓液和分泌物、再次清洁伤口、覆盖敷料。

一、适应证

1. 手术后无菌的伤口　如无特殊反应，3 天左右第 1 次换药。如术后渗出较多，敷料有血迹，随时换药。

2. 感染伤口　分泌物较多，应每天换药 1～2 次。

3. 新鲜肉芽创面　隔 1～2 天换药 1 次。

4. 严重感染或置引流的伤口及粪瘘等　应根据其引流量的多少，决定换药的次数。

5. 橡皮条引流伤口　术后 2 天换药，如无明显渗出，则予以拔除。

6. 引流管引流伤口　术后 48h 换药，并在术后 48～72h 根据引流量多少拔除引流管。如引流量持续超过 50ml，则推迟拔除引流管时间。

二、操作过程

1. 物品准备　换药包（内含弯盘 1 个、治疗碗 1 个、有齿镊 1 把、无齿镊 1 把、剪刀 1 把）、消毒棉球、持物钳、持物桶、无菌敷料、胶布、无菌手套、利器盒、黄色垃圾袋、黑色垃圾袋。所有物品包装完好且在有效期内（包括总有效期和开封后有效期）。

2. 环境准备　环境温度适宜、光线明亮、关窗拉帘。

3. 患者准备

（1）向患者做自我介绍，核查患者姓名及 ID 号，核查患者腕带。

（2）告知患者："根据病情，需要给您换药，以进一步检查伤口，促进其愈合，您需要前往换药室换药。"

（3）观察伤口部位，揭去上层敷料，观察有无渗出，准备所需换药用物。

（4）嘱患者排空大小便。

4. 操作步骤

（1）保护患者隐私，协助患者摆舒适体位。

（2）洗手，戴帽子、口罩。

（3）打开换药包，取持物钳先夹取纱布，后夹取碘伏棉球或生理盐水棉球等，根据伤口选择合理的消毒用物（先用后取、后用先取、先干后湿）。

（4）消毒双手，将换药碗用镊子分开，将碗盘放于患者的近侧，用手取下外层绷带和敷料，紧贴创口的一层敷料用镊子揭去，揭除敷料的方向与切口方向平行，以减少疼痛。

（5）观察伤口。肉眼观察伤口有无红肿、渗出，然后用镊子在切口上方检查，观察切口有无局部压痛、硬结、皮下波动感，判断切口有无感染，有无皮下积液、积血。如有感染及时拆除感染部位缝线，放置引流。

（6）左手持无齿镊将药碗内的碘伏棉球传递到右手的有齿镊，用于创口周围皮肤擦洗。清洁伤口由创缘向外擦洗，化脓创口由外向创缘擦拭。消毒范围为伤口周围 5cm。

（7）如伤口内存在感染、坏死，需要去除过度生长的肉芽组织、腐败组织或异物等。观察伤口的深度及有无引流不畅等情况，再用碘伏棉球清除皮肤上的分泌物，最后用消毒敷料覆盖伤口。如有皮肤缺损，用凡士林纱布覆盖，再用无菌敷料包扎，最后用胶布固定。

（8）协助患者整理衣物，扶起患者，将患者送出换药室，并告知患者伤口情况及注意事项。

（9）回换药室，将医疗垃圾放入黄色塑料袋，冲洗换药碗，放入专用回收筐内，待再次消毒使用。

（10）洗手，摘下口罩、帽子，记录换药情况。

三、注意事项

换药时的注意事项：①外侧敷料用手取下，内层敷料用镊子取下，均放置于污物换药碗中。2 把镊子的使用要严格区分，不能混用。②消毒范围为伤口周围 5cm，注意消毒顺序，只有感染伤口的换药从周围向中间消毒。③换药过程中要充分体现爱伤观念，并注意保护患者的隐私。换药后要注意各类物品的处理。

第八十一章 静脉穿刺

李　珂　济宁医学院附属医院

静脉穿刺多见于静脉注射和静脉采血。

一、适应证

静脉穿刺适用于留取静脉血标本的实验室检查，也适用于开放静脉通路输注药物或进行静脉血流动力学监测等各项相关检查。

二、操作过程

1. 物品准备

（1）治疗车上层：操作盘、采血用物（一次性采血针、采血试管、条形码、试管架）或静脉注射药物（注射药物、注射器、注射单）、安尔碘、棉签、压脉带、小枕、治疗巾、弯盘、手消毒液、笔。

（2）治疗车下层：黄色垃圾桶、黑色垃圾桶、利器盒。

（3）所有物品包装完好且在有效期内，药液质量完好。

2. 环境准备　环境温度适宜，光线明亮。

3. 患者准备　与患者沟通，做自我介绍，核查患者姓名及 ID 号，核查患者腕带。向患者解释："根据病情，需要为您进行静脉采血（静脉给药），请问您想从哪一侧的血管抽血？我看一下您的血管情况（查看穿刺部位皮肤及血管情况）。如果您没有什么疑问我们现在就开始吧，我去准备物品。"

4. 操作步骤

（1）七步洗手法洗手、戴口罩。

（2）携用物至患者床旁，再次核对患者信息无误。

（3）垫小枕、治疗巾、压脉带。

（4）暴露患者待穿刺部位，消毒穿刺部位后扎压脉带，再次消毒后待干（注意不要跨越无菌面）。

（5）操作中再次核对患者信息。

（6）静脉采血与静脉注射的程序不同。静脉采血时，固定针柄，连接采血管，抽取所需血量，嘱患者松拳，松止血带；而静脉注射时，嘱患者松拳，松止血带，固定针柄，缓慢注射药物。

（7）拔出针头，用棉签压迫穿刺点。

（8）取小枕和压脉带。

（9）操作后核对患者信息。

（10）交代注意事项。

（11）整理用物，洗手，在执行单上签字。

三、并发症及处理

并发症主要为穿刺部位出血，可造成皮下淤血或血肿，常见于按压不充分、反复穿刺、刺穿血管壁等情况。充分按压是预防出血的重要手段。部分凝血功能差的患者在穿刺后应根据实际情况按压更长时间，确定无出血后方可终止按压。皮下出血或血肿在24h后可热敷。

四、注意事项

静脉穿刺的注意事项：①严格执行无菌操作，预防并发症；严格执行查对制度，防止发生差错。②采集血标本的方法、采血量和采血时间要准确，一般选上午7时至9时最适宜。采集细菌培养标本尽可能在使用抗生素前、伤口局部治疗前或高热寒战时。③肘部采血不要拍打患者前臂，结扎压脉带的时间以1min为宜，过长可导致血液成分发生变化影响检验结果。④采血时只能向外抽，不能向静脉内推，以免注入空气形成气栓而造成严重后果。⑤采全血标本时，要注意抗凝。血液注入容器后，立即轻轻旋转并摇动试管8~10次，使血液混匀，避免凝固。⑥严禁在输液、输血的针头处抽取血标本，最好在对侧肢体采集。若女性患者做了乳腺切除术，应在对侧手臂采血。⑦真空采血时，不可先将真空采血管与采血针头相连，以免试管内负压消失而影响采血。⑧静脉注射药物前要询问患者的用药史、过敏史、家族史等，用药后要主动巡视患者有无药物不良反应。⑨防止交叉感染，应做到"一人一巾一带"，即每人1块治疗巾（或小垫）和1条止血带。

第八十二章 小儿体格生长指标测量

李 粹 济宁医学院附属医院

儿童的生长发育是一个连续渐进的动态过程。体格生长的评估需要一些客观指标，这些指标应该是易于测量、有较大人群代表性的指标。常用的测量指标有体重、身高（身长）、坐高（顶臀长）、头围、胸围、腹围、上臂围、皮下脂肪、前囟等。

一、适应证

本评估方法适用于需要通过体格生长指标测量来评估生长发育水平的所有儿童。

二、操作过程

1. 体重

（1）准备：①物品准备。根据年龄选择合适的体重秤。婴儿盘式电子秤适用年龄＜1岁，载重10～15kg，读数精确到0.01kg；坐式儿童体重计适用年龄1～3岁，载重50kg，读数精确到0.01kg；磅秤适用年龄＞3岁，载重50～120kg，读数精确到0.5kg。测量用具放置在安全的平面上，指针调零（秤面上如需要放置治疗巾，注意清零），测量单位正确。②环境准备。温度适宜（室温22～24℃），光线明亮，关窗拉帘（保护测量对象隐私）。③测量对象准备。核查身份（姓名、ID号），测量对象空腹（禁食、水2h），脱去厚重衣物、鞋帽、发饰、尿不湿，仅着单衣裤。

（2）测量步骤：①＜1岁婴儿，取平卧位测量。秤盘上放治疗巾，秤盘清零，一手托婴儿头颈部、另一手托其臀部，放于秤盘中央，双上肢自然放于躯干两侧。吸引婴儿注意力，不要让婴儿触碰其他物体或哭闹扭动，待其安静时读数（精确到0.01kg）。②1～3岁，取坐位测量。幼儿坐于座位中央，双臂自然下垂于躯干两侧，安静时读数（精确到0.01kg）。③＞3岁，取立位测量。儿童立于踏板中央、双臂自然下垂，安静时读数（精确到0.5kg）。

体温低或病重的患儿应先将衣服、纸尿裤、毛毯等称重，给患儿穿戴完毕再测量。如有条件可重复测量2次，2次测量值相差不应超过0.01kg，取2次测量的平均值作为最终测量值，以减少误差。如果2次测量值相差太大，应重新测量。

2. 身长

（1）准备：①物品准备。测量工具为量床，量床应放置平稳，床面光滑无异物，双侧刻度尺刻度清晰，滑板活动良好，床面放治疗巾。②环境准备。温度适宜（室温22~24℃），光线明亮，关窗拉帘。③测量对象准备。核查身份，帮测量对象脱去厚重衣物、鞋帽、发饰，仅着单衣裤。女孩如有发辫应拆散。

（2）测量步骤：<3岁小儿以平卧位测量身长。小儿平卧于量床底板中央，助手在小儿头侧协助固定头部，使小儿头顶紧贴量床顶板，双眼直视上方，外耳孔与外眼角连线与底板垂直。测量者站于量床右侧，确认小儿身体放正且肩背臀部紧贴量床，左手按住小儿双膝并下压，使其下肢尽量伸直，右手移动量床的滑动足板至小儿足跟部，使足部呈90°并紧贴足板。量床双侧刻度一致时读数（精确到0.1cm）。连续测量2次，2次测量的误差不应超过0.4cm，如超过0.4cm应重新测量。

3. 身高

（1）准备：①物品准备。测量工具为身高计。身高计应放置平稳，刻度尺刻度清晰，水平板与立柱成直角，活动良好。②环境准备。温度适宜（室温22~24℃），光线明亮，关窗拉帘。③测量对象准备。核查身份，帮测量对象脱去厚重衣物、鞋帽、发饰（女孩发辫需拆散），仅着单衣裤。

（2）测量步骤：>3岁小儿以立位测量身高。小儿取立正姿势，背靠立柱，足跟靠拢，足尖分开60°，双上肢自然下垂，手指并拢，头部正直位，双眼平视前方。测量者在确认小儿足跟、臀部、两肩胛间、后枕部同时紧靠立柱后，轻轻移动水平板与头顶接触。测量者双眼与刻度水平一致时读数，读数前应再次确认被测量者姿势是否正确。读数精确到0.1cm。连续测量2次，2次测量的误差不应超过0.4cm，如超过0.4cm应重新测量。

4. 顶臀长

（1）准备：①物品准备。测量工具为量床，量床应放置平稳，床面光滑无异物，双侧刻度尺刻度清晰，滑板活动良好，床面放治疗巾。②环境准备：温度适宜（室温22~24℃），光线明亮，关窗拉帘。③测量对象准备。核查身份，帮测量对象脱去厚重衣物、鞋帽、发饰（女孩发辫需拆散），仅着单衣裤。

（2）测量步骤：<3岁小儿以平卧位测量顶臀长。小儿平卧于量床底板中央，助手在小儿头侧协助固定头部，使小儿头顶紧贴量床顶板、双眼直视上方、外耳孔与外眼角连线与底板垂直。测量者站于量床右侧，确认小儿身体放正且肩背臀部紧贴量床，左手提起小儿膝关节，使膝关节屈曲90°，大腿与底板垂直，右手移动足板，使其紧贴小儿臀部。量床双侧刻度一致时读数（精确到0.1cm）。注意臀部不要抬离床面。连续测量2次，2次测量的误差不应超过0.4cm，如超过0.4cm应重新测量。

5. 坐高

（1）准备：①物品准备。测量工具为坐高计，坐高计应放置平稳，刻度尺刻度清晰，水平板与立柱成直角，活动良好。②环境准备。温度适宜（室温22～24℃），光线明亮，关窗拉帘。③测量对象准备。核查身份，帮测量对象脱去厚重衣物、鞋帽、发饰（女孩发辫需拆散），仅着单衣裤。

（2）测量步骤：>3岁小儿取坐位测量坐高。小儿臀部紧靠立柱挺身坐直，双眼平视前方，双上肢自然下垂，枕部、肩胛间、臀部紧靠立柱，两大腿并拢，与躯干成直角，双足平放于地板上，足尖向前（高度不足时以足板补齐）。测量者轻轻移动水平板与其头顶接触，双眼与刻度水平时读数，读数前应再次确认被测量者姿势是否正确。读数精确到0.1cm。连续测量2次，2次测量的误差不应超过0.4cm，如超过0.4cm应重新测量。

6. 头围　小儿取卧位、坐位、立位均可。用拇指将软尺零点固定于小儿右侧眉弓上缘处，软尺经过右侧耳郭上缘，经枕骨结节最高点，从左侧耳郭上缘、左侧眉弓上缘回至起点。软尺两侧对称且紧贴皮肤（头发浓厚者需分开发辫），读数精确到0.1cm。2岁以内测量头围较有意义。

7. 胸围　<3岁小儿取卧位或者立位测量；>3岁小儿取立位测量。软尺零点固定于小儿右侧乳头下缘，绕经后背，经双侧肩胛下角下缘、左侧乳头下缘回至起点。软尺紧贴皮肤且双侧对称。平静呼吸时读数，取吸气、呼气时2次读数的平均值，读数精确至0.1cm。

8. 腹围　小儿取卧位。婴儿测量时，软尺零点固定于剑突与脐连线的中点；儿童测量时，经脐绕腹一周。软尺双侧对称且紧贴皮肤，读数精确至0.1cm。

9. 上臂围　小儿取立位、坐位或者仰卧位，双手自然平放或下垂。一般测量左上臂，将软尺零点固定于上臂外侧肩峰至鹰嘴连线中点，沿该水平位将软尺紧贴皮肤绕上臂一周，回至软尺零点读数，精确至0.1cm。

10. 皮下脂肪

（1）准备：①物品准备。测量工具为皮脂厚度计。将皮脂厚度计上下两臂接点合拢，检查指针是否指在"0"位，如不在"0"位，轻轻转动刻度盘，使指针对准"0"位。在皮脂厚度计下侧臂顶端的小孔上挂校验砝码（200g），使下侧臂的根部与该臂顶端的接点呈水平线。如指针处在15～25mm（红色区域）范围内，说明钳口压力符合要求，无需调节旋钮；如指针位于25mm以上，说明压力偏低，需卸下砝码，向左侧方向转动旋钮；如指针位于15mm以下，说明压力偏高，需卸下砝码，向右侧方向转动旋钮，直至指针调至符合要求为止。②环境准备。温度适宜（室温22～24℃），光线明亮，关窗拉帘。③测量对象准备。核查身份，帮测量对象脱去厚重衣物，仅着单衣裤。

（2）测量步骤：一般取立位，小儿自然站立，肌肉放松，体重平均落在双腿上，充分裸露被测部位。测量时，测量者用左手拇指、示指、中指将被测部位皮肤和皮下组织捏提起来，捏时拇指、示指应相距 3cm，右手将钳板插入捏起的皮褶两边至底部钳住，测量皮褶捏提点下方 1cm 处皮下脂肪厚度。皮脂厚度计卡口连线与皮褶走向应垂直。腹部测量点为脐水平线与右锁骨中线交界处，沿躯干长轴方向纵向捏提皮褶；背部测量点为右肩胛下角下方 1cm 处，与脊柱呈 45°方向捏提皮褶；上臂测量点为上臂后外侧，肩峰与鹰嘴连线中点，沿上肢长轴方向纵向捏提皮褶。注意测量时要把皮肤与皮下组织一起捏提起来，但不能捏提肌肉。记录以毫米（mm）为单位，精确到小数点后 1 位。共测量 3 次，取中间值或 2 次相同的值（皮脂厚度计精度 0.5mm）。例如，3 次测量结果分别为 8.5mm、9.0mm、9.5mm，则取 9.0mm。

11. 前囟　前囟形状近似于菱形，分别测量对边中点连线的距离，单位为 cm（精确到 0.1cm）。例如，测量值均为 2.0cm，则前囟大小记录为 2.0cm×2.0cm。

第八十三章 妇科检查

刘宏侠 济宁医学院附属医院

妇科检查目前主要是盆腔检查,包括外阴、阴道、宫颈、宫体及双侧附件的检查,为妇科所特有,故称妇科检查。通过盆腔检查可以初步了解患者外阴、阴道、宫颈、附件及其他宫旁组织的情况,达到协助诊断女性生殖系统疾病及鉴别与之相关的其他器官、系统疾病的目的。

一、适应证

妇科检查适用于怀疑有妇产科疾病或需要排除妇产科疾病的患者,也适用于进行常规妇科检查的人员。

二、操作过程

1. 物品准备 一次性臀部垫巾、一次性检查手套、无菌手套、一次性窥阴器、试管、棉签、标记笔、试管架、液状石蜡。

2. 环境准备 环境温度适宜,关窗拉帘。

3. 患者准备

(1)除尿失禁患者外,检查前应排空膀胱。如有排尿困难,必要时导尿后检查;如需要留取尿液进行检查者,留尿样送检。对于长期便秘者,也可灌肠后检查。

(2)为避免交叉感染,每位受检者应在臀部下放置1块一次性消毒垫单,用后将其放入医疗垃圾桶内。

(3)检查者要讲明检查的重要性,征得受检者的配合。

(4)在检查前应充分了解受检者的既往病史、月经史、婚育史,做到态度和蔼、操作轻柔。应告知受检者妇科检查的必要性和可能引起的不适,消除其紧张感。

(5)询问受检者是否有性生活史,对没有性生活史的受检者一般不进行窥器检查及阴道内诊。但对高度怀疑恶性病变者,需要征得患者或家属(对于未成年人)同意并签字后再行检查。

4. 操作步骤

(1)七步洗手法洗手,戴帽子、口罩。

(2)自我介绍,核对身份,询问患者姓名、ID号、是否已排空膀胱。

（3）于检查床尾放置一次性臀部垫巾。受检者取膀胱截石位，臀部紧邻检查床沿，头部稍高，双手臂自然放置于床两侧，腹部放松。检查者面向受检者，站立在其两腿之间。如受检者病情危重、不能搬动时，也可在病床上检查，此时检查者站立在病床的右侧。

（4）检查外阴。①观察外阴发育、阴毛的分布和多少、有无畸形，观察外阴皮肤的颜色，有无溃疡、肿物、增厚、变薄或萎缩，有无手术瘢痕。②戴消毒手套后用一只手分开大小阴唇，暴露尿道口及阴道口。观察大小阴唇的颜色，黏膜是否光滑，有无新生物，尿道口及阴道口有无畸形和新生物，处女膜是否完整，有无闭锁或突出。③对老年人或可疑有子宫脱垂者，应嘱其屏气后观察阴道前后壁有无膨出，子宫有无脱垂。令受检者咳嗽或屏气，观察有无尿液流出以了解有无压力性尿失禁。④以一手的拇指、示指和中指触摸一侧前庭大腺部位，了解有无前庭大腺囊肿及其大小、质地、有无触痛，并挤压腺体开口观察是否有异常分泌物溢出，检查一侧后再查另一侧。⑤触摸其他外阴部皮肤及黏膜，了解其质地、有无触痛。⑥了解视诊时发现的肿物的大小、质地、边界是否清晰、是否活动、有无压痛。

（5）阴道窥器检查。①放置。将阴道窥器两叶合拢，旋紧中部螺丝，放松侧部螺丝，用液状石蜡或肥皂液润滑两叶前端，以减轻插入阴道口时的不适感。冬日气温低时，最好将窥器前端置入40～45℃肥皂液中预先加温。若拟做宫颈刮片或阴道上1/3段涂片细胞学检查，则不宜用润滑剂，以免影响检查结果，必要时可改用生理盐水润滑。放置窥器前先用左手示指和拇指分开两侧小阴唇，暴露阴道口，右手持预先备好的阴道窥器，避开敏感的尿道周围区，倾斜45°沿阴道侧后壁缓慢插入阴道内，然后向上向后推进，边推进边将两叶转平，并逐渐张开两叶，直至完全暴露宫颈为止。若患者阴道壁松弛，宫颈多难以暴露，有可能将窥器两叶前方松弛并鼓出的阴道前后壁误认为宫颈前后唇。此时，应调整窥器中部螺丝，使其两叶能张开达最大限度，或改换大号窥器进行检查。此外，还应注意防止窥器两叶顶端直接碰伤宫颈以致宫颈出血。②检查。观察阴道前后壁、侧壁及穹隆黏膜颜色、皱襞多少，是否有阴道隔或双阴道等畸形，有无赘生物、溃疡或囊肿等，并注意分泌物量、性状、颜色、有无臭味。阴道分泌物异常者应做阴道分泌物检查。观察宫颈大小、颜色（粉红色/紫蓝色），外口形状（圆形/横裂），有无出血、柱状上皮异位、裂伤、外翻、息肉或囊肿等。需做宫颈刮片时，应于此时进行。③取出。取出窥器前，应旋松侧部螺丝，待两叶合拢再取出。无论放入或取出，注意必须旋紧窥器中部螺丝，以免小阴唇和阴道壁黏膜被夹入两叶侧壁间而引起剧痛或不适。

（6）双合诊。检查者一手戴好消毒手套，示指、中指涂润滑剂后缓慢插入阴道，另一手在腹部配合检查。如患者年龄较大或有阴道狭窄，可用单指（示指）

进行检查。双合诊的目的是了解阴道、宫颈、宫体、双附件、子宫韧带、宫旁结缔组织及盆腔内其他器官和组织有无异常。

1）检查宫颈：扪及宫颈大小、形状、硬度、宫颈外口形态，拨动宫颈有无举痛、摇摆痛，宫颈周围穹隆情况，注意有无宫颈脱垂、接触性出血。

2）检查子宫：将阴道内两指放在宫颈后方，向上、向前抬举宫颈，另一手于腹部轻轻向阴道方向下压配合阴道内的手指协同检查。扪及子宫位置、大小、形状、质地、活动度、有无压痛。

3）检查附件：在触清子宫后，阴道内手指由宫颈后方移至一侧穹隆部，尽可能往上向盆腔深部扪触；同时另一手从同侧脐旁开始，由上向下逐渐移动按压腹壁，与阴道内手指相互对合，以触摸该侧子宫附件处有无增厚、肿块或压痛。对触到的肿块，应查清其位置、大小、形状、质地或硬度、活动度、边界和表面情况、与子宫的关系、有无压痛等。正常输卵管不能触及，正常卵巢偶可扪及。

（7）三合诊。右手示指放入阴道，中指放入直肠，其余检查步骤同双合诊。通过三合诊可更进一步了解后倾或后屈子宫的大小，发现子宫后壁、子宫直肠陷凹、宫骶韧带和双侧盆腔后部病变及其与邻近器官的关系，扪清主韧带及宫旁情况以估计盆腔内病变范围，特别是癌肿与盆壁间的关系，扪诊阴道直肠隔、骶骨前方及直肠内有无病变等。

（8）肛腹指诊（肛诊）。未婚或阴道闭锁、阴道狭窄等不能进行阴道检查者，可行直肠-腹部检查，即肛查。一手示指蘸取润滑剂后轻轻按摩肛门周围，嘱患者像解大便样屏气时轻轻进入直肠，配合患者呼吸，以直肠内的示指与腹部上的手配合检查，了解子宫及附件的情况（方法同双合诊）。

（9）褪去检查手套，嘱患者起身穿好衣物，将一次性臀部垫巾扔进医疗垃圾桶内。

（10）如检查过程中留取标本，填写检查申请单一并送检。

（11）收拾物品，洗手，记录。

三、注意事项

妇科检查应注意的事项：①对于无性生活的女性禁做双合诊、三合诊及阴道窥器检查。如病情所致确需进行上述检查时，须经患者及其家属同意，并签署知情同意书。②男医师对患者进行妇科检查时，必须有一名女医务人员在场。③对于有阴道出血的患者，如确需妇科检查，应行外阴消毒后进行，以减少感染的发生。④对于要进行阴道分泌物及宫颈检查的患者，阴道窥器应保持干燥。⑤对于子宫后位、可疑有子宫内膜异位症、盆腔恶性肿瘤、子宫切除术后的患者，一定要进行三合诊。⑥对于病情危重患者，除非必须立即进行妇科检查以确定诊断，应待病情稳定后再进行盆腔检查。

第八十四章 单人心肺复苏术

李若萌 济宁医学院附属医院

一、目的

通过实施单人徒手心肺复苏，建立患者的循环、呼吸功能，以保证其重要脏器的血液和氧气供应，尽快恢复心跳、呼吸和大脑功能，达到挽救生命的目的。

二、操作对象

呼吸、心搏停止的患者。

三、操作准备

环境准备：确定周围环境安全。

四、操作过程

1. 判断患者意识，拍肩并大声呼唤患者。

2. 高声呼救，通知相关人员。

3. 检查呼吸。摸颈动脉波动（胸锁乳突肌前缘凹陷处），识别有无呼吸，检查时间不超过 10s。

4. 患者去枕平卧，解开衣领，暴露胸部。

5. 按压部位为胸骨中、下 1/3 交界处，即胸骨中线与两乳头连线的相会处。

6. 按压手法为一手掌根部置于按压部位，另一手掌根部叠放其上，双手指紧扣，手指翘起不接触胸壁，手掌与胸骨水平垂直。

7. 按压时，利用上身重量垂直下压，成人按压幅度为 5～6cm，婴儿和儿童的按压幅度至少为胸廓前后径的 1/3（婴儿约为 4cm，儿童约为 5cm）。

8. 成人按压频率 100～120 次 / 分，按压与放松时间比为 1：1。

9. 按压与呼吸比为 30：2，每 5 个循环检查有无搏动。

10. 按压部位准确，用力适当，节奏均匀，持续进行。每次按压时，迅速放松使胸廓复原，放松时手掌根部不离开胸壁。

11. 开放气道。①仰额提颏法。施救者位于患者一侧，一手置于患者的前额，手掌向下后方施加压力，另一手的示指、中指并拢提下颏，使患者下颌角与耳垂的连线与地面垂直。②推举下颌法，两手拇指置于患者口角旁，其余四指自然分开托住患者下颌部位，保证头部和颈部固定，用力将患者下颌角向上推举。

12. 吹气时，施救者一手捏住患者鼻孔，双唇紧紧包绕住患者口唇，用力吹气。连续 2 次，每次吹气时间不超过 2s，同时检查患者胸部是否起伏。吹毕，松开鼻孔，让气体自然由口鼻逸出。每次吹气量 500～600ml，频率 8～10 次 / 分。

13. 反复 5 个循环，观察心肺复苏是否有效，有效后停止抢救。

14. 协助患者取舒适的卧位，整理用物。

五、注意事项

1. 判断心搏、呼吸停止要迅速准确，尽早进行心肺复苏。

2. 胸外按压要确保足够的频率和幅度，尽可能不中断胸外按压，每次胸外按压后要让胸廓充分回弹，以保证心脏得到充分的血液回流。

3. 人工呼吸每次吹气量为 500～600ml。吹气量过大可引起胃胀气；吹气量过小则达不到吹气目的。

4. 检查颈动脉，手法要快且准确，触摸时间不能超过 10s。

5. 按压部位准确，按压过程中手不能离开按压部位。胸外按压时肩、肘、腕在一条直线上，并与患者身体长轴垂直。

6. 注意操作的规范性，尽量避免各种并发症的发生。

7. 抢救过程中应密切观察心肺复苏的有效指征：①可触及大动脉搏动；②收缩压维持在 60mmHg 以上；③面部、口唇、甲床、皮肤等色泽转为红润；④散大的瞳孔缩小；⑤有自主呼吸；⑥意识逐渐恢复，昏迷变浅，出现反射或挣扎；⑦有小便出现；⑧心电图检查有波形改变，室颤波由细小变为粗大，甚至恢复窦性心律。

8. 发现患者心搏骤停时，应立即进行心肺复苏。如果是可除颤心律，应尽早电除颤。要求院内早期除颤在 3min 内完成，院前早期除颤在 5min 内完成，并且在等待除颤器就绪时进行心肺复苏。因此，在给予高质量心肺复苏的同时进行早期除颤是提高心搏骤停者存活率的关键。

第八十五章 双人心肺复苏术

李若萌　济宁医学院附属医院

双人心肺复苏是成人基础生命支持的重要内容，是成年患者出现心搏骤停时最基本、最有效的抢救技术，包括"识别、呼救、心肺复苏和电除颤"4个基本环节。及时标准的成人基础生命支持可提高心搏骤停患者复苏成功率，减少复苏后神经系统后遗症。

一、操作前准备

一旦看到无反应的患者，立即启动急救应急系统，同时保证施救者、患者和旁观者所在环境安全的前提下进行心肺复苏。

二、操作步骤

1. 识别

（1）判断意识：拍患者双肩，并呼唤患者，看患者是否有反应，轻拍重叫。若患者无反应，立即呼救并指定专人拨打"120"。

（2）判断呼吸及颈动脉搏动：暴露胸部，观察患者是否有呼吸动作或仅有叹息样呼吸，判断有无颈动脉搏动（仅限于医务人员），判断时间5～10s。判断颈动脉搏动，可用示指及中指指尖由颏部延正中线下滑，触及甲状软骨后向施救者一侧滑动2～3cm，轻施压力触诊颈动脉（在甲状软骨水平胸锁乳突肌内侧）。

2. 胸外按压　对呼吸、心搏骤停患者立即开始有效的胸外按压是心搏骤停复苏的最基础抢救。

（1）患者平卧，置于硬板床或平地上，撤出枕头及一切垫于头部的物品。

（2）按压部位、手法、幅度和频率均同单人心肺复苏。按压时尽量保证按压深度、频率、节律均匀，减少按压中断时间，每次按压后，让胸廓完全回弹，但掌根不离开胸壁，按压与放松时间相等。如果有多名救护者在场，应每2分钟（5个循环）换人按压。

3. 开放气道

（1）清除患者口鼻中异物及呕吐物，义齿亦应取出，然后头恢复中立位。

（2）仰额提颏法，同单人心肺复苏。

（3）推举下颌法，同单人心肺复苏。

4. 人工通气

（1）口对口人工通气：①开放气道时按于前额的拇指与示指捏紧患者鼻孔，另一手示指与中指并拢提下颏以维持气道开放；②施救者自然吸气后，将患者的口完全包在施救者的口中，将气吹入患者肺内，双眼注视患者胸部，观察胸廓起伏；③1次通气完毕后，松手，离口，可见患者胸部向下回弹，继续第2次通气。

（2）球囊面罩通气：①打开气道后一手拇指、示指固定面罩，其余三指自然分开托举下颌骨以维持气道开放（即E-C手法），另一手按压球囊后1/3；②双眼注视患者胸部，观察胸廓起伏；③一次通气完毕后，放松球囊，可见患者胸部向下回弹，继续第2次通气。

（3）通气要求：①每次吹气时间均为1s；②潮气量6～7ml/kg（500～600ml），避免过度通气；③单人、双人胸外按压与通气比例均为30：2，每5个循环（约2min）换人，并判断呼吸、脉搏。

（4）其他：非专业施救者可进行单纯徒手胸外按压，不实施人工呼吸。

三、并发症及处理

常见并发症有胸骨骨折、肋骨骨折、气胸、血胸、肝脾等脏器破裂等。待患者自主心搏恢复后可请相关科室会诊处理，但不应为避免并发症而影响心肺复苏的实施。

四、注意事项

1. 生存链的环节　根据2015年心肺复苏指南，生存链包括5个环节。

（1）早期识别与呼救。

（2）早期心肺复苏。

（3）早期除颤。

（4）早期有效高级生命支持。

（5）复苏后照护。

2. 高品质心肺复苏实施要求　①用力压（按压深度5～6cm）；②快速压（按压频率100～120次/分）；③确保胸部完全回弹；④减少胸部按压中断；⑤避免过度通气；⑥每2分钟换人按压。

3. 建立高级气道后的心肺复苏　给患者建立高级人工气道（如气管插管）后，只有1名施救者时仍施行30：2的心肺复苏，有2名施救者时不再实施该方法，而是1名施救者以100～120次/分的频率持续胸外按压，另1名施救者每5～6s通气1次（即呼吸频率10～12次/分）。

第十二篇

人与宠物共患疾病

第八十六章 人与宠物共患疾病的诊治

西南医科大学

近年来由于豢养宠物的居民逐年增多,人与宠物共患疾病的发病率居高不下。因豢养宠物不当造成咬伤、抓伤、舔伤而罹患各种人与宠物共患疾病的事件时有发生。因此,让民众知晓防治人与宠物共患疾病的知识刻不容缓。本文主要介绍近年来最多见的狂犬病、结核病、猫抓病和弓形虫病。

一、狂犬病

1. 概述　狂犬病是一种发病率极高,病死率几乎达 100% 的人与宠物共患的烈性传染病。亚洲、非洲和拉丁美洲狂犬病的发生率较高。人对狂犬病毒普遍易感,被宠物咬伤后不能立即检查出是否感染狂犬病毒,因为狂犬病毒是一种特殊的病毒,它不进入血液循环,而是从感染处或咬伤处沿着神经进入脑部。感染了狂犬病毒的人,在未发病前一般不会向体外排出病毒,因此在唾液和血液中检测不出病毒,只有临近发病或已经发病后才能查出是否感染了狂犬病毒。动物是否患有狂犬病,能够准确检验的唯一方法是在动物死后通过检测脑部组织,用显微镜和免疫组化方法来判断。

2. 宠物患病症状　宠物的一系列症状可提示是否患有狂犬病,如表现呆滞,不和人接触,突然暴躁不安,嘴角有泡沫、唾液,或者在没有受到刺激时也富有攻击性。需要注意,不少带有狂犬病毒的动物并无明显的发病征象,称为带毒犬,具有隐蔽性,因而更危险。

犬、猫患狂犬病,症状可分为 3 期。前驱期表现为流涎、发热等,随后出现烦躁不安,或对实体晃动产生幻觉而呈现吠咬等异常动作。狂躁期表现为精神兴奋、神经质,因畏光而经常隐伏在暗处,食欲减退,乱咬棍棒、衣物等,甚至会对主人逞凶吠叫,吞咽或饮食动作困难,发出的嘶哑声颇具特征性。麻痹期表现为全身肌肉痉挛麻痹而后昏迷致死。猫患狂犬病后症状与犬相似,但行为更加狂暴,攻击性比狂犬更强,因此对人更为危险。

3. 感染方式　我国绝大多数的狂犬病为犬猫咬伤、抓伤、舔伤黏膜后,病毒经皮肤入侵人体而引起。狂犬病毒可以通过唾液污染环境,引起吸入性感染,如呼吸道、消化道感染等,但数量极少。

4. 患病条件　患狂犬病有 2 个基本条件:①动物本身带有狂犬病毒;②病

毒的数量比较多，毒力比较强。如果感染的病毒数量不多、毒力不够强，而身体免疫力比较强就可能不患病。

狂犬病的潜伏期一般为20～90天，个别可达数年或数十年，大多数患者在3个月内发病。潜伏期的长短取决于伤口感染病毒的数量和毒力，与咬伤的部位、伤势轻重及伤口处理等因素有关。伤口越大、越深、越靠近中枢神经，则潜伏期越短，发病率越高。一般来说，儿童潜伏期短于成人，手指、头、面、颈受伤者潜伏期也较短。被犬或猫咬伤或抓伤后，应以最快速度彻底清洗伤口，以最大限度地减少病毒经伤口进入神经组织，并及时正确地使用抗狂犬病血清或狂犬病免疫球蛋白，进行狂犬病疫苗预防接种。

5. 伤口处理　正确处理伤口是防治狂犬病的第一道防线。研究表明在预防狂犬病的过程中，伤口的正确处理、抗血清或特异性免疫球蛋白的使用和狂犬病的疫苗接种，重要性各占1/3。伤口不处理或处理不及时，将增加感染的机会，并可缩短潜伏期。

伤口处理的正确方法：①立即挤压伤口，排去带毒液的污血；②先用20%肥皂水或1%新洁尔灭彻底清洗，再用清水冲洗，冲洗时间为20min，最后用2%～3%的碘酒和75%乙醇局部消毒；③局部伤口原则上不缝合、不包扎、不擦软膏。被动物撕裂的衣物应及时更换、煮沸，以防止衣物接触皮肤或黏膜而发生非咬伤性接触感染。消毒剂可选用过氧乙酸、漂白粉、碘酒，其中碘酒效果最好。注意切不可用嘴吮吸伤口或者自行对伤口进行包扎处理。

待处理完后，24h内到当地疾病预防控制中心或卫生防疫站，注射狂犬病疫苗和人狂犬病免疫球蛋白。如找不到卫生防疫站，可立即到医院急诊室处理。

6. 免疫接种　以下情况必须进行狂犬病疫苗和抗狂犬病血清的注射：①无防护皮肤被啃咬；②无流血的轻度擦伤或抓伤；③破损皮肤被舔伤；④一处或多处皮肤的穿透性咬伤或抓伤；⑤动物唾液污染黏膜（如被舔舐）。

特别需要注意，被犬、猫等咬伤或抓伤后，仅在皮肤上留有牙印痕迹，也不能麻痹大意，应用酒精涂抹，如有疼痛感，立即按狂犬咬伤处理。必须严格按照免疫程序进行免疫接种，原则上越早越好，千万不可因数月后没有发病就放弃接种，应尽快给予补接种。

安全接种狂犬病疫苗对预防狂犬病的发生具有显著效果，但仍有极少部分人被狂犬咬伤后，按规定注射狂犬病疫苗后仍发生狂犬病，其原因可能为没有及时、有效地处理伤口，没有按照要求使用抗狂犬病血清或狂犬病免疫球蛋白。狂犬病疫苗在接种后7～10天才能出现中和抗体，在尚未产生中和抗体或抗体价效未达到抵抗病毒侵袭的时间段内，抗狂犬病血清或狂犬病免疫球蛋白能有效地产生免疫效果。此外，疫苗接种方法不当，疫苗质量有问题（如过期疫苗或冷链出问题），注射疫苗后大量饮酒，喝浓茶和咖啡，吃刺激性食物，以及从事剧烈运动等均可使免疫失败。

7. 预防

（1）加强犬只的管理和预防接种。许多宠物主人认为接种一剂疫苗就可以终身免疫，这是完全错误的，必须每年都接种疫苗，而且一定要到正规的宠物医院。

（2）加强宣传，增强人们预防狂犬病的知识。特别要教育孩子，犬吃食物时不要过分挑逗犬，因其有护食的习性，会临时发怒。看似健康的犬和小动物都有携带狂犬病毒的可能。小儿的抵抗力弱，容易被犬扑倒而被咬伤头面部和上肢，所以其发病率最高，因而不要和犬类过分亲密，如同桌吃饭、同睡觉、舔脸、亲吻等。

（3）发现病犬一定要坚决捕获，立即报告有关部门。对疑似狂犬应设法捕获，隔离观察，如经 10 天观察一直保持健康，可排除狂犬。对于咬伤人的犬、猫，最好关在笼子里，请教有关专家后处理，不要因一时气愤将伤人的犬或猫打死，这样会无法确认咬人的犬或猫是否是病犬或病猫。

（4）如果宠物之间打架，及时把宠物分开。

（5）未接种过狂犬病疫苗的宠物需要尽快接种。

二、结核病

结核病是一种古老的传染病，牲畜中易罹患此病的主要是犬。肺结核的主要症状是咳嗽，同时呼吸道分泌的黏液中可见少量血丝，听诊时可以听见胸部有浊音；而腹腔器官结核的主要症状为呕吐、腹泻、消化不良、形体消瘦、腹腔淋巴结肿大、腹水等。

犬结核病和人结核病能够交叉感染，当犬结核病处于开放期时，病菌就会随痰液等大量排出体外，对人的健康造成极大的威胁。如果犬出现了结核病症状要迅速隔离，对犬活动的地方彻底消毒，并送犬到宠物医院治疗。若一时找不到宠物医院，可给予口服利福平，每天 3 次，5 天一个疗程。

预防人感染犬结核病的有效方法是对犬经常活动的地方消毒处理，避免与患病犬接触或接触时穿戴好防护服。

三、猫抓病

1. 概述　猫抓病又称猫抓热，发现于 1889 年，直到 20 世纪 90 年代才正式确定本病的病原体。猫抓病病原体是一种微小的多形性杆菌，在显微镜下才可见。病原体可以藏在猫的爪子上，人们逗猫、抱猫时不当心，会让猫爪抓破皮肤而引起猫抓病。该病菌可在猫身上生存数月至数年。猫与猫之间可通过跳蚤、虱子传播，尤其是<1 岁的幼猫更容易传播本病。

2.　流行病学特征　猫抓病在全球每年都有流行，其中以青少年和儿童居多，女性稍多于男性。据流行病学调查，猫抓病除与猫抓有关以外，还与猫咬猫、猫舔人手或面部、给猫梳毛、与猫一起睡觉有一定关系。

3.　临床表现　猫抓病的表现多种多样，一般多见于轻症患者，严重的典型病例较少，部分患者可没有症状。在被猫抓伤后的3～10天，大多数患者的抓伤处可出现红斑、丘疹、疱疹、脓疱、结痂或小的溃疡，并可伴局部淋巴管发炎。随着病情发展，于抓伤一侧可出现颈部、腋下、颌下或腹股沟等处淋巴结肿大。肿大的淋巴结中心可有脓液形成并有液体流出，少数可形成瘘管。淋巴结肿大的病程可长达数星期至数月，严重的可长达1年左右。有的患者可出现低热、头痛、乏力、全身不适、恶心、厌食，少数可发生呕吐。

4.　治疗　对猫抓病目前尚无特效治疗药物，一般可口服利福平、环丙沙星和复方新诺明，注射药可用庆大霉素。猫抓病常被医生误诊为淋巴结发炎、淋巴结核、淋巴瘤等。如果不能确诊，应做淋巴活检。猫抓病是一种自限性疾病，多数轻症患者无需治疗就可痊愈，只有免疫功能低下者和癌症患者等被猫抓感染后，病情才会比较严重，需住院治疗。

5.　预防　预防猫抓病主要是注意猫的卫生，要经常给猫洗澡，进行灭虱、灭蚤、灭螨，及时清理猫的粪便，定期给猫生活的环境消毒，并注意经常给猫修剪指甲，防止伤人。与猫亲密接触后要用肥皂洗手，不要让猫舔伤口。在猫发怒时切不可逗猫，以防抓伤。定期给猫体检，定期接种疫苗。不要给猫吃没有煮熟的肉类，严防病从口入。

四、弓形虫病

弓形虫病广泛分布于世界各个国家和地区，动物为弓形虫病的主要传染源，尤其是猫科动物。哺乳类动物、鸟类、鱼类和爬行类动物均可寄生弓形虫。弓形虫是猫科动物的肠道内球菌，因虫体呈弓形，顾名"刚地弓形虫"。弓形虫的传播途径为口腔、胎盘传播，更多是由于生食或半生食被弓形虫污染的肉或肉类制品而感染。苍蝇、蟑螂可作为传播媒介。

1.　感染途径

（1）先天性感染：孕妇初次感染后，在母体发生原虫血症时，可通过胎盘传染给胎儿。感染的羊水进入胎儿的消化道，也可引起宫内感染。

（2）接触感染：动物唾液中的弓形虫通过被动物舔过的伤口而感染人体，或意外被犬咬伤后，伤口接触感染动物被感染。

2.　临床表现　多数患者感染后无症状表现，而部分则表现为弓形虫性脑炎和肺炎。如果孕妇感染，则可能会生产出先天畸形儿，如无脑儿、小脑畸形、小眼畸形等，即使存活的胎儿也可有抽搐、黄疸、智力障碍等症状。有的患儿可能延迟发病，伴随年龄的增长会出现癫痫、智力低下、多动症、偏瘫等病症。弓形虫病严重危害成人及儿童的健康。

3. 预防 预防弓形虫病应尽量减少与宠物接触，特别是孕妇，最好定时体检，对宠物也应定期检查。其次应注意个人卫生，生熟分开，不与宠物密切接触，触摸宠物后应及时用肥皂和流水清洗。对感染弓形虫病的患者应及时送往医院治疗。

第十三篇

传染病

第八十七章 病毒性肝炎的诊治

钱建丹　王贵强　北京大学第一医院

病毒性肝炎是由多种肝炎病毒所致的、以肝脏炎症及坏死病变为主的一组感染病。按病原学分类，目前有甲型肝炎、乙型肝炎、丙型肝炎、丁型肝炎和戊型肝炎。甲型肝炎和戊型肝炎主要经消化道传播，表现为急性肝炎。但戊型肝炎病毒（hepatitis E virus，HEV）在一些特殊人群如免疫抑制患者身上可呈慢性感染及慢性携带。乙型肝炎、丙型肝炎、丁型肝炎主要经血液、体液等胃肠外途径传播，可表现为急性和慢性肝炎，个别病例可出现肝衰竭，大部分患者呈慢性感染，少数病例可发展为肝硬化、慢加急性肝衰竭或肝细胞癌。丁型肝炎主要在乙型肝炎基础上发生。

一、急性病毒性肝炎

急性病毒性肝炎主要为急性甲型肝炎和急性戊型肝炎。有少部分乙型肝炎及丙型肝炎也可表现为急性肝炎。

1. 急性甲型肝炎和急性戊型肝炎　抗甲型肝炎病毒（hepatitis A virus，HAV）阴性者对于 HAV 普遍易感。成人多因早年隐形感染而产生 HAV 中和性抗体，获得持久免疫力，故甲肝主要发生在学龄前儿童，青年次之，20 岁以后因体内有抗体甚少患病。由于甲型肝炎疫苗接种，现在甲型肝炎发病率很低。人群普遍对 HEV 易感，老年人及孕妇感染常较重。感染 HEV 后不能获得永久免疫力。

急性病毒性肝炎诊断主要依据流行病学、临床特点、常规实验室检查、特异性血清学或分子生物学诊断。一般为急性病程，可表现为急性黄疸型、急性无黄疸型或亚临床型。急性甲型肝炎和急性戊型肝炎为自限性疾病，个别可表现为急性或亚急性肝衰竭。

治疗方面，尚无有效抗病毒疗法，以对症支持疗法为主。

2. 急性乙型肝炎和急性丙型肝炎　90%～95% 的成年人感染乙型肝炎病毒表现为急性肝炎。急性乙型肝炎可分为急性黄疸型、急性无黄疸型和急性淤胆型。临床表现类似甲型肝炎，多呈自限性，常在半年内痊愈，约 5% 慢性化。临床诊断应结合病史、症状、体征、实验室检查乃至病理组织学检查综合判断。治疗方面，大部分急性乙型肝炎为自限性，故通常不必进行抗病毒治疗，以对症支持治疗为主。如有慢性化倾向，或不易判定是否为急性过程，或呈现重症化过程，甚至有肝移植指征时，应给予抗病毒治疗，通常选用核苷（酸）类似物（见"慢性乙型肝炎"）。

丙型肝炎易慢性化，但仍有少部分（15%～40%）患者表现为急性肝炎病程而自限。通常症状较轻，40%～75% 急性丙型肝炎病毒（hepatitis C virus，HCV）感染的患者无症状。临床表现与其他急性肝炎症状相似。丙型肝炎分为黄疸型和无黄疸型，即便为急性黄疸型，临床症状也较轻，少见高黄疸。急性丙型肝炎患者中有 60%～85% 可转变为慢性肝炎，因此，需进行抗病毒治疗，阻断其慢性发展过程。抗病毒治疗同慢性丙型肝炎。

二、慢性病毒性肝炎

1. 慢性乙型肝炎　慢性乙型肝炎（chronic hepatitis B，CHB）是指乙型肝炎病毒（hepatitis B virus，HBV）持续感染（超过 6 个月）引起的肝脏慢性炎症性疾病，可伴有肝纤维化。

（1）流行病学特征：HBV 感染呈世界性流行，但不同地区 HBV 感染的流行强度差异很大。多数亚洲地区（包括中国）为中、高流行区。通过乙肝疫苗的广泛接种，乙型肝炎感染率大幅度下降。2014 年我国针对 1～29 岁人群流行病学调查结果显示，1～4 岁、5～14 岁和 15～29 岁人群乙型肝炎表面抗原（HBsAg）流行率分别为 0.32%、0.94% 和 4.38%，与 1992 年比较，分别下降了 96.7%、91.2% 和 55.1%。据估计，目前我国一般人群 HBsAg 流行率为 5%～6%，慢性 HBV 感染者约 7000 万例，其中 CHB 患者 2000 万～3000 万例。

HBV 经母婴、血液（包括皮肤和黏膜微小创伤）和性接触传播。在我国以母婴传播为主，多发生在围生期，通过 HBV 阳性母亲的血液和体液传播。成人主要经血液和性接触传播。HBV 也可经破损的皮肤或黏膜传播，如修足、文身、打耳洞、医务人员工作中的意外暴露、共用剃须刀和牙具等。与 HBV 感染者发生无防护的性接触，特别是有多个性伴侣者、男男同性恋者，感染 HBV 的危险性高。HBV 不经呼吸道和消化道传播。

（2）自然史：新生儿及 1 岁以下婴儿的 HBV 感染慢性化风险为 90%，成年人 HBV 感染慢性化风险为 5%～10%。

慢性 HBV 感染的自然史根据自然病程一般可划分为 4 个期，即免疫耐受期（慢性 HBV 携带状态）、免疫清除期［乙型肝炎 e 抗原（HBeAg）阳性 CHB］、免疫控制期（非活动 HBsAg 携带状态）和再活动期（HBeAg 阴性 CHB）。并非所有慢性 HBV 感染者都经过以上 4 个期。青少年和成年时期感染 HBV，多无免疫耐受期，直接进入免疫清除期。

（3）临床诊断：根据慢性 HBV 感染者的血清学、病毒学、生物化学、影像学、病理学和其他辅助检查结果，可分为以下 5 种诊断。

1）慢性 HBV 携带状态：又称 HBeAg 阳性慢性 HBV 感染。本期患者处于免疫耐受期，HBV DNA 定量水平通常＞$2×10^7$U/ml，HBeAg 阳性，但血清谷丙转氨酶（alanine aminotransferase，ALT）和谷草转氨酶（aspartate aminotransferase，AST）持续正常（1 年内连续随访 3 次，每次至少间隔 3 个月），肝脏组织病理学检查无明显炎症坏死或纤维化。

2）HBeAg 阳性 CHB：本期患者处于免疫清除期，其血清 HBsAg 及 HBeAg 阳性，HBV DNA 定量水平（通常＞$2×10^4$U/ml）较高，ALT 持续或反复异常或肝组织学检查有明显炎症坏死和 / 或纤维化（≥G2/S2）。

3）非活动性 HBsAg 携带状态：又称 HBeAg 阴性慢性 HBV 感染。本期患者处于免疫控制期，表现为血清 HBsAg 阳性、HBeAg 阴性、抗 -HBe 阳性，HBV DNA＜2000U/ml，ALT 和 AST 持续正常（1 年内连续随访 3 次以上，每次至少间隔 3 个月），影像学检查无肝硬化征象，肝组织检查无明显炎症坏死和 / 或纤维化。

4）HBeAg 阴性 CHB：此期为再活动期，其血清 HBsAg 阳性、HBeAg 持续阴性，多同时伴有抗 -HBe 阳性，HBV DNA 定量水平通常≥2000U/ml，ALT 持续或反复异常，或肝组织学有明显炎症坏死和 / 或纤维化（≥G2/S2）。

5）隐匿性 HBV 感染（occult hepatitis B virus infection，OBI）：表现为血清 HBsAg 阴性，但血清和 / 或肝组织中 HBV DNA 阳性。在 OBI 患者中，80% 可有血清抗 -HBs、抗 -HBe 和 / 或抗 -HBc 阳性，称为血清阳性 OBI；但有 1%～20% 的 OBI 患者所有血清学指标均为阴性，故称为血清阴性 OBI。其发生机制尚未完全阐明，一种可能是显性（急性或慢性）HBV 感染后 HBsAg 消失，通常其血清或肝组织 HBV DNA 水平很低，无明显肝组织损伤；另一种是 HBV S 区基因变异，导致 HBsAg 不能被现有商品化试剂盒检测到，其血清 HBV DNA 水平通常较高，可能伴有明显肝脏组织病理学改变。此类患者可通过输血或器官移植将 HBV 传播给受者，其自身在免疫抑制状态下可发生 HBV 再激活。

（4）治疗：CHB 治疗需要依据血清 HBV DNA、ALT 水平和肝脏疾病严重程度，同时需结合年龄、家族史、伴随疾病等因素，综合评估患者疾病进展风险，决定是否需要启动抗病毒治疗。

血清 HBV DNA 阳性的慢性 HBV 感染者，若其 ALT 持续异常且排除其他原因导致的 ALT 升高，建议抗病毒治疗。同时，也应注意排除应用降酶药物后 ALT 的暂时性正常。

若存在肝硬化的客观依据，不论 ALT 或 HBeAg 状态，只要可检测到 HBV DNA，均应进行积极的抗病毒治疗。对于失代偿期肝硬化者，若 HBV DNA 检测不到，但 HBsAg 阳性，建议抗病毒治疗。

血清 HBV DNA 阳性、ALT 正常患者，如有以下情形之一，则疾病进展风险较大，建议抗病毒治疗：①肝组织学显示明显的肝脏炎症或纤维化；② ALT 持续正常（每 3 个月检查 1 次，持续 12 个月），但有肝硬化或肝癌家族史且年龄 > 30 岁；③ ALT 持续正常（每 3 个月检查 1 次，持续 12 个月），无肝硬化或肝癌家族史，但年龄 > 30 岁，建议肝纤维化无创诊断技术检查或肝组织学检查，存在明显肝脏炎症或纤维化；④有 HBV 相关的肝外表现（如肾小球肾炎、血管炎、结节性多动脉炎、周围神经病变等）。

目前 CHB 抗病毒药物主要有 2 类。一类为核苷（酸）类似物，包括恩替卡韦、富马酸替诺福韦酯及富马酸丙酚替诺福韦片，这 3 种药物均为一线抗病毒口服药，强效低耐药。核苷（酸）类似物为口服用药，不良反应少，每天口服 1 次即可，但需长期口服，甚至可能终身用药。另一类为皮下注射用药干扰素，包括普通干扰素 -α 和聚乙二醇干扰素 -α，相对不良反应多，失代偿期肝硬化者禁用，但干扰素治疗有效病例疗程一般为 1 年，不需要长期用药。

2. 慢性丙型肝炎　慢性丙型肝炎（chronic hepatitis C，CHC）是指 HCV 持续感染（超过 6 个月）引起的肝脏慢性炎症性疾病。丙型肝炎呈全球性流行，人群普遍对 HCV 易感。HCV 传播途径与 HBV 相似。母婴传播在 HCV（约 2%）中较 HBV 少见，成年人感染 HCV 后慢性化概率（60%～85%）明显高于 HBV。

（1）诊断：HCV 感染超过 6 个月，或有 6 个月以前的流行病学史，或感染日期不明。抗 HCV 及 HCV RNA 阳性，肝脏组织病理学检查符合慢性肝炎，或根据症状、体征、实验室检查和影像学检查结果综合分析亦可诊断。

（2）治疗

1）治疗目标：清除 HCV，获得治愈，清除或减轻 HCV 相关肝损害和肝外表现，逆转肝纤维化，阻止进展为肝硬化、失代偿期肝硬化、肝衰竭或原发性肝癌，提高患者的长期生存率，改善患者的生活质量，预防 HCV 传播。其中进展期肝纤维化及肝硬化患者 HCV 的清除可降低肝硬化失代偿的发生率，可降低但不能完全避免原发性肝癌的发生。治疗终点定义为抗病毒治疗结束后 12 或 24 周，采用敏感检测方法（检测下限 ≤ 15U/ml）未检测到血清或血浆 HCV RNA（SVR12 或 SVR24）。

2）抗病毒治疗的适应证：所有 HCV RNA 阳性的患者，不论是否有肝硬化、合并慢性肾脏疾病或者肝外表现，均应接受抗病毒治疗。进展期肝纤维化或肝硬化、有显著肝外表现（如 HCV 相关混合冷球蛋白血症血管炎、HCV 免疫复合物相关肾病、非霍奇金 B 细胞淋巴瘤等）、肝移植后 HCV 复发、合并加速肝病进展的疾病（如其他实质器官或干细胞移植术后、HBV/HCV 共感染、HIV/HCV 共感染、糖尿病等），以及传播 HCV 高风险的患者（如静脉药瘾者、男男同性恋、有生育愿望的育龄期女性、血液透析患者等）应立即接受治疗。

3）注意事项：育龄期女性在直接抗病毒药物治疗前应先筛查是否已经妊娠。

已经妊娠者，可在分娩哺乳期结束后给予抗病毒治疗。如果排除妊娠，则应告知患者避免在服用抗病毒药物期间妊娠。对丙型肝炎患者进行抗病毒治疗前，需评估其肝疾病的严重程度、肾功能、HCV RNA 水平、HCV 基因型、HBsAg、合并疾病及合并用药等情况。

4）常用药物：NS3/4A 蛋白酶抑制药、NS5A 抑制药、NS5B 聚合酶核苷类似物抑制药、NS5B 聚合酶非核苷类似物抑制药及细胞色素 P450 3A4 酶强力抑制药。针对基因 1 型的药物包括艾尔巴韦 / 格拉瑞韦片和来迪派韦 / 索磷布韦片，针对基因 1~6 型的泛基因型药物有索磷布韦 / 维帕他韦，以及索磷布韦 / 维帕他韦 / 伏西瑞韦等。

第八十八章 肺结核的诊治

章 巍 北京大学第一医院

一、结核病概述

结核病是由结核分枝杆菌感染引起的一种慢性传染性疾病，其中肺结核是结核病最主要的类型。结核病在全球广泛流行，是全球关注的公共卫生和社会问题，也是我国重点控制的疾病之一。

结核病的病原菌为结核分枝杆菌复合群，包括结核分枝杆菌、牛分枝杆菌、非洲分枝杆菌和田鼠分枝杆菌。人肺结核的致病菌 90% 以上为结核分枝杆菌。结核分枝杆菌是细长、稍弯曲、两端圆形的杆菌，可抵抗染色过程中盐酸、乙醇的脱色作用而呈红色，故称为抗酸杆菌。

结核病的传染源主要是结核病患者，尤其是痰菌阳性者，主要通过咳嗽、喷嚏、大笑、大声谈话等方式把含有结核分枝杆菌的微滴排到空气中而传播，经消化道和皮肤等传播途径现已罕见。通风换气、减少空间微滴的密度是减少肺结核传播的有效措施。细胞免疫系统不完善的婴幼儿、老年人、HIV 感染者、免疫抑制药使用者、慢性疾病患者等免疫力低下者都是结核病的易感人群。

二、结核病的发病机制和结局

1. 原发感染 首次吸入含结核分枝杆菌的微滴后，是否感染取决于细菌的毒力和肺泡内巨噬细胞固有的吞噬杀菌能力。结核分枝杆菌的类脂质等成分能抵抗溶酶体酶类的破坏作用，并在肺泡巨噬细胞内外生长繁殖，使这部分肺组织发生炎症病变，称为原发病灶。原发病灶中的结核分枝杆菌沿着肺内引流淋巴管到达肺门淋巴结，引起淋巴结肿大。原发病灶和肿大的气管支气管淋巴结合称为原发综合征。原发病灶继续扩大，可直接或经血流播散到邻近组织器官发生结核病。

结核分枝杆菌首次侵入人体开始繁殖时，人体通过细胞介导的免疫系统对其产生特异性免疫，使结核分枝杆菌停止繁殖，原发病灶炎症迅速吸收或留下少量钙化灶，肿大的肺门淋巴结逐渐缩小、纤维化或钙化，播散到全身各器官的结核分枝杆菌大部分被消灭，这就是原发感染最常见的良性过程。少量未被消灭的结核分枝杆菌长期处于休眠期，成为继发性结核病的潜在来源之一。

结核病主要的免疫保护机制是细胞免疫，体液免疫处于次要地位。人体受结核分枝杆菌感染后，巨噬细胞分泌细胞因子使淋巴细胞和单核细胞聚集到入侵部位，形成结核肉芽肿，限制结核分枝杆菌扩散并杀灭结核分枝杆菌。将结核分枝杆菌皮下注射到未感染的豚鼠，10～14 天后局部皮肤红肿、溃烂，最后豚鼠因结核分枝杆菌播散到全身而死亡。而对 3～6 周前受少量结核分枝杆菌感染和结核分枝杆菌素皮肤试验阳转的动物给予同等剂量的结核分枝杆菌皮下注射，2～3 天后局部出现红肿，形成表浅溃烂，而后较快愈合，无淋巴结肿大，无结核播散和死亡。这种机体对结核分枝杆菌再感染和初感染所表现出不同反应的现象称为科赫现象。较快的局部红肿和表浅溃烂是由结核分枝杆菌素诱导的迟发型超敏反应的表现，结核分枝杆菌无播散、引流淋巴结无肿大及溃疡较快愈合是免疫力的反映。免疫力与迟发型变态反应之间的关系尚不十分清楚，大致认为既有相似的方面又有独立的一面，二者不能等同。

2. 继发性结核病　继发性结核病有明显的临床症状，容易出现空洞和排菌，有传染性，是防治工作的重点。继发性肺结核可由原发性结核感染遗留下来的潜在病灶中的结核分枝杆菌重新活动引起，为内源性复发；也可由于受到结核分枝杆菌的再感染而发病，为外源性重染。

三、结核病的病理变化

结核病的基本病理变化是炎性渗出、增生和干酪样坏死，这 3 种病理变化多同时存在，可以某种变化为主，并可相互转化。炎性渗出为主的病变主要出现在结核性炎症初期阶段或病变恶化复发时，表现为局部中性粒细胞浸润，继之由巨噬细胞及淋巴细胞取代。增生为主的病变表现为典型的结核结节，由淋巴细胞、上皮样细胞、大量上皮样细胞互相聚集融合形成的多核巨细胞及成纤维细胞组成，其内可出现干酪样坏死。干酪样坏死为主的病变多发生在结核分枝杆菌毒力强、感染菌量多、机体超敏反应增强、抵抗力低下的情况。镜检为无结构的红染颗粒状物，肉眼观察状似奶酪，故称干酪样坏死。经过治疗后，早期渗出病变可完全吸收消失或仅留下少许纤维条索，一些增生病变或较小的干酪样病变也可吸收缩小，逐渐纤维化，或纤维组织增生将病变包围，形成散在的小硬结灶。未经治疗的干酪样坏死病变常发生液化或形成空洞，含有大量结核分枝杆菌的液化物可经支气管播散至对侧肺或同侧肺其他部位引起新病灶。治疗后干酪样病变中的大量结核分枝杆菌被杀死，病变逐渐吸收缩小或形成钙化。

四、结核病的分类

1. 原发性肺结核　为原发结核感染所致的临床病症，包括原发综合征及胸内淋巴结结核，多见于儿童。

2. 血行播散型肺结核 包括急性血行播散型肺结核（急性粟粒型肺结核）、亚急性或慢性血行播散型肺结核。急性血行播散型肺结核胸部影像学表现为两肺均匀分布的大小、密度一致的粟粒结节。亚急性或慢性血行播散型肺结核的弥漫病灶多分布于两肺的上中部，大小不一，密度不等，可有融合。

3. 继发性肺结核 成人肺结核中的最主要类型，包括浸润性、纤维空洞性及干酪性肺炎等。

4. 结核性胸膜炎 临床上已排除其他原因引起的胸膜炎，包括结核性干性胸膜炎、结核性渗出性胸膜炎、结核性脓胸。

5. 其他肺外结核 按部位及脏器命名，如骨关节结核、结核性脑膜炎、肾结核、肠结核等。

五、肺结核的临床表现

1. 症状和体征

（1）呼吸系统症状：咳嗽、咳痰3周以上且痰中带血是肺结核常见症状。一般咳嗽较轻，痰量较少。有空洞形成时，痰增多，合并其他细菌感染时，痰可呈脓性。约1/3患者有咯血，多为少量咯血。病灶累及胸膜时可表现为胸膜性胸痛。病变累及多个肺叶、段以上支气管或气管，以及中到大量胸腔积液的患者可出现呼吸困难。

（2）全身症状：发热为最常见症状，多为长期午后潮热，可伴盗汗、乏力、食欲减退、体重减轻、月经失调等。少数患者可有结核分枝杆菌超敏反应引起的间歇出现的累及四肢大关节周围的结节性红斑或环形红斑、泡性结膜炎、结核性风湿症等。约有20%的活动性肺结核患者也可以无症状或仅有轻微症状。

（3）体征：肺部体征常不明显。肺部病变广泛时可有相应体征。渗出性病变范围较大或干酪样坏死时可有肺实变体征，听诊可闻及支气管呼吸音和细湿啰音。结核性胸膜炎可有胸腔积液体征。

2. 辅助检查

（1）影像学检查：胸部X线检查是诊断肺结核的常规首选方法。肺结核病变多位于肺上叶尖后段、肺下叶背段、后基底段，病变可局限也可多肺段侵犯。X线片可呈多形态表现，密度不均匀，边缘较清楚，易合并空洞，并可伴有支气管播散灶，可伴胸腔积液、胸膜增厚与粘连。

另外，胸部CT扫描能提高分辨率，对病变的细微特征进行评价，常用于对肺结核的诊断及与其他胸部疾病的鉴别诊断，也可用于引导穿刺、引流或介入性治疗等。

（2）病原学检查：直接涂片抗酸染色镜检是简单、快速、易行且较可靠的方法，但欠敏感，涂片阴性不能除外肺结核。对可疑患者连续多次检查可提高检出率，一般至少检测 2 次。

分离培养法灵敏度高于涂片镜检，是结核病诊断的"金标准"，但培养周期较长，采用 BACTEC 法可提高初代分离率，缩短检测时间。培养阳性需行药物敏感性检测，以指导抗结核药物的选择和尽早发现耐药结核。

以核酸扩增技术为基础的多种分子生物学检测技术，如 PCR、结核分枝杆菌及利福平耐药检测系统、新一代测序等，可检测标本中结核分枝杆菌的核酸，获得高于涂片镜检和培养的阳性率，省时快速，已成为结核病病原学诊断的重要参考。

（3）其他检查

1）结核菌素皮肤试验：广泛应用于检出结核分枝杆菌的感染，对儿童和青少年的结核病诊断有一定的参考意义。皮内注射结核分枝杆菌纯蛋白衍生物 5U，48～72h 观察皮肤硬结直径大小，≥5mm 作为阳性判断标准，10～14mm 为中度阳性，≥15mm 或局部水疱为强阳性。未接种卡介苗的儿童阳性结果提示已受结核分枝杆菌感染或体内有活动性结核病。当呈现强阳性时表示机体处于超敏状态，发病概率高，可作为临床诊断结核病的参考指征。

2）γ- 干扰素释放试验：将结核分枝杆菌的特异性抗原与全血细胞共同孵育，检测 T 淋巴细胞产生 γ- 干扰素水平，判断机体是否存在结核分枝杆菌感染。结果不受卡介苗接种和非结核分枝杆菌感染的影响，该方法在临床中正逐渐取代结核菌素皮肤试验作为潜伏性结核感染的首选检测方法。

3）胸腔积液检查：存在胸腔积液者可行胸腔穿刺术抽取胸腔积液进行胸腔积液常规、生化、结核分枝杆菌等相关检查。结核性胸膜炎的胸腔积液为渗出液，单核细胞为主，腺苷脱氨酶≥40U/L。

六、肺结核的治疗

肺结核的治疗包括化学治疗、对症治疗及手术治疗等，其中化学治疗是核心。

1. 治疗原则　结核病化学治疗的基本原则是早期、规律、全程、适量、联合治疗。整个治疗方案分强化期和巩固期 2 个阶段，目的是杀菌和灭菌，防止耐药菌产生，减少结核分枝杆菌的传播。

2. 化学治疗

（1）常用抗结核病药物

1）异烟肼（isoniazid, INH, H）：一线抗结核药物中单一杀菌力最强的药物，特别是早期杀菌力强，对巨噬细胞内外的结核分枝杆菌均有杀菌作用。成人剂量为每日 300mg，顿服；儿童为 5～10mg/kg，最大剂量每天不超过 300mg。偶发生药物性肝炎、周围神经炎等不良反应。

2）利福平（rifampicin，RFP，R）：对巨噬细胞内外的结核分枝杆菌均有快速杀菌作用。成人剂量为每日 8～10mg/kg，顿服；儿童剂量为每天 10～20mg/kg。主要不良反应为肝损害和过敏反应。

3）吡嗪酰胺（pyrazinamide，PZA，Z）：可杀灭巨噬细胞内酸性环境中的结核分枝杆菌。成人每天用药为 20～30mg/kg；儿童每天 30～40mg/kg。常见不良反应为高尿酸血症、肝损害、皮疹、食欲减退、关节痛、恶心等。

4）乙胺丁醇（ethambutol，EMB，E）：成人口服剂量为 0.75g/d。不良反应为球后视神经炎，用于儿童时需密切观察视野和视力变化。

5）链霉素（streptomycin，SM，S）：对巨噬细胞外碱性环境中的结核分枝杆菌有杀菌作用。肌内注射，注射前须进行皮试，每天量为 0.75～1.00g。不良反应主要为耳毒性、前庭功能损害和肾毒性。

（2）标准化学治疗方案

1）初治活动性肺结核：通常选用 2HRZE/4HR 方案，即强化期使用异烟肼、利福平、吡嗪酰胺、乙胺丁醇，每天 1 次，共 2 个月，而巩固期使用异烟肼、利福平，每天 1 次，共 4 个月。对粟粒型肺结核或结核性胸膜炎，上述疗程可适当延长，强化期为 3 个月，巩固期 6～9 个月，总疗程 9～12 个月。在异烟肼高耐药地区，可选择 2HRZE/4HRE 方案。

2）复治活动性肺结核：常用方案为 2HRZSE/6HRE、3HRZE/6HR、2HRZSE/1HRZE/5HRE。复治结核应进行药敏试验，治疗无效者应按耐药或耐多药结核治疗。

3）耐药结核和耐多药结核：对至少包括异烟肼和利福平在内的 2 种以上药物产生耐药的结核为耐多药结核。世界卫生组织（WHO）根据药物的有效性和安全性将治疗耐药结核的药物分为 A、B、C、D 4 组，其中 A、B、C 组为核心二线药物，D 组为非核心的附加药物。

A 组：氟喹诺酮类，包括高剂量左氧氟沙星（≥750mg/d）、莫西沙星、加替沙星。B 组：二线注射类药物，包括阿米卡星、卷曲霉素、卡那霉素、链霉素。C 组：其他二线核心药物，包括乙硫异烟胺（或丙硫异烟胺）、环丝氨酸（或特立齐酮）、利奈唑胺和氯法齐明。D 组：不能作为耐多药结核治疗的核心药物，分为 3 个亚类。D1 组包括吡嗪酰胺、乙胺丁醇和高剂量异烟肼；D2 组包括贝达喹啉和德拉马尼；D3 组包括对氨基水杨酸、亚胺培南西司他丁、美罗培南、阿莫西林克拉维酸和氨硫脲。

耐药结核治疗的强化期应包含至少 5 种有效抗结核药物，包括吡嗪酰胺及 4 个核心二线抗结核药物（A 组 1 个，B 组 1 个，C 组 2 个）。如果以上的选择仍不能组成有效方案，可以加入 1 种 D2 组药物，再从 D3 组选择其他有效药物，从而组成含 5 种有效抗结核药物的方案。

3. 对症治疗

（1）发热：有效抗结核治疗后肺结核所致的发热大多在 1 周内消退，少数发热不退者可应用小剂量非类固醇类退热药。急性血行播散型肺结核或伴有高热等严重毒性症状或高热持续不退者，可在充分有效抗结核药物治疗基础上短期使用糖皮质激素，如泼尼松 20～30mg/d。

（2）咯血：少量咯血时多以安慰并消除紧张情绪、卧床休息为主，可用氨基己酸、凝血酶、卡洛磺等药物止血。大咯血可危及生命，应迅速畅通气道，必要时行气管插管。可使用垂体后叶素 8～10U 或酚妥拉明 10～20mg 加入生理盐水250ml 中缓慢静脉滴注。对于药物难以控制的大咯血，在保证气道通畅的情况下应紧急行支气管动脉栓塞术或手术治疗。

（3）气管支气管结核所致气道狭窄：气管支气管结核导致中心支气管明显狭窄时常影响患者呼吸功能，严重者呼吸衰竭，需在全身抗结核化学治疗基础上给予支气管镜下介入治疗。

4. 手术治疗　对于药物治疗失败或威胁生命的单侧肺结核特别是局限性病变，外科治疗是可选用的重要治疗方法。

七、防控措施

从以下 5 个方面做好防控措施：①全程督导化疗，提高治疗依从性和治愈率，并减少多耐药病例的发生。②病例报告和转诊。根据《中华人民共和国传染病防治法》，肺结核属于乙类传染病。各级医疗预防机构要专人负责，做到及时、准确、完整地报告肺结核疫情，同时要做好转诊工作。③病例登记和管理。肺结核病程长、易复发、具有传染性，必须长期随访，通过对确诊病例的登记达到掌握疫情和便于管理的目的。④接种卡介苗。⑤预防性化学治疗主要应用于高危人群。常用异烟肼300mg/d，顿服 6～9 个月，儿童用量为 4～8mg/kg，或者利福平和异烟肼，每天顿服，连续 3 个月，或者利福喷汀和异烟肼每周 3 次，连续 3 个月。

第十四篇

营养学基础知识与中国居民膳食指南

第八十九章　营养学概述

一、营养科学的发展和目标

1. 营养科学的发展　为了生存、繁衍和劳动，人类必须每日从外界摄取食物和水，所以便有了人类对饮食营养的探索，对生命本源和健康之真的追求。营养科学在人类生存中应运而生、发展应用，极大地促进了人类的健康、长寿及社会生产力的发展，成为人类进步和文明的标志。

中国作为一个文明古国，营养学的发展与其他自然科学一样，历史悠久，源远流长。

2. 营养科学的目的　①给予当代和后代人类更好的营养，以发挥人类的营养健康潜能，使得个体和群体处于最好的营养状态并拥有更长寿命；②为人类更好地发展繁衍，维持和享受生活和物质的多样化，以及社会的可持续发展做出贡献。

二、营养科学的定义和研究范围

1. 定义　营养科学是研究食物、膳食与人体健康关系的科学。2005 年，国际营养联合会专家组发表了《吉森宣言》，强调新时代营养科学应该充分考虑食物体系和营养政策，界定了营养科学的研究范围，并重新定义了营养科学——研究食物供应体系、食品和饮料、食物营养素和其他成分，以及它们在人体、其他生物体、社会、环境系统之间的相互作用的科学。

2. 研究范围　营养科学研究的核心是食物（营养素）和人体健康之间的关系，研究范围包括基础营养、食物营养、人群营养、临床营养、公共营养等领域。

三、营养学的重要概念和理论

营养学从认识食物营养价值出发，探究食品的营养、安全和功能评价，以烹饪（加工）中食物营养成分的变化、食物成分数据库的建立等研究为基础，整体认识食物和生命健康的内涵和奥秘。

1. 必需营养素　一类为机体存活、正常生长和功能所必需，但不能由机体自身合成或合成不足，必须从食物中获得的营养素。目前认识到的人体必需营养素有 42 种。

必需营养素的 5 条标准：①该食物成分为机体存活、生长和健康所必需；②该成分在食物中缺乏或比例不当可造成生物体的特异性缺乏病，严重者可致死；③缺乏该食物成分引起的生长不良或缺乏病只有该成分或其前体物质可以预防；④低于该种食物成分的标准摄入量时，机体的生长状况和缺乏症与摄入量密切相关；⑤该种食物成分在体内不能合成，但其重要的生理功能在一生中都需要。

2. 条件必需营养素　正常状态下不一定需要，但对体内不能足量合成的人群是必需供给的营养素，包括生长发育不全、某些病理状态、遗传缺陷或肠外营养等条件下人体所需的营养素。

条件必需营养素的 3 条标准：①该营养素的血浆水平低于正常值；②出现与该营养素相关的功能异常；③补充该营养素可纠正上述异常表现。

3. 非必需成分　不从膳食摄入，也不会导致不利健康后果的食物成分。

4. 膳食营养素参考摄入量

（1）平均需要量（estimated average requirement，EAR）：指某一特定性别、年龄及生理状况群体中个体对某营养素需要量的平均值。

（2）推荐摄入量（recommended nutrient intake，RNI）：可以满足某一特定性别、年龄及生理状况群体中绝大多数个体（97%～98%）需要量的营养素摄入水平。长期摄入 RNI 水平，可以维持组织适当的营养素储备和机体的健康。

（3）适宜摄入量（adequate intake，AI）：通过观察或实验获得的健康群体某种营养素的摄入量。

（4）可耐受最高摄入量（tolerable upper intake level，UL）：指平均每日摄入营养素的最高限量。

5. 平衡膳食　通过科学设计的理想膳食模式，能最大限度地满足健康人群的营养需要和生理功能需要。

6. 营养平衡学说　营养平衡学说是营养学解释食物摄入和人体健康关键的经典理论。这个理论的基本假设之一，即人体营养素的摄入和消耗必须平衡，才能保障身体正常功能和健康。

7. 物质代谢理论　营养学用物质论的观点，梳理生命过程中的新陈代谢、物质交换、物质合成，给予处于不断自我更新、自我复制、生长发育过程的质变和量变的认识。该理论重新定义了糖类、脂类、蛋白质、核酸等物质的组成和代谢规律，而且在分子水平上更清晰地认识了 B 族维生素的辅酶作用、能量的产生和消耗等，进一步确定了食物营养素和其他成分在代谢过程中的功能作用、代谢途径及基因调控等作用，逐步接近食物和生命现象的本质。

四、营养学的社会价值

从根本上讲，营养科学是研究生命的科学，以人的营养健康为出发点，无论对个体还是群体，都以其营养均衡、健康和长寿为根本目标。因此，营养科学应该具有科学属性和社会属性，营养科学的发展对国家的农业、食物生产加工、国民体质提升、社会经济和环境可持续发展等有着重要作用。

第九十章　能　量

杨月欣　中国疾病预防控制中心

一、能量来源

一切生命活动都需要能量，如物质代谢的合成反应、肌肉收缩、腺体分泌等，而这些能量主要来源于食物。动、植物性食物中所含的营养素可分为碳水化合物、脂肪、蛋白质、矿物质和维生素五大类。其中，碳水化合物、脂肪和蛋白质经体内氧化可释放能量。这些在体内代谢过程中能够产生能量的营养素称为"产能营养素"或能源物质。

1. 能量单位　国际上通用的能量单位是焦耳（joule，J）、千焦耳（kilo joule，kJ）和兆焦耳（mega joule，MJ）。营养学习惯使用的能量单位是卡（calorie，cal）和千卡（kilocalorie，kcal）。

1J：指用 1 牛顿力把 1kg 物体移动 1m 所需的能量。

1kcal：指 1000g 纯水的温度由 15℃上升到 16℃所需要的能量。

2 种能量单位的换算如下：

$$1kJ=0.239kcal \qquad 1kcal=4.184kJ$$
$$1MJ=1000kJ=239kcal \qquad 1000kcal=4.184MJ$$

2. 能量来源　人体所需要的能量主要来源于动物性和植物性食物中的碳水化合物、脂肪和蛋白质。

（1）碳水化合物：碳水化合物是机体的重要能量来源。目前，建议机体所需能量的 50%～65% 由食物中的碳水化合物提供。食物中的碳水化合物经过消化生成葡萄糖、果糖等单糖，吸收并贮存于体内，在需要时进行分解，给机体供能。

（2）脂肪：在机体代谢需要（如饥饿）时，体内贮存的脂肪迅速分解为甘油和脂肪酸，经血液输送到各组织、细胞以供利用。

（3）蛋白质：一般情况下，人体主要利用碳水化合物和脂肪氧化供能，但某些特殊情况，机体所需能源物质供给不足，如长期不能进食或消耗量过大，体内的糖原和贮存脂肪已大量消耗之后，才依靠组织蛋白质分解产生氨基酸来获得能量。

3. 食物的能量系数　每克产能营养素在体内氧化所产生的能量值，称为"食物的能量系数"或"生理卡价"，见表90-1。

表90-1 食物中产能物质的能量系数［kJ/g（kcal/g）］

三大产能营养素	能量系数	其他成分	能量系数
碳水化合物	17（4）	乙醇	29（7）
蛋白质	17（4）	有机酸	17（4）
脂肪	37（9）	膳食纤维	8（2）

注：数据来源于食品安全国家标准《预包装食品营养标签通则》（GB28050—2011）。

二、能量消耗

成年人的能量消耗主要用于维持基础代谢、身体活动和食物热效应。对于孕妇，还应包括胎儿的生长发育及母体子宫、胎盘、乳房等组织的增长和体脂储备等能量需要；乳母还应包括合成、分泌乳汁的需要；婴幼儿、儿童、青少年还应包括生长发育的能量需要；创伤患者康复期间也需要额外的能量。

1. 基础代谢　指人体在基础状态下的能量代谢，即在清晨又极端安静状态下，不受精神紧张、肌肉活动、食物和环境温度等因素影响时的能量代谢。基础代谢是维持人体最基本生命活动所必需的能量消耗，占人体总能量消耗的60%～70%。

基础代谢率（basal metabolic rate，BMR）是单位时间内公斤体重（或体表面积）的基础代谢。由于测定基础代谢率比较复杂，常用静息代谢率代替BMR。静息代谢是一种与基础代谢很接近的代谢状态，在测定中仅省略摄入食物这个条件，测定过程要求全身处于静息状态，与测定基础代谢相同，但不是空腹而是在进食的2～4h后测量。此时机体仍在进行着若干正常的消化活动，这种状态比较接近于人们正常生活的消化状态，在这种条件下测出的代谢率称为静息代谢率。

影响基础代谢的因素如下。

（1）体型和机体构成：体表面积越大，散发的热量越多。人体瘦体组织是代谢的活性组织，包括肌肉、心脏、脑、肝、肾等，其消耗的能量占基础代谢的70%～80%。脂肪组织是相对惰性的组织，消耗的能量明显低于瘦体组织。

（2）年龄：在人的一生中，婴幼儿阶段是代谢最活跃的阶段，到青春期又出现一个较高代谢的阶段。成年以后，随着年龄的增加代谢缓慢地降低，其中也有一定的个体差异。

（3）性别：在同一年龄、同一体表面积的情况下，女性基础代谢率低于男性。

（4）内分泌：许多激素对细胞代谢起调节作用。例如，甲状腺素对细胞的氧化过程具有十分重要的作用，它可以使细胞氧化过程加快。在异常情况下，如甲状腺功能亢进可使基础代谢率明显升高。

（5）应激状态：应激状态如发热、创伤、心理应激等可使基础代谢率升高。

（6）其他：气候、睡眠、情绪等因素都可能影响基础代谢。

2. 身体活动　指任何由骨骼肌收缩引起能量消耗的身体运动。除了基础代谢外，身体活动是影响人体能量消耗的主要因素。通常，各种身体活动所消耗的能量约占人体总能量消耗的 15%～30%。

肌肉越发达者，活动时能量消耗越多；体重越重者，能量消耗越多；劳动强度越大、持续时间越长，能量消耗越多。

3. 食物热效应　又称为食物特殊动力作用，为人体在摄食过程中引起的额外能量消耗，是人体在摄食后对营养素的一系列消化、吸收、合成、代谢转化过程中所引起的能量额外消耗现象。

碳水化合物、脂肪和蛋白质的食物热效应，分别为其本身产生能量的 5%～10%、0～5%、20%～30%。

4. 特殊生理条件

（1）生长发育：婴幼儿、儿童、青少年的生长发育需要能量主要包括两方面，一是合成新组织所需的能量，二是储存在这些新组织中的能量。

（2）妊娠：妊娠期间，胎儿、胎盘的增长和母体组织（如子宫、乳房、脂肪储存等）的增加需要额外的能量，此外也需要额外的能量维持这些增加组织的代谢。

（3）哺乳：哺乳期的能量附加量由两部分组成，一是产生乳汁所需要的能量，二是乳汁中含有的能量。

三、能量需要量及膳食参考摄入量

能量需要量是指能长期保持良好的健康状态，能维持良好的体型、机体构成及理想活动水平的人或人群，达到能量平衡时所需要的膳食能量摄入量。中国居民膳食估计能量需要量见表 90-2。

四、能量主要食物来源

人体的能量来源是食物中的碳水化合物、脂类和蛋白质。这 3 类营养素普遍存在于各种食物中。

根据中国居民膳食平衡宝塔，最高层的油脂类属于能量密度高的食品，第 3 层的肉类次之，第 1 层的谷薯类能量密度适中，第 3 层鱼虾类、蛋类能量密度更低些，第 2 层的蔬菜水果类属于能量密度较低的食品。

表 90-2　中国居民膳食估计能量需要量（kcal/d）

人群（岁）	身体活动水平（轻）		身体活动水平（中）		身体活动水平（重）	
	男	女	男	女	男	女
0～	—	—	90kcal/（kg·d）	90kcal/（kg·d）	—	—
0.5～	—	—	90kcal/（kg·d）	90kcal/（kg·d）	—	—
1～	—	—	900	800	—	—

（待　续）

（续　表）

人群（岁）	身体活动水平（轻）		身体活动水平（中）		身体活动水平（重）	
	男	女	男	女	男	女
2～	—	—	1100	1000	—	—
3～	—	—	1250	1200	—	—
4～	—	—	1300	1250	—	—
5～	—	—	1400	1300	—	—
6～	1400	1250	1600	1450	1800	1650
7～	1500	1350	1700	1550	1900	1750
8～	1650	1450	1850	1700	2100	1900
9～	1750	1550	2000	1800	2250	2000
10～	1800	1650	2050	1900	2300	2150
11～	2050	1800	2350	2050	2600	2300
14～	2500	2000	2850	2300	3200	2550
18～	2025	1800	2600	2100	3000	2400
50～	2100	1750	2450	2050	2800	2350
65～	2050	1700	2350	1950	—	—
80～	1900	1500	2200	1750	—	—
孕妇（早）	—	+0	—	+0	—	+0
孕妇（中）	—	+300	—	+300	—	+300
孕妇（晚）	—	+450	—	+450	—	+450
乳母	—	+500	—	+500	—	+500

注：－. 未制定参考值；＋. 在同龄人群参考值基础上额外增加量。

（本章内容摘自《中国营养科学全书》）

第九十一章　三大产能营养素

杨月欣　中国疾病预防控制中心

一、蛋白质

蛋白质是由氨基酸以肽键连接在一起，并形成一定空间结构的高分子有机化合物。

1. 蛋白质分类　按蛋白质的营养价值分类如下。

（1）完全蛋白质：所含必需氨基酸种类齐全、数量充足、比例适当，不但能维持成人的健康，还能促进儿童生长发育，如乳类中的酪蛋白、乳白蛋白等。

（2）半完全蛋白质：所含必需氨基酸种类齐全，但有的数量不足，比例不适当，可以维持生命，但不能促进生长发育，如小麦中的麦胶蛋白等。

（3）不完全蛋白质：所含必需氨基酸种类不全，既不能维持生命，也不能促进生长发育，如动物结缔组织和肉皮中的胶原蛋白等。

2. 氨基酸　氨基酸是组成蛋白质的基本单位，是分子中具有氨基和羧基的一类含有复合官能团的化合物，具有共同的基本结构。

（1）必需氨基酸：体内不能合成或合成速度不能满足机体需要，必须由食物供给的氨基酸称为必需氨基酸。

（2）条件必需氨基酸：人体在创伤、感染及某些消耗性疾病状态下，一些本可自身合成的但不能满足机体需要，必须从食物中获得的氨基酸。

3. 蛋白质生理功能

（1）人体组织的构成成分：蛋白质是构成机体组织、器官的重要成分，人体各组织、器官无一不含蛋白质。在人体的瘦组织中，如肌肉组织和心、肝、肾等器官均含有大量蛋白质；骨骼、牙齿乃至指、趾都含有大量蛋白质。

（2）构成体内各种重要的生理活性物质：①在代谢过程中，具有催化和调节作用的酶；②运输氧气的血红蛋白；③具有免疫作用的抗体；④调节各种生理过程并维持内环境稳定的激素；⑤细胞膜和血液中担负着各类物质的运输和交换的蛋白质。

（3）供给能量：由于蛋白质中含碳、氢、氧元素，当机体需要时，蛋白质可被代谢分解，释放出能量。1g 蛋白质在体内约产生 4kcal 的能量。

4. 蛋白质缺乏与过量

（1）蛋白质缺乏的危害：人们通过食物摄取蛋白质，蛋白质的缺乏往往会伴随能量的缺乏，导致蛋白质-能量营养不良，根据临床特征可分为干瘦型、浮肿型和混合型。

（2）蛋白质过量的影响：有充分的证据表明，高蛋白饮食会导致尿钙排泄增加，蛋白质摄入量增加 1 倍时，尿钙排出增加 50%。患有肾病的患者高蛋白质的摄入会导致肾功能的恶化。研究发现提高膳食动物性蛋白的摄入可以增加尿中钙和草酸盐含量，使肾结石（主要为草酸钙）的发病风险增加。

5. 膳食蛋白质参考摄入量　膳食蛋白质的参考摄入量详见表 91-1。

表 91-1　膳食蛋白质推荐摄入量（RNI，g/d）

人群（岁）	男	女	人群（岁）	男	女
0～	9（AI）	9（AI）	10～	50	50
0.5～	20	20	11～	60	55
1～	25	25	14～	75	60
2～	25	25	18～	65	55
3～	30	30	50～	65	55
4～	30	30	65～	65	55
5～	30	30	80～	65	55
6～	35	35	孕妇（早）	—	+0
7～	40	40	孕妇（中）	—	+15
8～	40	40	孕妇（晚）	—	+30
9～	45	45	乳母	—	+25

注：+. 在同龄人群参考值基础上额外增加量；AI. 适宜摄入量。

6. 蛋白质食物来源　蛋白质的食物来源可分为植物性食物来源和动物性食物来源，分别称为植物性蛋白质和动物性蛋白质。

（1）植物性蛋白质：植物性蛋白质中，谷类含蛋白质 8% 左右，蛋白质含量不高，但由于谷类食物是人们的主食，所以仍然是膳食蛋白质的主要来源。日常食用的小麦约含蛋白质 12%；燕麦是谷类食物中蛋白质含量较高的一种，为 15%～22%；大米蛋白质含量一般为 7%～10%。

（2）动物性蛋白质：蛋类含蛋白质 11%～14%，是优质蛋白的重要来源；奶类（牛奶）一般含蛋白质 3%～3.5%，是幼年动物蛋白质的最佳来源；肉类包括禽、畜和鱼的肌肉，新鲜肌肉含蛋白质 15%～22%，肌肉蛋白质营养价值优于植物蛋白质，是人体蛋白质的重要来源。

二、脂类

脂类是脂肪和类脂的统称，不溶于水但可以被乙醚、氯仿、苯等非极性有机溶剂抽提出，大多数脂类的化学本质是脂肪酸和醇所形成的酯类及其衍生物。

1. 脂类分类 根据结构不同，可将脂类分为脂肪和类脂，类脂又可分为磷脂、糖脂、固醇类等。

（1）脂肪又称甘油酯，由 1 分子甘油和 1~3 分子脂肪酸所形成的酯，包括甘油一酯、甘油二酯和甘油三酯。

（2）类脂：①磷脂，指含有磷酸基团的类脂，包括甘油磷脂和鞘磷脂。②固醇类，亦称甾醇类，是含羟基的环戊烷多氢菲衍生物。固醇包括动物体内的胆固醇和植物体内的植物固醇，后者又称为植物甾醇。

2. 脂肪酸分类 根据体内脂肪酸的来源分为必需脂肪酸和非必需脂肪酸。脂肪酸从结构形式上分为饱和脂肪酸和不饱和脂肪酸，不饱和脂肪酸又分为单不饱和脂肪酸和多不饱和脂肪酸。

3. 脂类生理功能

（1）构成人体成分并提供和存储能量：脂肪占正常人体重的 10%~20%，是构成人体成分的重要物质。脂肪是人体重要的能量来源，合理膳食能量中的 20%~30% 由脂肪供给。1g 脂肪体内氧化可产生 9kcal 的能量，是食物中能量密度最高的营养素。

（2）促进脂溶性维生素的吸收：脂肪是脂溶性维生素的良好载体，食物中脂溶性维生素常与脂肪并存。脂肪可刺激胆汁分泌，促进脂溶性维生素的吸收和利用。膳食缺乏脂肪或脂肪吸收障碍时，会引起体内脂溶性维生素不足或缺乏。

（3）维持体温、保护脏器：脂肪是热的不良导体，可阻止体热的散发，维持体温的恒定。脂肪作为填充衬垫，防止和缓冲因震动而造成的对脏器、组织、关节的损害，发挥对器官的保护作用。

（4）提供必需脂肪酸：必需脂肪酸如亚油酸和 α- 亚麻酸必须靠膳食脂肪提供。

4. 必需脂肪酸生理功能

（1）细胞膜、线粒体膜和质膜等生物膜的主要成分，在绝大多数膜的特性中起关键作用，也参与磷脂的合成。

（2）合成类二十烷的前体物质。

（3）能维持皮肤和其他组织对水分的不通透性。

（4）其他作用如对血液胆固醇的调节等。

5. 类脂生理功能

（1）维持生物膜的结构和功能。

（2）参与脑和神经系统组织的构成。

（3）运输脂肪。

（4）合成激素、维生素的前体等。

6. 脂类缺乏和过量的危害

（1）脂类缺乏的危害：人体脂肪若长期供给不足，会影响大脑的发育，发生营养不良、生长迟缓和各种脂溶性维生素缺乏症，特别是危及皮肤健康的维生素A缺乏症。同时脂肪长期摄入不足会导致必需脂肪酸缺乏，从而导致生长发育停滞、中枢神经系统功能异常、生殖功能丧失、眼及视网膜病变、肾衰竭、血小板功能异常等。

（2）脂类过量的危害：肥胖是甘油三酯在脂肪组织内积累过多所致。引起肥胖的原因很多，最根本的原因是摄入的能量超过了消耗的能量，多余的能量即转化为脂肪储存于体内。虽然糖类食品摄入过量也会在体内转变为脂肪，但脂肪是高能营养素，其在肥胖中所起的作用不可忽视。脂肪摄入量过高，尤其是饱和脂肪酸摄入量高，是导致血胆固醇、甘油三酯和低密度脂蛋白胆固醇升高的主要原因。

7. 膳食脂肪和脂肪酸参考摄入量　膳食脂肪和脂肪酸参考摄入量详见表91-2。

表91-2　膳食脂肪和脂肪酸参考摄入量

人群（岁）	总脂肪 AMDR（%E）	饱和脂肪酸 U-AMDR(%E)	n-6 多不饱和脂肪酸 AMDR（%E）	亚油酸 AI（%E）	n-3 多不饱和脂肪酸 AMDR（%E）	α- 亚麻酸 AI（%E）
0～	48（AI）	—	—	7.3（0.15g）	—	0.87
0.5～	40（AI）	—	—	6.0	—	0.66
1～	35（AI）	—	—	4.0	—	0.60
4～	20～30	<8	—	4.0	—	0.60
7～	20～30	<8	—	4.0	—	0.60
11～	20～30	<8	—	4.0	—	0.60
14～	20～30	<8	—	4.0	—	0.60
18～	20～30	<10	2.5～9.0	4.0	0.5～2.0	0.60
50～	20～30	<10	2.5～9.0	4.0	0.5～2.0	0.60
65～	20～30	<10	2.5～9.0	4.0	0.5～2.0	0.60
80～	20～30	<10	2.5～9.0	4.0	0.5～2.0	0.60
孕妇（早）	20～30	<10	2.5～9.0	4.0	0.5～2.0	0.60
孕妇（中）	20～30	<10	2.5～9.0	4.0	0.5～2.0	0.60
孕妇（晚）	20～30	<10	2.5～9.0	4.0	0.5～2.0	0.60
乳母	20～30	<10	2.5～9.0	4.0	0.5～2.0	0.60

注：—. 未制定参考值；%E. 占能量的百分比；AMDR. 宏量营养素可接受范围；U-AMDR. 宏量营养素可接受范围的上限；AI. 适宜摄入量。

　　8. 膳食脂肪和脂肪酸主要食物来源　人类膳食脂肪主要来源于动物的脂肪组织和肉类，以及坚果和植物的种子。

三、碳水化合物

　　碳水化合物是由碳、氢、氧3种元素组成的有机化合物，因为分子式中氢和氧的比例恰好与水相同（2∶1），如同碳和水的化合物，故得名。

　　1. 分类　1998年，世界卫生组织（WHO）和联合国粮食及农业组织（FAO）按照聚合度（degree of polymerization，DP）将碳水化合物分为三大类：糖、低聚糖（寡糖）和多糖（表91-3）。

表91-3　碳水化合物分类

分类（DP）	亚组	组成
糖（1～2）	单糖	葡萄糖、半乳糖、果糖
	双糖	蔗糖、乳糖、麦芽糖、海藻糖
	糖醇	山梨醇、甘露糖醇
寡糖（3～9）	麦芽低聚寡糖	麦芽糊精
	其他寡糖	棉子糖、水苏糖、低聚果糖
多糖（≥10）	淀粉	直链淀粉、支链淀粉、变性淀粉
	非淀粉多糖	糖原、纤维素、半纤维素、果胶、亲水胶质物

　　2. 碳水化合物生理功能

　　（1）提供和储存能量：膳食碳水化合物是人类获取能量的最经济和最主要的来源。1g葡萄糖在体内氧化可以产生4kcal的能量。在我国维持人体健康所需要的能量中，55%～65%由碳水化合物提供。

　　（2）构成组织及重要生理功能的物质：碳水化合物是构成机体组织的重要物质，并参与细胞的组成和多种活动。每个细胞都有碳水化合物，占比为2%～10%，主要以糖脂、糖蛋白和蛋白多糖的形式存在，分布在细胞膜、细胞器膜、细胞质及细胞间质中。

　　（3）节约蛋白质作用：机体需要的能量主要由碳水化合物提供。当膳食中碳水化合物供应不足时，机体为了满足自身对葡萄糖的需要，则通过糖异生作用产生葡萄糖，供给能量；当摄入足够量的碳水化合物时，则能预防体内或膳食蛋白质消耗，不需要动用蛋白质来供能，故称碳水化合物的节约蛋白质作用。

　　（4）抗生酮作用：脂肪在体内分解代谢，需要葡萄糖的协同作用。脂肪酸被分解所产生的乙酰基需要与草酰乙酸结合进入三羧酸循环，而最终被彻底氧化和分解产生能量。当膳食中碳水化合物供应不足时，草酰乙酸供应相应减少，而体内脂肪或食物脂肪被动员并加速分解为脂肪酸供应能量，这一代谢过程中，由于草酰乙酸不足，脂肪酸不能彻底氧化而产生过多的酮体，酮体不能及时被氧化而在体内蓄积，以致产生酮血症和酮尿症。膳食中充足的碳水化合物可以防止上述现象的发生，故称碳水化合物的抗生酮作用。

（5）解毒作用：经糖醛酸途径生成的葡萄糖醛酸，是体内一种重要的结合解毒剂，在肝中能与许多有害物质如细菌毒素、乙醇、砷等结合，以减轻或消除这些物质的毒性或生物活性，从而起到解毒作用。

（6）增强肠道功能：非淀粉多糖类如纤维素、果胶、抗性淀粉、功能性低聚糖等抗消化的碳水化合物，虽不能在小肠消化吸收，但可刺激肠道蠕动，增加结肠的发酵，发酵产生的短链脂肪酸有助于正常消化和增加排便量。

3. 膳食碳水化合物参考摄入量　膳食碳水化合物参考摄入量详见表91-4。

表91-4　膳食碳水化合物参考摄入量

人群（岁）	总碳水化合物	
	EAR（g/d）	AMDR（%E）
0～	—	60g（AI）
0.5～	—	85g（AI）
1～	120	50～65
4～	120	50～65
7～	120	50～65
11～	150	50～65
14～	150	50～65
18～	120	50～65
孕妇	130	50～65
乳母	160	50～65

注：—. 未制定参考值；EAR. 平均需要量；AMDR. 宏量营养素可接受范围；%E. 占能量的百分比。

4. 碳水化合物主要食物来源　碳水化合物主要来自粮谷类和薯类。谷类一般含碳水化合物60%～80%，薯类含量为15%～29%，豆类为40%～60%。

（本章内容摘自《中国营养科学全书》）

第九十二章 维 生 素

杨月欣　中国疾病预防控制中心

一、概述

维生素是维持人体正常生命活动所必需的一类低分子有机化合物。维生素的共同特点：①均以维生素本身或可被机体利用的前体化合物（维生素原）的形式存在于天然食物中；②非机体结构成分不提供能量，但担负着特殊的代谢功能；③一般不能在体内合成（维生素 D 例外），或合成量太少，必须由食物提供；④人体只需少量即可满足，但绝不能缺少，否则缺乏至一定程度，可引起维生素缺乏症。

在营养学上，一般按维生素的溶解性将其分为脂溶性维生素和水溶性维生素。脂溶性维生素是指不溶于水而溶于脂肪及有机溶剂（如苯、乙醚、氯仿等）的维生素，包括维生素 A、维生素 D、维生素 E、维生素 K。水溶性维生素是指可溶于水的维生素，包括 B 族维生素（如维生素 B_1、维生素 B_2、维生素 B_{12}、维生素 B_6、叶酸等）和维生素 C。

二、脂溶性维生素

1. 维生素 A　又称视黄醇，是一类具有视黄醇生物活性的化合物及维生素 A 原。视黄醇及其代谢产物，以及具有相似结构的合成类似物，也称为类视黄醇物质，或预先形成的维生素 A。植物中不含已形成的维生素 A，但在某些有色（黄色、橙色、红色）植物中含有类胡萝卜素。类胡萝卜素是广泛存在于微生物、植物、动物及人体内的一类黄色、橙色或红色的脂溶性色素。类胡萝卜素中只有一小部分可在小肠和肝细胞内转变成视黄醇和视黄醛，称为维生素 A 原，如 β- 胡萝卜素、α- 胡萝卜素和 β- 隐黄质。

（1）生理功能

1）视觉功能：维生素 A 是构成视觉细胞内感光物质的成分。

2）维持皮肤黏膜层的完整性：维生素 A 是调节糖蛋白合成的一种辅酶，对上皮细胞的细胞膜起稳定作用，可维持上皮细胞的形态完整和功能健全。

3）维持和促进免疫功能：维生素 A 缺乏时，免疫细胞内视黄酸受体的表达相应下降，影响机体的免疫功能。目前已经明确，维生素A对许多细胞功能活动的维持和促进作用是通过其在细胞核内的特异性受体——视黄酸受体实现的。

4）促进生长发育和维持生殖功能：生殖器官和哺乳动物的胚胎发生依赖RAR受体进行基因调节，维生素A通过相关方式对这些组织具有极其重要的作用。

5）类胡萝卜素的生理功能：抗氧化作用、细胞间信息传递、调节免疫反应、影响生殖功能。

（2）缺乏与过量

1）缺乏：维生素A缺乏可引起机体不同组织上皮干燥、增殖及角化，以至出现各种症状。最主要的症状是损害视觉的夜盲症和眼干燥症，暗适应能力下降是维生素A缺乏最早出现的症状，进一步发展为夜盲症，严重者可致眼干燥症，甚至失明。缺乏维生素A易并发感染，特别是儿童、老人容易引起呼吸道炎症，严重时可致死。维生素A缺乏还可导致食欲减退、血红蛋白合成障碍、免疫功能低下、儿童生长发育迟缓等。

2）过量：维生素A摄入过多可引起维生素A过多症，分为急性和慢性2种。急性维生素A过多症指一次或多次连续摄入大量的维生素A（成人超出RNI的100倍，儿童超出RNI约20倍）所引发的症状，可能发生急性中毒。维生素A急性中毒的临床表现常在摄入大剂量维生素A后6~8h，也可在1~2天出现，主要有嗜睡或过度兴奋，以及头痛、呕吐等高颅压症状，12~20h后出现皮肤红肿，继而脱皮，以手掌、足底等厚处最为明显，数周后方可恢复正常。婴幼儿以高颅压为主要临床特征，囟门未闭者可出现前囟隆起。慢性维生素A过多症是指维生素A使用剂量为其RNI 10倍以上时所引发的症状，可发生慢性中毒。成人慢性维生素A过多症首先常出现的是食欲减退、体重下降，继而有皮肤干燥、脱屑、皲裂，毛发干枯、脱发，齿龈红肿，唇干裂，以及鼻出血等表现，同时长骨肌肉连接处疼痛伴肿胀，体检可见贫血、肝脾大。另外，还可出现头痛、食欲减退、肌肉疼痛或僵直、皮肤干燥瘙痒、呕吐、昏迷等慢性中毒症状。

动物实验证明，维生素A摄入过量可导致胚胎吸收、流产、出生缺陷。孕妇在妊娠早期每天大剂量摄入维生素A，娩出畸形儿的相对危险度增加。大量摄入胡萝卜素可出现胡萝卜素血症，表现为皮肤黄染，以鼻尖、鼻唇皱襞、前额、手掌和足底部位明显。停止大量食入富含胡萝卜素的食物后，胡萝卜素血症可在2~6周逐渐消退，一般没有生命危险，不需特殊治疗。

（3）膳食参考摄入量：中国居民膳食维生素A参考摄入量见表92-1。

表 92-1　中国居民膳食维生素 A 参考摄入量（μg/d）

人群（岁）	RNI		UL
	男	女	
0～	300（AI）	300（AI）	600
0.5～	350（AI）	350（AI）	600
1～	310	310	700
4～	360	360	900
7～	500	500	1500
11～	670	630	2100
14～	820	630	2700
18～	800	700	3000
孕妇（早）	—	+0	3000
孕妇（中）	—	+70	3000
孕妇（晚）	—	+70	3000
乳母	—	+600	3000

注：RNI. 推荐摄入量；UL. 可耐受最高摄入量；AI. 适宜摄入量。

（4）主要食物来源：维生素 A 多存在于动物性食物中，如动物的内脏（其中以肝脏的含量最高）、鱼肝油、鱼卵、全奶、奶油、禽蛋等。

类胡萝卜素维生素 A 原的良好来源是深色蔬菜和水果，如冬寒菜、菠菜、苜蓿、空心菜、莴笋叶、芹菜叶、胡萝卜、豌豆苗、红心红薯、辣椒，以及水果中的芒果、杏子、柿子等。

除膳食来源之外，维生素 A 补充剂也常使用，但用量不可过大。

2. 维生素 E　又名生育酚，包括生育酚和三烯生育酚 2 类共 8 种化合物，即 α- 生育酚、β- 生育酚、γ- 生育酚、δ- 生育酚、α- 三烯生育酚、β- 三烯生育酚、γ- 三烯生育酚、δ- 三烯生育酚。α- 生育酚是自然界中分布最广泛、含量最丰富、活性最高的维生素 E；β- 生育酚、γ- 生育酚和 δ- 生育酚的活性分别为 α- 生育酚的 50%、10% 和 2%；α- 三烯生育酚的活性约为 α- 生育酚的 30%。

食物中维生素 E 对热、光及碱性环境均较稳定，在一般烹调过程中损失不大，但在高温如油炸中，由于氧的存在和油脂的氧化酸败，可使维生素 E 的活性明显下降。

（1）生理功能

1）抗氧化作用：维生素 E 是非酶抗氧化系统中重要的抗氧化剂，能清除体内的自由基并阻断其引发的链反应，防止生物膜和脂蛋白中多不饱和脂肪酸、细胞骨架及其他蛋白质的巯基免受自由基和氧化剂的攻击。

2）抗动脉粥样硬化作用：充足的维生素 E 可抑制细胞膜脂质的过氧化反

应，增加低密度脂蛋白胆固醇的抗氧化能力，减少人氧低密度脂蛋白的产生，保护低密度脂蛋白胆固醇免受氧化。维生素 E 还有抑制血小板在血管表面凝集和保护血管内皮的作用，因而被认为有预防动脉粥样硬化和心血管疾病的作用。

3）对免疫功能的作用：维生素 E 对维持正常的免疫功能，特别是对 T 淋巴细胞的功能很重要。老年人补充维生素 E，可使迟发型变态反应皮肤试验阳性率提高，淋巴细胞转化试验活性增强。

4）对胚胎发育和生殖的作用：维生素 E 是大鼠正常胚胎发育必不可少的微量营养素，维生素 E 吸收障碍可引起胚胎死亡，维生素 E 缺乏可引起动物不孕。

5）对神经系统和骨骼肌的保护作用：维生素 E 有保护神经系统、骨骼肌、视网膜免受氧化损伤的作用。人体神经肌肉系统的正常发育和视网膜的功能需要充足的维生素 E。

6）其他：预防衰老、调节血小板的黏附力、降低血胆固醇水平。

（2）缺乏与过量

1）缺乏：维生素 E 在自然界中分布甚广，一般情况下不会发生缺乏，但可见于低体重的早产儿，以及血 β- 脂蛋白缺乏症、脂肪吸收障碍人群。维生素 E 缺乏的典型神经体征包括深层腱反射丧失、震颤和位感受损、平衡与协调改变、眼移动障碍（眼肌麻痹）、肌肉软弱和视野障碍。

2）过量：在脂溶性维生素中，维生素 E 的毒性相对较小。有证据表明，人体长期摄入 1000mg/d 以上的维生素 E 有可能出现中毒症状，如视觉模糊、头痛、极度疲乏等。

（3）膳食参考摄入量：中国居民膳食维生素 E 参考摄入量见表 92-2。

表 92-2　中国居民膳食维生素 E 参考摄入量（mg/d）

人群（岁）	AI	UL
0～	3	—
0.5～	4	—
1～	6	150
4～	7	200
7～	9	350
11～	13	500
14～	14	600
18～	14	700
50～	14	700
孕妇	+0	700
乳母	+3	700

注：AI. 适宜摄入量；UL. 可耐受最高摄入量。

（4）食物来源：植物油是人类膳食中维生素 E 的主要来源，且因为这些油中 4 种生育酚的相对含量不同，所以，维生素 E 的总摄入量在很大程度上取决于不同国家对烹调油的选择。坚果也是维生素 E 的优质来源。蛋类、鸡（鸭）肝、绿叶蔬菜中含有一定量的维生素 E。肉、鱼类动物性食品，水果，以及其他蔬菜含量很少。

3. 维生素 D　维生素 D 是一类具有环戊氢烯菲环结构的化合物，由类固醇衍生而来。维生素 D 至少有 5 种形式，但最具有生物学意义的形式有 2 种，即胆钙化醇（维生素 D_3）和麦角钙化醇（维生素 D_2）。

（1）生理功能：①维持机体钙、磷平衡。维生素 D 主要以 1，25（OH）$_2D_3$ 的形式在小肠、骨、肾等靶器官起作用，维持细胞内、外钙浓度，调节钙、磷代谢。此外，维生素 D 通过促进骨骼及牙齿的矿化、促进小肠钙吸收，以及肾脏对钙、磷的重吸收等调节机体钙、磷代谢。②参加体内免疫调节。③近年来的流行病学研究发现维生素 D 水平与心血管疾病、2 型糖尿病、肺结核等多种疾病的发生风险存在负相关。

（2）缺乏与过量

1）缺乏：维生素 D 缺乏的两大主要原因是膳食中缺乏维生素 D 和日光照射不足。缺乏表现包括佝偻病、骨质软化症、骨质疏松症、手足痉挛症等。

2）过量：天然食物中维生素 D 含量通常很低，因此，天然食物引起的维生素 D 中毒极少发生，接受阳光暴露的人也不可能发生维生素 D 中毒，但由于长期摄入大量维生素 D 补充剂所致过量或中毒时有发生。维生素 D 中毒最早出现的症状是食欲减退、厌食、烦躁、哭闹、多汗、恶心、呕吐、腹泻或便秘，逐渐出现烦渴、尿频、夜尿多，偶有脱水和酸中毒。严重病例可出现精神抑郁、肌张力低下、运动失调，甚至昏迷、惊厥、肾衰竭等。长期慢性中毒可导致骨骼、肾、血管、皮肤出现相应的钙化，严重者可因肾衰竭而死亡。

（3）膳食参考摄入量：见表 92-3。

表 92-3　中国居民膳食维生素 D 参考摄入量（μg/d）

人群（岁）	EAR	RNI	UL
0～	—	10（AI）	20
0.5～	—	10（AI）	20
1～	8	10	20
4～	8	10	30
7～	8	10	45
11～	8	10	50
14～	8	10	50
18～	8	10	50

（待　续）

（续　表）

人群（岁）	EAR	RNI	UL
50～	8	10	50
65～	8	15	50
80～	8	15	50
孕妇	+0	+0	50
乳母	+0	+0	50

注：—. 未制定参考值；+. 在同龄人群参考值基础上额外增加量；EAR. 平均需要量；RNI. 推荐摄入量；UL. 可耐受最高摄入量；AI. 适宜摄入量。

（4）维生素 D 的来源：日光照射是获取维生素 D 的主要来源，占体内维生素 D 的 78%～80%。满足人体充足的维生素 D 所需日光照射的量主要取决于皮肤暴露的面积、肤色、年龄及日光中紫外线的强度。但是，由于影响日光照射的环境因素较多，如季节、气候、空气污染、时间、纬度等，同时，皮肤色素沉着、防晒霜、衣着等因素都会明显影响维生素 D 的合成。生活方式的改变，如室内活动增多、户外活动时间减少也会影响其合成。

大多数天然食物中维生素 D 含量低。动物性食物中只有含脂肪高的海鱼（如虹鳟鱼、大马哈鱼等）、动物肝脏、蛋黄和奶油有含量相对较多的维生素 D_3。

4. 维生素 K　维生素 K 是脂溶性维生素中含有 2-甲基 -1，4 萘醌的一族同系物。天然形式的维生素 K 包括维生素 K_1 和维生素 K_2。维生素 K_1 来源于植物性食物，又称叶绿醌；维生素 K_2 主要由细菌在肠道合成，又称甲萘醌。

维生素 K 是黄色晶体，通常呈油状液体或固体。所有维生素 K 的化学性质都较稳定，能耐热，正常烹调中只有少量损失，但对光敏感，也易被酸、碱和紫外线分解。

（1）生理功能：①调节凝血蛋白质合成。维生素 K 是 4 种凝血因子（Ⅱ、Ⅶ、Ⅸ、Ⅹ）及蛋白质 C、S、Z 在肝内合成必不可少的物质，参与凝血过程。②调节骨组织钙化。维生素 K_2 具有帮助成骨细胞分泌的初级骨钙素羧化，变成活性骨钙素（维生素 K 依赖蛋白、Gla 蛋白）的功能，从而促进血液中的钙离子沉积入骨。③维生素 K_2 在预防动脉粥样硬化、糖尿病等方面的作用已得到重视。

（2）缺乏与过量

1）缺乏：健康成人原发性维生素 K 缺乏并不常见，其原因是维生素 K 广泛分布于植物和动物的组织中，维生素 K 循环保存了维生素 K，而且正常肠道菌群可合成维生素 K_2。然而，维生素 K 缺乏可见于最低限度膳食摄入量的成人，如经受外伤、外科手术或长期胃肠外营养伴或不伴广谱抗生素治疗者。胆道阻塞、吸收不良或实质性肝脏疾病者亦有维生素 K 缺乏较高的危险性。服用某些药物者，如抗惊厥药、抗凝药、某些抗生素、水杨酸盐、大剂量维生素 A 或维生素 E 等，容易发生维生素 K 缺乏有关的出血性疾病。接受丙酮苄羟香豆素者应设法维持维生素 K 摄入量恒定以避免凝血酶原水平的起伏。

新生儿是对维生素 K 营养需求的一个特殊群体，其原因为：①胎盘转运脂质相对不足；②新生儿肝脏对凝血酶原的合成尚未成熟；③母乳维生素 K 的含量低；④新生儿肠道出生后前几天是无菌的。因此，新生儿出血性疾病较多见。

2）过量：天然形式的维生素 K_1 和维生素 K_2 不产生毒性，甚至大量服用也无毒。

（3）膳食参考摄入量：见表 92-4。

表 92-4　中国居民膳食维生素 K 参考摄入量（μg/d）

人群（岁）	AI	人群（岁）	AI
0～	2	14～	75
0.5～	10	18～	80
1～	30	50～	80
4～	40	孕妇	+0
7～	50	乳母	+5
11～	70		

注：+. 在同龄人群参考值基础上额外增加量；AI. 适宜摄入量。

（4）主要食物来源：维生素 K 含量丰富的食物包括豆类、麦麸、绿色蔬菜、动物肝脏、鱼类等。在常见的绿色蔬菜中，含量最高的为羽衣甘蓝、黄瓜、菠菜等，其次为叶菜类和野菜类。

三、水溶性维生素

1. 维生素 B_1　又称抗脚气病因子和抗神经炎因子，因分子中含有"硫"和"氨"，故而又称硫胺素。常以其盐酸盐的形式出现，为白色结晶，极易溶于水，微溶于乙醇。硫胺素略带酵母气味，其盐酸盐和硝酸盐形式在干燥和酸性溶液中均稳定，在碱性环境特别在加热时可加速分解破坏。

（1）生理功能

1）辅酶功能：TPP 是硫胺素主要的辅酶形式，在体内参与 2 个重要的反应，即 α- 酮酸的氧化脱羧反应和磷酸戊糖途径的转酮醇酶反应。

2）非辅酶功能：维生素 B_1 在神经组织中可能具有特殊的非酶作用，当维生素 B_1 缺乏时，乙酰辅酶 A 生成减少，影响乙酰胆碱的合成。乙酰胆碱有促进胃肠蠕动和腺体分泌作用，可被胆碱酯酶水解成乙酸和胆碱而失去活性。维生素 B_1 可抑制胆碱酯酶的活性，当维生素 B_1 缺乏时，胆碱酯酶的活性增强，使乙酰胆碱加速分解，导致胃肠蠕动变慢，消化液分泌减少，出现消化不良，所以临床上常将维生素 B_1 作为辅助消化药使用。

（2）缺乏与过量

1）缺乏：硫胺素缺乏症，又称脚气病，主要损害神经血管系统，多发生在以加工精细的米面为主食的人群。临床上根据年龄差异将脚气病分为成人脚气病和婴儿脚气病。

成人脚气病早期可有疲倦、烦躁、头痛、食欲减退、便秘、工作能力下降等表现，分3种类型：①干性脚气病，以多发性周围神经炎症为主，出现上行性周围神经炎，表现为指（趾）端麻木、肌肉酸痛、压痛，尤以腓肠肌为甚；②湿性脚气病，多以水肿和心脏症状为主；③混合型脚气病，其特征是既有神经炎又有心力衰竭和水肿。

婴儿脚气病多发生于2～5月龄的婴儿，多由乳母维生素 B_1 缺乏所致。发病突然，病情急，初期食欲减退、呕吐、兴奋、心率快、呼吸急促甚至困难，晚期发绀、水肿、心脏扩大、心力衰竭和强直性痉挛，常在症状出现1～2天后突然死亡。婴儿先天性脚气病发病原因通常是母亲孕期缺乏维生素 B_1，主要症状有发绀、吮吸无力、嗜睡等。

2）过量：维生素 B_1 过量一般不会引起中毒，只有短时间服用超过 RNI 100倍以上的剂量时有可能出现头痛、惊厥、心律失常等。

（3）膳食参考摄入量：见表92-5。

表 92-5　中国居民膳食维生素 B_1 参考摄入量（mg/d）

人群（岁）	EAR		RNI	
	男	女	男	女
0～	—	—	0.1（AI）	0.1（AI）
0.5～	—	—	0.3（AI）	0.3（AI）
1～	0.5	0.5	0.6	0.6
4～	0.6	0.6	0.8	0.8
7～	0.8	0.8	1.0	1.0
11～	1.1	1.0	1.3	1.1
14～	1.3	1.1	1.6	1.3
18～	1.2	1.0	1.4	1.2
孕妇（早）	—	+0.0	—	+0.0
孕妇（中）	—	+0.1	—	+0.2
孕妇（晚）	—	+0.2	—	+0.3
乳母	—	+0.2	—	+0.3

注：—. 未制定参考值；+. 在同龄人群参考值基础上额外增加量；EAR. 平均需要量；RNI. 推荐摄入量；AI. 适宜摄入量。

（4）主要食物来源：维生素 B_1 广泛存在于天然食物中，含量丰富的食物有谷类、豆类及干果类，动物内脏（肝、心、肾）、瘦肉、禽蛋中含量也较多。日

常膳食中维生素 B_1 主要来自谷类食物，多存在于表皮和胚芽中，如米、面碾磨过于精细可造成维生素 B_1 大量损失。

2. 维生素 B_2　又称核黄素，为黄色粉末状结晶，味苦，水溶性较低。核黄素在酸性及中性环境中对热稳定，在碱性环境中易被热和紫外线破坏。

在肠道黏膜上皮细胞中，维生素 B_2 被磷酸化为黄素单核苷酸（flavin mononucleotide，FMN），在浆膜面 FMN 再去磷酸化成为游离的维生素 B_2，并经门静脉运输到肝。在肝中，维生素 B_2 再转变成作为辅酶的 FMN 和黄素腺嘌呤二核苷酸（flavin adenine dinucleotide，FAD）。

（1）生理功能：①参与体内生物氧化还原反应与能量代谢。维生素 B_2 在体内以 FMN 和 FAD 的形式与特定蛋白结合，形成黄素蛋白。黄素蛋白是机体许多酶系统中重要辅基的组成成分，通过呼吸链参与体内氧化还原反应与能量代谢。②参与烟酸和维生素 B_6 的代谢。③其他生理功能，如参与体内抗氧化防御系统，维持还原性谷胱甘肽的浓度，FAD 与细胞色素 P450 结合可参与药物代谢，提高机体对环境应激适应能力等。

（2）缺乏与过量

1）缺乏：维生素 B_2 缺乏最常见原因为膳食供应不足，限制食物的供应，以及储存和加工不当。维生素 B_2 缺乏主要临床表现为眼、口腔和皮肤的炎症反应。缺乏早期表现为疲倦，乏力，口腔疼痛，眼睛出现灼热感，继而出现口腔和阴囊病变，称为"口腔生殖系统综合征"，包括唇炎、口角炎、舌炎、皮炎、阴囊皮炎及角膜血管增生等。

2）过量：一般维生素 B_2 过量不会引起中毒，可能与人体对维生素 B_2 的吸收率低有关。机体对维生素 B_2 的吸收有上限，大剂量摄入并不能无限增加维生素 B_2 的吸收。另外，过量吸收的维生素 B_2 也很快随尿液排出体外。

（3）膳食参考摄入量：见表 92-6。

表 92-6　中国居民膳食维生素 B_2 参考摄入量（mg/d）

人群（岁）	EAR		RNI	
	男	女	男	女
0～	—	—	0.4（AI）	0.4（AI）
0.5～	—	—	0.5（AI）	0.5（AI）
1～	0.5	0.5	0.6	0.6
4～	0.6	0.6	0.7	0.7
7～	0.8	0.8	1.0	1.0
11～	1.1	0.9	1.3	1.1
14～	1.3	1.0	1.5	1.2

（待　续）

（续　表）

人群（岁）	EAR		RNI	
	男	女	男	女
18～	1.2	1.0	1.4	1.2
孕妇（早）	—	+0.0	—	+0.0
孕妇（中）	—	+0.1	—	+0.2
孕妇（晚）	—	+0.2	—	+0.3
乳母	—	+0.2	—	+0.3

注：—. 未制定参考值；+. 在同龄人群参考值基础上额外增加量；EAR. 平均需要量；RNI. 推荐摄入量。

（4）食物来源：维生素 B_2 广泛存在于动、植物食物中，动物性食物较植物性食物含量高。动物肝、肾、心、乳汁及蛋类含量尤为丰富；植物性食物以绿色蔬菜、豆类含量较高，而谷类含量较少。

3. 烟酸　又称尼克酸、抗癞皮病因子，在体内以烟酰胺形式存在。烟酸为稳定的白色针状结晶，易溶于水和乙醇，不溶于乙醚，在酸、碱、光、氧或加热条件下不易被破坏，高压、高温 120℃ 20min 也不会被破坏，是维生素中最稳定的一种。一般烹调加工损失极小，但会随水流失。

（1）生理功能：①参与物质和能量代谢。烟酸在体内与腺嘌呤、核糖和磷酸结合构成烟酰胺腺嘌呤二核苷酸（nicotinamide adenine dinucleotide，NAD；简称辅酶Ⅰ）和烟酰胺腺嘌呤二核苷酸磷酸（nicotinamide adenine dinucleotide，phosphate，NADP；简称辅酶Ⅱ）。烟酰胺的吡啶环具有可逆地加氢和脱氢的特性，参与多种氧化还原反应，特别是葡萄糖酵解、三羧酸循环、脂肪酸 β- 氧化、酮体生成和氨基酸代谢过程。②参与蛋白质等物质的转化。NAD 作为各种 ADP-核糖基化反应的底物，参与蛋白质的核糖基化反应，与 DNA 复制、修复和细胞分化有关。$NADP^+$ 在维生素 B_6、泛酸和生物素的存在下，参与脂肪酸、胆固醇及类固醇激素等的合成。③葡萄糖耐量因子（glucose tolerance factor，GTF）的重要成分。GTF 是由三价铬、烟酸、谷胱甘肽组成的一种复合体，可能是胰岛素的辅助因子，有增加葡萄糖的利用及促使葡萄糖转化为脂肪的作用。④保护心血管。有学者报道，服用烟酸能降低血胆固醇、甘油三酯及 β- 脂蛋白浓度并扩张血管。大剂量烟酸对复发性非致命的心肌梗死有一定程度的保护作用。

（2）缺乏与过量

1）缺乏：烟酸缺乏症又称癞皮病，主要损害皮肤、口、舌、胃肠道黏膜及神经系统，其典型症状为皮炎（dermatitis）、腹泻（diarrhea）和痴呆（dementia），即"3D"症状。

2）过量：过量摄入的不良反应有皮肤发红、眼部感觉异常、高尿酸血症，偶见高血糖等。

（3）膳食参考摄入量：见表92-7。

表 92-7 中国居民膳食烟酸参考摄入量（mg/d）

人群（岁）	EAR		RNI	
	男	女	男	女
0～	—	—	2（AI）	2（AI）
0.5～	—	—	3（AI）	3（AI）
1～	5	5	6	6
4～	7	6	8	8
7～	9	8	11	10
11～	11	10	14	12
14～	14	11	16	13
18～	12	10	15	12
50～	12	10	14	12
65～	11	9	14	11
80～	11	8	13	10
孕妇	—	+0	—	+0
乳母	—	+2	—	+3

注：—. 未制定参考值；+. 在同龄人群参考值基础上额外增加量；EAR. 平均需要量；RNI. 推荐摄入量；AI. 适宜摄入量。

（4）主要食物来源：烟酸及烟酰胺广泛存在于食物中。植物性食物中存在的主要是烟酸；动物性食物中以烟酰胺为主。烟酸和烟酰胺在动物肝、肾、瘦肉、鱼及坚果类食物中含量丰富，乳、蛋中的含量虽然不高，但色氨酸较多，可转化为烟酸。

4. 叶酸　叶酸最初是从菠菜叶子中分离提取出来的，因故得名，也被称为维生素 B_9 或维生素 M，其化学名称是蝶酰谷氨酸，由蝶啶、对氨基苯甲酸和谷氨酸结合而成。

（1）生理功能：叶酸在肠壁、肝及骨髓等组织中，经叶酸还原酶作用，还原成具有生理活性的四氢叶酸。四氢叶酸的主要生理作用在于它是体内生化反应中一碳单位转移酶系的辅酶，起着一碳单位传递体的作用，参与嘌呤和胸腺嘧啶的合成，进一步合成 DNA、RNA，对于细胞分裂和组织生长具有极其重要的作用。

（2）缺乏与过量

1）缺乏：①摄入不足。偏食使膳食中叶酸不足，烹调加工时间过长或温度过高也可造成叶酸损失。②吸收利用不良。吸烟、酗酒、腹泻、小肠炎症、肿瘤、手术、使用某些二氢叶酸还原酶拮抗药、先天性酶缺乏、维生素 B_{12} 缺乏、维生素 C 缺乏等均影响叶酸的吸收和利用。③需要量增加。婴幼儿、青少年、孕妇、乳母及代谢率增加等情况下叶酸需要量增加，使叶酸摄入相对不足。④排出量增加。酗酒、血液透析等可使叶酸排出增加。⑤糖尿病妊娠可抑制叶酸结合蛋白的表达，阻碍叶酸由母体向胚胎的转运，导致胚胎叶酸缺乏。⑥相关基因的突变可降低叶酸的生物利用度进而导致叶酸缺乏。

缺乏表现：①巨幼红细胞贫血，表现为头晕、乏力、精神萎靡、面色苍白，并可出现"牛肉舌"，可伴有舌痛，食欲减退，腹泻、腹胀、便秘等消化系统症状，易怒、妄想等精神症状，还可出现共济失调、步态不稳、对称性远端肢体麻木、深感觉障碍等神经系统表现。②影响孕妇和胎儿。叶酸缺乏可使孕妇先兆子痫、胎盘早剥的发生率增高，胎盘发育不良会导致自发性流产。叶酸缺乏尤其使患有巨幼红细胞贫血的孕妇易出现胎儿宫内发育迟缓、早产及新生儿低出生体重。孕早期叶酸缺乏可引起胎儿神经管畸形。③其他表现，如高同型半胱氨酸血症、肿瘤等。

2）过量：叶酸是水溶性维生素，一般超出成人最低需要量（50μg/d）20倍也不会引起中毒。

（3）膳食参考摄入量：见表92-8。

表92-8　中国居民膳食叶酸参考摄入量（μg/d）

人群（岁）	EAR	RNI	UL
0～	—	65（AI）	—
0.5～	—	100（AI）	—
1～	130	160	300
4～	150	190	400
7～	210	250	600
11～	290	350	800
14～	320	400	900
18～	320	400	1000
孕妇	+200	+200	1000
乳母	+130	+150	1000

注：—. 未制定参考值；+. 在同龄人群参考值基础上额外增加量；EAR. 平均需要量；RNI. 推荐摄入量；UL. 可耐受最高摄入量；AI. 适宜摄入量。

（4）主要食物来源：自然界中叶酸多为还原型，由微生物和植物合成，广泛存在于各种动、植物性食物中，肠道功能正常时肠道细菌能合成叶酸。富含叶酸的食物为动物肝、肾、鸡蛋、豆类、酵母、绿叶蔬菜、水果、坚果类等。

5. 维生素 B_6　维生素 B_6 是吡啶的衍生物，在生物组织内有吡哆醇、吡哆醛和吡哆胺 3 种形式。

（1）生理功能：进入人体的维生素 B_6 以磷酸吡哆醛辅酶形式参与许多酶系反应。维生素 B_6 的主要作用为：①参与氨基酸代谢；②参与脂肪的代谢，如与维生素

C 协同作用参与不饱和脂肪酸的代谢；③促进体内烟酸合成；④参与造血，磷酸吡哆醛参与琥珀酰辅酶 A 和甘氨酸合成血红素的过程；⑤促进体内抗体的合成；⑥促进维生素 B_{12}、铁和锌的吸收；⑦参与神经系统中许多酶促反应，使神经递质的水平升高，包括 5- 羟色胺、多巴胺、去甲肾上腺素等；⑧参与一碳单位和同型半胱氨酸代谢。

（2）缺乏与过量

1）缺乏：维生素 B_6 在动、植物性食物中分布相当广泛，原发性缺乏并不常见。维生素 B_6 缺乏通常与其他 B 族维生素缺乏同时存在，除因膳食摄入不足引起外，某些药物如异烟肼、环丝氨酸等均能与磷酸吡哆醛形成复合物而诱发维生素 B_6 缺乏，表现为眼、鼻、口腔周围皮肤脂溢性皮炎。临床症状包括口炎、唇干裂、舌炎，个别有神经精神症状，如易受刺激、抑郁等。人体长期维生素 B_6 摄入不足会造成血浆同型半胱氨酸浓度升高，尤其是老年人多见。

维生素 B_6 缺乏对幼儿的影响更明显，可表现为烦躁、肌肉抽搐、癫痫样惊厥、呕吐、腹痛、体重下降、脑电图异常等，补充维生素 B_6 后症状即可消失。

2）过量：维生素 B_6 的毒性相对较低，经食物来源摄入大量维生素 B_6 没有不良反应。补充中高剂量的维生素 B_6，达到 500mg/d 时可引起严重不良反应，出现神经毒性和光敏感性反应。

（3）膳食参考摄入量：见表 92-9。

表 92-9　中国居民膳食维生素 B_6 参考摄入量（mg/d）

人群（岁）	EAR	RNI	UL
0～	—	0.2（AI）	—
0.5～	—	0.4（AI）	—
1～	0.5	0.6	20
4～	0.6	0.7	25
7～	0.8	1.0	35
11～	1.1	1.3	45
14～	1.2	1.4	55
18～	1.2	1.4	60
50～	1.3	1.6	60
孕妇	+0.7	+0.8	60
乳母	+0.2	+0.3	60

注：－. 未制定参考值；＋. 在同龄人群参考值基础上额外增加量；EAR. 平均需要量；RNI. 推荐摄入量；UL. 可耐受最高摄入量；AI. 适宜摄入量。

（4）主要食物来源：维生素 B_6 广泛存在于各种食物中，含量最高的食物为白色肉类（如鸡肉和鱼肉），其次为动物肝脏、全谷类产品（特别是小麦）、坚果类及蛋黄。

6. 维生素 B_{12} 维生素 B_{12} 分子中含金属元素钴，因而又称钴胺素，是化学结构最复杂的一种维生素。钴可与氰基（—CN）、羟基（—OH）、甲基（—CH$_3$）、5- 脱氧腺苷等基团相结合，分别称氰钴胺素、羟钴胺素、甲基钴胺素、5- 脱氧腺苷钴胺素，后 2 种是维生素 B_{12} 的活性型，也是血液中存在的主要形式。

（1）生理功能：维生素 B_{12} 在体内以 2 种辅酶形式即甲基钴胺素（甲基 B_{12}）和腺苷基钴胺素（辅酶 B_{12}）发挥生理作用。

维生素 B_{12} 的生理功能：①作为甲硫氨酸合成酶的辅酶参与同型半胱氨酸甲基化转变为甲硫氨酸。维生素 B_{12} 从 5- 甲基四氢叶酸获得甲基后形成甲基 B_{12}，后者又将甲基转移给同型半胱氨酸，并在甲硫氨酸合成酶的作用下合成甲硫氨酸。②参与甲基丙二酸-琥珀酸的异构化反应。③提高叶酸利用率。④保护神经系统功能。⑤促进红细胞的发育和成熟，使机体造血功能处于正常状态，预防恶性贫血。

（2）缺乏与过量

1）缺乏：维生素 B_{12} 缺乏的表现包括巨幼红细胞贫血、神经系统损害、高同型半胱氨酸血症、影响叶酸代谢、生育与出生缺陷、增加罹患肿瘤等慢性疾病的风险。

2）过量：据报道每天口服达 100μg 维生素 B_{12} 未见明显反应，无毒副作用反应水平为 3000μg，可观察到最低毒副作用反应水平尚未确定。

（3）膳食参考摄入量：见表 92-10。

表 92-10 中国居民膳食维生素 B_{12} 参考摄入量（mg/d）

人群（岁）	EAR	RNI
0～	—	0.3（AI）
0.5～	—	0.6（AI）
1～	0.8	1.0
4～	1.0	1.2
7～	1.3	1.6
11～	1.8	2.1
14～	2.0	2.4
18～	2.0	2.4
孕妇	+0.4	+0.5
乳母	+0.6	+0.8

注：—. 未制定参考值；+. 表示在同龄人群参考值基础上额外增加量；EAR. 平均需要量；RNI. 推荐摄入量；AI. 适宜摄入量。

（4）主要食物来源：膳食中维生素 B_{12} 主要来源于动物食物，如肉类、动物内脏、鱼、禽及蛋类，乳及乳制品含量较少。植物性食物基本上不含维生素 B_{12}。

7. 维生素 C 又称抗坏血酸，是一种含有 6 个碳原子的酸性多羟基化合物。维生素 C 为无色无味的片状晶体，易溶于水，0.5% 的维生素 C 水溶液呈强酸性（pH<3）。结晶维生素 C 稳定，其水溶液极易氧化，空气、热、光、碱性物质、氧化酶及微量铜、铁等重金属离子可促进其氧化进程。

（1）生理功能：①参与体内的羟化作用。促进胶原蛋白合成，促进神经递质合成，促进类固醇羟化，促进有机物或毒物羟化解毒。②抗氧化作用。促进抗体形成，改善铁、钙和叶酸的利用，抑制低密度脂蛋白胆固醇的氧化，防止和延缓维生素 A 和维生素 E 的氧化，通过还原作用解毒，防止微循环系统的氧化损伤。③降低血清尿酸，胆固醇，辅助降血糖，预防动脉粥样硬化。

（2）缺乏与过量

1）缺乏：维生素 C 严重摄入不足可患坏血病，临床表现如下。①前驱症状。患者多有体重减轻、四肢无力、衰弱、肌肉关节疼痛等。成人除上述症状外，早期有牙龈松肿，或有感染发炎；婴儿常有激动、软弱、倦怠、食欲减退、四肢疼痛、肋软骨接头处扩大、四肢长骨端肿胀及出血倾向等。毛囊周围充血以成人较多见。婴儿发病多在 6～12 个月，其他时间也可发生。②出血。全身任何部位可出现大小不等和程度不同的出血。③牙龈炎。牙龈可见出血、松肿，尤以牙龈尖端最为显著，稍加按压即可溢血。④骨质疏松。维生素 C 缺乏引起胶原合成障碍，故可致骨有机质形成不良而导致骨质疏松。

2）过量：尽管维生素 C 过量的毒性很小，但仍可产生一些不良反应，主要因为维生素 C 的分解代谢产物之一是草酸盐，每天从尿液中排出的 35～40mg 草酸中，有 35%～50% 来自维生素 C。过量摄取维生素 C 时，草酸盐排泄量增加，可能会导致泌尿系统结石。过量的维生素 C 还可引起子宫颈黏液中糖蛋白二硫键改变，阻止精子的穿透，造成不育。妊娠期服用过量的维生素 C，可能影响胚胎的发育。当每日摄入的维生素 C 在 2～8g 或以上时，可出现恶心、腹部痉挛、铁吸收过度、红细胞破坏及泌尿道结石等不良反应。

（3）膳食参考摄入量：见表 92-11。

（4）主要食物来源：维生素 C 的主要食物来源是新鲜蔬菜与水果。蔬菜中，辣椒、茼蒿、苦瓜、白菜、豆角、菠菜、土豆、韭菜等含量丰富；水果中，酸枣、红枣、草莓、柑橘、柠檬等含量较多。

表 92-11 中国居民膳食维生素 C 参考摄入量（mg/d）

人群（岁）	EAR	RNI	PI-NCD	UL
0～	—	40（AI）	—	—
0.5～	—	40（AI）	—	—
1～	35	40	—	400

（待 续）

（续　表）

人群（岁）	EAR	RNI	PI-NCD	UL
4～	40	50	—	600
7～	55	65	—	1000
11～	75	90	—	1400
14～	85	100	—	1800
18～	85	100	200	2000
孕妇（早）	+0	+0	200	2000
孕妇（中）	+10	+15	200	2000
孕妇（晚）	+10	+15	200	2000
乳母	+40	+50	200	2000

注：－. 未制定参考值；＋. 在同龄人群参考值基础上额外增加量；EAR. 平均需要量；RNI. 推荐摄入量；PI-NCD. 预防非传染性慢性病的建议摄入量；UL. 可耐受最高摄入量；AI. 适宜摄入量。

（本章内容摘自《中国营养科学全书》）

第九十三章 矿 物 质

一、概述

人体生命必需元素中，除碳、氢、氧、氮主要以有机物质形式存在外，其他以无机物形式存在的元素统称为矿物质。

按矿物质在体内的含量可分为 2 种：①常量元素，又称宏量元素，在人体内的含量大于体重 0.01% 的元素，有钙、镁、钾、钠、磷、硫、氯 7 种；②微量元素，在人体内的含量小于体重 0.01% 的元素，有锌、铜、铁、碘、铬、硒、氟、钼、锰、镍、钒、锡、硅、钴 14 种。

矿物质的特点：①在体内不能合成，必须从外界摄取；②唯一可以通过天然水途径获取的营养素，天然水含大量的矿物质；③在体内分布不均匀，如钙和磷主要分布在骨骼和牙齿，碘集中在甲状腺；④矿物质之间存在协同或拮抗作用，如过量摄入铁或铜可抑制锌的吸收和利用，摄入过量的锌可抑制铁的吸收，铁可以促进氟的吸收；⑤某些矿物质在体内的生理剂量与中毒剂量范围较窄。

二、常量元素

1. 钙 钙是构成人体的重要组分，是人体含量最多的无机元素。

（1）生理功能

1）构成机体的骨骼和牙齿：钙是构成骨骼的重要组分，骨骼中的钙占瘦体重的 25%，钙对保证骨骼的正常生长发育和维持骨健康起着至关重要的作用。牙齿的牙本质是牙的主体，化学组成类似骨，但组织结构和骨差别很大，牙本质没有细胞、血管和神经，因此牙齿中的矿物质无更新转换过程。

2）维持多种正常生理功能：①参与调节神经、肌肉兴奋性，并介导和调节肌肉以及细胞内微丝、微管等的收缩；②影响毛细血管通透性，并参与调节生物膜的完整性和质膜的通透性及其转换过程；③参与调节多种激素和神经递质的释放，Ca^{2+} 的重要作用之一是作为细胞内第二信使，介导激素的调节作用，能直接参与脂肪酶、ATP 酶等的活性调节，还能激活多种酶调节代谢过程及一系列细胞内生命活动；④与细胞的吞噬、分泌、分裂等活动密切相关；⑤血液凝固过程所必需的凝血因子,可使可溶性纤维蛋白原转变成纤维蛋白。

(2)缺乏与过量

1)缺乏:营养调查表明,我国居民钙摄入量普遍偏低,因此,钙缺乏症是较常见的营养性疾病。①儿童佝偻病。生长发育迟缓,骨软化,骨骼变形,严重者可出现膝内翻("O"形)或膝外翻("X"形)样下肢畸形、肋骨串珠、鸡胸等。②骨质疏松症。疼痛,脊柱变形,非外伤或轻微外伤即可发生骨折。

2)过量:随着钙的强化食品越来越普遍,钙补充剂越来越多,钙过量的不利影响也逐渐增加,需要注意并重视钙安全摄入量的问题。①钙过量可增加肾结石的危险性,肾结石与各种原因导致高尿钙有关,约80%的肾结石中含有钙。②奶碱综合征,典型症状包括高钙血症、碱中毒和肾功能障碍。③钙摄入过多能影响铁、锌、镁、磷等矿物元素的生物利用率。

(3)膳食参考摄入量:见表93-1。

表93-1 中国居民膳食钙参考摄入量(mg/d)

人群(岁)	EAR	RNI	UL
0～	—	200(AI)	1000
0.5～	—	250(AI)	1500
1～	500	600	1500
4～	650	800	2000
7～	800	1000	2000
11～	1000	1200	2000
14～	800	1000	2000
18～	650	800	2000
50～	800	1000	2000
孕妇(早)	+0	+0	2000
孕妇(中)	+160	+200	2000
孕妇(晚)	+160	+200	2000
乳母	+160	+200	2000

注:—.未制定参考值;+.在同龄人群参考值基础上额外增加量;EAR.平均需要量;RNI.推荐摄入量;UL.可耐受最高摄入量;AI.适宜摄入量。

(4)主要食物来源:膳食钙来源主要是食物和水。奶及奶制品是钙最好的食物来源,钙含量高,吸收率高。大豆及其制品也是钙的很好来源。含钙丰富的食品有虾皮、海带、芝麻酱、发菜、银耳等,鱼类、蛋类钙含量也较高,畜肉和禽肉含钙较低,绿色蔬菜也含有较多的钙,骨粉、牡蛎也是钙的较好来源,硬水中含有相当量的钙,也不失为一种钙的来源。

2. 镁 镁是人体细胞内的主要阳离子,浓集于线粒体中,仅次于钾和磷,在细胞外液仅次于钠和钙,是体内多种细胞基本生化反应必需物质。正常成人体内含镁 20～38g，其中 60%～65% 存在于骨骼，27% 存在于肌肉，肝、心、胰等组织占 6%～7%。镁最重要的络合物是叶绿素，叶绿素是一种能够合成碳水化合物的植物色素，普遍存在于绿叶蔬菜中，因此，绿叶蔬菜是镁的重要来源之一。

（1）生理功能

1）激活多种酶的活性。激活磷酸转移酶及水解肽酶系的活性，激活 Na^+-K^+-ATP 酶的活性，也是 cAMP 的激活剂。

2）对钾、钙离子通道有抑制作用，可阻止钾外流，抑制钙内流。

3）调节激素水平，可抑制甲状旁腺激素的分泌。

4）促进骨骼生长，是骨骼的主要成分之一。

5）调节胃肠道功能，促使胆囊排空，具有利胆作用。

（2）缺乏与过量

1）缺乏：引起镁缺乏的主要原因包括饥饿、营养不良、长期肠外营养、胃肠道感染、肾病及慢性酒精中毒等。镁缺乏可引起肌肉震颤、手足搐搦、反射亢进、共济失调等临床症状。

2）过量：发生镁中毒的原因包括肾功能不全或接受镁剂治疗。摄入过量镁可引起恶心、胃肠痉挛等胃肠道反应，重者可出现嗜睡、肌无力、膝腱反射减弱、肌麻痹等临床症状。

（3）膳食参考摄入量：见表 93-2。

表 93-2 中国居民膳食镁参考摄入量（mg/d）

人群（岁）	EAR	RNI
0～	—	20（AI）
0.5～	—	65（AI）
1～	110	140
4～	130	160
7～	180	220
11～	250	300
14～	270	320
18～	280	330
65～	270	320
80～	260	310
孕妇	+30	+40
乳母	+0	+0

注：—. 未制定参考值；+. 在同龄人群参考值基础上额外增加量；EAR. 平均需要量；RNI. 推荐摄入量；AI. 适宜摄入量。

（4）食物来源：镁虽然普遍存在于食物中，但不同食物中的镁含量差别甚大。由于叶绿素是镁卟啉的螯合物，所以绿叶蔬菜富含镁。食物中诸如粗粮、坚果也含有丰富的镁，肉类、淀粉类食物及牛奶中的镁含量较低。

3. 钾　钾为人体的重要阳离子之一。钾主要存在于细胞内，约占总量的98%，其他存在于细胞外液。70%的钾储存于肌肉，10%在皮肤，红细胞内占6%～7%，骨占6%，脑占4.5%，肝占4.0%。

（1）生理功能

1）维持碳水化合物、蛋白质的正常代谢：合成糖原和蛋白质，需要钾离子参与。

2）维持细胞内渗透压和酸碱平衡：钾主要存在于细胞内，可维持细胞内渗透压，钾离子能通过细胞膜与细胞外的 H^+-Na^+ 交换，起到调节酸碱平衡的作用。

3）维持神经肌肉的应激性和正常功能：细胞内的钾离子和细胞外的钠离子联合作用，可激活 Na^+-K^+-ATP 酶产生能量，维持细胞内外钾钠离子浓度差梯度，产生膜电位，当膜去极化时在轴突产生动作电位，激活肌肉纤维收缩并引起突触释放神经递质。

4）维持心肌的正常功能：与心肌的自律性、传导性和兴奋性有密切关系。

5）降低血压：许多研究证实，补钾对高血压及正常血压者的血压有降低作用，对高血压患者的作用较正常人强，对氯化钠敏感者的作用尤为明显。

（2）缺乏与过量

1）缺乏：钾摄入不足或排出增加，可引起人体内钾缺乏。钾缺乏主要表现为肌肉无力或瘫痪、心律失常、横纹肌肉裂解症及肾功能障碍等。

肌肉无力一般从下肢开始，表现为站立不稳、无力或登楼困难，随着钾缺乏的加重，可影响到躯干、上肢肌力，甚至影响呼吸肌，导致呼吸衰竭。肌无力同时伴有肢体麻木、肌肉压痛，胃肠道肌肉也可受到影响，表现为厌食、恶心、呕吐、气胀，严重者可发展为肠麻痹、肠梗阻、胃酸分泌减少等。

心律失常包括房性或室性期前收缩，窦性心动过缓，阵发性心房性、交界性心动过速，房室传导阻滞，严重时可见室性心动过速、心室扑动或心室颤动。

长期缺钾可出现肾功能障碍，表现为多尿、夜尿、口渴、多饮等，尿量多而比重低。由于失钾，可发生低钾低氯性碱中毒。

2）过量：一般食用钾含量丰富的食物不会导致钾过量，每天钾的摄入量超过 8g 时才可能诱发高钾血症。高钾血症一般多见于大量静脉输入含钾药物或口服钾制剂，主要表现在神经肌肉和心血管方面。神经肌肉表现为四肢无力，尤其是下肢肌力减弱较为明显，行走困难，肌肉张力减低，腱反射消失，随病情加重可影响到躯干及上肢肌群，呈上升性松弛软瘫，严重时可影响呼吸肌功能，出现呼吸麻痹。心血管系统表现为心率减慢、心律失常等症状，严重时可发生心室颤动和舒张期停搏。

（3）膳食参考摄入量：见表93-3。

表 93-3　中国居民膳食钾参考摄入量（mg/d）

人群（岁）	AI	PI-NCD
0～	350	—
0.5～	550	—
1～	900	—
4～	1200	2100
7～	1500	2800
11～	1900	3400
14～	2200	3900
18～	2000	3600
孕妇	＋0	＋0
乳母	＋400	＋0

注：—. 未制定参考值；＋. 在同龄人群参考值基础上额外增加量；AI. 适宜摄入量；PI-NCD. 预防非传染性慢性病的建议摄入量。

（4）主要食物来源：大部分食物都含有钾，但豆类、蔬菜和水果是钾最好的来源。每100g谷类含钾100～200mg，豆类含600～800mg，蔬菜和水果含200～500mg，肉类含150～300mg，鱼类含200～300mg。每100g食物钾含量高于800mg以上的有黄豆、蚕豆、赤小豆、豌豆、冬菇、黄豆、竹笋、紫菜等。

4. 钠　体内钠含量为77～100g，约占体重的0.15%。体内钠主要在细胞外液，占总体钠的50%，骨骼中含量占40%，细胞内液含量较低，占10%。

（1）生理功能

1）调节体内水分与渗透压：钠主要存在于细胞外液，是细胞外液中的主要阳离子，约占细胞外液中阳离子含量的90%，其与相对应的阴离子一起构成的渗透压也占细胞外液渗透压的90%左右。钠对维持体内水量的恒定以及细胞外液渗透压的调节是极其重要的。

2）维持酸碱平衡：血浆中的碳酸氢钠缓冲系统占全血缓冲能力的35%，而体内钠离子的含量可以影响碳酸氢钠的消长；钠在肾脏重吸收时与氢离子交换，以排出体内的酸性代谢产物，从而保持体液酸碱平衡。

3）增强神经肌肉兴奋性：钠钾离子的主动运转，由 Na^+-K^+-ATP 酶驱动，使钠离子主动从细胞内排出，以维持细胞内外液渗透压平衡。钠、钾、钙、镁等离子的浓度平衡时，对于维护神经肌肉的应激性都是必需的。满足需要的钠可增强神经肌肉的兴奋性。

4）与能量代谢有关：钠与 ATP 的生成和利用、肌肉运动、心血管功能、能量代谢都有关系，钠不足均可影响其作用。此外，糖代谢、氧的利用也需要钠的参与。

（2）缺乏与过量

1）缺乏：钠的缺乏在早期症状不明显。当氯化钠丢失 0.5g/kg 时，尿液中氯化物含量减少，为轻度缺钠，主要症状有淡漠、倦怠、无神。当氯化钠丢失 0.50～0.75g/kg 时，出现尿中无氯化物，为中度缺钠，可出现恶心、呕吐、脉搏弱、血压下降及痛性肌肉痉挛等症状。当氯化钠丢失 0.75～1.25g/kg 时，为重度至极重度缺钠，可出现表情淡漠、昏迷、外周循环衰竭，严重时可导致休克及急性肾衰竭而死亡。

2）过量：①过量摄入食盐（每天达 35～40g）可引起急性中毒，出现水肿、血压上升、血浆胆固醇升高、脂肪清除率降低、胃黏膜上皮细胞破裂等；②钠摄入量过多是高血压的危险因素；③高钠饮食可增加心血管疾病发生的风险；④长期摄入较高量的食盐有可能增加胃癌发生的危险性。

（3）膳食参考摄入量：见表 93-4。

表 93-4　中国居民膳食钠参考摄入量（mg/d）

人群（岁）	AI	PI-NCD
0～	170	—
0.5～	350	—
1～	700	—
4～	900	<1200
7～	1200	<1500
11～	1400	<1900
14～	1600	<2200
18～	1500	<2000
50～	1400	<1900
65～	1400	<1800
80～	1300	<1700
孕妇	+0	<2000
乳母	+0	<2000

注：－. 未制定参考值；＋. 在同龄人群参考值基础上额外增加量；AI. 适宜摄入量；PI-NCD. 预防非传染性慢性病的建议摄入量。

（4）主要食物来源：钠普遍存在于各种食物中，一般动物性食物钠含量高于植物性食物，但人体钠来源主要为食盐（钠），以及加工、制备食物过程中加入的钠或含钠的复合物，如酱油、盐渍、腌制肉、烟熏食品、酱咸菜类、发酵豆制品、咸味食品等。此外，有些地区饮用水的钠含量甚高，可高达 220mg/L。

三、微量元素

1. 铁 铁是人体重要的必需微量元素，是活体组织的组成成分。体内铁的水平随年龄、性别、营养状况和健康状况的不同而异。正常人体内含铁总量为30～40mg/kg。

（1）生理功能

1）参与体内氧的运送和组织呼吸过程：铁为血红蛋白、肌红蛋白、细胞色素、细胞色素氧化酶及一些呼吸酶和触媒的组成成分，参与体内氧的运送和组织呼吸过程。

2）维持正常的造血功能：铁与红细胞的形成和成熟有关，红细胞中约含机体总铁的2/3。铁在骨髓造血组织中与卟啉结合形成高铁血红素，再与珠蛋白结合生成血红蛋白。

3）参与其他重要功能：参与维持正常的免疫功能；催化 β- 胡萝卜素转化为维生素 A。

（2）缺乏与过量

1）缺乏：体内铁缺乏使细胞呼吸障碍，影响组织器官功能，出现食欲减退、乏力、心慌、气短，影响生长发育，便活动和劳动耐力降低，免疫力和抗感染能力下降，消化道、皮肤毛发改变，以及神经精神系统异常等。铁缺乏还可损害儿童的认知能力，在补充铁后也难以恢复。铁缺乏的幼儿铅中毒的发生率比无铁缺乏的儿童高 3～4 倍，这是由于缺铁乏导致对二价金属吸收率增高引起的。

2）过量：①急性铁中毒。过量误服铁剂后发生的明显短暂现象，常见于儿童将包装美观的糖衣或糖浆铁剂当糖吃，当一次摄食铁量达到或超过 20mg/kg 时即可出现急性铁中毒。急性铁中毒最明显的表现是恶心、呕吐和血性腹泻，主要是铁局部作用引起胃肠道出血性坏死的结果。全身性的影响则有凝血不良、代谢性酸中毒和休克等。②慢性铁中毒或铁过载。铁过载与肝病、2 型糖尿病、心脑血管疾病、直肠癌、乳腺癌等的发病率有关。

（3）膳食参考摄入量：见表 93-5。

表 93-5　中国居民膳食铁参考摄入量（mg/d）

人群（岁）	EAR		RNI		UL
	男	女	男	女	
0～	—		0.3（AI）		—
0.5～	7		10		—
1～	6		9		25
4～	7		10		30

（待续）

（续　表）

人群（岁）	EAR		RNI		UL
	男	女	男	女	
7～	10		13		35
11～	11	14	15	18	40
14～	12	14	16	18	40
18～	9	15	12	20	42
50～	9	9	12	12	42
孕妇（早）	—	+0	—	+0	42
孕妇（中）	—	+4	—	+4	42
孕妇（后）	—	+7	—	+9	42
乳母	—	+3	—	+4	42

注：—. 未制定参考值；+. 在同龄人群参考值基础上额外增加量；EAR. 平均需要量；RNI. 推荐摄入量；UL. 可耐受最高摄入量；AI. 适宜摄入量。

（4）主要食物来源：铁广泛存在于各种食物中，但分布极不均衡，吸收率相差也极大，从＜1%到＞50%不等，混合膳食中铁的平均吸收率为10%～20%。动物性食物含有丰富且易吸收的血红素铁，主要来源为动物肝脏、动物全血、动物瘦肉、海产品、蛋类等。蔬菜含铁量不高且生物利用率低，主要有蒜薹、韭薹、芥菜、菠菜等，大多数蔬菜铁含量＜5mg/100g。

2. 锌　锌为维持机体正常生长、认知行为、创伤愈合、味觉和免疫调节及200余种金属酶发挥功能所必需的一种微量元素。成年人体内锌含量男性为2.5g，女性为1.5g。锌分布于人体大部分组织、器官和体液中，60%存在于肌肉，30%存在于骨骼中，90%存在于细胞中。

（1）生理功能

1）金属酶的组成成分或酶的激活剂：体内有多种含锌酶，在参与组织呼吸、能量代谢、抗氧化过程中发挥重要作用。

2）促进生长发育：锌参与蛋白质合成，以及细胞生长、分裂和分化等过程，对胎儿生长发育、促进性器官和性功能发育均有重要调节作用。

3）促进机体免疫功能：锌可促进淋巴细胞有丝分裂，增加T细胞的数量与活力。

4）维持细胞膜结构：锌可与细胞膜上各种基团、受体等作用，增强膜稳定性和抗氧自由基的能力。

5）促进脑发育与维持认知功能：锌在海马、下丘脑等大脑边缘系统含量丰富，与脑功能及行为密切相关。

6）促进创伤愈合：锌可参与DNA和胶原组织的合成代谢，因此，伤口愈合过程中必须有锌的存在。

（2）缺乏与过量

1）缺乏：锌缺乏的产生常是因为锌的膳食摄入量降低、吸收利用减少、排泄增加，或者生长、妊娠、哺乳等生理因素导致需要量的增加。锌缺乏的首要表现就是生长缓慢而组织锌浓度无明显减少，当体内锌稳态调节机制仍不能满足需要时，可出现临床症状。常见的缺锌症状如下。①味觉障碍、偏食、厌食或异食；②生长发育不良、矮小、瘦弱、腹泻（肠病性肢端皮炎）；③皮肤干燥、皮疹、伤口愈合不良、反复性口腔溃疡；④免疫功能减退、反复感染；⑤性发育或功能障碍、男性不育；⑥认知能力差、精神萎靡、精神发育迟缓；⑦妊娠反应严重、胎儿宫内发育迟缓、畸形率增高、生产低体重儿；⑧产程延长、流产、早产。

2）过量：锌对人体相对无毒。在锌的正常摄入量和有害作用剂量之间有一个相对较宽的范围，加之人体有效的体内平衡机制，一般来说人体不易发生锌中毒。急性锌中毒事件报道较少，一般见于误服、职业中毒、口服或静脉注射大剂量的锌。摄入 4～8g 锌后观察到的毒性症状是恶心、呕吐、腹泻、发热和嗜睡；摄入锌 50mg/d 可影响铜营养状态的指标，如红细胞铜、锌-超氧化物歧化酶；高锌摄入量 450～660mg/d 可观察到较低的铜和铜蓝蛋白水平，或者出现贫血。

（3）膳食参考摄入量：见表 93-6。

表 93-6　中国居民膳食锌参考摄入量（mg/d）

年龄（岁）	RNI		UL
	男	女	
0～	2.0（AI）		—
0.5～	3.5		—
1～	4.0		8
4～	5.5		12
7～	7.0		19
11～	10.0	9.0	28
14～	11.5	8.5	35
18～	12.5	7.5	40
孕妇	—	+2.0	40
乳母	—	+4.5	40

注：－. 未制定参考值；＋. 在同龄人群参考值基础上额外增加量；RNI. 推荐摄入量；UL. 可耐受最高摄入量；AI. 适宜摄入量。

（4）主要食物来源：锌在食物中广泛存在，但含量差别很大，吸收利用率也不尽相同。贝壳类海产品、红肉类、动物内脏等动物性食物都是锌的良好来源；干果类、谷类胚芽和麦麸也富含锌；干酪、虾、燕麦、花生酱、花生等均为锌的良好来源。一般植物性食物含锌较低，过细的加工过程可导致大量的锌丢失，如小麦加工成精面粉约丢失 80% 的锌。

3. 碘　碘是人体必需的微量元素，是合成甲状腺激素的主要原料。碘缺乏或过量不仅影响甲状腺激素的合成及分泌，且与甲状腺形态及甲状腺疾病密切相关。

（1）生理功能：碘主要参与甲状腺激素的合成，其生理作用也通过甲状腺激素的作用实现，除参与甲状腺激素合成外，迄今尚未发现碘有其他独立作用。甲状腺激素的生理功能主要有以下方面。

1）调节新陈代谢：在蛋白质、脂类和碳水化合物的代谢中，碘能促进生物氧化，参与氧化磷酸化过程，调节能量转换，促进蛋白质合成，促进糖和脂肪代谢。

2）促进生长发育：甲状腺素具有促进组织分化、生长及发育成熟的作用。

3）促进神经系统发育：在脑发育阶段，促进神经元的迁移及分化；促进神经突起的分化和发育，尤其是树突、树突棘、突触、神经微管及神经元联系的建立；髓鞘的形成和发育也需要甲状腺激素的参与。

4）其他作用：①垂体激素作用；②激活体内许多重要的酶；③调节组织中的水盐代谢。

（2）缺乏与过量

1）缺乏：碘缺乏的原因包括长期膳食摄入不足或长期摄入含抗甲状腺激素因子的食物（十字花科类蔬菜）。①地方性甲状腺肿。成年期缺碘会导致甲状腺肿，这种甲状腺肿大有利于甲状腺合成足够的甲状腺激素以满足身体所需。②地方性克汀病。在缺碘地区，如果女性在妊娠期间和/或胎儿出生后摄取不到足够的碘，不仅会导致新生儿甲状腺肿，还会影响新生儿的生长发育，引起智力障碍、身材矮小、聋哑、斜视、瘫痪、步态异常等。

2）过量：通常认为每天摄入碘不要超过 600μg，如果碘摄入过多，可导致高碘性甲状腺肿。我国河北、山东，以及日本北海道沿海渔民都有因摄入过多含碘量高的海产品而发生高碘性甲状腺肿的现象，而在减少海藻的摄食量后，甲状腺肿即见消散。我国也有居民因饮用含碘量高的深井水而引起高碘性甲状腺肿。临床上过量使用碘剂，亦可引起高碘性甲状腺肿。

（3）膳食参考摄入量：见表 93-7。

表 93-7　中国居民膳食碘参考摄入量（μg/d）

人群（岁）	EAR	RNI	UL
0～	—	85（AI）	—
0.5～	—	115（AI）	—
1～	65	90	—
4～	65	90	200

（待　续）

（续 表）

人群（岁）	EAR	RNI	UL
7～	65	90	300
11～	75	110	400
14～	85	120	500
18～	85	120	600
孕妇	+75	+110	600
乳母	+85	+120	600

注：－. 未制定参考值；+. 在同龄人群参考值基础上额外增加量；EAR. 平均需要量；RNI. 推荐摄入量；UL. 可耐受最高摄入量；AI. 适宜摄入量。

（4）主要食物来源：海洋是自然界的碘库，海洋生物含碘量很高，如海带、紫菜、鲜海鱼、干贝、海参、海虾、海蜇等。陆地食物中，动物性食物的碘含量大于植物食物，其中鸡蛋含碘量较高，其次为肉类，再次为淡水鱼，植物性食物的含碘量很低，特别是水果和蔬菜。

4. 硒　硒是人体必需微量元素，这是 20 世纪 70 年代营养学的重要发现。我国科学家首次发现克山病地区人群均处于低硒状态，补硒能有效地预防克山病，揭示了硒缺乏是克山病发病的主要病因。

（1）生理功能：构成含硒蛋白质，而硒蛋白有抗氧化、调节甲状腺激素、维持正常免疫功能、控制病毒向致病性突变、预防与硒缺乏相关地方病、抗肿瘤等作用。

（2）缺乏与过量

1）缺乏：①克山病。克山病于 1935 年在黑龙江省克山县首先发现，故命名为克山病。克山病与地方性硒缺乏有关，是一种以多发性灶性坏死为主要病变的心肌病，表现为急性或慢性心功能不全和各种类型的心律失常、心脏扩大。急性克山病往往因严重休克和心律失常造成死亡。1976 年起在全国各重病区逐步推广硒预防克山病措施，在此之后，未再有克山病暴发流行。②大骨节病。一种地方性、多发性、变形性骨关节病，主要发生于青少年，严重影响骨发育和日后劳动与生活能力。大骨节病表现为慢性畸形性骨关节病，主要侵犯四肢骨和关节。补硒可以缓解一些症状，对患者干骺端改变有促进修复、防止恶化的较好效果，但不能有效控制大骨节病发病率。因此，目前认为低硒是大骨节病发生的因素之一，当然还有致病因子在起重要作用。

2）过量：硒摄入量过多可引起中毒，硒中毒主要与地质、土壤、植物含硒过高有关。硒中毒地区的粮食、蔬菜等含硒量明显高于一般地区。硒中毒症状的主要表现如下。①头发变干、变脆、从头皮处断裂，眉毛、胡须、腋毛、阴毛脱落；②脱甲，甲变脆，甲面出现白点及纵纹，继而甲面断裂；③肢端麻木，继而出现抽搐、麻痹，甚至偏瘫、死亡。

（3）膳食参考摄入量：见表93-8。

表93-8　中国居民膳食硒参考摄入量（μg/d）

人群（岁）	EAR	RNI	UL
0～	—	15（AI）	55
0.5～	—	20（AI）	80
1～	20	25	100
4～	25	30	150
7～	35	40	200
11～	45	55	300
14～	50	60	350
18～	50	60	400
孕妇	+4	+5	400
乳母	+15	+18	400

注：—. 未制定参考值；＋. 在同龄人群参考值基础上额外增加量；EAR. 平均需要量；RNI. 推荐摄入量；UL. 可耐受最高摄入量；AI. 适宜摄入量。

（4）主要食物来源：海产品和动物内脏是硒的良好来源，如鱼子酱、海参、牡蛎、蛤蛎、猪肾等。食物中的含硒量随地域不同而不同，特别是植物性食物的硒含量与土壤中硒元素的水平有关。

（本章内容摘自《中国营养科学全书》）

第九十四章　中国居民膳食指南概述和一般人群膳食指南

杨月欣　中国疾病预防控制中心

一、中国居民膳食指南概述

膳食指南（dietary guidelines，DG）是根据营养科学原则和百姓健康需要，结合当地食物生产供应情况及人群生活实践，给出的食物选择和身体活动的指导意见。各国的膳食指南均由政府或国家级营养专业团体研究制定，是健康教育和公共政策的基础性文件，是国家实施和推动食物合理消费及改善人群营养健康行动的重要组成部分。

我国于 1989 年发布了第 1 个膳食指南，并于 1997 年和 2007 年分别对《中国居民膳食指南》进行了 2 次修订。随着时代发展，我国居民膳食消费和营养状况发生了变化，为了更加契合百姓健康需要和生活实际，2014 年中国营养学会组织了《中国居民膳食指南》修订专家委员会，依据我国居民膳食营养问题和膳食模式分析及食物与健康科学证据报告，参考国际组织和其他国家膳食指南修订的经验，对我国第 3 版《中国居民膳食指南（2007）》进行了修订。经过膳食指南修订专家委员会和技术工作组百余位专家 2 年的工作，并广泛征求相关领域专家、政策研究者、管理者、食品行业、消费者的意见，最终形成了《中国居民膳食指南（2016）》系列指导性文件。

1. 近年国际组织对膳食指南修订提出的原则

（1）以食物为基础的原则。

（2）关注膳食模式的原则。

（3）基于最新科学证据的原则。

（4）考虑本国粮食供应及可持续性。

（5）关注建议目标的可行性和实用性。

2.《中国居民膳食指南（2016）》指导思想和修订原则

（1）一般人群膳食指南适用于 2 岁以上健康人群。

（2）基于食物、科学理论和最新证据。

（3）以理想（平衡）膳食模式为目标。

（4）针对中国主要营养问题并基于国情。

（5）考虑建议目标的可行性和实用性。

（6）考虑我国粮食供应及可持续性发展。

3.《中国居民膳食指南（2016）》修订关键技术步骤 ①确定膳食与健康的关系；②定位国家优先考虑的膳食相关问题；③明晰营养素和公共健康的重要性；④确定基于食物的膳食指南（关键条目），明确膳食理想模式——平衡膳食；⑤测试和优化膳食指南；⑥图形化。

4.《中国居民膳食指南（2016）》的应用 该指南可用于很多方面，特别是：①营养教育实践和课程的教材；②发展和促进营养相关政策和标准的基础；③创造和发展新的膳食评价资源的工具；④科学研究、教学、膳食指导的白皮书。

5. 基本概念 平衡膳食和营养平衡是营养学主要理论和代表性学说。平衡膳食模式是根据必需营养素参考摄入量、居民营养与健康状况、食物资源和饮食特点所设计的理想膳食模式。平衡膳食所推荐的食物种类和比例，能最大限度地满足不同年龄阶段的健康人群的生理和营养健康需要。

合理膳食和合理营养是近年来广泛使用的术语，常用于营养教育和大众宣传中，并逐渐被科学界接受并概念化。合理膳食是根据个人生理、信仰和健康需求情况而设计的，能最大限度地满足不同生理、不同疾病状况的人群的营养与健康需要。合理膳食覆盖了所有人，包括带病生存者、素食者或有其他信仰、食物爱好的人。因此，膳食的"合理"性基于身体生理不同，需要确保其能量和可塑性需求，这可以理解为对膳食的个性化（合理化）需求。对健康人来说，合理膳食原则上等同于平衡膳食。

二、一般人群膳食指南

◆ 推荐一——食物多样，谷类为主

1. 关键推荐

（1）每天的膳食应包括谷薯类、蔬菜水果类、畜禽鱼蛋奶类、大豆坚果类等食物。

（2）平均每天摄入 12 种以上食物，每周 25 种以上。每天摄入谷薯类食物 250～400g，其中全谷物和杂豆类 50～150g，薯类 50～100g。

（3）食物多样、谷类为主是理想膳食模式的重要特征。

2. 实践应用 做到食物多样，谷类为主。

（1）食物多样：①小份量选择。"小份"是实现食物多样化的关键措施。同等能量的一份午餐，选用"小份"菜肴可增加食物种类。尤其是儿童用餐时，"小份"选择可让孩子吃到更多品种的食物，营养素来源丰富。另外，全家人一起吃饭也有利于食物多样化。②同类食物互换。食物多样，同时要注意膳食结构合理性。一段时间内同类食物进行互换是保持食物多样的好办法。③巧妙搭配营养好。巧妙搭配和合理烹调不仅可以增加食物品种和数量，还可提高食物的营养价值，改善食物的口味、口感。④食物多样用种类来量化，建议平均每天不重复的食物种类数达到 12 种以上，每周达到 25 种以上。

（2）谷类为主：①餐餐有谷类。谷类为主是平衡膳食的基础，一日三餐都要摄入充足的谷类食物。②在外就餐，勿忘主食。在外就餐特别是聚餐时，容易忽视主食。点餐时，宜首先点主食或蔬菜类，不能只点肉菜或酒水；就餐时，主食和菜肴同时上桌，不要在用餐结束时才把主食端上桌，从而导致主食吃得很少或不吃主食的情况发生。③全谷物占 1/3。全谷物保留了天然谷物的全部成分，营养丰富。

（3）全谷物和杂豆作为膳食重要组成：①膳食好搭档。全谷物和杂豆类食物种类多样，营养丰富，推荐每天吃全谷物和杂豆类食物 50～150g，相当于每天谷物的 1/4～1/3。②融入主食中。全谷物如小米、玉米、燕麦、全麦粉等都可以直接作为主食，一日三餐中至少一餐用全谷物和杂豆类。③融入菜肴中。有些杂豆食物，如芸豆、花豆、绿豆等，可做成可口菜肴。④巧用现代炊具。全谷物入口感觉粗糙，习惯精制米面和细软口感的消费者，食用全谷物初期会不适应。对此，可发挥现代厨房炊具的作用来改善口感，例如，用豆浆机制作五谷豆浆或全谷物米糊，采用电饭煲、高压锅烹煮八宝粥等。

（4）增加薯类摄入的方法：①薯类主食化。马铃薯和红薯经蒸、煮或烤后，可直接作为主食食用，也可切块放入大米中，经烹煮后同食。②薯类做菜肴。我国居民家常菜中有多种土豆菜肴，炒土豆丝是烹制薯类经常采用的方法。薯类还可与蔬菜或肉类搭配烹调，如土豆炖牛肉、山药炖排骨等。③薯类作零食。生或熟红薯干可作为零食，但是不宜多吃油炸薯条和油炸薯片。

3. 关键事实

（1）食物多样是实践平衡膳食的关键，多种多样的食物才能满足人体的营养需要。

（2）合理膳食模式可降低心血管疾病、高血压、2 型糖尿病、结直肠癌、乳腺癌的发病风险。

（3）谷类食物是人体最经济、最重要的能量来源。

（4）全谷物、薯类和杂豆的血糖生成指数远低于精制米面。

（5）全谷物可降低糖尿病、肥胖症、心血管疾病及结肠癌的发生风险。

（6）增加薯类的摄入可改善便秘。

◆ 推荐二——吃动平衡，健康体重

1. 关键推荐

（1）各年龄段人群都应天天运动，保持健康体重。

（2）食不过量，控制总能量摄入，保持能量平衡。

（3）坚持日常身体活动，每周至少进行5天中等强度身体活动，累计150min以上，主动身体活动最好每天6000步。

（4）减少久坐时间，每小时站起来动一动。

2. 实践应用

（1）如何做到吃动平衡、食不过量？

1）定时定量进餐：可避免过度饥饿而引起的饱食中枢反应迟钝，避免进食过量。吃饭宜细嚼慢咽，避免进食过快及无意中过量进食。

2）分餐制：不论在家或在外就餐，都提倡分餐制。根据个人的生理条件和身体活动量，进行标准化配餐和定量分配。

3）每顿少吃一两口：体重的增加或减少不会因为短时间的一两口饭而有大的变化，但日积月累，从量变到质变，就可影响到体重的增减。如果能坚持每顿少吃一两口，对预防能量摄入过多进而引起的超重和肥胖有重要作用。

4）减少高能量食物的摄入：学会看食品标签上的"营养成分表"，了解食品的能量值，少选择高脂肪、高糖的高能量食品。

5）减少在外就餐：在外就餐或聚餐时，因时间长会不自觉增加食物的摄入量，导致进食过量。

（2）如何达到身体活动量？

1）设置目标，逐步达到：先有氧，后力量，重视柔韧性运动。

① 有氧运动：如果平常体力活动很少，开始运动时，可以设定较低水平的目标，如每天进行15～20min的活动。选择自己感觉轻松或有点用力的强度，或者习惯或方便的活动，如步行、骑自行车等。给自己足够的时间适应活动量的变化，再逐渐增加活动强度和时间。

② 肌肉力量练习：主要针对身体的大肌肉群，包括上肢、下肢、腰、腹等核心肌肉群，通常采用抗阻运动形式。坚持每周2～3天力量运动，隔天进行。每天8～10个动作，每个动作做3组，每组重复8～15次。

③ 柔韧性练习：身体灵活性和柔软度练习很重要，伸展或柔韧性活动最好每天进行，特别是在进行大强度有氧运动和抗阻运动前后。

2）培养兴趣，把运动变成习惯：首先应当认识到身体活动是一个改善健康的机会，而不是浪费时间，运动是每天必需的生活内容之一，能增进健康、愉悦心情。活动可以随时随地进行。将运动列入每天的时间表，培养运动意识和习惯，有计划安排运动，循序渐进，逐渐增加运动量，达到每周建议量。寻找和培养自己感兴趣的运动方式，多样结合，持之以恒，把每天运动变为习惯。

3. 关键事实

（1）运动有利于身心健康，维持健康体重取决于机体的能量平衡。

（2）体重是客观评价人体营养和健康状况指标之一，体重过低和过高都可能导致疾病发生风险增加，缩短寿命。

（3）超重或肥胖是慢性疾病的独立危险因素。

（4）增加有规律的身体活动可以降低全因死亡风险。久坐不动会增加全因死亡风险，而且是独立危险因素。

（5）增加身体活动可以降低心血管疾病、2型糖尿病和结肠癌的发病风险。

（6）低体重和肥胖增加老年死亡风险。

◆ 推荐三——多吃蔬果、奶类、大豆

1. 关键推荐

（1）蔬菜、水果是平衡膳食的主要组成部分，奶类富含钙，大豆富含优质蛋白质。

（2）餐餐有蔬菜，每天至少300g蔬菜，深色蔬菜应占1/2。

（3）天天吃水果，保证每天摄入200～350g新鲜水果，果汁不能代替鲜果。

（4）吃各种各样的奶制品，相当于每天液态奶300g。

（5）经常吃豆制品，适量吃坚果。

2. 实践应用

（1）多吃蔬果、奶类、大豆

1）餐餐有蔬菜：保证在一餐的食物中，蔬菜重量约占1/2，这样才能满足每天"量"的目标。

2）天天吃水果：一个三口之家，每周应该采购4～5kg的水果。选择新鲜应季的水果，变换购买种类，在家中或工作单位把水果放在容易看到和方便拿到的地方，随时可以吃到。

3）蔬果巧搭配：以蔬菜菜肴为中心，尝试一些新的食谱和搭配，让五颜六色的蔬菜、水果装点餐桌，愉悦心情。

（2）达到每天300g牛奶

1）选择多种奶制品。常见奶源有牛奶、羊奶、马奶等，其中以牛奶的消费量最大。鲜奶经加工后可制成各种奶制品，市场上常见的有液态奶、奶粉、酸奶、奶酪、炼乳等。

2）把牛奶当作膳食组成的必需品。

3）对于乳糖不耐受者，可首选酸奶或低乳糖产品，如低乳糖牛奶、酸奶、奶酪等。另外应注意少量多次，并与其他谷物食物同食，不空腹饮奶。

（3）常吃大豆和豆制品：大豆包括黄豆、青豆和黑豆。我国大豆制品有上百种，通常分为非发酵豆制品和发酵豆制品。非发酵豆制品有豆浆、豆腐、豆腐干、豆腐丝、豆腐脑、豆腐皮、香干等；发酵豆制品有腐乳、豆豉等。每周可用豆腐、豆腐干、豆腐丝等制品轮换食用。

（4）坚果有益，但不宜过量：坚果属于高能量食物，含有多种有益脂肪酸、营养素等，适量摄入有益健康，但其能量应该计算入一日三餐的总能量中。由于其脂肪含量高，若不知不觉中摄入过多，易导致能量过剩，所以应适量摄入。推荐平均每周 50～70g（平均每天 10g 左右），如果摄入过多，应减少一日三餐的饮食总能量。

3. 关键事实

（1）蔬菜、水果提供丰富的微量营养素和膳食纤维。

（2）增加摄入蔬菜、水果，可降低心血管疾病的发病及死亡风险。

（3）多摄入蔬菜可降低食管癌和结肠癌的发病风险。

（4）牛奶及其制品富含钙，多摄入可增加成人骨密度。酸奶可以缓解便秘。

（5）大豆及其制品富含蛋白质，对降低绝经期和绝经后女性乳腺癌、骨质疏松的发生风险有一定益处。

◆ 推荐四——适量吃鱼、禽、蛋、瘦肉

1. 关键推荐

（1）鱼、禽、蛋和瘦肉摄入要适量。

（2）每周吃鱼 280～525g，畜禽肉 280～525g，蛋类 280～350g，平均每天摄入总量 120～200g。

（3）优先选择鱼和禽。

（4）吃鸡蛋不弃蛋黄。

（5）少吃肥肉、烟熏和腌制肉食品。

2. 实践应用

（1）适量吃鱼、禽、蛋、瘦肉

1）控制总量，分散食用：成人每周水产品和畜禽肉总量不超过 1kg，鸡蛋不超过 7 个。应将这些食物分散在每天各餐中，避免集中食用，最好每餐可见到肉，每天可见到蛋，以便更好地发挥蛋白质互补作用。

2）切小块烹制：在烹制肉类时，可将大块肉材切成小块后再烹饪，以便食用者主动掌握摄入量。

3）在外就餐时，减少肉类摄入：在外就餐，点餐时要做到荤素搭配，清淡为主，尽量用鱼和豆制品代替畜禽肉。

（2）合理烹调鱼和蛋类

1）水产品类：可采用煮、蒸、炒、熘等方法。

2）鸡蛋：可采用煮、炒、煎、蒸等方法。

（3）合理烹调畜禽肉

1）多蒸煮，少烤炸。肉类在烤或油炸时，由于温度较高，可使营养素遭受破坏，如果方法掌握不当，容易产生一些致癌化合物污染食物，影响人体健康。

2）既要喝汤，也要吃肉。

3. 关键事实

（1）目前我国居民鱼、畜、禽肉和蛋类摄入比例不适当，畜肉摄入过高，鱼、禽肉摄入过低。

（2）鱼、畜、禽肉和蛋类对人体所需的蛋白质、脂肪、维生素 A、维生素 B_2、维生素 B_6、烟酸、铁、锌、硒的贡献率高。

（3）增加鱼类摄入可降低心血管疾病和脑卒中疾病的发病风险。

（4）适宜摄入禽肉和鸡蛋与心血管疾病的发病风险无明显关联。

（5）过量摄入畜肉能增加男性全因死亡、2 型糖尿病和结直肠癌发生的风险。烟熏肉可增加胃癌和食管癌的发病风险。

◆ 推荐五——少盐少油，控糖限酒

1. 关键推荐

（1）培养清淡饮食习惯，少吃高盐和油炸食品。成人每天食盐不超过 6g，每天烹调油 25～30g。

（2）控制添加糖的摄入量，每天摄入不超过 50g，最好控制在 25g 以下。

（3）每天反式脂肪酸摄入量不超过 2g。

（4）足量饮水，成年人每天 7～8 杯（1500～1700ml）。提倡饮用白开水和茶水，不喝或少喝含糖饮料。

（5）儿童、少年、孕妇、乳母不应饮酒。成人如饮酒，男性酒精量≤25g/d，女性≤15g/d。

2. 实践应用

（1）做到少盐少油、控糖限酒

1）选用新鲜食材，巧用替代方法：烹调时应尽可能保留食材的天然味道，不需要加入过多的食盐等调味品来增加食物的味道。另外，可通过不同味道的调节来减少对咸味的依赖，如在烹制菜肴时放少许醋以提高菜肴的鲜香味，有助于适应少盐食物。

2）合理运用烹调方法：烹制菜肴可以等到快出锅时再加盐，能够在保持同样咸度的情况下，减少食盐用量。对于炖、煮菜肴，由于汤水较多，更要减少食盐用量。烹制菜肴时加糖会掩盖咸味，所以，不能仅凭品尝来判断食盐是否过量，而应该使用量具。用咸菜作烹调配料时，可用水冲洗或浸泡，以减少盐的含量。

3）做好总量控制：在家烹饪时的用盐量不应完全按每人每天 6g 计算，应考虑大人、孩子不同，还有日常零食、即食食品、黄酱、酱油等的食盐含量。

4）注意隐性钠问题，少吃高盐（钠）食品：一些加工食品虽然吃起来没有咸味，但在加工过程中都添加了食盐，如面条、面包、饼干等。鸡精、味精含钠量较高，应特别注意。

5）要选用碘盐：除高水碘地区，推荐食用碘盐，尤其有儿童、少年、孕妇或乳母的家庭，更应该食用碘盐，预防碘缺乏。

（2）减少烹调油摄入量

1）坚持定量用油，控制总量。可将全家每天应该食用的烹调油倒入量具内，炒菜用油均从该量具内取用。

2）巧烹饪。选择合理的烹调方法，如蒸、煮、炖、焖、水滑、熘、拌等，都可以减少用油量。

3）少吃油炸食品。油炸食品为高脂肪能量食品，容易造成能量过剩。此外，反复高温油炸会产生多种有害物质，对人体造成危害。

4）少摄入饱和脂肪。

（3）不宜饮酒人群

1）孕妇、乳母不应饮酒。

2）儿童、青少年不应饮酒。

3）特定职业或特殊状况人群应控制饮酒。

（4）提倡文明餐饮：就餐时饮酒往往更体现热情和亲密的关系，并能烘托气氛。饮酒应适量，注意饮酒时不过分劝酒，不酗酒，适量而止，则可心情愉快。

（5）控制添加糖摄入量：少喝含糖饮料。含糖饮料虽然含糖量在一定范围内，但由于饮用量大，很容易在不知不觉中超过 50g 糖的限量，多饮不但容易使口味变"重"，而且会形成不良的膳食习惯，造成超重、肥胖，故建议不要多喝含糖饮料。

（6）科学饮水：人体补充水分的最好方式是饮用白开水。每天 7～8 杯饮水量，少量多次。成人可饮用茶水替代一部分白开水。

3. 关键事实

（1）我国居民油、盐摄入量居高不下，儿童青少年糖的摄入量持续升高，成为肥胖和慢性疾病发生发展的关键影响因素。

（2）高盐（钠）摄入可增加高血压、脑卒中和胃癌的发生风险。油脂摄入量过多可增加肥胖症的发生风险。反式脂肪酸摄入过多会增加冠心病的发生风险。

（3）当糖摄入量<10% 能量（约 50g）时，龋齿的发生率下降；当添加糖摄入量<5% 能量（约 25g）时，龋齿的发病率显著下降。过多摄入含糖饮料可增加龋齿和肥胖症的发病风险。

（4）过量饮酒可增加肝损伤、直肠癌、乳腺癌、心血管疾病及胎儿酒精综合征等的发生风险。

◆ 推荐六——杜绝浪费，兴新食尚

1. 关键推荐

（1）珍惜食物，按需备餐，提倡分餐不浪费。

（2）选择新鲜卫生的食物和适宜的烹调方式。

（3）食物制备生熟分开，熟食二次加热要热透。

（4）学会阅读食品标签，合理选择食品。

（5）多回家吃饭，享受食物和亲情。

（6）传承优良文化，兴饮食文明新风。

2. 实践应用

（1）杜绝浪费、兴新食尚

1）按需选购，合理储存。

2）小份量、合理备餐。

3）学会利用剩余饭菜。

4）简餐分餐，减少铺张浪费。

5）珍惜食物，不浪费。

（2）选择新鲜食物、注意饮食卫生

1）首选当地当季食物。

2）学会辨别新鲜食物。

3）水果、蔬菜要洗净。

4）食物生熟要分开。

5）食物要完全煮熟。

6）食物储存得当。

（3）回家吃饭、享受食物和亲情

1）自己动手烹制食物。

2）与家人一起进餐。

3）传承和发扬优良饮食文化。

3. 关键事实

（1）减少食物浪费是人类社会可持续发展的需要。

（2）我国食源性疾病状况不容乐观，注重饮食卫生具有重大公共卫生意义。

（3）分餐或份餐有利于饮食卫生，减少浪费，满足营养需求。

（4）回家吃饭，有利于良好饮食文化和健康行为的培养。

（本章内容摘自《中国居民膳食指南》）

第九十五章 婴幼儿喂养指南

杨月欣　中国疾病预防控制中心

一、6 月龄内婴儿母乳喂养指南

◆ 推荐一——产后尽早开奶，坚持新生儿第一口食物是母乳

1. 关键推荐

（1）分娩后尽早开始让新生儿反复吸吮乳头。

（2）新生儿出生后的第一口食物应该是母乳。

（3）生后体重下降只要不超过出生体重的 7% 就应坚持纯母乳喂养。

（4）新生儿吸吮前不需过分擦拭或消毒乳头。

（5）温馨环境、愉悦心情、精神鼓励、乳腺按摩等辅助因素，有助于顺利成功开奶。

2. 实践应用

（1）开奶：如果顺利分娩，母子健康状况良好，新生儿娩出后应尽快吸吮母亲乳头，刺激乳汁分泌并获得初乳。开奶时间愈早愈好，正常新生儿第一次哺乳应在产房开始。当新生儿娩出、断脐和擦干羊水后，即可将其放在母亲身边，与母亲皮肤接触，并开始让新生儿吸吮双侧乳头各 3～5min，可吸吮出数毫升初乳。

（2）促进乳汁分泌：新生儿出生后应尽早让其勤吸吮母乳，必要时可以通过吸奶泵等辅助手段增加乳汁分泌。母亲身体状况和营养摄入是乳汁分泌的前提，因此，分娩后要合理安排产妇休息、饮食及喂哺，处理好休息、进餐与亲子接触及吸吮母乳之间的关系。精神放松、心情愉快是成功母乳喂养的重要条件。产妇应从生产的辛苦中多体会生育的幸福，愉悦心情，享受哺喂和亲子互动。此外，在孕期就需要充分认识母乳喂养的重要性，并得到周围亲朋、家人的鼓励和支持，这也是成功母乳喂养的必需环境。

（3）判断乳汁分泌量是否充足：①新生儿每天能够得到 8～12 次较为满足的母乳喂养。哺喂时，新生儿有节律地吸吮，并可听见明显的吞咽声。②出生后最初 2 天，新生儿每天至少排尿 1～2 次。如果有粉红色尿酸盐结晶的尿，应在出生后第 3 天消失。从出生后第 3 天开始，每天排尿应达到 6～8 次。③出生后每天至少排便 3～4 次，每次大便应多于一大汤匙。出生第 3 天后，每天可排软、黄便 4 次（量

多）至10次（量少）。

◆ 推荐二——坚持 6 月龄内纯母乳喂养

1. 关键推荐

（1）纯母乳喂养能满足 6 月龄内婴儿所需要的全部液体、能量和营养素，应坚持纯母乳喂养 6 个月。

（2）按需哺乳，两侧乳房交替哺喂，每天 6～8 次或更多。

（3）坚持让婴儿直接吸吮母乳，尽可能不使用奶瓶间接喂哺人工挤出的母乳。

（4）特殊情况需要在满 6 月龄前添加辅食的，应咨询医生或其他专业人员后谨慎做出决定。

2. 实践应用

（1）判断母乳摄入量：通过观察婴儿情绪或尿量来判断母乳摄入是否充足。一般来讲，如果婴儿每天能尿湿 5～6 个纸尿裤，就说明婴儿是能吃饱的。此外，可通过称量婴儿摄乳前后的体重来判断。婴儿体格生长可灵敏反映婴儿的喂养状态，可通过婴儿生长发育情况来判定婴儿较长一段时期的摄乳量。定期测身长、体重、头围，标记在 WHO 儿童成长曲线上，就可判断婴儿的生长是否正常。只要婴儿生长发育正常，就说明其母乳量足够。

（2）间接哺乳：虽然母乳充足，但有些情况乳母无法确保在婴儿饥饿时直接喂哺婴儿，如危重早产儿、乳母上班期间等，此时只能采用间接哺乳方式。需要间接哺乳时，建议乳母用吸奶泵定时将母乳吸出并储存于冰箱或冰盒内，在一定时间内用奶瓶喂给婴儿。

（3）吸出母乳的保存条件和保存时间：详细内容参见表 95-1。

表 95-1　母乳的保存条件及保存时间

保存条件和温度要求	允许保存时间
室温	
室温存放（20～30℃）	4h
冷藏	
存储于便携式保温冰盒内（>15℃）	24h
储存于冰箱保鲜区（4℃左右）	48h
储存于冰箱保鲜区，但经常开关冰箱门（>4℃）	24h
冷冻	
冷冻室温度保持于−15～−5℃	3～6 个月
低温冷冻（<−20℃）	6～12 个月

◆ 推荐三——顺应喂养，建立良好的生活规律

母乳喂养应从按需喂养模式到规律喂养模式递进。饥饿引起哭闹时应及时喂

哺，不要强求哺乳次数和时间，但一般每天哺乳的次数可能在 8 次以上，出生后最初会在 10 次以上。随着婴儿月龄增加，逐渐减少哺乳次数，建立规律哺喂的良好饮食习惯。婴儿异常哭闹时，应考虑非饥饿原因，积极就医。

◆ 推荐四——婴儿出生后数日开始补充维生素 D，不需补钙

1. 关键推荐

（1）婴儿生后数日开始每天补充维生素 D 10μg。

（2）纯母乳喂养的婴儿不需要补钙。

（3）新生儿出生后应及时补充维生素 K。

2. 实践应用

（1）给婴儿补充维生素 D：婴儿出生后 2 周左右，采用维生素 D 油剂或乳化水剂，每日补充维生素 D 10μg，可在母乳喂养前将滴剂定量滴入婴儿口中，然后再进行母乳喂养。每天口服补充维生素 D 有困难者，可每周或每月口服 1 次相当剂量的维生素 D。配方奶粉喂养的婴儿，通过合乎国家标准的配方奶粉便能获得足量的维生素 D，不需额外补充。

（2）给新生儿和婴儿补充维生素 K：母乳喂养儿从出生到 3 月龄，可每天口服维生素 K_1 25μg，也可采用出生后口服维生素 K_1 2mg，然后 1 周和 1 个月时再分别口服 5mg，共 3 次。婴幼儿配方奶粉喂养的混合喂养儿和人工喂养婴儿，一般不需要额外补充维生素 K。

◆ 推荐五——婴儿配方奶粉是不能纯母乳喂养时的无奈选择

1. 关键推荐

（1）任何婴儿配方奶粉都不能与母乳相媲美，只能作为母乳喂养失败后的无奈选择，或母乳不足时对母乳的补充。

（2）以下情况很可能不适宜母乳喂养或常规方法的母乳喂养，需要采用适当的配方奶粉喂养：①婴儿患病；②母亲患病；③母亲因各种原因摄入药物；④经过专业人员指导和各种努力后，乳汁分泌仍不足。具体患病情况、母乳喂养禁忌和适用的喂养方案，请咨询营养师或医生。

（3）不宜直接用普通液态奶、成人奶粉、蛋白粉、豆奶粉等喂养 6 月龄内婴儿。

2. 实践应用　婴儿配方奶粉不能与母乳相媲美。虽然婴儿配方奶粉都经过一定配方设计和工艺加工，保证了部分营养素的数量和比例接近母乳，但无法模拟母乳中一整套完美独特的营养和生物活性成分体系，如低聚糖、乳铁蛋白、免疫球蛋白及很多未知的活性成分。母乳喂养的婴儿可以随母乳体验母亲膳食中各种食物的味道，对婴儿饮食心理及接受各种天然食物有很大帮助，这也是配方奶

粉无法模拟的。

◆ 推荐六——监测体格指标，保持健康生长

1. 关键推荐

（1）身长和体重是反映婴儿喂养和营养状况的直观指标。

（2）6月龄前婴儿每半月测量1次身长和体重，病后恢复期可增加测量次数。

（3）出生体重正常婴儿的最佳生长模式是基本维持其出生时在群体中的分布水平。

（4）婴儿生长有自身规律，不宜追求参考值上限。

2. 实践应用

（1）正确测量婴儿身长

1）使用婴儿卧式量板（或量床）测量，刻度应精确至0.1cm。

2）婴儿在测量身长前应先脱去鞋、袜、帽子、头饰、外衣裤，让婴儿仰卧在量床上，请助手或家长扶住婴儿头部，头顶住量床顶板。测量者注意让婴儿保持全身伸直，左手按住婴儿的双膝部，使两下肢伸直、并拢紧贴量床的底板，右手推动量床测量滑板，使滑板紧贴婴儿的足底，并使量床两侧测量值一致，然后读取数值，精确到0.1cm。最好能连续测量2次，2次相差不能超过0.4cm。

（2）正确测量婴儿体重

1）使用专用婴儿体重秤测量，分辨率为5g。

2）测体重时最好空腹，排去大小便，尽量脱去衣裤、鞋、帽、尿布等。最好能连续测量2次，2次间的差异不应超过10g。

二、7~24月龄婴幼儿喂养指南

◆ 推荐一——继续母乳喂养，满6月龄起添加辅食

1. 关键推荐

（1）婴儿满6月龄后仍需继续母乳喂养，并逐渐加入各种食物。

（2）辅食是指除母乳和/或配方奶粉以外的其他各种性状的食物。

（3）有特殊需要时须在医生的指导下调整辅食添加时间。

（4）不能母乳喂养或母乳不足的婴幼儿，应选择配方奶粉作为母乳的补充。

2. 实践应用

（1）满6月龄继续母乳喂养益处多多：婴儿满6月龄后仍然可以从继续母乳喂养中获得能量及各种重要营养素，还有抗体、母乳低聚糖等各种免疫保护因子。7~24月龄婴幼儿继续母乳喂养可显著减少腹泻、中耳炎、肺炎等感染性疾病。继续母乳喂养还可减少婴幼儿食物过敏、特应性皮炎等过敏性疾病。母乳

喂养婴儿到成年期时，身高更高，肥胖及各种代谢性疾病明显减少。继续母乳喂养还可增进母子间的情感连接，促进婴幼儿神经、心理发育。母乳喂养时间越长，母婴双方的获益越多。

（2）母乳喂养量：为了保证能量及蛋白质、钙等重要营养素的供给，7～9月龄婴儿每天的母乳量应不低于600ml，每天应保证母乳喂养不少于4次；10～12月龄婴儿每天母乳量约600ml，每天应保证母乳喂养不少于4次；13～24月龄幼儿每天母乳量约500ml。

◆ 推荐二——从富含铁的泥糊状食物开始，逐步添加达到食物多样

　1. 关键推荐

（1）随母乳量减少，逐渐增加辅食量。

（2）首先添加强化铁的婴儿米粉、肉泥等富含铁的泥糊状食物。

（3）每次只引入一种新的食物，逐步达到食物多样化。

（4）从泥糊状食物开始，逐渐过渡到固体食物。

（5）辅食应适量添加植物油。

　2. 实践应用

（1）辅食添加的原则

1）每次只添加一种新食物，由少到多，由稀到稠，由细到粗，循序渐进。

2）从一种富含铁的泥糊状食物开始，如强化铁的婴儿米粉、肉泥等，逐渐增加食物种类，逐渐过渡到半固体或固体食物，如烂面、肉末、碎菜、水果粒等。

3）每引入一种新的食物应适应2～3天，密切观察是否出现呕吐、腹泻、皮疹等不良反应，适应一种食物后再添加其他新的食物。

◆ 推荐三——提倡顺应喂养，鼓励但不强迫进食

耐心喂养，鼓励进食，但决不强迫喂养。鼓励并协助婴幼儿自己进食，培养进餐兴趣。进餐时不看电视、玩玩具，每次进餐时间不超过20min。进餐时喂养者与婴幼儿应有充分的交流，不以食物作为奖励或惩罚。父母应保持自身良好的进食习惯，成为婴幼儿的榜样。

◆ 推荐四——辅食不加调味品，尽量减少糖和盐的摄入

婴幼儿辅食应单独制作。保持食物原味，不需要额外加糖、盐及各种调味品。1岁以后逐渐尝试淡口味的家庭膳食。

◆ 推荐五——注重饮食卫生和进食安全

选择安全、优质、新鲜的食材。制作过程始终保持清洁卫生，生熟分开。不

吃剩饭，妥善保存和处理剩余食物。饭前洗手、进食时应有成人看护，注意进食环境安全。

◆ 推荐六——定期监测体格指标，追求健康生长

体重、身长是反映婴幼儿营养状况的直观指标。每 3 个月定期测量 1 次身长、体重、头围等体格生长指标。平稳生长是最佳的生长模式。

（本章内容摘自《中国居民膳食指南》）

第九十六章 儿童、少年膳食指南

杨月欣　中国疾病预防控制中心

一、学龄前儿童膳食指南

本指南适用于满 2 周岁至满 6 周岁期间的儿童（也称为学龄前儿童）。

1. 关键推荐　基于 2～5 岁儿童生理和营养特点，在一般人群膳食指南基础上增加 5 条关键推荐。

（1）规律就餐，自主进食不挑食，培养良好饮食习惯。

（2）每天饮奶，足量饮水，正确选择零食。

（3）食物应合理烹调，易于消化，少调料，少油炸。

（4）参与食物选择与制作，增进对食物的认知与喜爱。

（5）经常户外活动，保障健康生长。

2. 实践应用

（1）合理安排 2～5 岁儿童膳食

1）2～5 岁儿童每天应安排早、中、晚 3 次正餐，在此基础上至少有 2 次加餐，一般分别安排在上、下午各 1 次，晚餐时间比较早时，可在睡前 2h 安排 1 次加餐。加餐以奶类、水果为主，配以少量松软面点。晚间加餐不宜安排甜食，以预防龋齿。

2）膳食注意点：①两正餐之间应间隔 4～5h，加餐与正餐之间应间隔 1.5～2.0h；②加餐份量宜少，以免影响正餐进食量；③根据季节和饮食习惯更换和搭配食谱。

（2）正确引导儿童规律就餐、专注进食

1）尽可能给儿童提供固定的就餐座位，定时定量进餐。

2）避免追着喂、边吃边玩、边吃边看电视等行为。

3）吃饭细嚼慢咽，但不能拖延，最好在 30min 内吃完。

4）让孩子自己使用筷、匙进食，养成自主进餐的习惯，既可增加儿童进食兴趣，又可培养其自信心和独立能力。

（3）培养和巩固儿童饮奶习惯：我国 2～3 岁儿童的膳食钙每天推荐量为 600mg，4～5 岁儿童为 800mg。奶及奶制品中钙含量丰富且吸收率高，是儿童钙的最佳来源。每天饮用 300～400ml 奶或相当量奶制品，可保证 2～5 岁儿童钙摄入量达到适宜水平。家长应以身作则常饮奶，鼓励和督促孩子每天饮奶，逐步养成每天饮奶的习惯。

儿童饮奶后出现胃肠不适（如腹胀、腹泻、腹痛等），可能与乳糖不耐受有关，可采取下列方法解决：①少量多次饮奶或吃酸奶；②饮奶前进食一定量主食，避免空腹饮奶；③改吃无乳糖奶或饮奶时加用乳糖酶。

（4）培养儿童养成喝白开水的习惯：2～5岁儿童新陈代谢旺盛，活动量多，水分需要量也大，建议每天饮水以白开水为主，避免喝含糖饮料。儿童胃容量小，每天应少量多次饮水（上午、下午各2～3次），晚饭后根据情况而定。不宜在进餐前大量饮水，以免充盈胃容量，冲淡胃酸，影响食欲和消化。家长以身作则养成良好的饮水习惯，并告知儿童多喝含糖饮料对健康的危害。同时家里常备凉白开水，提醒孩子定时饮用。家中不购买可乐、果汁等饮料，避免将含糖饮料作为零食提供给儿童。家庭自制的豆浆、果汁等天然饮品可适当选择，但饮后需及时漱口，保持口腔卫生。

（5）帮助孩子正确选择零食：零食是2～5岁儿童的营养补充，是儿童饮食的重要内容，零食应尽可能与加餐相结合，以不影响正餐为宜。①选择新鲜、天然、易消化的食物，如奶制品、水果、蔬菜、坚果和豆类食物；②少选油炸食品和膨化食品；③安排在2次正餐之间，量不宜多，睡觉前30min不要吃零食。推荐和限制的零食详见表96-1。

表 96-1　推荐和限制的零食

推荐	限制
新鲜水果、蔬菜	果脯、果汁、果干、水果罐头
乳制品（液态奶、酸奶、奶酪等）	乳饮料、冷冻甜品类食物（冰淇淋、雪糕等）、奶油、含糖饮料（碳酸饮料、果味饮料等）
馒头、面包	膨化食品（薯片、爆米花、虾条等）、油炸食品（油条、麻花、油炸土豆等）、含人造奶油甜点
鲜肉鱼制品	咸鱼、香肠、腊肉、鱼肉罐头等
鸡蛋（煮鸡蛋、蒸蛋羹）	—
豆制品（豆腐干、豆浆）	烧烤类食品
坚果类（磨碎食用）	高盐坚果、糖浸坚果

（6）注意零食的食用安全：避免整粒的豆类、坚果类食物呛入气管发生意外，建议坚果和豆类食物磨成粉或打成糊食用。对年龄较大的儿童，可引导孩子认识食品营养标签，学会辨识食品生产日期和保质期。

（7）正确烹调儿童膳食：从小培养儿童清淡口味，有助于形成一生的健康饮食习惯。在烹调方式上，宜采用蒸、煮、炖、煨等烹调方式，尽量少用炸、烤、煎等方式。口味以清淡为好，不应过咸、油腻和辛辣，尽可能少用或不用味精、鸡精、色素、糖精等调味品。每人每次正餐烹调油用量不多于 1 瓷勺（10ml）。多选用富含必需脂肪酸（亚油酸和 α- 亚麻酸）的植物油（如大豆油、优质菜籽油等），少用饱和脂肪酸较多的油脂（如猪油、牛油、棕榈油等）。

长期过量食用钠盐会增加高血压、心脏病等慢性疾病风险。为儿童烹调食物时，应控制食盐用量，还应少选含盐高的腌制食品或调味品。可选天然、新鲜香料（如葱、蒜、柠檬、醋等）和新鲜果汁（如番茄汁、南瓜汁、菠菜汁等）进行调味。

（8）限制屏幕前时间，合理安排儿童运动：2～5 岁儿童每天应进行至少 60min 的体育活动，最好是户外游戏或运动。除睡觉外，尽量避免让儿童有连续超过 1h 的静止状态，每天看电视、玩平板电脑的累计时间不超过 2h。建议每天结合日常生活多做锻炼（如玩耍、散步、爬楼梯、收拾玩具等），适量做较高强度的运动和户外活动，包括有氧运动、伸展运动、肌肉强化运动、团体活动等。

二、学龄儿童膳食指南

学龄儿童是指从 6 岁到不满 18 岁的未成年人。

1. 关键推荐　学龄儿童膳食指南在一般人群膳食指南的基础上，推荐以下 5 条。

（1）认识食物，学习烹饪，提高营养科学素养。

（2）三餐合理，规律进餐，培养健康饮食行为。

（3）合理选择零食，足量饮水，不喝含糖饮料。

（4）不偏食，不节食，不暴饮暴食，保持适宜体重增长。

（5）保证每天至少活动 60min，增加户外活动时间。

2. 实践应用

（1）认识食物

1）从认识食物开始：学龄儿童应了解食物和营养的相关常识，学会选择与合理搭配食物，养成健康的饮食行为。学校、家庭、社会要将营养健康知识融入学龄儿童的日常生活中，从认识食物开始，对他们进行饮食教育。

2）学习烹饪：鼓励学龄儿童参与食物的准备和烹调，学习餐桌礼仪，珍惜食物，鼓励社会提供健康合理的营养氛围。

3）享受食物：家长与孩子一起共同营造轻松快乐的就餐环境，享受家人、朋友、同学团聚的快乐。就餐过程中保持心情愉快，不要在进餐时批评孩子，以促进食物更好地消化吸收，享受食物味道和营养。

（2）养成良好的饮食习惯

1）饮食规律：饮食应多样化，保证营养齐全，并且做到清淡饮食。一日三餐的时间应相对固定，做到定时定量，进餐时细嚼慢咽。

2）吃好早餐：每天吃早餐并保证早餐的营养充足。一顿营养充足的早餐应包括以下 3 类及以上食物。①谷薯类。谷类及薯类食物，如馒头、面包、米饭、米线等。②肉蛋类。鱼、禽、肉、蛋等食物，如蛋、猪肉、牛肉、鸡肉等。③奶豆类。奶及其制品、豆类及其制品，如牛奶、酸奶、豆浆、豆腐脑等。④果蔬类。新鲜蔬菜、水果，如菠菜、西红柿、黄瓜、苹果、香蕉等。

3）每天喝奶：为满足骨骼生长的需要，要保证每天喝奶及奶制品 300ml 或相当量奶制品，可以选择鲜奶、酸奶、奶粉或奶酪。同时要积极参加体育锻炼，促进钙的吸收和利用。

4）足量饮水：每天少量多次并足量喝水。6～10 岁儿童每天 800～1000ml，11～17 岁儿童每天 1100～1400ml。天气炎热或运动时出汗较多，应增加饮水量。饮水时应少量多次，不要感到口渴时再喝，可以在每个课间喝水100～200ml。

（3）健康饮食行为

1）合理选择零食。选择卫生、营养丰富的食物做零食（水果、奶类等），吃零食的量以不影响正餐为宜。

2）不喝或少喝含糖饮料，更不能用饮料替代水。

3）合理选择快餐。尽量选择含蔬菜、水果相对比较丰富的快餐，少吃含能量、脂肪或糖类较高的食物。

4）不偏食，不节食，不暴饮暴食。

5）禁止饮酒。

（4）积极开展身体活动：应每天累计至少 60min 中等到高强度的身体活动，以有氧运动为主，每次最好 10min 以上。每周至少进行 3 次高强度身体活动（如长跑、游泳、打篮球等）、3 次抗阻运动（如俯卧撑、仰卧起坐、引体向上等）或骨质增强型运动。减少使用手机、电脑和看电视时间，每天不超过 2h，越少越好。保证充足的睡眠时间，小学生每天 10h，初中生 9h，高中生 8h。

（5）保持适宜的体重增长

1）营养不良儿童：①在保证能量摄入充足的基础上，增加鱼、禽、蛋、瘦肉、豆制品等富含优质蛋白食物的摄入，经常食用奶及奶制品，每天吃新鲜的蔬菜和水果；②保证一日三餐，纠正偏食、挑食和过度节食等不健康饮食行为；③保持适宜的身体活动。

2）超重、肥胖儿童：①在保证正常生长发育的前提下，调整膳食结构，控制总能量摄入，减少高脂肪、高能量食物的摄入；②做到食物多样，适当多吃杂粮、蔬菜、水果、豆制品；③矫正不健康行为，合理安排三餐，避免零食和含糖饮料；④逐步增加运动频率和强度，减少久坐时间。

（本章内容摘自《中国居民膳食指南》）

第九十七章 老年人膳食指南和素食人群膳食指南

杨月欣　中国疾病预防控制中心

一、老年人膳食指南

本指南所指老年人为 65 岁以上人群，是在一般人群膳食指南基础上对老年人膳食的补充说明和指导。

1. 衰老　在生命过程中，当生长发育达到成熟期后，随着年龄的增长，机体在形态结构和生理功能方面呈现出退行性变化，这些变化不断发生和发展的过程称为衰老。衰老包括生理性衰老（必然发生的退行性变化）和各种疾病导致的病理性衰老。

（1）衰老引起消化系统功能变化。①随着年龄增加，牙龈逐渐退化萎缩，牙齿松动脱落，牙釉质受到磨损，老年人对酸、冷、热的食物刺激更加敏感，影响食物咀嚼和吞咽。②食管下括约肌松弛，食管蠕动能力下降，胃内容物更易反流至食管，引起老年人胃食管反流病。③胃酸、消化酶分泌减少，影响老年人胃肠道的消化吸收功能，使钙、铁、B 族维生素等营养素的吸收减少。④胃黏膜血流量降低、胃黏液分泌减少等原因可使胃溃疡患病率更高。⑤胃排空时间延长及肠蠕动能力减弱，易发生便秘。

（2）衰老引起内分泌功能变化，主要表现为激素合成、代谢和转运能力的下降，组织对激素的敏感性减弱，从而影响老年期代谢功能。雌激素、肾素和肾上腺醛固酮的产生和分泌减少，胰岛素、甲状旁腺激素的敏感性减低，进而导致神经系统、学习能力、味觉、视觉等功能降低。

（3）衰老引起泌尿系统功能变化。

（4）衰老引起免疫系统功能变化。免疫细胞的功能随年龄的增长而减退，意味着老年人应对新发感染的抵抗力下降。此外，老年期炎性细胞因子水平升高，称为炎性衰老。炎性衰老过程中的促炎性反应与老年相关疾病如阿尔茨海默病、动脉粥样硬化、心脏病、与年龄相关的虚弱和肌肉衰减综合征等密切相关。

（5）衰老引起血液循环系统功能变化。老年人心肌收缩力降低，心排血量减少，血液黏稠度增加，血管硬化程度逐渐加重，血压上升。其次，老年期铁的吸收利用能力下降和造血功能减退，血红蛋白含量减少，常出现缺铁性贫血。贫血还可能与老年人铁摄入量和铁吸收不足、蛋白质合成减少，以及维生素 B_{12}、维

生素 B_6、叶酸等摄入不足有关。

2. **老年人膳食指导**　衰老的速度在个体之间存在差异，无论是在早期的生长发育阶段还是后期的增龄衰老过程中，营养都起着非常重要的作用。膳食营养是保证老年人健康长寿的基石。在掌握平衡膳食基本原则的基础上，对老年人在合理选择食物、适宜运动、营造温馨进餐氛围、建立良好生活方式等方面给予全面指导，可以使老年人更好地适应身体功能的改变，努力做到合理膳食、均衡营养，以有效减少和延缓疾病的发生和发展。

（1）关键推荐：在一般人群膳食指南的基础上，对老年人膳食增加 4 条补充建议。

1）少量多餐细软，预防营养缺乏。

2）主动足量饮水，积极户外活动。

3）延缓肌肉衰减，维持适宜体重。

4）摄入充足食物，鼓励陪伴进餐。

（2）实践应用

1）摄入充足的食物：老年人每天应至少摄入 12 种食物，每周摄入 25 种以上的食物。进餐次数可采用三餐两点制或三餐三点制。每次正餐占全天总能量的 20%～25%，每次加餐的能量占 5%～10%。用餐时间应相对固定。

2）细软食物的制作方法：①将食物切小切碎，或延长烹调时间。②肉类食物可切成肉丝或肉片后烹饪，也可剁碎成肉糜，制作成肉丸食用。鱼虾类可做成鱼片、鱼丸、鱼羹、虾仁等。③坚果、杂粮等坚硬食物可碾碎成粉末或细小颗粒食用，如芝麻粉、核桃粉、玉米粉等。④质地较硬的水果或蔬菜可粉碎榨汁食用。⑤多采用炖、煮、蒸、烩、焖、烧等烹调方法，少煎、炸、熏、烤等。⑥高龄和咀嚼能力严重下降的老年人，饭菜应煮软烧烂，如软饭、稠粥、细软的面食等。对于有咀嚼吞咽障碍的老年人可选择软食、半流质或糊状食物，液体食物应增稠。

3）保证老年人获得足够的优质蛋白：①吃足量的肉。鱼、虾、禽、猪、牛、羊等动物性食物都含有消化吸收率高的优质蛋白及多种微量营养素，对维持老年人肌肉合成十分重要。②天天喝奶。研究表明牛奶中的乳清蛋白对促进肌肉合成、预防肌肉衰减很有益处，同时牛奶中钙的吸收利用率也很高。建议老年人多喝低脂奶及其制品，乳糖不耐受的老年人可以考虑饮用低乳糖奶或食用酸奶。③每天吃大豆及其制品。老年人每天应该进食一次大豆及其豆制品，增加蛋白质摄入量。

4）预防老年人贫血：老年人贫血比较常见，因此，应该积极采取措施预防老年人贫血。①帮助老年人积极进食。增加主食和各种副食的摄入，保证能量、蛋白质、铁、维生素 B_2、叶酸和维生素 C 的供给，提供人体造血的必需原料。②合理调整膳食结构。一般来说，动物性食物中铁的吸收利用率高，维生素 B_2 的含量也丰富，而老年人常出现动物性食物摄入量减少，从而降低了铁的吸收和利用，因此，老年人应注意适量增加瘦肉、禽、鱼、动物的肝脏和血制品等摄入。此外，水果和绿叶蔬菜可提供丰富维生素 C 和叶酸，可促进铁吸收和红细胞合成，老年人也应该增加这些植物性食物的摄入。③浓茶、咖啡会干扰食物中铁的吸收，因此，饭前、饭后 1h 内均不宜饮用。

5）合理选择高钙食物，预防骨质疏松：钙摄入不足与骨质疏松的发生和发展有着密切的关系。我国老年人膳食钙的摄入量不足推荐量的一半，因此更应特别注意摄入含钙高的食物。奶类不仅钙含量高，而且钙与磷比例比较合适，还含有维生素 D、乳糖、氨基酸等促进钙吸收的因子，吸收利用率高，是膳食优质钙的主要来源。要保证老年人每天能摄入 300g 鲜牛奶或相当量的奶制品。摄入奶类可采用多种组合方式，如每天喝鲜牛奶 150～200g 和酸奶 150g，或者全脂牛奶粉 25～30g 和酸奶 150g，也可以每天喝鲜牛奶 150～200g 和食用奶酪 20～30g。除奶类外，还可选用豆制品（豆腐、豆腐干等）、海产类（海带、虾、螺、贝等）、高钙低草酸蔬菜（芹菜、油菜、紫皮洋葱、苜蓿等）、黑木耳、芝麻等含钙高的天然食物。

6）积极参加户外活动：户外活动能够更好地接受紫外线照射，有利于体内维生素 D 合成，延缓骨质疏松和肌肉衰减的发展。老年人应尽量减少久坐时间，建议每周至少有 5 天进行安全的中等强度运动，可以每天户外锻炼 1～2 次，每次 1h 左右，以轻微出汗为宜，或每天行走至少 6000 步。注意每次运动要量力而行，强度不要过大，持续时间不要过长，可以分多次运动。适宜老年人的运动包括耐力型的步行、快步走、太极拳、门球、瑜伽等，以及举哑铃、拉弹力带等抗阻运动。

活动时应当注意：①安全第一。要重视自身体力和协调功能下降的生理变化，避免参加剧烈的或危险的项目，防止运动疲劳和运动损伤，尤其要注意关节损伤。②多种运动。选择多种运动项目，重点在能活动全身的项目，使全身各关节、肌肉群和多个部位得到锻炼。③舒缓自然。运动前或后要做准备或舒缓运动，顺应自己的身体状况，动作应简单、缓慢，不宜做负重憋气、用力过猛、旋转晃动剧烈的运动。④适度运动。要根据自身状况选择适当的运动时间、频率和强度。⑤要特别注意防跌倒。跌倒很容易引起身体的严重损伤，如骨折、脑出血等。

7）主动足量饮水：老年人对失水和脱水的反应迟钝，水摄入不足时，会对机体的健康产生严重的损害。缺水达到体重的 2%～4% 时，会感到口渴、尿少，尿呈深黄色。正确的饮水方法是主动少量多次饮水，每次 50～100ml，清晨 1 杯温开水，睡前 1～2h 饮 1 杯水。不应在感到口渴时才饮水，应养成定时和主动饮水的习惯。老年人每天的饮水量应不低于 1200ml，以 1500～1700ml 为宜。饮水首选温热的白开水，根据个人情况，也可选择饮用淡茶水。

8）延缓老年肌肉衰减：肌肉衰减综合征是与年龄增加相关的骨骼肌量减少并伴有肌肉力量和 / 或肌肉功能减退的综合征。骨骼肌是身体的重要组成部分，老年人骨骼肌量逐渐减少，肌力逐年下降，并逐步发展到难以站起、平衡障碍、极易跌倒或骨折等情况，严重影响老年人的生活质量，增加丧失生活自理能力的风险。老年人在肌肉衰减的同时常伴随肌肉衰减性肥胖，同时，肌肉衰减还是骨质疏松、骨关节炎等疾病发展的重要因素之一。

吃动结合、保持健康体重是延缓老年肌肉衰减的重要方法：①常吃富含优质蛋白的动物性食物，尤其是红肉、乳类及大豆制品；②多吃富含 n-3 多不饱和脂肪酸的海产品，如海鱼和海藻等；③增加户外活动时间，多晒太阳，适当增加摄入维生素 D 含量较高的食物，如动物肝脏、蛋黄等；④如条件许可，还可进行拉弹力绳、举沙袋等抗阻运动 20～30min，每周≥3 次；⑤可增加日常身体活动量，减少静坐或卧床；⑥活动时应注意量力而行，动作舒缓，避免碰伤、跌倒等事件发生。

9）保持适宜体重：老年人体重指数应维持在 20.0～26.9kg/m^2。有许多研究表明，老年人体重过低可增加营养不良和死亡的风险。另外，尚需结合体脂和本人健康情况来综合判断。无论如何，体重过低或过高都会对老年人的健康不利。

对于体重过低、消瘦或虚弱的老年人，可在积极治疗相关疾病的同时，试用如下方法以增加体重：①除一日三餐外，可适当增加 2～3 次间餐（或零食）以增加食物摄入量；②零食可选择高能量、优质蛋白含量较高并且喜欢吃的食物，如蛋糕、奶酪、酸奶、坚果等；③适量参加运动，促进食物的消化吸收；④加强社会交往，调节心情，增进食欲；⑤保证充足的睡眠。

如果没有主动采取减重措施，与自身一段时间内的正常体重相比，体重在 30 天内降低＞5%，或 6 个月内降低＞10%，则应引起高度注意，到医院进行必要的检查。

二、素食人群膳食指南

素食人群是指以不食肉、家禽、海鲜等动物性食物为饮食方式的人群。按照所戒食物种类不同，可分为全素、蛋素、奶素、蛋奶素人群等。完全戒食动物性食物及其制品的为全素人群；不戒食蛋奶类及其相关制品的为蛋奶素人群；基于某些原因，不食用某些动物性食物的为半素人群。

素食是一种饮食习惯或饮食文化，实践这种饮食文化的人称为素食主义者。为了满足营养的需求，素食人群需要认真对待和设计膳食。对基于信仰而采用素食者应给予尊重。对于基于信仰已选择了全素膳食的儿童、孕妇需定期进行营养状况监测，以尽早发现其潜在的营养问题，从而及时调整饮食结构。婴幼儿和儿童处于生长发育期，需要各种充足的营养素保障其生长发育，不主张婴幼儿和儿童选择全素膳食。素食人群如果膳食组成不合理，将会增加蛋白质、维生素 B_{12}、n-3 多不饱和脂肪酸、铁、锌等营养素缺乏的风险。因此，对素食人群的膳食提出科学指导很有必要。素食要强调膳食设计和食物多样，以保障营养充足。除了动物性食物，一般人群膳食指南的建议均适用于素食人群。

1. 关键推荐

（1）谷类为主，食物多样，适量增加全谷物。

（2）增加大豆及其制品的摄入，每天 50～80g，选用发酵豆制品。

（3）常吃坚果、海藻和菌菇。

（4）蔬菜、水果应充足。

（5）合理选择烹调油。

2. 实践应用

（1）提高全谷类食物摄入量

1）主食餐不能少：不管是素食者还是其他人群，谷物都是膳食中的关键部分。对素食者来说，应更好地享用主食如米饭、面食等，每餐不少于100g。不足部分也可以利用茶点补足。

2）全谷物天天有：素食者应比一般人群增加全谷物食物的摄入比例。选购食物时，应特别注意加工精度，少购买精制米、精白粉，适当选购全谷物食物，如小米、全麦粉、嫩玉米、燕麦等。

3）合理利用大豆食物：大豆含有丰富的优质蛋白、不饱和脂肪酸、B 族维生素及其他多种有益健康的物质，如大豆异黄酮、大豆甾醇及大豆卵磷脂等，发酵豆制品中含有维生素 B_{12}。

4）海藻必不可少：海藻类的碳水化合物中海藻多糖和膳食纤维各约占 50%。海藻富集微量元素的能力极强，因而含有十分丰富的矿物质。海藻富含长链 n-3 多不饱和脂肪酸，如二十二碳六烯酸（DHA）、二十碳五烯酸（EPA）和二十二碳五烯酸（DPA），可作为素食人群 n-3 多不饱和脂肪酸的来源之一。

（2）食用油的选择：应食用各种植物油，以满足必需脂肪酸的需要。α- 亚麻酸在亚麻籽油和紫苏油中含量最为丰富，是素食人群膳食 n-3 多不饱和脂肪酸的主要来源。

（本章内容摘自《中国居民膳食指南》）

第九十八章　孕妇、乳母膳食指南

一、备孕妇女膳食指南

备孕是指育龄妇女有计划地妊娠孕并对优孕进行必要的前期准备，是优孕与优生、优育的重要前提。

1. 关键推荐　备孕妇女膳食指南在一般人群膳食指南基础上特别补充以下3条关键推荐。

（1）调整孕前体重至适宜水平。

（2）常吃含铁丰富的食物，选用碘盐，孕前3个月开始补充叶酸。

（3）禁烟酒，保持健康的生活方式。

2. 实践应用

（1）调整体重到适宜水平：肥胖或低体重的备孕妇女应调整体重，使体重指数（BMI）维持在18.5～23.9kg/m²，并维持适宜体重，以在最佳的生理状态下孕育新生命。

低体重（BMI<18.5kg/m²）的备孕妇女，可通过适当增加食物量和规律运动来增加体重，每天可有1～2次的加餐。肥胖（BMI≥28.0kg/m²）的备孕妇女，应改变不良饮食习惯，减慢进食速度，避免过量进食，减少高能量、高脂肪、高糖食物的摄入，多选择低食物升糖指数、富含膳食纤维、营养素密度高的食物。同时，应增加运动，推荐每天30～90min中等强度的运动。

（2）多吃含铁、碘丰富的食物，孕前3个月开始补充叶酸

1）铁：动物血、肝脏及红肉中铁含量及铁的吸收率均较高，一日三餐中应该有瘦畜肉50～100g，每周1次动物血或畜禽肝肾25～50g。在摄入富含铁的畜肉或动物血和肝脏时，应同时摄入含维生素C较多的蔬菜和水果，以提高铁的吸收与利用。

2）碘：建议备孕妇女除规律食用碘盐外，每周再摄入1次富含碘的食物，如海带、紫菜、贻贝（淡菜）等，以增加一定量的碘储备。

3）孕前3个月开始补充叶酸：叶酸缺乏可影响胚胎细胞增殖、分化，增加神经管畸形及流产的风险。备孕妇女应从准备妊娠前3个月开始每天补充400μg叶酸，并持续整个孕期。

（3）夫妻（双方）健康生活，做好孕育新生命的准备

1）妊娠前 6 个月夫妻（双方）戒烟、禁酒，并远离吸烟环境，避免烟草及酒精对胚胎的危害。

2）夫妻（双方）要遵循平衡膳食原则，摄入充足的营养素和能量，纠正可能的营养缺乏和不良饮食习惯。

3）保持良好的卫生习惯，避免感染和炎症。

4）有条件时进行全身健康体检，积极治疗相关炎症疾病（如牙周病），避免带病妊娠。

5）保证每天至少 30min 中等强度的运动。

6）规律生活，避免熬夜，保证充足睡眠，保持愉悦心情，准备孕育新生命。

二、孕期妇女膳食指南

孕期内分泌的主要改变是与妊娠相关激素水平的变化，随妊娠时间的增加，胎盘增大，母体内雌激素、孕激素（黄体酮）、胎盘激素（胎盘催乳素）的水平相应升高。

1. 关键推荐　孕期妇女膳食指南应在一般人群膳食指南的基础上补充 5 条关键推荐。

（1）补充叶酸，常吃含铁丰富的食物，选用碘盐。

（2）孕吐严重者，可少量多餐，保证摄入含必要量碳水化合物的食物。

（3）孕中晚期适量增加奶、鱼、禽、蛋、瘦肉的摄入。

（4）适量身体活动，维持孕期适宜增重。

（5）禁烟酒，愉快孕育新生命，积极准备母乳喂养。

2. 实践应用

（1）孕早期

1）满足孕期对叶酸的需要：孕期叶酸应达到 600μg/d，除常吃富含叶酸的食物（如动物肝脏、蛋类、豆类、酵母、绿叶蔬菜、水果、坚果类等）外，还应补充叶酸 400μg/d。

2）应对早孕反应：①早餐可进食干性食品，如馒头、面包干、饼干、鸡蛋等；②避免油炸及油腻的食物或甜品，以防止胃液逆流而刺激食管黏膜；③可适当补充维生素 B_1、维生素 B_2、维生素 B_6 及维生素 C 等以减轻早孕反应的症状。

（2）孕中期和孕晚期

1）补铁：孕中期和孕晚期每天铁的推荐摄入量比妊娠前分别增加 4mg 和 9mg，并分别达到 24mg 和 29mg。由于动物血、肝脏及红肉中含铁量较为丰富，且铁的吸收率较高，孕中期和孕晚期每天增加 20～50g 红肉可提供铁 1.0～2.5mg，每周摄入 1～2 次动物血和肝脏，每次 20～50g，可提供 7～15mg

铁，以满足孕期增加铁的需要。

2）补碘：孕期碘的推荐摄入量230μg/d，比备孕期增加近1倍（增加110μg/d）。食用碘盐仅可获得推荐量的50%左右，因此，为满足孕期对碘的需要，建议孕妇每周摄入1～2次富含碘的海产食品。海带（鲜，100g）、紫菜（干，2.5g）、裙带菜（干，0.7g）、贝类（30g）、海鱼（40g）均可提供约110μg的碘。

3）保证奶、鱼、禽、蛋、瘦肉的摄入：孕中期每天需要增加蛋白质15g、钙200mg、能量300kcal。在妊娠前平衡膳食的基础上，额外增加200g奶，可提供5～6g优质蛋白、200mg钙和120kcal能量，再增加鱼、禽、蛋、瘦肉共计约50g，可提供优质蛋白约10g，能量80～150kcal。

孕晚期每天需要增加蛋白质30g、钙200mg，能量450kcal。应在妊娠前平衡膳食的基础上，每天增加200g奶，再增加鱼、禽、蛋、瘦肉共计约125g。

4）进行适当的身体活动：孕中期和孕晚期每天应进行30min中等强度的身体活动，如快走、游泳、打球、跳舞、孕妇瑜伽、各种家务劳动等。

3. 关键事实

（1）孕期对能量、蛋白质、钙、铁、碘、叶酸的需要量增加。

（2）铁和碘缺乏将造成不良妊娠结局，尤其是碘，会严重损害胎儿脑和智力的发育。

（3）孕早期碳水化合物摄入不足，可因酮血症损害胎儿神经系统的发育。

（4）烟酒要谨记避免，适宜体重有助于良好结局。

三、哺乳期妇女膳食指南

1. 关键推荐　哺乳期妇女膳食指南在一般人群膳食指南的基础上增加5条关键推荐。

（1）增加富含优质蛋白及维生素A的动物性食物和海产品，选用碘盐。

（2）产褥期食物多样不过量，重视整个哺乳期营养。

（3）愉悦心情，充足睡眠，促进乳汁分泌。

（4）坚持哺乳，适度运动，逐步恢复适宜体重。

（5）忌烟酒，避免浓茶和咖啡。

2. 实践应用

（1）合理安排产褥期膳食：有些产妇在分娩后前1～2天感到疲劳无力或胃肠功能较差，可选择清淡、稀软、易消化的食物，如面片、挂面、馄饨、粥、蒸或煮的鸡蛋、煮烂的肉菜等，之后过渡到正常膳食。剖宫产手术后的产妇，术后约24h胃肠功能恢复，应再给予流食1天，忌用牛奶、豆浆、大量蔗糖等胀气食品。情况好转后给予半流食1～2天，再转为普通膳食。

（2）保证充足的优质蛋白和维生素 A 摄入：蛋白质在一般成年女性基础上每天应增加 25g，鱼、禽、肉、蛋、奶及大豆类食物是优质蛋白的良好来源，哺乳期应增加摄入。此外，乳母的维生素 A 推荐量比一般成年女性增加 600μg，而动物肝脏富含维生素 A，每周增选 1～2 次猪肝（总量 85g）或鸡肝（总量 40g）。

（3）保证充足钙摄入：乳母膳食钙推荐摄入量在一般女性基础上增加 200mg/d，总量达到 1000mg/d。奶类含钙高且易于吸收利用，是钙的良好食物来源。为增加钙的摄入量，还应补充维生素 D 或多做户外活动。

（4）增加泌乳量

1）愉悦心情，树立信心：家人应充分关心乳母，经常与乳母沟通，帮助其调整心态，舒缓压力，愉悦心情，树立母乳喂养的自信心。

2）尽早开奶，频繁吸吮：分娩后开奶应越早越好，坚持让孩子频繁地吸吮（24h 内至少 10 次）。

3）合理营养，多喝汤水：乳母每天摄水量与乳汁分泌量密切相关，所以乳母每天应多喝水，还要多吃流质的食物如鸡汤、鲜鱼汤、猪蹄汤、排骨汤、菜汤、豆腐汤等，每餐都应保证有带汤水的食物。

4）生活规律，保证睡眠：尽量做到生活有规律，每天保证 8h 以上睡眠时间，避免过度疲劳。

（5）科学饮汤

1）餐前不宜喝太多汤：餐前多喝汤可减少食量，达到减少能量摄入的效果，但对于需要补充营养的乳母而言，应该增加而不是减少食量，所以餐前不宜喝太多汤。

2）喝汤的同时要吃肉：肉汤的营养成分只有肉的 1/10 左右，为了满足产妇和宝宝的营养，应该连肉带汤一起吃。

3）不宜喝多油浓汤：太浓、脂肪太多的汤不仅会影响产妇的食欲，还会引起婴儿脂肪消化不良性腹泻。

4）其他：可根据产妇的需求，加入对补血有帮助的煲汤材料，如红枣、红糖、猪肝等。如果乳汁不够，还可加入对催乳有帮助的食材，如子鸡、黄豆、猪蹄、花生、木瓜等。

（本章内容摘自《中国居民膳食指南》）

参 考 文 献

［1］ 赵吉平，李瑛. 针灸学. 3 版. 北京：人民卫生出版社，2017.

［2］ Hei F, Lou S, Li J, et al. Five - year results of 121 consecutive patients treated with extracorporeal membrane oxygenation at Fu Wai Hospital. Artif Organs, 2011, 35(6): 572-578.

［3］ Wang S, li CS, Ji XF, et al. Effect of continuous compressions and 30:2 cardiopulmonary resuscitatiorl on global ventilation/perfusion values during resuscitation in a porcine model. Crit Care Med, 2010, 38(10): 2024-2030.

［4］ 刘庆鱼，李春盛. 胸外按压器械胸外按压器械 AutoPulse 在急诊科心搏骤停的应用及对血气和 N 末端 B 型钠尿肽的影响. 中国危重病急救医学，2010，22（11）：660-662.

［5］ 路小光，康新，宫殿博，等. 1007 型萨勃心肺复苏机在急诊心肺复苏应用中的前瞻性对照研究. 中国危重病急救医学，2010，22（8）：496-497.

［6］ 马传根，皇甫超申. 插入式腹部按压在心肺复苏中的应用. 中国急救医学，2003，23（9）：661-662.

［7］《中国高血压指南》修订委员会. 中国高血压防治指南 2018 年修订版. 心脑血管病防治，2019，19（1）：1-44.

［8］ 林果为，王吉耀，葛均波. 实用内科学. 15 版. 北京：人民卫生出版社，2017.

［9］ 中华医学会糖尿病学分会，国家基层糖尿病防治管理办公室. 国家基层糖尿病防治管理指南（2018）. 中华内科杂志，2018，57（12）：885-893.

［10］ 中华医学会糖尿病学分会. 中国 2 型糖尿病防治指南（2017 年版）. 中华糖尿病杂志，2018，10（1）：4-67.

［11］ 中华医学会糖尿病学分会，中华医学会内分泌学分会. 中国成人 2 型糖尿病合并心肾疾病患者降糖药物临床应用专家共识. 中华糖尿病杂志，2020，12（6）：369-381.

［12］ 中华医学会内分泌学分会. 中国成人 2 型糖尿病口服降糖药联合治疗专家共识. 中华内分泌代谢杂志，2019，35（3）：190-199.

［13］ 王辰，王建安. 内科学. 3 版. 北京：人民卫生出版社，2015.

［14］ Glezer M, CHOICE-2 Study Investigators. The Effectiveness of Trimetazidine Treatment in Patients with Stable Angina Pectoris of Various Durations: Results from the CHOICE-2 Study. Adv Ther, 2018, 35 (7): 1103-1113.

［15］ Santoro GM, Valenti R, Buonamici P, et al. Relation between ST-segment changes and myocardial perfusion evaluated by myocardial contrast echocardiography in patients with acute myocardial infarction treated with direct angioplasty. Am J Cardiol, 1998, 82 (8): 932-937.

［16］ Bulluck H, White SK, Fröhlich GM, et al. Quantifying the Area at Risk in Reperfused ST-

Segment-Elevation Myocardial Infarction Patients Using Hybrid Cardiac Positron Emission Tomography-Magnetic Resonance Imaging. Circ Cardiovasc Imaging, 2016, 9 (3): e003900.

［17］ Matboli M, Shafei AE, Agwa SHA, et al. Identification of Novel Molecular Network Expression in Acute Myocardial Infarction. Curr Genomics, 2019, 20 (5): 340-348.

［18］ Kristensen AMD, Bovin A, Zwisler AD, et al. Design and rationale of the Danish trial of beta-blocker treatment after myocardial infarction without reduced ejection fraction：study protocol for a randomized controlled trial. Trials, 2020, 21 (1): 415.

［19］ 陈灏珠. 实用心脏病学. 5 版. 上海：上海科学技术出版社，2016.

［20］ Mehta SR, Granger CB, Eikelboom JW, et al. Efficacy and safety of fondaparinux versus enoxaparin in patients with acute coronary syndromes undergoing percutaneous coronary intervention: results from the OASIS-5 trial. J Am Coll Cardiol, 2007, 50 (18): 1742-1751.

［21］ Amarenco P. Transient Ischemic Attack. N Engl J Med, 2020, 382 (20): 1933-1941.

［22］ Malik P, Anwar A, Patel R, et al. Expansion of the dimensions in the current management of acute ischemic stroke. J Neurol, 2020.

［23］ Kim AS. Medical Management for Secondary Stroke Prevention. Continuum (Minneap Minn), 2020, 26 (2): 435-456.

［24］ Gross BA, Jankowitz BT, Friedlander RM. Cerebral Intraparenchymal Hemorrhage: A Review. JAMA, 2019, 321 (13): 1295-1303.

［25］ Johnston SC, Amarenco P, Denison H, et al. Ticagrelor and Aspirin or Aspirin Alone in Acute Ischemic Stroke or TIA. N Engl J Med, 2020, 383 (3): 207-217.

［26］ 中华医学会神经病学分会，中华医学会神经病学分会脑血管病学组. 中国急性缺血性卒中诊治指南 2018. 中华神经科杂志，2018，51（9）：666-682.

［27］ 丁新生. 神经系统疾病诊断与治疗. 北京：人民卫生出版社，2018.

［28］ 吴江，贾建平. 神经病学. 3 版. 北京：人民卫生出版社，2015.

［29］ 张文武. 急诊内科学. 2 版. 北京：人民卫生出版社，2007.

［30］ Rushton S，Carman MJ. Chest Pain：If It Is Not the Heart, What Is It? Nurs Clin North Am，2018，53（3）：421-431.

［31］ Bortone AS, Cillis ED, D'Agostino D，et al. Endovascular treatment of thoracic aorta disease：four years of experience. Circulation，2004，110：262.

［32］ 陈才旺，王宏艳，王艳梅. 主动脉夹层的内科治疗. 心血管康复医学杂志，2003，12（2）：165-167.

［33］ 袁连方，戴璇，胡国华，等. 急性肺栓塞的诊断及治疗进展. 中华肺部疾病杂志（电子版），2014，7（5）：84-87.

［34］ Kolkailah AA，Hirji S，Piazza G，et al. Surgical pulmonary embolectomy and catheter-directed thrombolysis for treatment of submassive pulmonary embolism. J Card Surg，2018，33（5）：252-259.

［35］ 中华医学会，中华医学会杂志社，中华医学会消化病学分会，等. 慢性腹痛基层诊疗指南（实践版·2019）. 中华全科医师杂志，2019，18（7）：628-634.

［36］ 郭晓钟，王炳元. 消化内科门诊手册. 9版. 沈阳：辽宁科学技术出版社，2007.

［37］ 许颖，李俊霞，王化虹，等. 急性非闭塞性肠系膜缺血一例报道并文献复习. 中国全科医学，2013，16（30）：2908-2910.

［38］ 中华医学会呼吸病学分会哮喘学组. 咳嗽的诊断与治疗指南（2015）. 中华结核和呼吸杂志，2016，39（5）：323-354.

［39］ 中华医学会，中华医学会杂志社，中华医学会全科医学分会，等. 咳嗽基层诊疗指南（2018年）. 中华全科医师杂志，2019，18（3）：207-219.

［40］ 葛均波，徐永健. 内科学. 8版. 北京：人民卫生出版社，2013.

［41］ 迟春花，董爱梅，齐建光，等. 全科医学诊断精要. 北京：北京大学医学出版社，2017.

［42］ John Murtagh. 全科医学. 梁万年，译. 4版. 北京：人民军医出版社，2012.

［43］ 赖克方，方章福，姚红梅. 咳嗽高敏感综合征：不明原因慢性咳嗽的新概念. 解放军医学杂志，2014，39（5）：343-349.

［44］ 万学红，卢雪峰. 诊断学. 9版. 北京：人民卫生出版社，2018.

［45］ 呼吸困难诊断、评估与处理的专家共识组. 呼吸困难诊断、评估与处理的专家共识. 中华内科杂志，2014，53（4）：337-341.

［46］ Porter JC. Chapter 23 Dyspnea//Richard K. Albert, Stephen G. Spiro, James R. Jett. Clinical respiratory medicine. 3rd ed. Mosby, Inc, Elsevier, 2008: 293-309.

［47］ Berliner D, Schneider N, Welte T, et al. The differential diagnosis of dyspnoea. Dtsch Arztebl Int, 2016, 113: 834-845.

［48］ 王海燕. 肾脏病临床概览. 北京：北京大学医学出版社，2010.

［49］ Johnson JR，Russo TA. Acute Pyelonephritis in Adults. N Engl J Med, 2018, 378: 48-59.

［50］ Bousquet J, Khaltaev N, Cruz AA, et al. Allergic Rhinitis and its Impact on Asthma (ARIA) 2008 update (in collaboration with the World Health Organization, GA (2) LEN and AllerGen). Allergy, 2008, 63 Suppl 86: 8-160.

［51］ Brożek JL, Bousquet J, Agache I, et al. Allergic Rhinitis and its Impact on Asthma (ARIA) guidelines-2016 revision. J Allergy Clin Immunol, 2017, 140 (4): 950-958.

［52］ 中华耳鼻咽喉头颈外科杂志编辑委员会鼻科组，中华医学会耳鼻咽喉头颈外科学分会鼻科学组. 变应性鼻炎诊断和治疗指南（2015年，天津）. 中华耳鼻咽喉头颈外科杂志，2016，51（1）：6-24.

［53］ Demoly P, Adkinson NF, Brockow K, et al. International Consensus on drug allergy. Allergy, 2014, 69 (4): 420-437.

［54］ Eigenmann PA, Akdis C, Bousquet J, et al. Food and drug allergy, and anaphylaxis in EAACI journals (2018). Pediatr Allergy Immunol, 2019, 30 (8): 785-794.

［55］ Muraro A, Werfel T, Hoffmann-Sommergruber K, et al. EAACI food allergy and anaphylaxis guidelines: diagnosis and management of food allergy. Allergy, 2014, 69 (8): 1008-1025.

［56］ Muraro A, Halken S, Arshad SH, et al. EAACI food allergy and anaphylaxis guidelines.

Primary prevention of food allergy. Allergy, 2014, 69 (5): 590-601.

［57］Connors L, O'Keefe A, Rosenfield L, et al. Non-IgE-mediated food hypersensitivity. Allergy Asthma Clin Immunol, 2018, 14 (Suppl 2): 56.

［58］Muraro A, Roberts G, Worm M, et al. Anaphylaxis: guidelines from the European Academy of Allergy and Clinical Immunology. Allergy, 2014, 69 (8): 1026-1045.

［59］Campbell RL, Li JT, Nicklas RA, et al. Members of the Joint Task Force; Practice Parameter Workgroup. Emergency department diagnosis and treatment of anaphylaxis: a practice parameter. Ann Allergy Asthma Immunol, 2014, 113 (6): 599-608.

［60］李小鹰. 中华老年医学. 北京：人民卫生出版社，2016.

［61］中华医学会老年医学分会. 老年患者衰弱评估与干预中国专家共识. 中华老年医学杂志，2017，36（3）：251-256.

［62］陈旭娇，严静，王建业，等. 老年综合评估技术应用中国专家共识. 中华老年医学杂志，2017，35（5）：471-477.

［63］贾建平. 中国痴呆与认知障碍诊治指南（2015年版）. 北京：人民卫生出版社，2015.

［64］陆林. 沈渔邨精神病学. 6版. 北京：人民卫生出版社，2018.

［65］Halter JB，Ouslander JG，Tinetti ME，et al. 哈兹德老年医学. 李小鹰，王建业，译. 6版. 北京：人民军医出版社，2015.

［66］Waldemara G, Dubois B, Emre M, et al. Recommendations for the diagnosis and management of Alzheimer's disease and other disorders associated with dementia: EFNS guideline. Eur J Neurol, 2007, 14: e1-e26.

［67］Zeng N, Ayyub M, Sun H, et al. Effects of physical activity on motor skills and cognitive development in early childhood: a systematic review. Biomed Res Int, 2017: 2760716.

［68］Carson V, Hunter S, Kuzik N, et al. Systematic review of physical activity and cognitive development in early childhood. J Sci Med Sport, 2016, 19 (7): 573-578.

［69］江载芳，申昆玲，沈颖. 诸福棠实用儿科学. 8版. 北京：人民卫生出版社，2015.

［70］Muraro A, Agache I, Clark A, et al. EAACI food allergy and anaphylaxis guidelines: managing patients with food allergy in the community. Allergy, 2014, 69 (8): 1046-1057.

［71］齐建光，闫辉，张欣. 儿科住院医师手册. 北京：北京大学医学出版社，2018.

［72］申昆玲，姜玉武. 儿科学. 4版. 北京：北京大学医学出版社，2019.

［73］Lobanovska M, Pilla G. Penicillin's Discovery and Antibiotic Resistance: Lessons for the Future?. Yale J Biol Med, 2017, 90 (1): 135-145.

［74］Zhang QQ, Ying GG, Pan CG, et al. Comprehensive Evaluation of Antibiotics Emission and Fate in the River Basins of China: Source Analysis, Multimedia Modeling, and Linkage to Bacterial Resistance. Environ Sci Technol, 2015, 49(11): 6772-6782.

［75］《抗菌药物临床应用指导原则》修订工作组. 抗菌药物临床应用指导原则（2015年版）. 北京：人民卫生出版社，2015.

［76］汪复，张婴元. 实用抗感染治疗学. 2版. 北京：人民卫生出版社，2017.

［77］ 张学军，郑捷. 皮肤性病学. 9 版. 北京：人民卫生出版社，2018.

［78］ 赵辨. 中国临床皮肤病学. 南京：江苏科学技术出版社，2009.

［79］ 张学军. 郑捷. 皮肤性病学. 9 版. 北京：人民卫生出版社，2018.

［80］ Thomas RJ, King M, Lui K, et al. AACVPR /ACC /AHA 2007 performance measures on cardiac rehabilitation for referral to and delivery of cardiac rehabilitation/secondary prevention services. Circulation, 2007, 116 (14): 1611-1642.

［81］ 中国康复医学会心血管病专业委员会. 中国心脏康复与二级预防指南 2018 精要. 中华内科杂志，2018，57（11）：802-810.

［82］ American Association of Cardiovascular and Pulmonary Rehabilitaion. Guidelines for cardiac rehabilitation and secondary prevention programs. 5th ed. Human Kinetics Publishers, 2013.

［83］ 中华医学会心血管病学分会，中国康复医学会心血管病专业委员会，中国老年学学会心脑血管病专业委员会. 冠心病康复与二级预防中国专家共识. 中华血管病杂志，2013, 41（4）：267-275.

［84］ Pavy B, Iliou MC, Vergès-Patois B, et al.French Society of Cardiology guidelines for cardiac rehabilitation in adults. Arch Cardiovasc Dis, 2012, 105 (5): 309-328.

［85］ British Association for Cardiovascular Prevention and Rehabilitation. The BACPR standards and core components for cardiovascular disease prevention and rehabilitation 2017. 3rd ed. London: BACPR, 2017.

［86］ 中国康复医学会心血管病专业委员会. 中国心脏康复与二级预防指南（2018 版）. 北京：北京大学医学出版社，2018.

［87］ 中华医学会心血管病学分会预防学组，中国康复医学会心血管病专业委员会. 冠心病患者运动治疗中国专家共识. 中华心血管病杂志，2015，43（7）：575-588.

［88］ 中国医师协会心血管内科医师分会预防与康复专业委员会. 经皮冠状动脉介入治疗术后运动康复专家共识. 中国介入心脏病学杂志，2016，24（7）：361-369.

［89］ 中国康复医学会心脏康复专业委员会. 稳定性冠心病心脏康复药物处方管理专家共识. 中华心血管病杂志，2016，44（1）：7-11.

［90］ 中华医学会老年医学分会，75 岁及以上稳定性冠心病患者运动康复中国专家共识写作组. 75 岁及以上稳定性冠心病患者运动康复中国专家共识. 中华老年医学杂志，2017，36（6）：599-607.

［91］ 国家心血管病中心，《冠状动脉旁路移植术后心脏康复专家共识》编写委员会. 冠状动脉旁路移植术后心脏康复专家共识. 中国循环杂志，2020，35（1）：4-15.

［92］ 中国康复医学会心血管病专业委员会，中国营养学会临床营养分会，中华预防医学会慢性病预防与控制分会，等. 心血管疾病营养处方专家共识. 中华内科杂志，2014，53（2）：151-158.

［93］ 中国康复医学会心血管病专业委员会，中国老年学学会心脑血管病专业委员会. 在心血管科就诊患者的心理处方中国专家共识. 中华心血管病杂志，2014，42（1）：6-13.

［94］ 中国医师协会全科医师分会双心学组，心血管疾病合并失眠诊疗中国专家共识组. 心

血管疾病合并失眠诊疗中国专家共识. 中华内科杂志，2017，56（4）：310-315.

［95］ Squires RW, Kaminsky LA, Porcari JP, et al. Progression of exercise training in early outpatient cardiac rehabilitation: an official statement from the American Association of Cardiovascular and Pulmonary Rehabilitation. J Cardiopulm Rehabil Prev, 2018, 38 (3): 139-146.

［96］ 卓大宏. 中国康复医学. 2 版. 北京：华夏出版社，2003.

［97］ 吴毅. 脑卒中康复治疗图解. 北京：人民军医出版社，2014.

［98］ 中华医学会神经病学分会，中华医学会神经病学分会神经康复学组，中华医学会神经病学分会脑血管病学组，等. 中国脑卒中早期康复治疗指南. 中华神经科杂志，2017，50（6）：405-412.

［99］ 中华医学会神经病学分会，中华医学会神经病学分会脑血管病学组. 中国急性缺血性脑卒中诊治指南 2018. 中华神经科杂志，2018，51（9）：666-682.

［100］ 何燕玲，马弘，张岚，等. 综合医院就诊者中抑郁焦虑障碍的患病率调查. 中华内科杂志，2009，48（9）：748-751.

［101］ 曾庆枝，何燕玲，刘哲宁，等. 综合医院抑郁焦虑障碍患者躯体症状与躯体疾病诊断分布研究. 中国全科医学，2012，15（23）：2656-2661.

［102］ Kukla A, Dowling D, Dolansky M. The history and state of neonatal nursing quality improvement practice and education. Violence and Victims, 2018, 37 (2): 78-84.

［103］ 杨月欣，葛可佑. 中国营养科学全书. 2 版. 北京：人民卫生出版社，2019.

［104］ 中国营养学会. 中国居民膳食指南（2016）. 北京：人民卫生出版社，2016.